C·H·Beck

PAPERBACK

Sudhir Kakar

Schamanen, Mystiker und Ärzte

Wie die Inder die Seele heilen

C.H.Beck

Für meine Schwester Suleena
Zur Erinnerung an unsere gemeinsame,
aber ungleiche Kindheit

Vom Verfasser durchgesehene und autorisierte Übersetzung
aus dem Englischen von Dr. Holger Fliessbach
Titel der Originalausgabe:
Sudhir Kakar: Shamans, Mystics and Doctors

This translation published by arrangement with
Alfred A. Knopf, Inc.
Mit 7 Abbildungen
Für die deutsche Ausgabe:
Schamanen, Heilige und Ärzte.
Psychotherapie und traditionelle indische Heilkunst

1., überarbeitete Auflage in der Beck'schen Reihe, 2006

2. Auflage. 2024
Unveränderter Nachdruck

Druck und Bindung: Beltz Bad Langensalza GmbH, Bad Langensalza
Satz: C.H.Beck.Media.Solutions, Nördlingen
Umschlagentwurf: malsyteufel, Willich
Umschlagbild: Sadhu im Wasser, HQ 0986000,
© Hoa-Qui/Xavier Zimbardo
Photo des Autors: Bashiruddin Ahmed
Printed in Germany
ISBN 978 3 406 77817 9

www.chbeck.de

Inhalt

Eine persönliche Vorrede

In den Erinnerungen an meine Kindheit ist es immer Sommer – brütend heiß, trocken und unweigerlich staubig, typisch für die kleineren Bezirksstädte im westlichen Punjab, der heute zu Pakistan gehört. Alle diese Städtchen – Dera, Ghazi Khan, Multan, Lyallpur, Sargodha –, in denen wir jeweils zwei oder drei Jahre wohnten, bis mein Vater in die nächste Kleinstadt versetzt wurde (die sich in nichts von der vorherigen unterschied), sind in meiner Erinnerung zu einer einzigen, exemplarischen Stadt verschmolzen. Es ist eine Stadt ohne Eigenschaften, weder alt noch neu, eine Stadt, für deren Geschichte sich ebensowenig jemand interessiert wie für ihre Zukunftsaussichten. Durch den wehmütigen Schleier der Erinnerungen hindurch kann ich bis heute vor meinem inneren Auge Bilder heraufbeschwören von der fröhlichen Schmuddeligkeit meiner Stadt, von der drangvollen Enge in ihren Basaren mit den an ihnen entlangführenden offenen Abwasserrinnen, in denen pechschwarze Brühe floß, versetzt mit Kinderurin und beladen mit Eierschalen und Resten von geputztem Gemüse. Ich sehe die Fliegen vor mir, wie sie sich in den Kaufläden um Häufchen aus braunem Rohzucker scharen und über den Holztischen der Restaurants kreisen, in denen die angeschlagenen Emailteller mit ihren blauen Rändern nie so sauber sind, wie sie sein müßten, und in denen der Duft von Röstzwiebeln, Knoblauch, Kardamom, Nelken und Gelbwurz sich an und in den Wänden festgesetzt hat.

Die Stadt fungiert auch als zentraler Marktort für die umliegenden Dörfer. Nach der Erntezeit strömen von allen Seiten Bauern herbei, mit Ochsenkarren, auf denen sich prall mit Weizen gefüllte Jutesäcke oder aufeinandergestapelte Zuckerrohrbündel türmen. Ihre Ankunft kündigt sich durch das Klingeln der Glöckchen an, die am Hals der Ochsen hängen. Die friedlich dahintrottenden Zugtiere ignorieren die kläffenden Bemühungen der räudigen Hunde, sie zu provozieren. An den Markttagen kommen die Bauern in Begleitung ihrer farbenprächtig gekleideten Frauen und ihrer aufgeregten Kinder und verleihen der tristen Stadt einen Hauch keuscher Festlichkeit. In großen Gruppen ziehen diese Familien von einem Ladengeschäft zum anderen, betrachten ausdruckslos die Waren und feilschen geduldig um die kleinen Luxusartikel, die sie sich leisten können – Armketten aus bunten Glasperlen für die Frauen, ein Stück Stoff für ein Kinderkleid, einen verzierten Kupferkessel und Messingbecher für die Küche.

Die Welt der Basare war mir als Kind genauso fremd und neu wie den Kindern aus den Dörfern. Wir wohnten etwa drei Kilometer vom Stadtzentrum entfernt, in den sogenannten Civil Lines. Diese Siedlungen fanden sich, ebenso wie ihre militärischen Gegenstücke, die Cantonments, in vielen indischen Städten. Sie waren ein Werk der Briten, deren Herrschaft in der Zeit, über die ich schreibe – den frühen 40er Jahren des 20. Jahrhunderts –, ihrem Ende entgegenging. Die rund fünfzig Jahre früher entstandenen Siedlungshäuschen der Civil Lines waren verzweigte eingeschossige Bauten mit großen Freiflächen dazwischen. Diverse Dienstbotenunterkünfte, Rasen und Blumenbeete, ein Gemüsegarten, ein Teich oder Brunnen und kleine Obstbaumplantagen gehörten in der Regel dazu. (Besonders deutlich erinnere ich mich an die blutroten Orangen der Plantage in Sargodha.) Es gab in diesen Städten nicht mehr so viele Engländer wie früher. Der Stellvertretende Kommissar war natürlich noch da; er war der örtliche Statthalter des *raj* und damit praktisch der Herrscher über die rund 500 000 Inder, die in dem Bezirk lebten. Dazu kamen noch der Polizei-Superintendent und vielleicht ein Arzt mit militärischem Dienstgrad. Alle höheren Amtsträger der Provinzialregierung, die zusammen mit ein paar Anwälten und Ärzten in den Civil Lines wohnten, waren Inder. Einer von ihnen war mein Vater, ein Jurist, der am Bezirksgericht Recht sprach und dem es oblag, sich um die Belange der Verwaltung in den Dörfern zu kümmern.

Im großen und ganzen war ich zufrieden, wenn ich in unserem Haus und auf unserem Grundstück mit meinen Freunden – das waren hauptsächlich die Kinder der Dienstboten – spielen konnte. Wenn ich auf Bäumen herumklettern und unreife Guaven essen konnte, was unweigerlich zu Magendrücken führte, wenn ich mit einer Schleuder Kieselsteine auf Tauben schießen konnte oder mittels einer Schnur, die an einem Zweig festgebunden und am anderen Ende einen aus einer Nadel gebogenen Widerhaken hatte, im Teich nach nicht existierenden Fischen angeln und mit Shanti, der sechsjährigen Tochter eines Straßenkehrers, oder (in einer anderen Stadt) mit Kishen, der frühreifen fünfjährigen Tochter des Wäschers, den heimlichen Genüssen sexueller Kinderspiele frönen (und die zugehörigen Ängste ausstehen) konnte, fehlte es mir an nichts. Die Besuche auf den Basaren der Stadt waren Ausflüge, die ich in vollen Zügen genoß, ohne daß ich sehnsüchtig auf sie gewartet hätte. Wenn sich ein Basarbesuch ergab – etwa dadurch, daß ich einen unserer Dienstboten beim Einkaufen begleitete –, gefiel es mir, wie die Geschäftsleute sich um meine Gunst bemühten, wohlwissend, daß ich der Sohn eines Richter-Sahibs war. Dieses Buhlen um meine Gunst wurde mir zur Selbstverständlichkeit, und ich verwechselte es mit einer Zuneigung, von der ich glaubte, sie stehe mir als dem einzigen Sohn treusorgender Eltern rechtmäßig zu.

Auf dieselbe Weise umworben wurde ich auch in den Dörfern, in die ich meinen Vater auf seinen Dienstreisen oft begleitete. Diese Reisen, die ein bis zwei Wochen dauern konnten, waren regelrechte Expeditionen. Unsere Vorhut, bestehend aus Ochsenkarren und (zumindest in manchen Bezirken) Kamelen, die mit Zelten, Campingausrüstung und Lebensmitteln beladen wurden, pflegte am frühen Morgen aufzubrechen, wir selbst folgten später komfortabler nach, eskortiert von einem Troß aus Dienstboten, Polizisten und Gerichtsschreibern. Gegen Abend erreichten wir unseren Zielort, ein Dorf. Am nächsten Morgen inspizierte mein Vater die Gerichtsakten, hörte sich Beschwerden an und fällte Schiedssprüche in Streitsachen. Wenn die Dunkelheit hereinbrach – eine von sich bewegenden Lichtpunkten, nämlich Glühwürmchen, magisch belebte Dunkelheit –, wurden Kochfeuer angezündet, die die Luft mit einem angenehmen Duft nach brennendem Holz und schwelendem getrockneten Büffeldung erfüllten. Ein Strom von Besuchern und Gunsterbittern aus dem Dorf schob sich durch unser Zelt, alle wollten etwas von meinem Vater. Nach mehreren hundert Jahren Fremd- oder Besatzungsherrschaft waren die Dorfbewohner wohlgeübt in der Kunst der Schmeichelei; anerkennende und lobende Äußerungen über meine Person gehörten zu ihrem Standardrepertoire. Als ich sechs war, begann ich zu begreifen, daß hinter den Komplimenten und Aufmerksamkeiten, die ich von Dorfbewohnern oder Mitgliedern unserer Entourage erhielt, nicht immer Zuneigung steckte und daß ich nicht der Mittelpunkt von jedermanns Universum war – inzwischen war freilich auch meine Schwester auf die Welt gekommen.

Während mein Vater tagsüber in seinem Zelt arbeitete, streifte ich nach Lust und Laune durch das jeweilige Dorf; meine Neugier galt vor allem den anderen Kindern, deren Leben so anders zu sein schien als das meine. Wie gerne hätte ich ihre Spiele mitgemacht, doch sowohl sie als auch ich waren uns sehr genau der zwischen uns liegenden Kluft bewußt, die nur bei seltenen Gelegenheiten überbrückt wurde. Auch wenn ich mir manchmal wie ein Liebling der Götter vorkam, war kaum zu übersehen, daß ich außerhalb ihres Zauberkreises stand. Ich war also von Anfang an, ob in der Stadt oder auf den Dörfern, der im Mittelpunkt stehende Außenseiter – das Kind, das Zugang hatte und doch nicht dazugehörte.

Das Außenseitertum des im Mittelpunkt Stehenden war in hohem Grad ein Spiegelbild der Lebensgeschichte meiner Eltern. Mein Vater war in den Basaren aufgewachsen – allerdings waren es in seinem Fall die Basare von Lahore gewesen, der Hauptstadt des Punjab. Er entstammte einer wohlhabenden Familie von Händlern und Dienstleistern und verlebte seine Kinder- und Jugendjahre in einer typisch indischen Großfamilie – einer lärmenden, ausufernden Ansammlung von Eltern, Geschwistern (einem runden Dutzend) und auf Besuch weilenden Onkeln und Tanten, die manchmal über ein Jahr dablieben. Dieses ganze bunte Sortiment lebte zusammen in einem lichtlosen dreistöckigen Haus, das wenig Platz bot, aber um so mehr Wärme. Die Eindrücke, die ich als Kind vom Leben im Haus meiner Großeltern gewann, in dem ich oft länger zu Besuch war, addieren sich zu einem Gemälde aus wuselnder Bewegung und fröhlicher Erregung, eingefügt in einen Rahmen aus absoluter Loyalität und Geborgenheit, die die Familie jedem ihrer Mitglieder angedeihen ließ, ob Kind, Mann oder Frau. Innerhalb weniger Minuten konnte man, wenn man sich nur von einem Teil des Hauses in einen anderen begab, das ganze Spektrum menschlicher Interaktionen mitbekommen: lautstarke Streitereien, herzzerreißendes Weinen, liebevolle Tröstungen, das Raspeln von Süßholz, brüllendes Gelächter oder nüchterne geschäftliche Verhandlungen. Die Küche, in der es von Frauen wimmelte – Töchtern des Hauses, weiblichen Verwandten und Besucherinnen – und in der meine willensstarke Großmutter das Sagen hatte, war vom frühen Morgen an in emsigem Betrieb und blieb es, abgesehen von einer zweistündigen Ruhepause am Nachmittag, bis spät in die Nacht. Man aß, wann immer man Hunger hatte; irgendeine dampfende Köstlichkeit, die gerade aus einer der tiefen Bratpfannen gekommen war, stand immer bereit. Dutzende von Vettern und Kusinen bevölkerten das Haus, dazu Kinder aus der Nachbarschaft, und wir spielten überall – auf dem Dach, von dem wir auf die Nachbardächer hüpften, in allen Zimmern des Hauses (es gab keine verschlossenen oder für uns verbotenen Zimmer) und draußen auf der Gasse. Alle unsere Spielräume, ob drinnen oder draußen, waren grenzenlos und gingen fließend ineinander über. Wenn ich müde war, fand ich immer ein leeres Bett, in der Regel eine Matratze am Boden, und früher oder später erschien eine der vielen Frauen und bettete mich zur Nacht. Als ältester Sohn des ältesten Sohnes des Hausherrn hatte ich gewisse Privilegien und konnte zum Beispiel meine Lieblingstante bitten, ihre Küchenpflichten hintanzustellen und mir Gutenachtgeschichten zu erzählen, während ich gegen die Müdigkeit ankämpfte. Die Geschichten, die ich zu hören bekam, stammten zumeist aus der hinduistischen Überlieferung, meine Lieblingstante verfügte aber auch über einen Fundus aufregender Volkslegenden über Fürsten und Fürstinnen und über Zauberer, die erstere in Vögel und andere Tiere und wieder zurück in Menschen verwandeln konnten.

Mein Vater war immer ein herausragender Schüler gewesen, mühelos der Beste in seiner Klasse; so hatte er denn auch ein Stipendium für die Universität in Lahore bekommen, wo er Volkswirtschaft und Politologie studierte. Die Familie hatte große Hoffnungen in ihn gesetzt. Angesichts seiner Geistesgaben galt es als ausgemacht, daß er als erster in unserer Familie den Sprung aus der rein indischen Welt des Basars in die britisch-indische Welt der Civil Lines schaffen würde. Von diesem Aufstieg – der räumlichen Entfernung nach nur ein kleiner Schritt von wenigen Kilometern, doch kulturell ein Sprung in eine andere Welt – träumten die meisten jungen Männer seiner Generation. Die Eintrittskarte in diese andere Welt konnte man am sichersten durch das Bestehen der Zulassungsprüfung für den öffentlichen Dienst in der Provinzverwaltung erwerben. Diese Prüfung, die aus einem schriftlichen und einem mündlichen Teil bestand, war sehr anspruchsvoll; in jedem Jahr erhielten nur vier bis fünf junge Männer aus der gesamten Provinz die begehrte Zulassung. Andere Zugänge zur britisch-indischen Welt führten über die Offiziersausbildung bei den Streitkräften, ein Jura- oder Medizinstudium in England oder über die prestigeträchtigste aller Staatsprüfungen, die für den indischen Staatsdienst, zu der seit einiger Zeit auch Inder zugelassen waren.

Die Familie meines Vaters hatte nicht genug Geld, um ein jahrelanges Studium in England finanzieren zu können. Die Prüfung für den indischen Staatsdienst, auf die man sich idealerweise ebenfalls in England vorbereitete, lag jenseits des kulturellen Horizonts meines Vaters. Um diese bestehen zu können, mußte ein Kandidat seiner Herkunft aus dem Basarmilieu in mindestens zweiter, wenn nicht dritter Generation entwachsen sein; nur dann konnte er jene lässige Unbefangenheit gegenüber westlichen Umgangsformen und westlicher Jovialität an den Tag legen, die die aus der englischen Oberschicht stammenden Prüfer von den Bewerbern erwarteten. Letztere sollten schließlich zu passablen Kopien der britischen Kolonialbeamten geformt werden. Mein Vater war klein und dunkelhäutig, durchaus nicht so häßlich, wie er selbst sich fand, aber er hatte beispielsweise nie gelernt, mit Messer und Gabel zu essen. Nichts hätte ihm ferner liegen können, als den Unterschied zwischen einem Pink Gin und einem Gin Tonic zu kennen; da er keinen Alkohol anrührte, wäre er wohl nicht einmal in der Lage gewesen, Whisky von Rum zu unterscheiden. Mit den Feinheiten des Cricketspiels war er nur von ungefähr vertraut; er ritt nicht, spielte nicht Tennis und tanzte nicht. In Gegenwart jeder jungen Frau, die nicht zu unserer Verwandtschaft gehörte, hätte er keinen Ton herausbekommen. Begeistern konnte er sich für indische Ringkämpfe am Ufer des Ravi-Flusses bei Tagesanbruch und für das Deklamieren von Sanskritversen im Kreis von Freunden und Bewunderern. Er liebte in seinen jungen Jahren die romantische Lyrik des Kalidasa und später, als er älter wurde, die eher zynischen Versdichtungen des Bhartrihari.

Zwar hatte mein Vater viele Klassiker der englischen Literatur studiert und schrieb ein grammatikalisch perfektes, gravitätisches Englisch im Stil seiner Idole Burke und Gibbon, doch er hatte wenig Gelegenheit, Englisch zu sprechen, und war sich bei vielen Wörtern nicht sicher, wie sie ausgesprochen wurden – ein sicheres Rezept für das Scheitern in der mündlichen Zulassungsprüfung für den Staatsdienst. Als später meine Schwester und ich und auch meine Mutter, allesamt in zweiter Generation geborene Aufsteiger in die britisch-indische Welt und in von britischen Missionaren geleiteten Internaten ausgebildet, meinen Vater wegen seiner Fehler bei der Aussprache englischer Wörter aufzogen, blitzte hinter seinem selbstbespöttelnden Lachen durchaus ein bißchen Stolz auf, Stolz darauf, daß er es seinen Kindern ermöglicht hatte, seinen eigenen „Makel" zu überwinden und Englisch zu sprechen, wie die Briten es sprachen, mit allenfalls einem minimalen Rest an indischer Färbung in der Intonation. Als ich später bewußt versuchte, mein gesprochenes Englisch wieder mit einem deutlicheren Punjab-Akzent zu versehen (im Gegensatz zu vielen meiner Freunde, die das Gegenteil anstrebten), konnte ich mir nie ein gewisses Schuldgefühl verkneifen, weil ich damit eines der teuersten Ideale meines Vaters verriet. Meinem Vater bereitete es kaum ein Problem, seine indische Herkunft mit dem weitgehend westlichen Lebensstil der Civil Lines zu legieren. Von seinem Naturell her ohnehin nicht fähig, religiöse Inbrunst zu empfinden oder in die Schönheit indischer Kunst, Musik oder indischer Rituale einzutauchen, und der festen Überzeugung anhängend, nur die Ratio könne das ordnende Prinzip in allen menschlichen Angelegenheiten sein, konnte er sich zwanglos mit seinen britischen Vorgesetzten identifizieren, in denen er wackere Kämpfer gegen die Dekadenz einer indischen Gesellschaft sah, die den Lastern der „Zauberei" und des „Aberglaubens" verfallen war. Alles, was ihm schwergefallen sein mag, tat er als eher unwichtige Äußerlichkeit ab, wie zum Beispiel den Umstieg vom bequemen *kurta-pyjama* auf Anzug und Krawatte oder von luftigen indischen Sandalen auf (in Anbetracht des indischen Klimas zwangsläufig stinkanfällige) Socken und beengende Schuhe. Auch dass er zum Frühstück statt seiner gewohnten Diät aus *puri* und *halwa* nur noch Porridge und Toast aß, mag ihm anfänglich ein gewisses Unwohlsein bereitet haben.

Die Bereitwilligkeit, mit der er westliche Wertvorstellungen übernahm, hatte zum Teil damit zu tun, dass er ein Sohn des Punjab war und damit zu einer Bevölkerungsgruppe gehörte, die wegen ihrer geografischen Lage am nordwestlichen Einfallstor nach Indien und wegen ihrer geschichtlichen Erfahrung eines Lebens unter wechselnden Fremdherrschern nicht so tief in der traditionellen Hindu-Kultur verankert war wie die Menschen in den meisten anderen Landesteilen. Daß ihm die Anpassung so leicht fiel, hing auch mit seiner Kastenzugehörigkeit zusammen; die Werte und Bestrebungen, die in seiner Kaste gängig waren, ließen sich relativ zwanglos mit seinem Rollenverständnis als beamteter Diener der britischen Herrschaft in Einklang bringen. So konnte er viele Jahre später in einem Brief an mich schreiben:

„Weil ich mir zusammenreimen konnte, dass *Khatri* (unsere Kaste) eine Ableitung von *Kshatriya* ist, der Krieger- und Fürstenklasse des vedischen und klassischen Zeitalters, habe ich mich selbst immer als Angehöriger eines „Herrenvolks" gesehen, verglichen mit anderen Kasten. Ich war stolz darauf, dass *Khatris* im großen und ganzen gutaussehende Menschen mit einem ebenmäßigen Gesicht sind, wobei ich mir keine Gedanken darüber machte, daß mir beides fehlte. Ich weiß, daß ich über keinerlei Attribute der Kriegerklasse verfüge, gleichwohl halte ich an dem Dogma fest, ein Kriegertyp alter Schule zu sein, ein Herrenmensch mit all den Verhaltenspflichten, die dies mit sich bringt."

Die Familie meiner Mutter war eine Generation früher als die meines Vaters in die britisch-indische Welt aufgerückt. Ihr aus einem Dorf stammender Vater war ein glänzender Schüler gewesen und hatte es geschafft, in England Medizin zu studieren. Nach der Rückkehr nach Lahore hatte er eine chirurgische Praxis eröffnet, die zum Zeitpunkt meiner Geburt in voller Blüte stand. Meine

Mutter erhielt ihre Ausbildung, ebenso wie ihre Schwestern und Brüder, an einer englischsprachigen Schule, und ihr Haus an der Lawrence Road in Lahore war eine vergrößerte Version der Häuser in den Bezirksstädten, in denen ich meine Kindheit verbrachte. Meine Erinnerungen an das Haus meiner Großeltern mütterlicherseits unterscheiden sich erheblich von denen an den Familiensitz meines Vaters. Es gab dort sowohl mehr Platz als auch mehr Ordnung, mehr privaten Rückzugsraum für die einzelnen Familienmitglieder, aber auch sehr viel mehr Verbote. Wenig zu spüren war von der großzügigen und nachsichtigen Akzeptanz von Kindern und ihren Eigenarten, durch die sich die Familie meines Vaters auszeichnete. Der Vater meiner Mutter hielt auf die strenge Disziplinierung von Kindern und auf andere westliche Errungenschaften dieser Art.

Für mich war das Beste an den Besuchen bei der Familie meiner Mutter die Tatsache, daß der Familie eines der Kinos in Lahore gehörte. Mit Hilfe eines freundlichen Platzanweisers, der sich auch als Faktotum im Haus der Familie nützlich machte, verbrachte ich viele verzückte Nachmittage im Kino, sah manch einen Film fünfzehn- bis zwanzigmal und geriet auf diese Weise in eine Liebesaffäre mit der Welt des Hindi-Films, die bis heute andauert. Wie alles in Indien, von den Pflanzen bis zu den Menschen, waren auch die Filme hierarchisch eingeteilt. In der Kastenordnung des Hindi-Films standen die mythologischen Filme der Brahmanen, die auf Legenden über Götter und Göttinnen basierten, an der Spitze, gefolgt von den Historienfilmen der Kshatriya; die „Action"-Filme der Sudra bildeten die unterste Schublade. Ich hatte freilich einen eher „katholischen" Geschmack, was Filme betraf – ich fand sie alle gleichermaßen herrlich. Wenn ich im abgedunkelten Zuschauerraum saß, in der Gesellschaft von Schülern, die ihren Lehrern eine Atempause gönnten, und Hausdienern, die ihre Einkaufstour verlängerten, war ich nicht mehr ein kleines Kind aus der Provinzstadt, sondern fühlte mich ganz und gar als Mann von Welt. Wenn die flimmernden Bilder auf der Leinwand eine Liebesszene zeigten und ich mich bemühte, die lauten und zweideutigen Zwischenrufe aus dem Publikum zu verstehen, die mit zustimmendem Gelächter quittiert wurden, in das ich ebenfalls einstimmte, fühlte ich mich der Enträtselung der Geheimnisse des Erwachsenseins, die jedes Kind so brennend gern entschlüsseln möchte, auf elektrisierende Weise nahe. Noch heute halten Hindi-Filme mit ihren vertrauten, sich nie ändernden Handlungsmustern mir den Weg zurück in die Kindheit offen.

Das Kino, das Haus an der Lawrence Road und der Basar, das alles ging bei der Teilung des Landes 1947 verloren. Mitgerissen von der Flutwelle der Abwanderung aus Pakistan nach Indien, wurden die Familien meiner Eltern über das ganze Land verstreut, da es an jedem einzelnen war, wieder Boden unter die Füße zu bekommen und sich ein neues Leben aufzubauen. Der Vater meiner Mutter übersiedelte nach Assam im östlichen Zipfel Indiens, um dort eine neueröffnete medizinische Fakultät zu leiten. Mein anderer Großvater ließ sich, zusammen mit zwei noch unverheirateten Tanten und einem Onkel, in Amritsar im äußersten Westen des neu zugeschnittenen indischen Staates nieder. Die häufigen und langen Besuche bei den Familien meiner Eltern, der vertraute Umgang mit Onkeln und Tanten, Vettern und Kusinen war jetzt Geschichte. War ich bis dahin im breiten Strom eines weitgefächerten Familienlebens mitgeschwommen und hatte die dazugehörenden Rituale und Festivitäten, Spiele und Festmähler ebenso genossen wie die in rascher Folge wechselnden, aus Liebe und Haß entspringenden Allianzen, so wurde mein Leben nun zu einem schmalen Flußlauf, eingezwängt zwischen der Welt christlicher Missionsschulen auf der einen und der Welt meiner Eltern und Schwester auf der anderen Seite. Die Teilung des Landes markierte de facto das Ende meiner Kindheit.

Die Entlassung Indiens in die Unabhängigkeit öffnete uns Türen für das „Vorankommen" in der Welt, weit über den traditionellen Weg hinaus, der allein über den Staatsdienst geführt hatte. Das Land verlegte sich auf einen Prozeß der Modernisierung und Industrialisierung, und in diesem Sinn traf meine Familie die von meinem Großvater, dem Chirurgen, mit Verve unterstützte Entscheidung, daß ich Ingenieur werden müsse. Ich war siebzehn, als dieser Beschluß gefaßt wurde, und wie die meisten jungen Inder meiner Generation (und vielleicht auch noch die meisten Jugendlichen im heutigen Indien) hatte ich in der Angelegenheit nicht viel mitzureden – selbst wenn ich nachdrücklich einen eigenen Berufswunsch geäußert hätte, was ich nicht tat. Ohne konkrete Vorstellungen darüber, was ich mit meinem Leben anfangen wollte, und im kindlichen Vertrauen auf die kollektive Weisheit des Familienrats, der bestimmt das Beste für mich aussuchen würde, machte ich mich nach Ahmedabad nördlich von Bombay auf, um an der dortigen Hochschule ein Ingenieurstudium zu beginnen. In dem für seine Textilfabriken berühmten Ahmedabad sollte ich bei der jüngeren Schwester meiner Mutter, Kamla, wohnen, die die psychologische Abteilung eines von der örtlichen Textilindustrie getragenen Forschungsinstituts leitete. Kamla war ein bemerkenswerter Mensch. Wie viele andere indische Frauen, die ich später kennenlernte, verfügte sie über ein unerwartetes Maß an Kraftreserven und charakterlichem Tiefgang und war fähig, diese Qualitäten zu mobilisieren, wann immer die Unbilden des Schicksals sie des schützenden Kokons beraubten, in den indische Mädchen ihrer Herkunft normalerweise eingewoben sind. Als 18jährige mit einem Mann verheiratet, der kurz vorher aus England zurückgekehrt und in den indischen Staatsdienst eingetreten war, schien es Kamla bestimmt, ein in festen Bahnen verlaufendes Leben als Ehefrau eines höheren Staatsbeamten zu führen. Doch dann wurde sie drei Monate nach ihrer Heirat durch ein tragisches Unglück zur Witwe. Ihr Mann war in eine Stadt im äußersten Nordwesten, nahe der Grenze zu Afghanistan, versetzt worden. Im Vollzug seiner richterlichen Pflichten hatte er einen jungen Mann zu einer Gefängnisstrafe verurteilt. Nach Verbüßung der Strafe wieder auf freiem Fuß, hatte sich dieser junge Mann im Schlafzimmer des jungen Paares versteckt. Als Kamla am nächsten Morgen aufwachte, lag ihr Mann tot neben ihr, sein Kopf von einer Kugel zerschmettert; Fliegen umschwärmten die ausgetretene Hirnmasse, die über sein Gesicht gekleckert war. Kamla hatte nichts gehört – den Gewehrschuß hatte sie als den Knall eines Feuerwerkskörpers in einen Traum integriert.

Sie heiratete kein zweites Mal. Sie studierte Philosophie, verbrachte fünf Jahre in den Vereinigten Staaten und promovierte in Psychologie. Als sie nach Indien zurückkehrte, war die Teilung des Landes bereits vollzogen. Sie suchte und fand Arbeit im fernen Ahmedabad. Nicht genug damit, daß sie alleine lebte – in jenen Tagen etwas Unerhörtes für eine indische Frau – , nahm sie sich einen verheirateten Mann als Geliebten und machte kein Geheimnis daraus, was in der konservativen Gesellschaft von Ahmedabad die Wellen der Empörung hochschlagen ließ. In der Zeit, in der ich bei Kamla wohnte, unternahm ich meine ersten zögernden Annäherungsversuche an die westliche Welt. In der umfangreichen Bibliothek meiner Tante entdeckte ich europäische Romane – von Camus, Sartre, Huxley und Mann. Ich blätterte mich durch die Philosophie von Schopenhauer und Russell und war, wie ich mich erinnere, fasziniert von Freuds *Traumdeutung* und seiner *Psychopathologie des Alltagslebens.* Ich kann nicht behaupten, daß ich all die Literatur, die ich so gefräßig verschlang, verstanden hätte. Es war ein Gefühl wie auf einer Reise durch ein fremdes Land in einem Schnellzug, mit Anblicken bemerkenswerter Landschaften, die vorbeihuschen und zum Verweilen einladen, und Eindrücken von fremden Städten, die man gerne eingehender erkundet hätte. Ich war zu der Zeit noch ein schüchterner und unbeholfener Jugendlicher und hatte niemanden, mit dem ich über die Welt, die ich in diesen Büchern entdeckte, hätte reden können. Mein Studium wurde zu einer lästigen Pflicht, und obwohl ich nach wie vor nicht wußte, was ich aus mir machen wollte, war ich doch ganz sicher, daß ich kein Ingenieur werden wollte.

Eine weitere Offenbarung waren für mich die Leute, die im Hause Kamlas verkehrten. Gebannt lauschte ich ihren lebhaften Gesprächen, absorbierte Informationen, Einstellungen und Ideen und entdeckte dabei, wie aufregend es ist, sich als Individuum zu begreifen, als eine Person, deren Denken und Verhalten nicht immer nur durch die Zugehörigkeit zu einer Gruppe definiert sein mußte, sondern die über die von Familie und Kaste gezogenen traditionellen Grenzlinien hinausgreifen konnte. Und als ganz und gar beengend empfand ich in jenen Tagen das Eingebundensein in Familie und Milieu – sosehr ich andererseits später die familiäre Nestwärme vermißte und eine Rückbesinnung auf diese traditionellen Werte propagierte. Dank Kamla und ihrer verwestlichten Freunde glaubte ich einen Blick auf einen Okzident erhaschen zu können, der in meinen Fantasien zur Heimstatt des „heroischen" Individuums wurde, das seinen Wünschen und Neigungen folgt, ohne sich von gesellschaftlichen Erwartungen und menschlichen Bindungen fesseln zu lassen. Es war diese Karikatur des psychoanalytischen Mannes, die mich damals faszinierte und mir viele Jahre lang als Rollenvorbild diente.

Ich war 22, als ich mit meinem Ingenieurstudium fertig war und meine Reise gen Westen startete. Die Familie hatte für mich ein Berufspraktikum auf einer Schiffswerft in Westdeutschland arrangiert, und ich hatte mich, wie gewohnt, in diesen Plan gefügt. Ich schiffte mich in Kalkutta auf einem Frachter ein, der gemütliche sechs Wochen brauchte, um nach Hamburg zu gelangen, da er unterwegs in mehrere indische und afrikanische Häfen einlief, um Ladung zu löschen und aufzunehmen. Mit jedem Tag auf See steigerte sich in mir das ungewohnte Gefühl der Freiheit und des Entkommenkönnens aus den Zwängen einer hochstrukturierten indischen Gesellschaft. Ich weiß noch, daß ich den größten Teil meiner Zeit an Bord mit Schachpartien gegen jeden Schiffsoffizier, der gerade Zeit hatte, zubrachte; ansonsten las ich viktorianische Liebesromane aus der kleinen Schiffsbibliothek, gab mich aber vor allem Tagträumereien im Liegestuhl hin. Es waren die typischen

Tagträume eines jungen Mannes, der auszieht, die Welt zu erobern, Träume freilich, die man sich in Indien nicht gestatten konnte. Meine Fantasien handelten von leidenschaftlichen Liebesaffären, vom Genuß edler Weine und von sprühenden Diskussionen bis spät in die Nacht mit akademisch gebildeten Männern und Frauen, die im Besitz des Weltwissens über Kunst und Wissenschaft waren; es waren Träume von Erfolgen, die Männer neidisch und Frauen neugierig auf mich machen würden. Der Umstand, daß ich ein schlaksiger Provinzjüngling aus einem „unterentwickelten" Land war, der nichts zu bieten hatte außer blauäugiger Begeisterungsfähigkeit und schweifwedelnder Freundlichkeit, unterwegs in ein arrogantes europäisches Land, dessen Sprache ich nicht konnte, tat den hochfliegenden Inhalten meiner Tagträume nicht den geringsten Abbruch. Ich war 22 und hatte nicht nur das Gefühl, daß alles möglich war, sondern auch die Fähigkeit, die Wirklichkeit magisch umzudeuten.

Nachdem ich mich in Hamburg in einer preiswerten Unterkunft einquartiert hatte, die die Schiffbaufirma mir besorgt hatte, bestanden meine ersten Amtshandlungen darin, mir eine große Flasche billigen Rotweins zu kaufen, mich bei einer Tanzschule anzumelden, die erste Seite eines eigenen Romans niederzuschreiben und meinem Vater brieflich mitzuteilen, daß ich nicht die Absicht hätte, die Ausbildung zum Ingenieur fortzusetzen, sondern statt dessen lieber Philosophie studieren wollte. Dieser Brief muß bei meiner Familie, gelinde gesagt, Entsetzen ausgelöst haben. Ich erhielt postwendend Antwort von meinem Vater, der an meine Vernunft appellierte, dicht gefolgt von einem Schreiben meiner Mutter, die mich vorwurfsvoll wissen ließ, wie sehr ich ihr weh tat, und schließlich traf eine massive und donnernde Aufforderung meines Großvaters, des Chirurgen, ein, mich auf meine Pflichten gegenüber mir selbst und der Familie zu besinnen. Dank der relativ unüberwindbaren Entfernung von 7000 Kilometern zwischen ihnen und mir konnte ich es mir leisten, hartnäckig zu bleiben. Und während weitere Briefe hin- und hergingen, begab ich mich auf Entdeckungsreise und lernte diverse Attraktionen jenes Westens kennen, der ein so dominanter Kontrapunkt in unser aller persönlichem und kollektivem Leben gewesen war. Ich lernte Deutsch, auch wenn es nur der an Kraftsprüchen reiche Slang der Dock- und Werftarbeiter war. Ich lernte Boogie-Woogie und Cha-Cha-Cha tanzen, die damals populärsten Gesellschaftstänze, und nahm Klarinettenunterricht. Ich hörte meinen ersten Mozart, las meinen ersten Brecht, schlief mit meinem ersten Mädchen.

Es dauerte acht Monate, bis meine Familie endlich einlenkte – acht Monate, in deren Verlauf ich in der Werft mehrere Jobs durchlief, die mich allesamt in meiner Abneigung gegen den Ingenieurberuf bestärkten. Ich baute Sandformen in der dampfendheißen Gießerei, trank enorme Mengen Bier und stand in der Planungsabteilung stundenlang am Reißbrett, zeichnete endlose Meter Rohrleitungen und wartete auf den Feierabend um 17 Uhr. Philosophie komme nicht in Frage, schrieb mein Vater. Niemals habe irgend jemand mit dem Studieren oder Praktizieren von Philosophie Geld verdient; außerdem eigne sich das Fach eher für die zum Spekulieren neigenden Brahmanen als für aktive Kshatriyas wie uns – ähnlich wie das Klarinettespielen nach Ansicht eines meiner Onkel allenfalls eine Angelegenheit für Musikanten aus den niedrigen Kasten war, nicht aber für einen waffentragenden Khatri. Für den Fall, daß ich weiterstudieren wolle, schlug mir die Familie ein Fach vor, das ihrer Meinung nach gleichsam auf halbem Weg zwischen Philosophie und Ingenieurwesen angesiedelt war: Volkswirtschaft. Da ich nach wie vor von meiner Familie abhängig war, sowohl emotional als auch finanziell, stimmte ich diesem Kompromißvorschlag zu und nahm ein Volkswirtschaftsstudium auf, zuerst an der Universität Mainz und dann in Mannheim, wobei für die Wahl der Hochschule mehr die Umzüge eines Mädchens ausschlaggebend waren, in das ich mich leidenschaftlich verliebt hatte, als das fachliche Ansehen der einschlägigen Fakultäten in Mainz und Mannheim.

Ich absolvierte mein Wirtschaftsstudium, wie meine Ausbildung zum Ingenieur, mit halbem Herzen und ohne jede Inbrunst. In meinem jünglingshaften Abenteuer mit der Welt verlangte ich nach Leidenschaft und Überraschung – das Ingenieurwesen und die Volkswirtschaft hatten weder das eine noch das andere zu bieten. In den fünf Jahren meines Wirtschaftsstudiums in Mannheim eignete ich mir einiges formale ökonomische Wissen an, verleibte mir aber zugleich einen sehr viel größeren Vorrat an unsystematischem Wissen über die Kunst, Literatur und Philosophie des Abendlandes ein. Meine Lehrer waren dabei nicht so sehr die abgehobenen Professoren von der Universität als vielmehr die Mitglieder einer Gruppe hoffnungsvoller Kunstmaler und Schriftsteller, mit denen ich mich anfreundete. Mit diesen deutschen Freunden verbrachte ich fast alle meine Abende. Von einer Kneipe in die nächste ziehend, die später zumachte, tranken wir Bier in Mengen, flirteten mit den Kellnerinnen und diskutierten ernsthaft über das Leben und die Kunst. Das Morgengrauen erlebten wir gewöhnlich, die

Augen vom Alkohol verquollen und mit schwirrendem Kopf vom vielen Reden, in einer der düsteren Kaschemmen am Hafen, wo wir in Gesellschaft einsilbiger Schiffsleute und von der Nachtschicht übriggebliebener Huren billigen Kaffee schlürften. Nicht mehr der kontemplative indische Mystiker war mein Idol, sondern der dem schöpferischen Exzeß ergebene westliche Künstler, und unter dem Einfluß meiner Kumpane begann ich Kurzgeschichten auf deutsch zu schreiben, die gelegentlich im Feuilleton der örtlichen Tageszeitung veröffentlicht wurden. Wenn ich mir heute die vergilbten Ausrisse dieser frühen Texte anschaue, fällt mir auf, welch eindringliche Sehnsucht nach dem Leben in den indischen Provinzstädtchen, in denen ich aufgewachsen war, sie vermitteln. Denn sosehr die intellektuellen Attraktionen des Westens mein Denken erfüllten, so überwältigend war und blieb die emotionale Präsenz Indiens in diesen Geschichten, die, auf welch ungeschliffene Weise auch immer, unterschwellig eine tiefe und allgegenwärtige, fast sinnliche Wehmut verrieten. So sehr sehnte ich mich offenbar nach den Bildern, Düften, Aromen und Geräuschen meines Herkunftslandes.

Wie viele andere junge Inder meiner Schicht, die in Indien die Spur des Westens aufgenommen hatten und später zum Studium ins Ausland gegangen waren, begann auch ich, von meiner neuen, westlichen Warte aus Indien zu entdecken und seine Geschichte, Kultur und Mythologie zu verstehen, wenn auch vorwiegend aus der Sicht westlicher Professoren. Mit Feuereifer (und doch ohne mir dessen zu der Zeit bewußt zu sein) entwickelte ich eine neue Perspektive auf das Leben, das ich gelebt hatte, und auf die Erzählungen und Mythen, mit denen ich aufgewachsen war. In der deutschen Gesellschaft der frühen 60er Jahre war diese Perspektive sehr stark in die modernen, von der Aufklärung bestimmten Werte der Universalität, der Objektivität, der Rationalität und der Fortschrittsidee eingebettet. Der indischen Kultur gebührte zwar Respekt wegen ihrer geschichtlichen Leistungen, aber im Vergleich mit dem, was die westlichen Kulturen in der Neuzeit hervorgebracht hatten, schien sie eindeutig einer überwundenen Stufe auf der Treppe der Menschheitsentwicklung anzugehören. Die indische Gesellschaft hatte, so schien es, noch nicht konsequent auf das „wissenschaftliche Denken" umgeschaltet und schleppte nach wie vor einen großen Ballast an Ignoranz, Aberglauben, Fanatismus und Unterdrückung mit, Bremsklötze für den Fortschritt und hinderlich bei der Suche nach zeitlosen Wahrheiten und rationaler Orientierung. Diese Sicht auf die indische Kultur war ein Erbstück der Kolonialisierung und steckte in allen kolonisierten Köpfen, einschließlich dem meines Vaters, und ich brauchte lange, bis ich begann, diese Einschätzungen und die ihnen implizit zugrundeliegende Prämisse, wonach das Europa der Neuzeit die Hochblüte des menschlichen Geistes und der Zivilisation verkörpert, in Frage zu stellen. Ich legte einen weiten Weg auf der Straße zurück (an der unvermeidlich Marx eine der Zwischenstationen ist), auf der man lernt, die Einzigartigkeit jeder Kultur und die Pluralität der Kulturen zu verneinen und die Mythen der nichtwestlichen Kulturen als falsche Widerspiegelungen der Realität abzutun, die früher oder später durch rationale Analyse richtiggestellt werden würden, anstatt sie als alternative Sichtweisen der Welt anzuerkennen, die auf ihre Weise ebenso authentisch sind wie, sagen wir, die Philosophie Platons. Zu lange verbiß ich mich in die Suche nach universellen Gesetzmäßigkeiten, die das Tun der Menschen beherrschen; erst sehr viel später in meinem Leben rang ich mich zu der Überzeugung durch, daß man, wenn man etwas verstehen will, es immer nur in seiner Individualität und seiner Entwicklung verstehen kann, in seinem konkreten Sosein und nicht in abstracto. Wenn ich mich später so stark für Freud interessierte, der in vielerlei Hinsicht ebenfalls zu den Leuchttürmen der Rationalität und Aufklärung gehört, bezog sich dies denn auch weniger auf seine theoretischen Spekulationen oder seine Metapsychologie als auf seine faszinierenden, an konkreten und individuellen Details so reichen Fallschilderungen. Diesen Weg der Individuierung habe auch ich in meinen jüngeren Arbeiten einzuschlagen versucht, in dem Glauben, ja der Überzeugung, daß Theorien und Einsichten sich zwanglos aus der narrativen Darstellung ergeben müssen und daß man sich, um ein Verständnis für die Conditio humana zu gewinnen, niemals weit von der Schilderung menschlicher Erfahrungen entfernen darf. Ein großer Teil des modernen sozialwissenschaftlichen Schrifttums, dem es an „narrativer Wahrheit" fehlt, löst bei mir offene Skepsis aus oder läßt mich einfach kalt. Ich bin jetzt aber der Schilderung meiner persönlichen Entwicklung weit vorausgeeilt.

Ich schloß mein Volkswirtschaftsstudium 1964 ab und kehrte nach fünfjähriger Abwesenheit nach Indien zurück. Die Rückreise war eine gemächliche Zugfahrt durch die Türkei, den Irak und den Iran. Unterwegs wurde mir im Irak mein Gepäck gestohlen, so daß ich in Delhi mit einem drei Wochen alten Bartwuchs, einer Stofftasche voller schmutziger Unterwäsche und einer in Bagdad gekauften Zahnbürste ankam. Die Herzlichkeit, mit der die Familie mich aufnahm, die unbändige Freude auf den Gesichtern meiner Eltern und der Anblick meiner Schwester, die zu einer schönen jungen Frau herangewachsen war, machten den Verlust meiner Garderobe, meiner Bücher und Unterlagen mehr als wett, und es fiel überhaupt nicht schwer, meinen früheren Platz im Leben meiner Familie wieder einzunehmen. Meine neu erworbenen Vorstellungen von Selbständigkeit und Selbstbestimmtheit suspendierend, ließ ich mich von den Frauen der Familie abfüttern bis zum Platzen und lauschte ihren Diskussionen über Heiratsangebote, die während meiner Abwesenheit für mich eingegangen waren. Ebenso gerne ließ ich mir die Überlegungen gefallen, die mein Vater, meine Onkel und mein Großvater im Hinblick auf meine künftige Laufbahn anstellten.

Noch von Deutschland aus hatte ich mich um einen akademischen Posten am neuerrichteten Indischen Management-Institut in Ahmedabad beworben, einem von zwei in meinem Land gegründeten, nach dem Vorbild amerikanischer Denkfabriken für die Wirtschaft gestalteten Instituten, die sich als Pioniere fortschrittlicher Managementlehren verstanden. Ich bekam eine Stelle als Forschungsassistent an der Fakultät für landwirtschaftliches und ländliches Entwicklungsmanagement, und meine Arbeit bestand zunächst darin, Fallbeispiele zu sammeln, die sich für Studien über Menschenführung in ländlichen Einrichtungen eigneten. Die Erkenntnisse hieraus sollten später bei der Ausbildung staatlicher Manager für Entwicklungsprogramme eingesetzt werden. Ich kam in jener Zeit weit im ländlichen Indien herum, mit dem Nebeneffekt, daß ich alle romantischen Vorstellungen, die ich über die Friedlichkeit und Harmonie des indischen Dorflebens gehabt hatte, los wurde, desgleichen aber auch meine Illusionen über die neue Management-„Wissenschaft“. Welchen Rat gibt man zum Beispiel einem Dorfvorsteher, dessen größtes Problem es ist, daß seine innerdörfliche Gegenpartei ihren Unmut dadurch zum Ausdruck bringt, daß sie ihre Frauen jeden Morgen und jeden Abend zu seinem Haus schickt mit dem Auftrag, die Außenwände zu bepinkeln?

Auf meinen Reisen per Zug und Omnibus zu entlegenen Dörfern verbrachte ich viel Zeit alleine. Wenn ich in einem Dorf alle meine Gespräche geführt und meine Aufzeichnungen über das absolvierte Tagwerk niedergeschrieben hatte, gab es für den Rest des Abends kaum etwas, das ich hätte unternehmen können. Die Dorfbewohner gingen normalerweise früh schlafen, und ich erinnere mich an viele Abende, an denen ich unter freiem Himmel lag, über mir einen Baldachin aus unzähligen glitzernden Sternen, dem gelegentlichen Bellen der Dorfhunde lauschend und stumme Selbstgespräche über meinen künftigen Lebensweg führend. Immer wieder tauchte der Traum auf, Schriftsteller zu werden – aber wie würde meine Familie reagieren, und wer hatte jemals von irgendeinem Menschen in Indien gehört, der seinen Lebensunterhalt mit Schreiben verdient hätte? Vielleicht konnte ich Kurse an einer Filmhochschule besuchen und mich zum Filmregisseur ausbilden lassen, oder ich konnte einmal mehr meine Koffer packen und nach Europa zurückgehen. Sollte ich eines der drei Mädchen heiraten, die meine Eltern so sorgfältig für mich ausgesucht hatten – alle gutaussehend, wohlerzogen und „aus guter Familie" stammend –, oder sollte ich mich, nach abendländischer Art und in der Tradition der Liebesromane, die ich so süchtig verschlang, auf die Suche nach Liebe und Schönheit und der großen Leidenschaft meines Lebens begeben? Wenn ich heute auf den verzweifelt unschlüssigen 26jährigen zurückblicke, der ich damals war, tue ich es natürlich mit wohlwollender Ironie. Damals freilich beherrschte die quälende Frage, wer ich war und was ich werden wollte, mein ganzes Denken; es war eine ernste Angelegenheit, die weder ich noch meine Eltern mit einem nachsichtigen Lächeln abtun konnten. Sie konnten nicht verstehen, weshalb ich, da ich meinen Willen bekommen und (zumindest annähernd) das getan hatte, was mir so wichtig gewesen war, jetzt nicht die eingeschlagene Laufbahn fortsetzen und eine Familie gründen wollte. Ich verstand es selbst nicht. Ich brauchte Hilfe, um zu ergründen, welcher Tumult in meiner Seele herrschte, um die Ambivalenz meiner Wünsche und Bedürfnisse zu verstehen, um Ordnung in meine verworrene Weltsicht zu bringen und die realistischen Möglichkeiten abschätzen zu können, die sich für die Erfüllung meiner Wünsche boten. Im Rückblick vermag ich in dieser Gefühlslage die Keime für meine spätere Berufswahl als Psychoanalytiker zu erkennen – ich wurde Arzt, weil es mir damals nicht möglich war, Patient zu sein.

Die Hilfe kam, als sie sich einstellte, aus unerwarteter Richtung, und ich verdankte sie der zufälligen Begegnung mit einem älteren, aus Europa stammenden amerikanischen Gelehrten. Es war der Psychoanalytiker Erik Erikson, der in Harvard eine Professur für Entwicklungspsychologie innehatte und sich einige Monate in Indien aufhielt, um an einem Buch über Gandhi zu arbeiten. Der hochgewachsene, gut gebaute Mann, der durch sein fast schulterlanges weißes Haar und seinen ausladenden Einstein-Schnurrbart auffiel, mietete sich zusammen mit seiner Frau Joan im Haus meiner Tante Kamla ein, während diese für längere Zeit in den USA weilte. Sie wurden meine Nachbarn, denn ich bewohnte einen kleinen Anbau auf demselben Grundstück.

Erikson war eine bekannte Größe in der Welt der Psychoanalyse, die ich nur vom Hörensagen kannte, aber er war damals noch nicht der weltberühmte Gelehrte, der er später wurde. Er hatte die Theorie Freuds über die psychosexuellen Entwicklungsstadien des Individuums durch eine selbstentwickelte Theorie der psychosozialen Entwicklungsstadien ergänzt. Kurz zusammengefaßt, hatte Erikson aufgezeigt, auf welche Weise bedeutsame personale Beziehungen in den verschiedenen Stadien der Kindheit und Jugend und des Erwachsenenalters der sich entwickelnden Persönlichkeit bestimmte Kraftquellen oder pathologische Defizite bescheren können. Kindheit und Sexualität spielen laut Erikson eine bedeutsame Rolle, entscheiden aber nicht ganz alleine über unsere Persönlichkeitsentwicklung und unser Lebensschicksal. Mit seinen Beiträgen zu benachbarten Wissensgebieten wie der Religionspsychologie und mit der Erschließung einer neuen Disziplin namens Psychohistorie übte er einen weitreichenden Einfluß auf mehrere geisteswissenschaftliche Teilbereiche aus.

So sehr war ich mit den Turbulenzen meiner jugendlichen Seele beschäftigt, daß ich nicht merkte, was für einen bedeutenden Mann ich vor mir hatte, ja seinen Namen anfänglich mit dem von Erich Fromm verwechselte. Das half mir freilich, mit ihm unbefangen und ohne jede hemmende Ehrfurcht umzugehen. Wann immer ich von einer Dienstreise nach Ahmedabad zurückkam, tat ich nichts lieber, als bei Sonnenuntergang, wenn Erikson mit seiner Tagesarbeit fertig war, zum Haus hinüberzugehen und mit ihm auf dem dem Sabarmati-Fluß zugewandten Balkon zu sitzen. In freundschaftlich verbundenem Schweigen schlürften wir unsere Kaltgetränke und versenkten uns in den Anblick des scheinbar urzeitlichen Lebens, das sich am Flußufer entfaltete: Kleine weiße Kathiawari-Esel, sanftmütig wie Schafe und nicht viel größer, kamen, wie an einer Kette aufgereiht, vom Flußufer heraufgetrottet, beladen mit Säcken voll Sand für Baustellen in der Stadt; drahtige Wäscher mit Lendenschurzen, von der Sonne schwarz gebrannt, schlugen unter Ausstoßen rhythmischer Ächzlaute nasse Kleidungsstücke auf flachrunde Steinbänke; Färber praktizierten ihre uralte Handwerkskunst in großen dampfenden Kesseln; ihre frischgefärbten, fast fünf Meter langen Saris hingen zum Trocknen zwischen Holzpfählen, eine Sinfonie bunter und wechselnder

Farben, hinterleuchtet von der langsam am Horizont verschwindenden Sonne, deren tiefrotes Licht einem dämmrigen Grau Platz machte.

Wir sprachen über Gandhi und die Männer und Frauen, deren Leben er verändert hatte. Wie Gandhi war auch Erikson als Lebensveränderer nicht ohne. Seine gelegentlich eingestreuten Beobachtungen, mit kluger Einsicht getränkt und hin und wieder mit einem Schuß sanften Humors gewürzt, betörten mich. Was ich an ihm besonders schätzte, war seine Güte, in der absolut keine Spur Herablassung mitschwang, weder in Form einer Altklugheit gegenüber dem Jüngeren noch in Gestalt irgendeines Dünkels des Gelehrten gegenüber dem Unwissenden, des Arrivierten gegenüber dem Neuling, des Berühmten gegenüber dem Unbekannten. Er besaß diese seltenste aller Gaben, die nur wirklich großen Seelen eigen ist: die Fähigkeit und Bereitschaft, dem Menschen, der ihm gegenübersaß, seine vollständige und intensivste Aufmerksamkeit zu schenken, und das auch dann, wenn das Gespräch weder besonders originell noch besonders interessant verlief.

Ich erinnere mich kaum noch an Details unserer Gespräche, doch ihre Lebendigkeit und ihr Geist sind mir noch lebhaft gegenwärtig. Eriks Art, Menschen und Ereignisse zu betrachten – verständnisvoll, mit nachsichtigem Humor und mit dieser undefinierbaren Qualität, die wir Weisheit nennen –, öffnete mein Denken und mein Verständnis der Welt auf eine Weise, wie ich es nie zuvor erlebt hatte. Diese, wie ich glaube, seltene Erfahrung war das spirituelle Pendant zum plötzlichen Aufblühen der eigenen Sinnlichkeit und Emotionalität im Erleben der ersten leidenschaftlichen Liebesaffäre. Nicht, daß er sehr viel geredet hätte, er gehörte nicht zu den in unserem akademischen und öffentlichen Leben so allgegenwärtigen Menschen, die gerne und ausgiebig deklamieren, ohne Rücksicht auf unsere Ohren und unsere Empfindlichkeiten. Erik war fähig, sich meine unausgereiften Ansichten über Gandhi und das Leben respektvoll anzuhören und sie auf eine Weise zu kommentieren, die mir nie das Gefühl gab, er nehme sie oder mich nicht ernst. Viele Jahre später, als ich in Harvard als Assistent für ihn arbeitete, hatte ich Gelegenheit, in seinen Seminaren diese Qualität immer wieder zu beobachten. Selbst wenn ein Student völligen Unsinn von sich gab, versuchte Erik die Worte des Betreffenden so zu paraphrasieren, daß sie wie ein brauchbarer Diskussionsbeitrag erschienen. Oft sah ich das überraschte Aufleuchten in den Augen eines Studenten: „Habe *ich* das gesagt?" Jeder, der eines von Eriks Seminaren besuchte oder ein Gespräch mit ihm führte, kam mit dem Gefühl heraus, etwas dazugelernt zu haben, nie mit dem Gefühl, bloßgestellt worden zu sein.

Es war, wie ich glaube, die ihm wesenseigene Großmut, die ihn veranlaßte, mir seine Aufmerksamkeit zu schenken. Ich war einsam, auf der einen Seite von dem brennenden Wunsch beseelt, nach Europa zurückzukehren, auf der anderen Seite ebenso angetan von dem Gedanken, in Indien zu bleiben, hatte den Kopf voller unausgegorener Pläne für mein Leben, wollte so viele Dinge tun, weil ich eigentlich nicht wußte, was ich wollte. Ich las die Schriften Eriksons zunächst mit Neugier, später mit zunehmender Faszination, je klarer mir wurde, daß die Verwirrung, die in meinem Inneren herrschte, vielleicht gar nicht das Symptom einer idiosynkratischen und pathologischen Störung war (was ich insgeheim befürchtet hatte), sondern etwas, das viele Menschen in dem einen oder anderen Stadium ihres Lebens durchleiden. Meine „Identitätsprobleme" (der von Erik geprägte Begriff „Identitätskrise" gelangte in den folgenden Jahren in breiten Umlauf) waren ein nicht so ungewöhnlicher – wenn auch in meinem Fall vielleicht übermäßig verlängerter – Bestandteil einer Orientierungskrise des Jünglings- und des frühen Erwachsenenalters. Darüber hinaus waren meine Probleme nicht bloß persönlicher Natur, sondern resultierten auch aus der Kultur meines Herkunftsmilieus; sie waren insofern Ausdruck einer akuten Krise der indischen Mittelschicht, die sich einem inneren Orientierungskonflikt zwischen Ost und West ausgesetzt sah, zwischen europäischen und indischen Vorbildern und Werten.

Ich litt schlicht und einfach an einer „Identitätskrise", und es war ein Glücksfall, daß ich so viele Stunden in Gesellschaft des Mannes zubringen konnte, der das Phänomen erforscht und den Begriff geprägt hatte. Er half mir zu begreifen, daß eine Identitätskrise keine Krankheit ist, sondern daß man darin eine Chance sehen kann, die äußeren Entwicklungslinien des eigenen Lebens mit dem Kern dessen, was man ist und sein will, in Einklang zu bringen. Ich kam dahinter, was ich wirklich wollte: ein ganz bestimmtes spirituelles Leben führen, von dem ich glaubte, die Psychoanalyse könne es mir ermöglichen. Ich wollte sein wie Erik.

Erikson reiste schließlich von Ahmedabad nach Delhi ab und wollte von da aus in die Vereinigten Staaten zurückfliegen. In diesem Moment wurde mir klar, daß ich keinen größeren Wunsch hatte als den, bei ihm in die Lehre zu gehen und, wenn möglich, die Kunst der Psychoanalyse zu erlernen. Wie Schuppen fiel mir die Erkenntnis von den Augen, daß er der Guru war, nach dem mein indisches Ich gesucht hatte. Das Dumme war nur: Es würde mir offensichtlich nicht möglich sein, ihm rechtzeitig die gute Nachricht zu überbringen, daß ich ihn zu meinem Guru erwählt hatte. Die Zugfahrt nach Delhi dauerte 23 Stunden; bis ich dort ankam, würde er Indien bereits verlassen haben; ihm nachzufliegen konnte ich mir nicht leisten. In dieser Situation kam mir ein weiterer Glücksfall zu Hilfe. Der oberste Repräsentant der Ford-Foundation – sie war eine der Geldgeber des Management-Instituts – war für einen Tag nach Ahmedabad gekommen und wollte am selben Abend im Privatflugzeug der Foundation nach Delhi zurückkehren. Alles, was ich tun mußte, war, ihn zu fragen, ob er mich mitnehmen könne, eine Bitte, der er sich nicht verschloß. Gegen zehn Uhr abends landeten wir in Delhi, und ich fuhr mit dem Taxi direkt zu dem Hotel, in dem die Eriksons logierten. Nach dem Abschiednehmen am Vortag muß Erik verblüfft gewesen sein, als ich auftauchte. Er verriet jedoch keinerlei Anzeichen von Überraschung, als ich ihm atemlos meine „Entdeckung" schilderte: Mit der für ihn typischen intensiven Aufmerksamkeit hörte er sich an, was ich von ihm wollte. Erikson lachte mich nicht aus, als ich ihm berichtete, daß ich ihn zu meinem Mentor erkoren hatte und den Wunsch äußerte, nach seiner Rückkehr auf seinen Lehrstuhl in Harvard als sein Assistent zu ihm zu kommen. Meine akademischen Abschlüsse als Ingenieur und Volkswirtschaftler waren die einzigen förmlichen Qualifikationen, die ich vorweisen konnte, doch ich erwähnte auch, daß ich in Deutschland Kurzgeschichten veröffentlicht hatte. In ernstem Ton, aber mit einem Zwinkern in den Augen wies er auf die eine große Schwachstelle meines Plans hin: „Du hast nie Psychologie studiert", sagte er. Mir blieb nichts übrig, als durch Nicken die Triftigkeit dieser nüchternen Feststellung zu bejahen. „Das macht aber nichts", fügte er hinzu. „Ich habe das genausowenig getan." Tatsächlich hatte Erikson nie eine Universität besucht. Er, der später in seinem Leben von Universitäten in aller Welt mit Ehrendoktorwürden überschüttet wurde, hatte als formelle akademische Qualifikation nur das Abschlußzeugnis einer Oberschule vorzuweisen – er hatte seine „Wanderjahre" in Europa als Maler absolviert, bevor er in Wien zu Freud gestoßen war. „Deine Kurzgeschichten haben mir gefallen. Sie verraten Begabung und eine psychologische Sensibilität, die meinen Ansprüchen genügt", sagte er. „Ich sage dir, was ich tun werde", setzte er hinzu. „Wenn du in den nächsten zwei oder drei Jahren deinen Doktor schaffst, werde ich mein Bestes versuchen, um dir eine Berufung nach Harvard als mein Mitarbeiter zu verschaffen."

Wir schüttelten einander die Hände, als ich ihm ein weiteres Mal Lebewohl sagte.

Eine Melodie summend, schlenderte ich in den weitläufigen Lodi-Garten neben dem Hotel hinaus. Es war eine sternenklare Nacht Anfang April, der faszinierend kurze Delhier Frühling lag in seinen letzten Zügen. Der schwere Duft der weißen Narzisse, die eine Nachtblüherin ist, hing in der Luft. Der Park mit seinen imposanten 800 Jahre alten Gruften, in denen die Herrscher eines versunkenen Reichs beigesetzt sind, schwieg still, abgesehen vom Rascheln einer sanften Brise und dem gelegentlichen Quäken eines im Schlaf gestörten Papageien. Im oberen Stockwerk der neuerrichteten Wetterstation am Rande des Gartens brannte noch Licht. Ich fühlte mich federleicht, wie ich den geschotterten Weg zwischen den Mausoleen beschritt, und hatte das Gefühl, Bäume ausreißen zu können. Es schien, als sei es mit meiner Orientierungslosigkeit vorbei – eine Zukunft voller Verheißungen breitete sich vor mir aus.

In den darauffolgenden Jahren machte ich in Wien meinen Doktor, arbeitete in Harvard als Assistent von Erikson, absolvierte in Frankfurt meine Ausbildung als Psychoanalytiker. Ich lehrte, praktizierte, schrieb Bücher, heiratete und hatte Kinder. Ich durchlebte Phasen der Einsamkeit und der Trauer, geriet aber nie mehr in einen solchen Strudel der Verzweiflung und Verwirrung wie in dem Jahr, in dem ich die Dörfer abgeklappert hatte ohne eine bestimmte Vorstellung davon, welche Richtung ich meinem Leben geben sollte, in dem ich geschwankt hatte zwischen dem Festhalten an einer hartnäckig behaupteten Individualität und der Kapitulation vor der Familie, deren Teil ich war, und in dem ich so viele schlaflose Nächte mit dem Bau von Luftschlössern zugebracht hatte, die am jeweils nächsten Morgen wieder zu Staub zerfielen.

Vor mich hin pfeifend, machte ich mich durch den Lodi-Garten auf den Weg zum Haus meiner Großeltern, wo ich die Nacht verbringen würde, voller Vorfreude auf den Ausdruck freudiger Überraschung im Gesicht meiner Großmutter bei meinem unerwarteten Hereinschneien.

Als ich mit der Niederschrift dieses Buches begann, war ich schon seit einigen Jahren wieder in Indien, wo ich privat als Psychoanalytiker praktizierte. Da meine Kundschaft seit jeher zu mindestens einem Drittel aus europäischen und US-amerikanischen Patienten besteht, war die Wahrnehmung von Ähnlichkeiten und Unterschieden in der psychischen Konstitution von Indern und Leuten aus dem Westen schon immer eine meiner zentralen Erfahrungen. Ich habe in diesem Buch versucht, diesen Unterschieden und Ähnlichkeiten durch eine Analyse der Praktiken meiner einheimischen Kollegen auf den Grund zu gehen, der *ojhas,* Gurus, und *vaids,* der Patienten, denen sie zu helfen versuchen, und der Überlegungen, die ihren Heilmethoden zugrunde liegen. Darüber hinaus geht es mir darum, explizite Vergleiche anzustellen zwischen der westlichen Psychoanalyse und diversen indischen Psychotherapien sowie herauszufinden, wie alle diese Heilungsansätze, ob westlich oder indisch, in den jeweiligen kulturellen Kontext passen. Ich habe sehr viel Freude an meinen Begegnungen mit Vertretern traditioneller indischer „Psychotherapien" gehabt und hoffe, daß etwas von dieser Freude durch die Zeilen dieses Buches schimmert.

1. Einleitung

Dieses Buch untersucht jene traditionellen Heilverfahren Indiens, die der Wiederherstellung der im Westen so genannten seelischen Gesundheit dienen. Ich möchte mich nicht auf komplizierte Definitionen und Begriffsbestimmungen einlassen, sondern nur erwähnen, daß ich den Begriff „seelische Gesundheit“ nicht in einem engen theoretischen Sinne verwende, was in der Tat ein zweifelhaftes Unterfangen wäre, sondern als Rubrik, als Etikett für unterschiedliche Perspektiven wie etwa: das Fehlen von beeinträchtigenden Symptomen; Integration der seelischen Funktionen; die Fähigkeit, ein erfolgreiches persönliches und soziales Leben zu führen; das Gefühl ethischer und spiritueller Gesundheit u. a. m. Auf dem Hintergrund einer dreijährigen Feldarbeit versuche ich eine Beschreibung, Analyse und Kritik meiner Erfahrungen mit Gurus mystischer Kulte, Schamanen, Fachleuten für uralte medizinische Heilverfahren und anderen einheimischen Kollegen, die sich – wie ich – von Berufs wegen jenem Unternehmen widmen, das ein Lexikon, unter dem Stichwort „heilen“, so definiert: „Jemanden von etwas Schlimmem oder Schädlichem befreien; retten, reinigen, wiederherstellen, bessern.“

Die Verschiedenartigkeit solcher Methoden in Indien und die erstaunliche Vielfalt von unterschiedlichsten Fachleuten könnte bei einem Fremden den Eindruck erwecken, daß Heilen eine zentrale Betätigung aller Inder sei – ein Eindruck, der freilich nicht weit von der Wahrheit entfernt ist. Wie kaum ein anderes Volk haben die Inder sich schon lange damit befaßt, Systeme zur Erklärung seelischen Leidens zu konstruieren und Techniken zu dessen Linderung zu entwickeln. Neben den wenigen von der modernen Medizin herkommenden Psychiatern gibt es die traditionellen Ärzte – die *vaids* des hinduistischen Ayurveda- und des Siddha-Systems und den *hakim* der islamischen *unani*-Tradition –, von denen viele auch das praktizieren, was wir eine „psychologische Medizin“ nennen würden. Ferner gibt es Chiromanten (Handleser), Horoskopspezialisten, Kräuterkundige, Wahrsager, Zauberer und die verschiedensten Schamanen, in deren therapeutischen Bemühungen Elemente aus der klassischen indischen Astrologie, Medizin, Alchimie und Magie sich mit Überzeugungen und Bräuchen aus den volkstümlichen Traditionen verbinden. Dann haben wir natürlich noch die allgegenwärtigen *sadhus, swamis, maharajs, babas, matas* und *bhagwans,* die sich alle in der einen oder anderen Weise in der mystisch-spirituellen Tradition des indischen Altertums sehen und behaupten, auf das spezialisiert zu sein, was man im Westen in einem religiöseren Zeitalter „Gesundheit der Seele“ zu nennen pflegte – die Wiederherstellung des moralischen und spirituellen Wohlbefindens.

Der Versuch, indische Heiler anhand dieser Dreiteilung zu beschreiben, ist zwar nicht erschöpfend und folgt keiner rigorosen Kategorisierung, entspricht aber doch der verbreiteten Vorstellung, daß sich drei verschiedene Funktionsbereiche des Individuums unterscheiden lassen. Vom ersten Schrei des Neugeborenen bis zum letzten Atemzug des Sterbenden existiert der Mensch in seinem *soma,* seiner *psyche* und seiner *polis;* anders ausgedrückt, er ist zugleich ein Körper, ein Ich und ein soziales Wesen.[1] Natürlich haben Begriffe wie Körper, Ich und Polis keine ein für allemal feststehende, kulturübergreifende Bedeutung. Wie wir noch sehen werden, ist die Auffassung vom Körper und von den in ihm ablaufenden Prozessen im hinduistischen Ayurveda nicht ganz die gleiche wie in der abendländischen Medizin. Auch das Ich – der hinduistische „Feinkörper“ – ist in Indien keine primär psychologische Kategorie, auch wenn dieser Begriff etwas von der abendländischen Seelenvorstellung enthält. Bei den Hindus sieht man beispielsweise den Ursprung für die Störungen im Aufbau des Ichs nicht in frühkindlichen Familienkonstellationen, sondern in der Vorstellung von Karma und dessen Auswirkungen auf den jeweiligen Lebenszyklus des Betreffenden und auf den Zyklus seiner vielen Leben. Wenn wir von Schamanen und anderen Heilkundigen aus einer Volkstradition sprechen, die Störungen in der sozialen Einordnung des Individuums korrigieren, müssen wir daran denken, daß für viele Inder die *polis* nicht nur aus lebenden Angehörigen der Familie und der Gemeinde besteht, sondern auch aus Ahnengeistern – den *pitris* – und anderen Geistwesen, die den indischen Kosmos bevölkern.

Die an sich sehr verschiedenartigen Aktivitäten indischer Heilkundiger haben insofern eine gewisse Familienähnlichkeit, als im Vergleich zu westlichen Psychotherapien in Indien die Rolle des Heiligen stärker im Vordergrund steht. Dabei verstehe ich unter „heilig“ nicht nur den Brahma der Mystiker, den Krischna der Gläubigen oder die Götter der Rituale, sondern auch die Geister der Ahnen und der Wälder, die Wesen, die in verwunschenen Hainen wohnen, die Gespenster, die den Ort einer Feuerbestattung heimsuchen, und die Dämonen, die an der nächsten Wegkreuzung lauern. Das Heilige verbindet den Guru, der sich der spirituellen Not annimmt, mit dem Schamanen, der von bösen Geistern verursachte Krankheiten behandelt. In der Praxis mögen sich daher die genannten drei therapeutischen Ansätze weitgehend überschneiden. Gerade das Hereinnehmen des Heiligen in den Erwartungshorizont des Heilers und seines Patienten und in die *Seins*-Bereiche des Patienten läßt diese Heilmethoden in den Augen des modernen Menschen absonderlich erscheinen, gleichgültig, welcher Gesellschaft er angehört und in welchem Teil der Welt er lebt. Für den Westen – die Heimat der Moderne und heute eher die Bezeichnung für eine geistige Haltung als für eine Weltgegend – ist der Zusammenhang der Gesundheit mit anderen als psycho-physischen Kategorien nicht mehr gegeben. So weiß heute niemand mehr, daß man noch vor nicht allzu langer Zeit sowohl die Verrichtungen des Priesters am Sterbebett als auch die des Arztes am Krankenbett „klinisch" nannte. Mit dem unaufhaltsamen Vordringen der naturwissenschaftlichen Betrachtungsweise in den letzten hundert Jahren hat endgültig und unwiderruflich der Arzt den Bereich des „Klinischen" usurpiert, während der Priester sich zurückziehen mußte.

Es gibt heute im Westen viele Menschen, die es bedauern, daß das Heilige aus den *heil*enden (!) Wissenschaften vertrieben wurde und aus der Alltagswelt überhaupt verschwand. In bezug auf die Psychotherapie haben diese Menschen den Eindruck, daß einem Seelenarzt, der in einer alten traditionellen Kultur lebt, die ungebrochene Gegenwart des Heiligen in seiner Gesellschaft eine große Hilfe sein kann. Das ganze Gewicht der Religion, der Mythen und der Geschichte seiner Gesellschaft teilt sich der sakralen Therapie mit, sobald der Therapeut in seinem Patienten (und in dessen Umgebung) starke seelische Energien mobilisiert, die in der modernen Gesellschaft nicht mehr vorhanden sind.[2] Wie nahe kommen aber solche Überlegungen der Wirklichkeit, und inwieweit sind sie Ausdruck einer westlichen Trauer um den Verlust des Heiligen? Wie funktionieren sakrale Therapien wirklich? Welches sind die wesentlichen Unterschiede zwischen sakralen und profanen Psychotherapien? Dies sind einige der Fragen, auf die eine Arbeit über indische Heiltraditionen Antwort geben muß. Die zweite Hauptabsicht dieses Buches ist also ein formaler und inhaltlicher Vergleich indischer Heilmethoden mit westlichen Anschauungen und Praktiken.

Der enge Zusammenhang zwischen seelischer Erkrankung und Gesellschaft ist heute allgemein anerkannt; stark umstritten ist jedoch die Frage nach Art und Umfang dieses Zusammenhangs. So hat Foucault darauf hingewiesen, daß jede Epoche der Zivilisation, vom Mittelalter bis zur Moderne, ihre eigene Auffassung vom Wahnsinn hatte, welche die allgemeinen gesellschaftlichen und logischen Vorurteile der Zeit getreulich widerspiegelte.[3] Die Psychopathologie ist nicht unabhängig von der Sozialgeschichte; denn jede Epoche zieht die Scheidelinie zwischen Wahnsinn und Vernunft an anderer Stelle und auf andere Weise. Viele Anthropologen haben Foucaults Darlegungen zur *historischen* Relativität der Geisteskrankheit ergänzt, indem sie auf die *kulturelle* Relativität psychiatrischer Begriffe aufmerksam gemacht haben. Auch die Psychotherapie ist zumindest teilweise eine soziale Institution, in die viele Werte und Forderungen der sie umgebenden Gesellschaft eingegangen sind. Und um die Stellung der Psychotherapie in einer bestimmten Gesellschaft verstehen zu können, muß man sich für gewöhnlich Einblick in ihr Verhältnis zum allgemeinen kulturellen Kontext und seine symbolischen Strukturen verschaffen. So sagt eine Untersuchung der psychotherapeutischen Tradition Indiens nicht nur etwas über gewisse soziale Werte und Kräfte aus, die in der indischen Gesellschaft wirken, sondern erlaubt auch einen Einblick in jene symbolischen Universa der indischen Kultur, in die die verschiedenen Heiltraditionen eingebettet sind. Neben die deskriptive und die komparative Absicht tritt also als drittes Hauptziel dieses Buches die Beleuchtung des Wechselspiels zwischen dem Individuum und seiner Gesellschaft und Kultur sowie eine Erkundung der indischen „Kulturpsychologie", wie ich dieses Wechselspiel nennen möchte. Ich habe mich bemüht, die Heilkundigen und die Traditionen, in denen sie stehen, „aus sich selbst heraus" zu verstehen; doch war es nicht immer leicht, die hierfür erforderliche Einfühlung herzustellen. Das hat nur teilweise etwas mit der Persönlichkeit der verschiedenen Heiler zu tun, d. h. mit ihrem angenehmen bzw. unangenehmen Wesen. Meine Schwierigkeiten, „Offenheit" zu wahren, rührten eher daher, daß wir zwar alle einer übergreifenden „indischen Kultur" angehörten – Kultur hier im Sinne Clifford Geertz' verstanden als „ein geordnetes System von Bedeutungen und Symbolen, mit deren Hilfe Individuen ihre Welt definieren, ihre Gefühle artikulieren und ihre Urteile fällen"[4] –, daß ich mir aber oft einer erheblichen historischen und kulturellen *Distanz* zu manchem Heiler – beispielsweise den Stammesschamanen und dem *pir* – und zu seinen Patienten bewußt war. Oft ließ diese Kluft mich daran zweifeln, ob die Bedeutung der Heilvorgänge sich mir mit dem begrifflichen Instrumentarium, das ich mitgebracht hatte, überhaupt jemals erschließen werde. In solchen Augenblicken des Zweifels tröstete ich mich mit dem Gedanken, daß ein „volles und umfassendes" Verstehen zum Glück ein Vorrecht der Götter ist und uns Menschen versagt bleibt.

Bei meinen Begegnungen mit indischen Heilern und Heiltraditionen bemerkte ich an mir häufig ein allgemeines Gefühl der Ambivalenz. Eine Seite dieser Ambivalenz liegt letztlich darin begründet, daß ich als ein im Westen ausgebildeter Psychoanalytiker in einer Kultur arbeite, die der Psychoanalyse – sei es als Heilmethode, sei es als Theorie über die menschliche Natur – nicht besonders günstig ist. Um nur *einen* Aspekt psychoanalytischer Tätigkeit in Indien herauszugreifen: Man macht sich selten klar, wie sehr eine gewisse Art der Introspektion – als Grundvoraussetzung der Psychoanalyse – eine typisch westliche, tief in der abendländischen Kultur verwurzelte Eigentümlichkeit ist. Ja, das introspektive Element der abendländischen Zivilisation ist, wie Simon und Weiner dargelegt haben, uralt und läßt sich bis auf das griechische Denken der klassischen Zeit zurückverfolgen, wo Ich und Identität mehr und mehr über das aktive Sichten, Prüfen und Wägen der „Ereignisse" und „Abenteuer" des eigenen Lebens definiert werden.[5] Der Vorgang der Introspektion hing aufs engste zusammen mit der Idee des „eigentlichen Ichs", wie dies im sokratischen „Erkenne dich selbst" seinen typischen Ausdruck fand. Diese Art der Introspektion ist ganz einfach kein Bestandteil der indischen Kultur und ihrer literarischen Traditionen. Noch heute sind indische Schriften aus der ohnehin westlich inspirierten Gattung der Autobiographie oft von einer merkwürdigen Flachheit, was den Lebensrückblick im Lichte einer schonungslosen Offenlegung von Motiven und Gefühlen betrifft. Die Kindheit, deren Nöte und Wirren doch der Kern einer guten Autobiographie sind, sowie die Stürme der Adoleszenz werden im allgemeinen mit dürftigsten Informationen und konventionellen Floskeln übergangen: „die Mutter war liebevoll", „der Vater war zärtlich", „die Brüder waren freundlich". Mit wenigen Ausnahmen geben sich indische Autobiographien als Aufzählungen von Orten und Schilderungen von Lebensläufen und Ereignissen, aus denen das lebendige Ich ausgespart ist. Dieser Hinweis ist nicht als Kritik gemeint; er soll nur das Fehlen eines indischen Gegenstücks zur Introspektion nach abendländischer Art veranschaulichen. Die Meditationsübungen psychophilosophischer Schulen der „Selbstverwirklichung" in Indien, mit denen man die Tätigkeit der Introspektion allenfalls vergleichen könnte, sind von ganz anderer Art und verfolgen radikal andere Ziele. Die indische Aufforderung „Erkenne dich selbst" *(atmanamvidhi)* bezieht sich auf ein anderes Ich als das, welches Sokrates meinte. Es ist ein Ich, das nicht befleckt ist von Raum und Zeit und daher jener lebensgeschichtlichen Dimension entbehrt, die für die Psychoanalyse und die romantische Literatur des Westens zentral ist. Auch in manchen der besten modernen indischen Romane fallen die introspektiven Stellen meist zögernd und unsicher aus, wobei der nach innen gerichtete Blick oft genug auf dem „Ich" der indischen Philosophie ruhen bleibt und nicht dem „Ich" einer Persönlichkeitspsychologie gilt.[6] (Ich möchte hinzufügen, daß ich hier in globalen kulturgeschichtlichen Zusammenhängen spreche und nicht an die introspektiven Fähigkeiten einzelner Menschen in Indien oder auch im Westen denke. Was indische Patienten betrifft, die nicht der verwestlichten Mittelschicht angehören – in den Metropolen Bombay und Kalkutta, in denen sich die kleine indische Psychoanalytikergemeinde konzentriert –, so habe ich den Eindruck, daß sie die Introspektion im westlichen Sinne erst erlernen müssen, bevor der analytische Dialog möglich wird, und daß ein indischer Analytiker in der Regel didaktischer verfährt als sein westlicher Kollege.)

Abgesehen von Fragen der therapeutischen Praxis hängt die Außenseiterrolle der Psychoanalyse in der indischen Kultur auch mit der psychoanalytischen Vorstellung von der Person und der Natur der Wirklichkeit zusammen, einer Vorstellung, die der herrschenden indischen Denkweise über diese Dinge völlig entgegengesetzt ist. Ich werde auf diese konträren Weltanschauungen an späterer Stelle eingehen (Kapitel 5). An dieser Stelle möchte ich nur erwähnen, daß die Außenseiterrolle des indischen Psychoanalytikers in seiner Gesellschaft und Kultur nicht mit jener zu vergleichen ist, in der sich einst die ersten Psychoanalytiker in Europa befunden haben sollen. Die Psychoanalyse, so unannehmbar ihre Gedanken zu Beginn unseres Jahrhunderts auch erscheinen mochten, war dennoch ein Kind der abendländischen Kultur mit nachweisbaren und mittlerweile auch nachgewiesenen Verbindungen zu den philosophischen Traditionen des Abendlandes; der Nachhall Nietzschescher Ideen bei Freud ist hierfür nur *ein* Beispiel. Dem Ursprung psychoanalytischer Aussagen in der westlichen Kulturtradition nachzuspüren ist ein achtbares wissenschaftliches Anliegen; hingegen wäre es bestenfalls ein zweifelhaftes Unterfangen, wollte man versuchen, solche Verbindungen auch zur Kulturtradition Indiens bzw. Japans herzustellen – den beiden einzigen nichtchristlichen Gesellschaften, in denen es eine psychoanalytische Bewegung gibt. Oder um eine indische Metapher zu gebrauchen: Die ersten westlichen Psychoanalytiker mögen die „Outcasts" ihrer Gesellschaft gewesen sein, aber sie waren nicht die Unberührbaren (Parias) ihrer Kultur, auf die sie vielmehr in der Folge einen so nachhaltigen Einfluß ausüben sollten.

Ihre Situation ist nicht vergleichbar mit der des indischen Psychoanalytikers, von dem die Hingabe an seinen Beruf fordern kann, seine eigene Kulturtradition zu verleugnen oder doch weitgehend aufzugeben.

Die andere Seite meiner Ambivalenz, von der ich oben sprach, hat damit zu tun, daß ich Inder bin und beim Studium der indischen Heiler und Heiltraditionen, die so sehr von der indischen Weltanschauung durchdrungen sind, eine mehr als heimliche Sympathie mit diesen therapeutischen Bemühungen empfinde, so bizarr ihre Methoden und Annahmen einem modernen Psychotherapeuten auch erscheinen mögen. Ich könnte daher unterschreiben, was John Woodroffe vor mehr als einem halben Jahrhundert im Vorwort zu seinen Studien über Tantra gesagt hat: „Als ich mich an das Studium dieses Sastra machte, tat ich es in der Überzeugung, daß es in Indien nicht mehr Narren gibt, als bei anderen Völkern anzutreffen sind ... Hinter der unverständlichen Praxis, die bis zu einem gewissen Grade zweifellos in jedem Glauben vorkommt, mußte es, dessen war ich sicher, eine rationale Grundlage geben; denn die Menschen halten gemeinhin nicht jahrhundertelang an einer Übung fest, die in sich selbst sinnlos ist und daher keine Resultate zeitigt."[7] Das bedeutet, wie auch Woodroffe hinzusetzt, nicht, daß man als Inder alles, auch das Wertlose, kritiklos hinnehmen müßte, „bloß weil es indisch ist"; aber das Indersein verpflichtet doch wohl dazu, daß man indische Kulturerscheinungen zunächst einmal so gründlich wie möglich zu verstehen sucht, bevor man Werturteile über das abgibt, was zur eigenen kulturellen Identität gehört.

Ambivalenz und Außenseitertum haben natürlich auch ihre Vorzüge; es lebt sich nicht unbedingt schlecht im Grenzgebiet zwischen verschiedenen Kulturen, vor allem dann nicht, wenn man sich in Gesellschaft einiger verwandter Seelen befindet. Ein gewisses Maß an Entfremdung von der eigenen Kultur, die schmerzliche Auseinandersetzung mit fremden Weltbildern, ja das vorübergehende Leben „als ein anderer" mögen sogar notwendig sein, um die eigenen Wahrnehmungen über die Kultur und die Gesellschaft zu schärfen, in die man hineingeboren ist. Aus ebendiesem Grund mögen Anthropologen besonders gut zum Studium der *eigenen* Gesellschaft taugen. (Vielleicht sind Wörter wie „Außenseitertum", „Entfremdung", „Ambivalenz", „Grenze" nicht die geeigneten Begriffe, um zu beschreiben, was ich meine; in ihnen schwingt zwar die subjektive Erfahrung von Schmerz und Ausgeschlossensein mit, doch drükken sie nicht die entsprechende Erweiterung des Ichs aus – das Sichselbsterkennen „nur in der Ambiguität", wie Merleau-Ponty sagt[8] –

und den eigentümlichen Seelenfrieden, der sich einstellt, sobald die erste Verstörung überwunden ist.)

Nachdem ich die kulturelle Relativität und die bedeutsame Rolle der Kultur bei der Untersuchung von Heiltraditionen erörtert habe, möchte ich nunmehr meinen Standpunkt umkehren. Ich hatte sehr oft das Gefühl, daß in den indischen Psychotherapien und in den Schicksalen der Patienten allgemeinmenschliche Fragen anklangen, bei denen die Kultur selbst von untergeordneter Bedeutung war. Die wiederholte Beobachtung solcher psychologischer Universalia gestattete mir den Wechsel zwischen einer dialektischen Betrachtungsweise, die darauf abzielt, ein bestimmtes Heilungsphänomen durch Aufhellung seines besonderen kulturellen Hintergrundes zu verstehen, und einer mehr kategorialen Betrachtungsweise, die versucht, dieselbe Erscheinung in den breiteren Begriffsrahmen der psychoanalytischen Erkenntnisse zu fassen.

Der Widerspruch liegt klar zutage, der darin liegt, sowohl einen kulturellen Relativismus als auch einen psychologischen Universalismus zu vertreten: die Heilungsphänomene zuerst unter kulturellen Gesichtspunkten und dann mit psychoanalytischen Kategorien zu betrachten. Am besten ist es wohl, diesen Widerspruch hinzunehmen, so wie es Lionel Trilling tut, der über seine Reaktion auf Literatur schreibt: „Im allgemeinen haben wir ein so ausgeprägtes und klares Bewußtsein von den Unterschieden zwischen den moralischen Voraussetzungen der einen Kultur und denen der anderen, daß wir an so etwas wie die ‚eigentliche' Natur des Menschen kaum glauben mögen; und doch haben wir alle schon Augenblicke erlebt, in denen diese Unterschiede, soweit die Literatur sie bezeugt, hinfällig werden, ja kaum zu existieren scheinen. Wir lesen die *Ilias* oder die Dramen von Sophokles oder Shakespeare, und sie rühren uns so stark an Herz und Sinne, daß sie unser angelerntes Wissen um die kulturelle Bedingtheit menschlicher Sittlichkeit über den Haufen werfen oder außer Kraft setzen – sie überzeugen uns davon, daß die Natur des Menschen sich immer gleich bleibt, daß seine Sittlichkeit ein einheitliches Ganzes bildet, dessen Begriffe ewig sind, und daß es nur vorlaute, naseweise Pedanterie war, die uns hat glauben machen wollen, daß es anders sei."[9]

Alles wird sich in meinem Buche spiegeln: der Widerspruch zwischen einer kulturellen Betrachtung der Heiltraditionen und einem universalistischen psychologischen Ansatz; die Ambivalenz, Inder und zugleich Psychoanalytiker zu sein; die Erfahrung, sowohl in der indischen als auch in der westlichen Kultur als Außenseiter zu leben. Und trübt dies alles mitunter die Klarheit und theoretische Reinheit des Werkes, so verleiht es ihm dafür die innere Spannung. Anstatt mich unwohl zu fühlen, weil ich Widersprüche ungelöst und Ambivalenzen ,,unbehandelt" lasse, war ich bestrebt, Geschmack zu finden an kulturellen Unterschieden und mich zugleich über die Entdeckung universaler, allgemeinmenschlicher Fragen zu freuen. Vielleicht bin ich einfach ein Hindu, der herkömmlicherweise nicht die Synthese von Gegensätzen sucht, sondern sich damit bescheidet, alles so zu lassen, wie es ist. Wie Wendy O'Flaherty über indische Mythen berichtet: ,,Chemisch ausgedrückt, könnte man sagen, daß sich die gegensätzlichen Elemente im Zustand der Suspension, nicht der Lösung befinden":[10] Das ästhetisch Befriedigende eines hinduistischen Mythos liegt im uneingeschränkten Geltenlassen der beiden Extreme, nicht im Anstreben einer Synthese. Der theoretische Unterbau dieses Buches stammt aus einer Psychologie der menschlichen Seele, deren Ursprünge im Westen liegen; in ästhetischer Hinsicht lebt es ganz aus der indischen Geisteswelt.

Erster Teil
Lokale und volkstümliche Traditionen

2. Seelenkenntnis und Seelenkraft: Der Pir der Patteshah Dargah

Die *dargah* Patteshahs ist eine reizvolle kleine Moschee, die irgendwann im 18. Jahrhundert zur Erinnerung an einen sufistischen Heiligen errichtet wurde. Im Gegensatz zu vielen ähnlichen Moscheen und Tempeln in Delhi, an denen traditionell orientierte Heilkundige tätig sind, erlangte dieses Heiligtum einen über die lokale Bedeutung hinausgehenden Ruf durch einen alten *hakim* – einen Heilkundigen, der nach dem islamischen *unani*-System vorgeht –: In der ganzen Stadt bekannt und berühmt sind seine diagnostischen Wundertaten, die er mit der traditionellen Methode des Pulsmessens vollbringt. Indessen ist die *dargah* eine „Poliklinik" insofern, als sie noch über einen anderen *hakim* verfügt, der im Schatten seines berühmten Kollegen wirkt und sozusagen die Brosamen aufsammelt. Mein eigentliches Interesse galt jedoch dem Dritten im Bunde der dortigen „Fachärzte" – dem *pir* (Weiser Alter), der auch solche Krankheiten behandelt, die wir heute als seelische Störungen bezeichnen, und der insofern ein Berufskollege von mir war. Einige Tage lang konnte ich sein Wirken aus nächster Nähe beobachten und mit ihm erörtern.

Der Raum, in dem der *pir* seine Patienten und andere Ratsuchende empfing, befand sich rechter Hand vom Eingang zur Moschee; er war klein, wenig mehr als 3,5 Meter lang. Das einzige Fenster war mit einer Sackleinwand verhängt, so daß auch an klaren, sonnigen Tagen nur gedämpftes Licht hereindrang und die im Zimmer herrschende Dunkelheit bloß geringfügig aufhellte. Dazu kam, daß Baba – wie der *pir* allgemein genannt wird – stets bei geschlossener Tür arbeitete und die von der Decke herabbaumelnde Glühbirne – die einzige im Raum – nur einschaltete, wenn es draußen regnete oder er besseres Licht brauchte, um seine Talismane zu verfertigen. In der kalten Jahreszeit ließ Baba ständig eine altmodische Heizsonne laufen, die mit dem dunkelroten Schein ihrer glühenden Drähte eine Ecke des Zimmers und den *pir* in ein trübes, unheimliches Licht tauchte – ein Licht wie aus jenen anderen, unteren Welten, in denen Baba, wie er behauptete, zu Hause war.

Doch war Babas Raum nicht nur düster und ungemütlich, sondern auch förmlich überfüllt mit den Utensilien eines langen Berufslebens. Leere Phiolen und allerlei Flaschen von verschiedenster Form und Größe standen, überzogen von einer Staubschicht, in buntem Durcheinander auf den sich durchbiegenden Borden eines Holzschranks, der, ein bedenkliches Gleichgewicht haltend, an der Wand

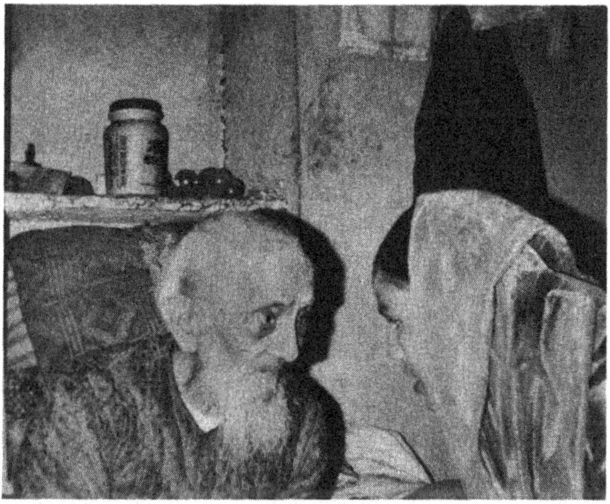

1. Baba, der *pir* der Patteshah Dargah

lehnte. Wo die Tünche sich in großen, häßlichen Flecken von Wänden und Decke abgelöst hatte, fiel der Blick auf den nackten roten Sandstein. Auf dem Schrank standen ein steinerner Stampfer und ein ovaler Mörser, wie ihn Kräuterkundige und andere traditionelle Heiler zum Zerstoßen und Vermischen ihrer Kräuter gebrauchen, während ein paar verrostete Kerosinbrenner, die schon jahrelang niemand mehr benutzt hatte, in einer Wandnische verstaut waren. Außer dem Schrank sah ich noch zwei andere Möbelstücke: die Bettstatt, auf der Baba saß (und auch schlief), sowie ein Sofa, das vor dem Bett aufgestellt war und auf dem es sich Babas Patient und die ihn begleitenden Angehörigen bequem machen durften. Das Sofa war alt und in der Mitte durchgesessen, und aus dem schwarzen Kunststoffbezug drangen die Stahlfedern hervor, so daß man ganz still sitzen mußte, um nicht plötzlich einen unliebsamen Stich abzubekommen. Am Fußende der Bettstatt stand eine Plastikdose, in der früher Speiseöl gewesen war und die nun als Spucknapf herhalten mußte. Eine Schale aus Zinn, in der sich Zigarettenstummel und leere Schachteln häuften, war unter das Bett geschoben und diente als Aschenbecher, wenn Baba wieder einmal die ursprüngliche Bestimmung dieses Behältnisses einfiel. Manchmal schlüpfte, zusammen mit einem Patienten, ein Eichhörnchen ins Zimmer und sprang schnurstracks zur Zinnschale, um zwischen den Zigarettenstummeln nach Futter zu suchen. Baba erzählte uns, daß das Tier fünf oder sechs Monate zuvor in dieser Schale Junge geworfen habe und seither ein häufiger Besucher geworden sei; was mit den kleinen Eichhörnchen geschehen war, verriet er nicht.

Der Fußboden war nicht besonders sauber; überall lagen abgebrannte Zündhölzer, Asche, Zigaretten- und *biri*-Stummel herum, und wenn man dem Baba gegenüber auf dem Sofa saß, drang ein unverkennbarer Geruch von Urin aus seiner Richtung.

„Ich kann nicht immer mein Wasser halten", sagte Baba sachlich. „Deshalb kann ich auch nicht in die Moschee gehen, um meine Gebete zu verrichten, sondern muß hier auf meinem Bett beten. Es spielt keine Rolle, ob man sein Bett verunreinigt, aber es wäre eine abscheuliche Sünde, einen reinen Ort wie eine Moschee zu beschmutzen."

Babas Patienten kamen aus allen Teilen Delhis, sogar aus den angrenzenden Bundesländern, und sie gehörten den unteren sozialen Schichten an.

„Ich versuche, den Menschen zu helfen. Ich bin nicht habgierig; ich bin zufrieden damit, meine Tage in Armut zu verbringen. Nur die Armen kommen zu mir, weil sie hoffen, daß ich sie umsonst behandle. Ein Reicher verirrt sich nie hierher", hatte er einmal gesagt und dabei, wie mir schien, wehmütig in die Richtung seines berühmteren Kollegen geblickt, der draußen prächtig auf seinem Lager ruhte und auch von den Bessergestellten aufgesucht wurde, nicht nur von den Armen. Jedenfalls schienen Babas Patienten sich nicht an der Schäbigkeit und dem Geruch dieser Behausung zu stören. Das war ihnen von ihren eigenen Unterkünften her vertraut und ist überhaupt, von wenigen Ausnahmen abgesehen, das typische Milieu einer indischen Großstadt. Während die unheimliche Düsternis und die Utensilien des zauberkundigen Heilers die Beklommenheit der Patienten eher erhöhten (und ihre Hoffnung auf Heilung dämpften), schien die allgemeine Unordnung eine merklich beruhigende Wirkung auszuüben; die Mischung aus Fremdem und Vertrautem siedelte den Raum in therapeutischer Hinsicht zwischen „dieser" und einer „anderen" Welt an.

Baba war ein alter Mann, „drei Jahre unter neunzig", wie er einmal stolz verkündete, wobei der Stolz mehr dem Umstand entsprang, daß er überhaupt so alt geworden war, als irgendwelchen Illusionen über seine Jugendlichkeit oder Gesundheit. Mit dem zahnlosen Mund, den geschwollenen Augen und der vortretenden Unterlippe weckte er in mir jene Reaktion des Beschützenwollens, die man angesichts eines hilflosen Kindes empfindet. Der Eindruck des Kindlichen wurde freilich sogleich beseitigt durch seinen zottigen weißen Bart und die Unzahl von Falten, die sich tief in sein Gesicht gegraben hatten. In der untätigen Zeit zwischen zwei Patienten, die sich manchmal über Stunden hinziehen konnte, kauerte Baba halb sitzend, halb liegend auf seinem Bett, die unvermeidliche Zigarette im Mund, an der er gierig und in erschreckend tiefen Zügen sog, und murmelte kurze Sätze vor sich hin. „Allahs Wille. Du kennst ihn. Alles ist gut. Hab Erbarmen ..."

In der Zeit, als wir bei ihm waren, litt Baba an Schlaflosigkeit. Auch sein nachlassendes Augenlicht machte ihm erheblich zu schaffen. Bei der Verfertigung von Talismanen ließ er oft den Faden fallen und mußte seinen Patienten bitten, ihm zu helfen. Einmal, als er die kleinen Plastikbeutelchen, in die der Talisman eingewickelt wird, in den Sack zurücklegte, blieb eins der Beutelchen an seiner Hand haften, sooft er sie auch herauszog. Mit gequälter Miene bat Baba meinen Kollegen: „Bruder, sieh doch einmal nach, ob nicht ein böser Geist über mir schwebt!"

Da es Baba selbst ist, der sich auf böse Geister versteht, lachte mein Kollege und sagte: „Baba, ich kann keine bösen Geister sehen – du kennst sie viel besser als ich." Dabei half er ihm, das Plastiksäckchen von der Hand abzustreifen.

Baba murmelte einen Segen und sagte dann: „Seit ich den grauen Star habe, ist es wirklich schwierig geworden."

Auf die Frage, warum er seine Augen nicht behandeln lasse, erwiderte Baba: „Ich weiß von vielen Fällen, wo die Leute Urin benutzt haben, um daraus den *surma* [in der *unani*-Medizin ein Arzneipulver für die Augen] herzustellen. Der Urin würde den Augen bestimmt guttun, aber ich möchte nicht, daß meine Augen verunreinigt werden."

„Aber wie willst du jemals etwas für deine Augen tun, wenn der *surma* nur mit Urin gemacht werden kann?"

„Ich werde den *surma* selbst zubereiten, aber ich warte noch auf Allahs Befehle. Diese Tage sind schlimm für mich. Aber sie werden auch vorbeigehen. In den alten Zeiten hatten unsere Vorfahren die Kraft, durch bloßes Handauflegen den Augen das Licht zurückzugeben. Mein eigener *baba* [sein Lehrer und Guru] hat auf diese Weise viele Patienten geheilt."

Wie immer, wenn er von seinem *baba* sprach, wurden seine Züge weich, noch kindlicher. Die halberblindeten Augen gegen das verhängte Fenster erhoben, schien er ein künftiges Millennium zu schauen.

„Mein *baba,* Shah Abdul Wazir Sahib, starb vor zwanzig Jahren, und seither ist meine Schwäche nicht von mir gewichen. Als er starb, sagte Baba zu mir, daß er nach zwanzig Jahren sein Heiligtum verlassen werde; dann würde mein Leib seine Kraft wiedergewinnen, in meinem Munde würden Zähne wachsen, und Licht würde in meine Augen kommen."

Zu den stärksten Eindrücken, die ich von der Persönlichkeit des *pir* empfing, gehörte die eigentümliche Mischung aus Demut und unverkennbarem Stolz, der von der Gewißheit herrührte, sich von der großen Herde zu unterscheiden. Baba führte seine Abstammung auf den Großmogul Schahdschahan aus dem 17. Jahrhundert zurück, wobei er einräumte, daß seine Familie ins Unglück geraten war und zwei Jahrhunderte lang zu den Armen Delhis gehört hatte. Niemals kam seine Überzeugung, von Gott auserwählt und für eine besondere Aufgabe erlesen zu sein, deutlicher zum Ausdruck, als wenn er von seiner Geburt erzählte.

„Meine Eltern hatten drei Kinder, die alle als Säuglinge starben, bevor ich geboren wurde. Bei meiner Geburt sagte meine Mutter zu meinem Vater, er solle mich fortnehmen und zur Moschee bringen, damit Allah mich beschützen könne. So brachte mich mein Vater zur Moschee und übergab mich dem *maulvi.*" Tränen rannen Baba über die zerfurchten Wangen, während er seine Geschichte erzählte.

„Als am Abend mein Onkel nach Hause kam, fragte er nach dem Baby, und als er erfuhr, was geschehen war, eilte er zur Moschee und kaufte mich für zehn Paise [2,5 Pfennige] von dem *maulvi* zurück. Dann gab er mich meiner Mutter wieder und sagte zu ihr, von nun an sei ich *sein* Sohn und sie solle gut auf mich achtgeben. Seit der Zeit ließ meine Mutter nicht zu, daß ich mich von Allah entfernte."

Bei dieser Geschichte – mag sie nun auf Tatsachen beruhen oder mythologisch verbrämt sein – erinnern wir uns daran, daß auf der ganzen Welt die Geburt von Heilkundigen gern mit ungewöhnlichen Merkmalen und Umständen in Verbindung gebracht wird. So gelten in der nordamerikanischen Folklore nachgeborene Kinder als geborene Heiler; im medizinischen Volksglauben Europas werden dem siebenten Sohn oder dem siebenten Sohn eines siebenten Sohnes ungewöhnliche Heilkräfte zugeschrieben; auf den Britischen Inseln, in Frankreich und Holland sollen Kinder, die mit der Eihaut geboren werden, die Gabe des Heilens besitzen, während in germanisch- und romanischsprachigen Ländern Zwillinge im Rufe stehen, heilkundig zu sein.[1]

,,Ich habe niemals geheiratet", fuhr Baba fort, ,,und bin schon früh der *murid* [Schüler; Gehilfe] meines *baba* geworden; damals führte er die Apotheke von Hakim Ajmal Khan. Ich habe dann ein paar Jahre mit meinem *baba* in der Apotheke gearbeitet und Blattsilber und Blattgold verfertigt, weil man das für die Herstellung von Arzneimitteln braucht. Dann gab mein *baba* mit Erlaubnis *seines* Guru die Tätigkeit in der Apotheke auf und ließ sich in dieser *dargah* nieder, damit er der Welt besser dienen konnte. Ich ging mit ihm, um für ihn zu sorgen und meine Lehrzeit bei ihm fortzusetzen. Die Reihe unserer *pirs* reicht übrigens weit zurück. Sie beginnt vor 500 Jahren beim *jenab* [Sir] Abdul Kadri Zilani aus Bagdad; er ist unser *peshwa* [Stifter], und sein Grab befindet sich auch in Bagdad." Die angeblich königliche Abstammung Babas, die dramatischen und ungewöhnlichen Ereignisse unmittelbar nach seiner Geburt, sein Verzicht auf normale menschliche Bindungen wie etwa die Ehe, die Zugehörigkeit zu einer weit zurückreichenden Kette von Heilern und die langen Lehrjahre bei einem berühmten *pir* – dies alles hat dazu beigetragen, daß Baba selbst sich als einen begnadeten Heiler mit einzigartigen Kräften empfindet (und in diesem Selbstverständnis von seinen Patienten bestärkt wird).

Die seelische Erkrankung und ihre Sprache

An einem kalten Januarmorgen war ich zum ersten Male bei Baba. Kaum hatte er mich begrüßt und nach dem Grund meines Besuches gefragt, da begann er auch schon, seine Fälle zu schildern. Als Kliniker-Kollege und wie alle unsere ,,Stammesangehörigen" in der ganzen Welt teilte ich seine Begeisterung für die Erörterung klinischer Details, während mich die mehr theoretischen und abstrakten Fragen ebensowenig interessierten wie ihn.

,,Viele Leute kommen von weit her zu mir", sagte Baba. ,,Die erste Frage, die ich jedem stelle, ist: ,Was siehst du in deinen Träumen?' Heute kam eine Frau zu mir, die sagte, sie habe große Angst, weil sie im Traum einen anderen Mann sah, der äußerlich ihrem Gatten glich und schlimme Sachen mit ihr treiben wollte."

Bei diesen Worten formte Baba mit Daumen und Zeigefinger der linken Hand einen Ring, streckte den Zeigefinger der rechten Hand aus und bewegte beide Hände koitusartig gegeneinander.

„Tausende von Frauen haben mir dasselbe erzählt; alle sehen sie jemanden im Traum, der mit ihnen die schlimme Sache treiben will. Gerade, bevor du kamst, hatte ich einen interessanten Fall. Es war eine Frau aus Chandigarh. Sie muß früher einmal sehr schön gewesen sein. In ihren Träumen sieht sie eine Frau, die schlimme Sachen mit ihr treibt. Jetzt sage mir: Wie kann eine Frau mit einer anderen schlimme Sachen treiben?"

An dieser Stelle wiederholte er die Geste der Begattung.

„Aber diese Frau im Traum trieb mit der Patientin jede Nacht die schlimme Sache. In Wirklichkeit ist diese Frau ein böser Geist *[bala]*, der das Blut der Patientin aussaugt und ihr bald auch das Leben ausgesaugt haben wird. Die Patientin ist schon jetzt dünn wie ein Rohr. In zehn bis vierzehn Tagen wird sie tot sein."

„Hast du sie denn behandelt?"

„Für diese Patientin gibt es keine Rettung mehr! Wenn sie vierzehn Tage früher gekommen wäre, hätte ich ihr noch helfen können. Manche Dämonen sind wirklich sehr hartnäckig und lassen ihr Opfer nur ungern los. Ich hatte da diese andere junge Frau, der erschien der böse Geist jede Nacht im Traum und wollte, daß sie die schlimme Sache mit ihm trieb. Zwei Monate rang die Frau mit dem bösen Geist und wehrte sich dagegen, daß er die schlimme Sache mit ihr trieb; dabei drückte er sie so fest an sich, daß sie es vor Erregung kaum noch aushielt. Zwei Tage bevor die Frau zu mir kam, hatte der böse Geist sie wieder bedrängt, die schlimme Sache mit ihm zu tun. Als sie sich weigerte, spuckte er sie an und verschwand. Am nächsten Morgen bekam sie heftigen Streit mit ihrem Mann; daraufhin ging er weg. Dieser Zank war aber nur deshalb gekommen, weil der böse Geist die Frau angespuckt hatte. Er wollte, daß der Mann wegging, damit er die Frau für sich hatte. Ach, sie sind schon eine rechte Plage für die Menschen, diese verfluchten *balas;* mit allen Tricks versuchen sie, von einem Menschen Besitz zu ergreifen.

Einmal hatte ich ein anderes junges Mädchen", fuhr Baba fort, „sehr schön und sehr unschuldig aussehend, die kam immer in Begleitung ihres Vaters zu mir. Auch in *ihren* Träumen kam ein Mann und wollte sie zu der schlimmen Sache aufreizen. Das Mädchen weigerte sich, dem Mann zu Willen zu sein, aber sie konnte nachts nicht mehr einschlafen, weil sie Angst hatte, daß man ihr im Schlaf die schlimme Sache antun könnte. Ich gab ihr geweihtes Wasser, und zunächst trat in ihrem Zustand eine Besserung ein. Aber nach ein paar Tagen tauchte ein anderer Mann in ihren Träumen auf und verlangte dasselbe von ihr. Nacht für Nacht lag das Mädchen wach. Als ich sie diesmal fragte, was sie im Traum sehe, gab sie zur Antwort: einen alten Baum vor ihrem Fenster. Auf allen Ästen des Baumes saßen wilde Tiere. ‚Tochterschänder!' sagte ich. ‚Jetzt weiß ich, warum sie nicht schlafen kann und alle Tage krank ist. All die bösen Geister, die nur darauf warten, einer nach dem anderen in ihr Haus einzudringen!' Ich erklärte dem Vater, er müsse das Mädchen unverzüglich verheiraten. Wenn sie als verheiratete Frau mit einem Mann zusammen ist, werden die bösen Geister sie verlassen und sich ein anderes Opfer suchen. Der Vater hat meinen Rat befolgt, und jetzt ist das Mädchen völlig gesund."

Falls bei mir noch irgendwelche geheimen Zweifel an meiner beruflichen Nähe zu Baba und der Gemeinsamkeit unseres Tuns bestanden hatten, so waren sie durch die Schilderung seines letzten Falles restlos ausgeräumt worden. Ich fand es nämlich ein faszinierendes Zusammentreffen, daß ein heranwachsendes muslimisches Mädchen aus Delhi im Jahre 1978 denselben ungewöhnlichen Traum hatte, wie ihn ein vierjähriger russischer Junge um die Jahrhundertwende geträumt hat. Ich denke natürlich an den Schlüsseltraum vom „Wolfsmann", der in der wohl bedeutsamsten und jedenfalls am gründlichsten erforschten Fallgeschichte in den Annalen der Psychoanalyse beschrieben wird.[2] Wie man sich erinnern wird, hat dieser Patient Freuds im Alter von vier Jahren geträumt, daß das Fenster in seinem Schlafzimmer aufging und er sah, wie draußen auf den Ästen des Walnußbaumes sechs oder sieben Wölfe saßen. In panischer Angst hatte das Kind aufgeschrien und war erwacht. In den folgenden sechs Monaten hatte der Knabe (psychoanalytisch ausgedrückt) an einer Angsthysterie in Form einer Tierphobie gelitten.

Ich möchte an dieser Stelle nicht auf die faszinierenden Einzelheiten der Deutung dieses Traumes und auf Freuds mühevolle Zurückführung der Traumelemente auf frühere Ereignisse im Leben des Träumenden eingehen – eine Arbeit, die viele Jahre in Anspruch nahm. Ich will nur erwähnen, daß Freud im Medium jenes *psychoanalytischen Idioms,* das damals entstand, nachweisen konnte, daß das, was in jener Nacht aus dem Chaos der unbewußten Erinnerungsreste des Träumenden emporkam und lebendig wurde, ein Bild seines Vaters beim Geschlechtsverkehr mit der Mutter war. Die Körperhaltung des Wolfs entsprach derjenigen des Vaters bei der Urszene, und die Angst des Patienten war die Versagung seines eigenen Wunsches, vom Vater sexuell befriedigt zu werden. Mit anderen Worten: Die Furcht vor dem Wolf war die Transposition des kindlichen Wunsches, mit dem Vater geschlechtlich zu verkehren – eines Wunsches, der der Unterdrückung verfiel (und als Phobie wiederkehrte), weil er die unannehmbare Konsequenz beinhaltete, daß der Knabe eine Frau und kastriert sein mußte.

Wenn wir Babas letzte Patientin in der psychologischen Sprache Freuds und nicht mit Babas eigener Dämonologie beschreiben wollten, so kämen wir wohl zu dem Schluß, daß die identischen Träume des russischen Knaben bzw. des muslimischen Mädchens in der Tat von vergleichbaren Bedingungen ausgelöst wurden. Vereinfacht ausgedrückt, ist die Angst des Mädchens vor dem Einschlafen ihre Furcht davor, im Schlaf könnten ihre verbotenen sexuellen Wünsche hervorbrechen – Wünsche, die vielleicht wegen ihrer stark inzestuösen Färbung besonders bedrohlich sind – und der Versuch, diese Wünsche auf die Bilder von Tieren in den Bäumen zu verschieben, könnte vielleicht erfolglos bleiben. Ich würde sogar die Spekulation wagen, daß Baba die inzestuöse Natur der sexuellen Regungen des Mädchens unbewußt erkannte, als er für die bösen Geister das (bei ihm) seltene Schimpfwort „Tochterschänder" *(beti chod)* gebrauchte. Es scheint auch, daß andere weibliche Patienten Babas, die über *dar* (Angst, Furcht) klagten, einen Zustand „meinten", der in unterschiedlichen Klassifikationen des psychoanalytischen Idioms als Angstneurose, Angstzustand oder Angstreaktion erscheint. Als postfreudianische Psychotherapeuten würden wir natürlich sagen, daß der Angstzustand der Frauen die Reaktion auf eine Bedrohung von innen in Gestalt eines Triebes ist – und zwar in den bisher beschriebenen Fällen eines sexuellen Triebes; freilich müßten wir mehr über Symptome und Lebensgeschichte einer Patientin wissen, um die Art der beteiligten Aggression oder Sexualität sowie die besondere Qualität der Angst der Patientin genau bestimmen zu können: um sagen zu können, ob beispielsweise die Angst aus der Furcht, von den Triebregungen überwältigt zu werden, oder aus der Furcht vor Bestrafung durch das Über-Ich erwächst oder ob es sich um das Wiederaufleben einer Trennungsangst handelt.

Dies alles sagte Baba wenig, doch er hörte sich meine Ausführungen geduldig an.

„So sehen es also die Christen?" fragte er, als ich fertig war.

„Nun ja, nein", stotterte ich. „Das ist die Ansicht der westlichen Wissenschaft über diese Dinge."

„Sicher – aber die westliche Wissenschaft ist ja ein christliches Produkt", meinte er und wischte meinen schwächlichen Versuch, zwischen Wissenschaft und Kultur zu unterscheiden, vom Tisch. Und dann berief er sich, wie Psychotherapeuten überall auf der Welt, auf den klinischen Befund der „Tausende von Patienten, die ich persönlich behandelt habe", und natürlich auf die gesammelten

Ergebnisse, Traditionen und Lehren seiner tausendjährigen islamischen „Schule der Psychotherapie", die schlüssig die Rolle von bösen Geistern in der Ätiologie der Erkrankung seiner Patienten „bewies". Sein Gebaren gab mir zu verstehen: ‚Wenn du *dar* und andere Formen seelischer Erkrankung *so* verstehst, dann stehe Allah dir bei, wenn du glaubst, auch nur einem einzigen *meiner* Patienten helfen zu können!' Ich muß gestehen, daß ich geneigt war, dieser stillschweigenden Einschätzung beizupflichten. Denn wenn man eine dämonologische Weltanschauung vertritt, in der es wimmelt von „Kobolden und Geistern und langbeinigen Tieren und Dingen, die des Nachts ihr Wesen treiben", dann ist das Problem verborgener Regungen gegen den Vater unerheblich und jedenfalls sehr ungeziemend. Aber auch das Umgekehrte gilt: Wenn man von einem psychologischen Ansatz ausgeht, bei dem unbewußte Wünsche und Ängste in einer von Kindheitsbildern der Eltern und Geschwister erfüllten unterirdischen Höhle umherschwirren, ist das Gerede von *balas* und anderen bösen Geistern offenkundig absurd und wohl auch ein wenig „verrückt". Bevor wir also Babas Heilmethoden analysieren und z. B. die Frage aufwerfen können, welche Sprache – die psychologische oder die dämonologische – in therapeutischer Hinsicht wirkungsvoller ist und unter welchen individuellen, sozialen und kulturellen Umständen, müssen wir zunächst versuchen, Babas Ausdruck der Besessenheit von bösen Geistern noch besser zu verstehen.

Es fällt mir schwer, mich einer weitverbreiteten westlichen Haltung anzuschließen, die die Überzeugungen Babas summarisch als irrig abtun und sie als Überbleibsel einer Denkweise charakterisieren würde, die im Westen längst „überwunden" ist. Eine solche „evolutionistische" Auffassung vergleicht Babas Ideen herablassend mit den ersten und nicht ganz zureichenden Stufen in der Entwicklung der westlichen Psychiatrie.[3] Andererseits ist es für mich als Psychoanalytiker ebenso schwer, den „relativistischen" Standpunkt vieler Anthropologen einzunehmen, die Babas Ideen über seelische Erkrankung als ein in sich stimmiges System betrachten würden, das zwar von Voraussetzungen abgeleitet und an Zielen orientiert ist, die ich selbst nicht anerkennen kann, die aber genauso gültig und wertvoll sind wie die theoretischen Beiträge Freuds. Ich ziehe es daher vor, jenseits des psychologischen bzw. dämonologischen Rahmens nach einer gemeinsamen Verständigungsbasis zu suchen, die vielleicht nur von vordergründigen sprachlichen Unterschieden verdeckt wird. Außer zu diesem „Universalismus" bekenne ich mich endlich zu einem vierten Modell, das der Psychologe und Anthropologe Richard Scheweder als „Konfusionismus"[4] bezeichnet hat: zu dem ehrlichen Eingeständnis, daß mir viele Ideen Babas einfach ein Rätsel sind.

Der Glaube an die Besessenheit von Geistern und Dämonen war im Laufe der Geschichte in vielen Teilen der Welt die herrschende Theorie zur Erklärung von Krankheiten, insbesondere zur Erklärung jener Zustände, die wir „seelische Erkrankung" nennen. Araber und Chinesen, Hebräer und Griechen, sie alle haben in irgendeiner Form an Besessenheit geglaubt, und die monumentale Untersuchung von Oesterreich mit ihren Hunderten von Beispielen aus allen Teilen der Welt und allen geschichtlichen Epochen bezeugt die weltweite Verbreitung dieses Glaubens.[5] Die Anzeichen für Besessenheit sind traditionsgemäß breit gestreut und reichen von Störungen im seelischen und körperlichen Wohlbefinden des Besessenen bis zu Trancezuständen und anderen dramatischen Veränderungen des Bewußtseinszustands. Letztere haben natürlich zu allen Zeiten die Phantasie des Menschen besonders stark beschäftigt. Wir wissen auch aus der ethnographischen Literatur, daß der Glaube an Besessenheit in den meisten menschlichen Gesellschaften noch heute weit verbreitet ist. So hat Erika Bourguignon in ihrer Analyse von 488 Gesellschaften aus dem *Ethnographic Atlas* gezeigt, daß diese Überzeugungen in 388 Gesellschaften oder nahezu vier Fünfteln ihrer Stichprobe nachzuweisen waren.[6]

Als frommer Muslim war Baba überzeugt, daß seine eigene Besessenheitstheorie letztlich auf den Koran zurückgeführt werden könne, obgleich er sich über die genaue Art dieses Zusammenhangs eher verschwommen äußerte. Der Islam kennt drei Kategorien von Lebewesen, die „höher" stehen als der Mensch: *farishta* (Engel), *shaitans* (teuflische Wesen) und *Jinns* (Dämonen oder Geister). Unter den nichtmenschlichen Geistwesen sind die Jinns die häufigsten und im Alltag am ehesten anzutreffen. Das gemeinsame Merkmal aller dieser körperlosen Wesen ist, daß sie aus einer einzigen Substanz erschaffen sind und nicht, wie der Mensch, aus einer Mischung von Substanzen. So sollen jene Jinns, die Babas Hauptwidersacher sind und mit denen er tagtäglich zu tun hat, nämlich die *balas,* aus Feuer geschaffen sein. Wir brauchen uns an dieser Stelle nicht mit der ganzen esoterischen Jinn-Lehre zu befassen – mit den verschiedenen Darstellungen ihrer Entstehung, ihrer unterschiedlichen Klassifizierung, der magischen Riten und Praktiken, mit denen man sie austreiben oder aber sich dienstbar machen kann –; dies alles findet sich in der einschlägigen islamischen Literatur, vor allem in den *Tafsirs,* den Kommentaren zum Koran, und den *Hadis,* den Überlieferungen des Propheten.[7] Statt dessen wollen wir uns darauf beschränken, die eigentliche Natur der Jinns, wie sie nach muslimischem Glauben beschaffen ist, kurz zu skizzieren.

Das Wort *jinn* kommt vom arabischen *jann,* das „Bedeckung" und „Bedecktheit", „Verschleierung" und „Dunkelheit", aber auch „das wie ein Embryo im Schoß Verborgene" bedeutet. Macht und Wissen eines Jinn sind groß, aber ebenfalls dem Menschen verborgen. Einige Jinns (die „Gläubigen") sind menschenfreundlich, doch gibt es auch viele, die Schaden stiften und höchst amoralisch sind. Es bedarf keiner großen Deduktionskunst, um zu dem Schluß zu kommen, daß – psychologisch gesprochen – etwas, das mächtig ist und ein „Wissen" hat, welches die Grenzen menschlicher Rationalität überschreitet, etwas, das leidenschaftlich und bedenkenlos amoralisch ist und im Schoße der Dunkelheit verborgen liegt: daß ein solches Etwas sich auf unsere unbewußten Regungen beziehen muß. Jinns – so würden wir sagen – haben zwar ihre eigene Logik im Rahmen des religiösen Idioms, gehören aber auch jenem verborgenen Teil der menschlichen Natur an, den die Psychoanalytiker das Es nennen. Denn wie der Jinn, so glaubt auch das Es an keinerlei „Gesetze"; daß es dem menschlichen Bewußtsein fremd ist, drückt die deutsche Sprache sehr anschaulich durch den Gebrauch des Neutrums („das Es") aus.

„Jeder Mensch hat seinen eigenen Jinn", sagte Baba, „der mit ihm geboren wird und bei ihm verweilt, bis er stirbt. Wenn die Engel kommen, um die Seele eines guten Menschen zu holen, töten sie seinen Jinn. Das ist der Grund dafür, daß wir Muslime den Leichnam eines Menschen begraben und ihr Hindus ihn verbrennt – wir wollen sichergehen, daß auch der Jinn getötet wird. Manchmal kommt es aber vor – besonders wenn es sich um einen sündigen Menschen handelt –, daß der Jinn sich retten kann, indem er sich in den Ausscheidungsorganen des Toten versteckt; denn die sind unrein, und die Engel können nicht an sie heran. Dann wird aus dem Jinn ein böser Geist *[bala],* der nach einem Opfer Ausschau hält, in dessen Körper er eine neue Wohnung finden und dessen Blut er trinken kann."

„Diese bösen Geister" – fuhr Baba fort – „umgeben uns überall, sie bewegen sich auf dem Boden, fliegen durch die Lüfte und sind für jedermann unsichtbar, der nicht das ‚Wissen' *[ilm]* hat." Zu diesen Männern des Wissens zählte Baba bescheidenerweise zwar seinen Lehrer, aber nicht sich selbst. Kein Mensch ist davor sicher, die unerwünschte und in jedem Fall unerfreuliche Aufmerksamkeit der bösen Geister zu erregen. Baba führte mir diesen Punkt vor

Augen, als ich eines Tages über meine ständig geschwollenen Lippen klagte. Baba unterbrach unser Gespräch und fragte mich sehr besorgt:

„Was siehst du in deinen Träumen?“

Ich mußte an mich halten, um nicht zu lachen. „Keine Angst, Baba, mich hat kein böser Geist überwältigt.“

Baba blieb geduldig. „Woher weißt du, daß nicht auch du von einem bösen Geist besessen sein kannst?“ fragte er.

„Weil ich mir keiner Sünde bewußt bin, die eine solche Bestrafung durch Allah verdient hätte“, entgegnete ich.

„Böse Geister ergreifen nicht nur von Sündern Besitz, weißt du“, erklärte Baba geduldig. „Welche Sünde hat ein Säugling begangen, daß ein böser Geist von ihm Besitz ergriff? Ein böser Geist befällt den Menschen aus zwei Gründen: entweder weil ein Zauberer einen bösen Geist in seiner Gewalt hat und ihn gegen seinen eigenen Feind oder gegen den Feind eines Menschen, der ihn dafür bezahlt, losläßt; oder weil ein böser Geist, während er am Firmament dahinschweift, jemanden erspäht hat, in dem er ein Opfer wittert.“

Erklärt man Besessenheit mit dem Zufall und der Launenhaftigkeit der Geister und nicht mit irgendwelchen Verfehlungen des Patienten, entbindet man natürlich den Patienten von der Verantwortung für seine eigenen „sündigen“ Gelüste. Aber böse Geister sind, wie man sich denken kann, nicht einmal in ihrer Unberechenbarkeit konsequent. Die *balas* ließen nämlich, wie ich Baba zu bedenken gab, eine Vorliebe für unverheiratete Mädchen erkennen, die die größte Gruppe innerhalb seiner Klienten darstellten. Baba dachte einen Augenblick nach und schränkte dann seine frühere Aussage ein.

„Böse Geister können von jedem Menschen Besitz ergreifen, das ist schon richtig. Aber frisches Blut schmeckt nun einmal am besten, und das Blut von Jungfrauen ist besonders frisch.“

„Aber warum wird das Blut nach der Heirat schal, Baba?“ fragte ich.

„Wenn der Mann seine Kraft in die Frau ergießt, vermischt sich seine Kraft mit ihrem Blut und macht es schal“, antwortete Baba.

„Und wie kommt diese Vermischung zustande?“ wollte ich wissen.

„Du weißt, daß vierzig Tropfen Blut einen Tropfen Samen ergeben. Wenn dieser Tropfen Samen in den Leib der Frau kommt, vermischt er sich mit dem Blut.“

Bei einer anderen Gelegenheit hatte Baba davon gesprochen, auf welche Weise böse Geister in den Körper des Menschen eindringen.

„Fast immer versteckt sich der böse Geist in irgendeiner Speise oder einem Getränk, z. B. Milch, Quark oder Sahne. Wenn dann ein Mensch davon ißt oder trinkt, gelangt der böse Geist in seinen Körper. Dann fängt er an, dem Menschen das Blut auszusaugen, und wenn der Körper ganz blutleer geworden ist, greift er das Mark und das Fleisch an und gibt nicht eher Ruhe, als bis dieser Mensch stirbt."

Ich hatte Baba des öfteren gebeten, mir die verschiedenen Arten von *balas* zu beschreiben, doch gab er in der Regel nur eine knappe Antwort. „Vielleicht sind es wer weiß wie viele Arten; aber diese Geschöpfe haben alle dieselbe Aufgabe, nämlich einem Menschen das Blut auszusaugen!"

Offenkundig war Baba der Meinung, daß eine Unterscheidung der verschiedenen *balas* – eine Differentialdiagnose, wie wir sagen würden – keine besondere Bedeutung für seine therapeutischen Bemühungen besaß. Wie wir noch sehen werden, lag das an der besonderen Auswahl der Patienten, die er empfing; bei ihnen war der entscheidende Unterschied der zwischen Besessenheit und Nichtbesessenheit und nicht der zwischen verschiedenen Arten von Besessenheit. Eines Tages aber, als er besonders gut aufgelegt war und von seiner Kindheit und der Lehrzeit bei seinem geliebten *baba* erzählte, war die Frage nach den verschiedenen *balas* wieder aufgetaucht, und er hatte spontan begonnen, ihre unterschiedlichen Arten zu beschreiben.

„Einer ist z. B. die *jaljogini,* die die Gestalt einer wunderschönen Frau annimmt und sich, mit klingenden Glöckchen an den Fußknöcheln, an Männer heranmacht. Ich hatte einmal einen Schüler, der viel Freude am Ringen hatte. Er ging jeden Abend mit einem Freund ins Ferozeshah Kotla, um zu trainieren."

Hier unterbrach Baba seine Erzählung, um mich zur Vorsicht zu ermahnen, falls ich nach Ferozeshah käme; denn in den Ruinen der Festung trieben die *jaljoginis* noch immer ihr Unwesen.

„Die Ringer hatten gerade ihr Training beendet", fuhr Baba fort, „als eine *jaljogini* in Gestalt einer wunderschönen jungen Frau vorbeikam, die aufreizend mit den Hüften wackelte. Der Freund meines Schülers wollte der Frau sofort hinterherlaufen. Mein Schüler warnte ihn und sagte, dies sei eine *jaljogini* und auch eine *pichalpairi* [eine, deren Füße nach hinten zeigen], und beschwor ihn: ‚Bitte bleib hier und geh ihr nicht nach.' Aber der Mann war außer sich vor Wollust und folgte der Frau über die Treppen in einen der Keller. Es verging eine lange Zeit, ohne daß er zurückkam, und so begann mein Schüler, nach ihm zu suchen. Was sieht er, als er in den Keller kommt?

Sein Freund liegt tot am Boden, der Leichnam ist kreideweiß und ohne einen Tropfen Blut, während der Penis der Länge nach aufgeschlitzt ist. Es war das Werk der *jaljogini*. Erst ließ sie den Ringer die schlimme Sache mit ihr treiben, und dann, als er erschöpft war und sich nicht wehren konnte, schlitzte sie seinen Penis auf und trank sein Blut."

Ich hatte fasziniert gelauscht, wie Baba eine der Kernphantasien der indischen Kultur erzählt hatte (die heute anscheinend sowohl Hindus als auch Muslimen geläufig ist), nämlich die grauenvolle Vision von einer übermächtigen weiblichen Sexualität, die selbst dem kraftvollsten Manne Mark und Bein aussaugt und ihn zu Tode erschöpft. Ich habe diese Phantasie an anderer Stelle[8] ausführlich beschrieben und in Beziehung gesetzt zu der schrecklichen Furcht, die der indische Knabe vor der „dämonischen" Erotik der Mutter empfindet, so daß später für viele Männer, die an akuter Angst leiden – bzw. von der *jaljogini* besessen sind, wie Baba sagen würde –, der orgasmische Liebesvollzug zu einen angstvollen Akt werden kann, bei dem an die Stelle des „kleinen Todes" die Furcht vor dauernder Vernichtung und Entleerung des Ichs tritt. Hier scheint der muslimische *bala*, sofern er als *jaljogini* und *pichalpairi* vorgestellt wird, mit der hinduistischen *churel* verschmolzen zu sein, jenem weiblichen Geist, der als verführerisch schöne Frau erscheint – erkennbar an ihren nach hinten zeigenden Füßen – und jeden Mann impotent macht, der Verkehr mit ihr hat.

„Ein anderer Typus ist der *sirkata* [der Kopflose]. Es gab einmal einen Polizisten, der eines Abends aus einer Quelle bei Jama Masjid Wasser trinken wollte, als ihn jemand von hinten ansprach und sagte: ‚Bruder, gib auch mir zu trinken!' Der Polizist dreht sich um, einen vollen Eimer in der Hand, und sagt: ‚Hier, trink.' Aber was sieht er zu seiner Verblüffung vor sich stehen? Den Rumpf eines Mannes ohne Kopf! So sagt er: ‚Bruder, du hast ja keinen Kopf. Wie willst du Wasser trinken?' ‚Gieß es nur einfach in den Hals', erwidert der *sirkata*. Der Polizist goß ihm also einen Eimer Wasser in den Hals, doch der *sirkata* war noch immer durstig. Der Polizist goß ihm nun einen Eimer um den anderen in den offenen Rachen, doch schließlich wurde es ihm zu dumm, und er warf den Eimer mißmutig weg. ‚Fürchtest du nicht meinen Zorn?' fragte der *sirkata*. ‚Hör mal', sagte der Polizist, ‚ich sorge den ganzen Tag für Ordnung, indem ich den Leuten die Köpfe aneinanderschlage. Warum soll ich mich vor jemandem fürchten, der nicht einmal einen Kopf hat?' Der *sirkata* lief fort, aber der Polizist wurde noch in derselben Nacht krank. Später hat ihn mein *baba* geheilt.

Dann gibt es noch den *bhutna,* den man oft als Feuer sieht. Als ich vierzehn war, spielte ich einmal mit Freunden auf dem Dach unseres Hauses. Da sah ich plötzlich, wie sich am Boden ein Feuerwirbel bildete und zu mir emporstieg. Damals wußte ich noch nichts von bösen Geistern und bekam Angst. Aber bevor das Feuer an mich herankam, war es auf einmal verschwunden. In der Nacht hörten wir dann eigenartige Geräusche aus dem Zimmer meines Großvaters; es war, als ob er von jemandem gewürgt würde. Wir stürzten in sein Zimmer und fragten, was geschehen sei. Er tat die ganze Sache mit einer Handbewegung ab, doch immerhin gab er mir fünf eiserne Nägel und sagte: ‚Lauf zu Akhim Sahib' – das war ein *sayana* [Zauberer] aus der Nachbarschaft – ‚und bitte ihn, auf die Nägel zu blasen. Dann schlägst du in jeder Ecke des Zimmer einen Nagel ein und den fünften in die Mitte. Falls es hier wirklich einen bösen Geist gibt, wird er dadurch vertrieben.' Viel später erzählte mir dann mein Großvater, daß er in jener Nacht im Traum ein Feuer gesehen hatte und plötzlich das Gefühl bekam, als werde er gewürgt. In Wirklichkeit hatte es der *bhutna* auf mich abgesehen, aber der Barmherzige hat mich von Anbeginn für diese Arbeit [eines *pir*] auserwählt, und so bin ich gegen böse Geister gefeit."

Der leitende Gedanke meiner bisherigen Ausführungen und Kommentare zu den Gesprächen mit dem *pir* ist der einer *Korrespondenz* – freilich keiner völligen Identität – zwischen dem (freudianisch-)psychologischen und dem (muslimisch-)dämonologischen Modell der Erklärung seelischer Krankheiten. Für mich sind die *balas* die Verdinglichung gewisser unbewußter Phantasien bei Männern und Frauen, die unter indischen Kulturbedingungen starke Ängste hervorrufen. Für Baba hingegen würden Wörter wie „unbewußte Phantasien" oder „verdrängte Triebregungen" als abstrahierte Begriffe für jene körperhaften *balas* erscheinen, mit denen er auf so vertrautem Fuße, wenngleich in einem permanenten Krieg steht. Trotz des ungeheuren Unterschiedes in der Reichhaltigkeit ihres Vokabulars kann man die westliche Psychoanalyse und den nordindischen Exorzismus als zwei unterschiedliche Sprachen zur Artikulation seelischer Störungen und Heilungen auffassen, die ineinander übersetzt werden können, wobei diese Übersetzung in Wirklichkeit natürlich sehr kompliziert sein kann, da der *bala* nicht einfach ein Reflex des Es ist. Aufgrund der kulturellen und historischen Entfernung zwischen den beiden Sprachen mag es viele Begriffe und Idiome in der einen Sprache geben, die man nur unvollkommen in die andere übertragen kann, und einzelnes mag so gut wie unübersetzbar sein.

Denken wir beispielsweise an Babas Aussage, daß böse Geister durch den Mund in den Menschen gelangen, während er mit Essen und Trinken beschäftigt ist; gefährlich sind vor allem Milch und Milchprodukte. Vertraut mit der Sprache der Psychoanalyse, würde man sagen, daß Baba das meint, was Melanie Klein die Urphantasien des Verschlingens und der Einverleibung der Mutterbrust und die entsprechende Angst vor Vergeltung nennt. Diese Übersetzung beruht nicht auf der Anwendung mechanischer Formeln, sondern wird durch die klinische Erfahrung bestätigt, die zeigt, daß „orale" Phantasien im indischen Raum in der Tat eine herausragende Stelle einnehmen – im Gegensatz etwa zum Vorherrschen von ödipalen Phantasien in einer anderen Kultur. Ähnlich kann, wie wir bereits gesehen haben, *jaljogini* ohne Mühe verstanden und ziemlich präzise übersetzt werden, *sirkata* dagegen nicht. Andererseits scheint *bhutna* nicht so sehr eine individuelle Kindheitsangst zu sein als vielmehr eine kollektive Furcht indischer Muslime. *Bhutna* hängt natürlich mit dem *bhuta* zusammen, dem hinduistischen Totengeist. Zusammen mit anderen übermenschlichen Wesen des Hinduismus – den *devis* und den *devatas* – gehören die *bhutas* in den Augen der Muslime zu einer zahlreichen und mächtigen Geisterschar. Ein *bhuta* kann abgewehrt werden durch einen Zauber – z. B. durch das Einschlagen von Nägeln –, aber auch durch die Hilfe eines *pir*. Wie Katherine Ewing in ihrer Studie über *pirs* und deren Anhänger in Pakistan ausführt, schützt man sich am besten vor dem *bhuta*, indem man ein frommer Muslim ist und ständig seinen Glauben bekennt.[9] Ja, wenn jemand als schlechter Muslim stirbt, kann er selbst zu einem *bhuta* werden. Hierin scheint sich die Urangst des indischen Muslims auszudrücken – die Angst, irgendwie vom wahren Glauben abzufallen und von der ihn umgebenden heimtückischen Hindugesellschaft aufgesogen zu werden.

Die Schwierigkeiten beim Verstehen eines fremden Idioms der seelischen Erkrankung lassen sich nicht immer mit der kulturellen Kluft oder der historischen Entfernung erklären. Das wurde mir eines Tages deutlich vor Augen geführt, als Baba nicht in seinem Zimmer war und ich einige Zeit bei dem berühmten alten *hakim* verbrachte, dessen „Klinik" nichts weiter war als eine einfache Hütte unter den dichten, ineinandergreifenden Kronen zweier Heiliger Bobäume, die vor dem Eingang zur Moschee stehen. Ich bewunderte seine Kunst der Diagnose durch das Messen des Pulses – u. a. diagnostizierte er auf diese Weise eine Schilddrüsenfehlfunktion, eine Uterusmißbildung und einen Herzklappenfehler, was alles später bei fachärztlichen Untersuchungen bestätigt wurde –; zwischendurch sprachen wir auch über seelische Erkrankungen. Ich fragte ihn, was die *unani*-Medizin, in der er allgemein als Fachmann gilt, zur Frage der Besessenheit zu sagen habe.

„Böse Geister sind das Produkt einer fehlgeleiteten Phantasie", meinte er wegwerfend. „Warum bin *ich* nicht von einem bösen Geist besessen? Ich bin blind und kann mich nicht einmal wehren, wenn mich ein böser Geist anfällt. Und wenn die *balas* so gerne Blut trinken, dann müßte ihnen bei meinem Anblick [der *hakim* war ein gesunder und kräftig gebauter Mann] das Wasser im Maul zusammenlaufen! Aber bei manchen Leuten erhitzt sich die Phantasie über jedes vernünftige Maß hinaus. Bei ihnen sind einfach gewisse Nerven im Gehirn überspannt; solche Patienten kann ich mit meinen Arzneien erfolgreich behandeln." Diese Bemerkungen des alten *hakim* erinnerten mich daran – falls es dieser Erinnerung überhaupt noch bedurft hatte –, daß die Trennungslinie zwischen den verschiedenen Heilberufen und Heilern nicht einfach die zwischen „traditionell" und „modern" oder „westlich" und „asiatisch" ist. Die eigentliche Scheidelinie, die quer durch Kulturen und geschichtliche Epochen verläuft, ist vielmehr die zwischen solchen Heilern, die sich am biomedizinischen Paradigma der Krankheit orientieren, streng empirisch arbeiten, auf rationale Therapie setzen und sich eher als Techniker verstehen, und solchen, die sich an einem metaphysischen, psychologischen oder sozialen Paradigma der Krankheit orientieren, der *Irrationalität* in ihrer Therapie größeren Spielraum gewähren und sich eher als Priester verstehen (und von anderen verstanden werden). Eine solche Demarkationslinie zeugt vielleicht von der seit unvordenklicher Zeit bestehenden Dialektik der Heilberufe; so wissen wir beispielsweise, daß die Entwicklung der ayurvedischen Medizin im alten Indien von ebendiesem dialektischen Prozeß entscheidend geprägt worden ist.[10] Ich könnte mir auch gut vorstellen, daß ein westlicher Psychoanalytiker sich in beruflicher Hinsicht dem *pir* der Patteshah Dargah viel mehr verbunden fühlen würde als einem neurophysiologischen Kollegen, dessen Modell von seelischer Erkrankung ausschließlich auf Veränderungen der Gehirnstromtätigkeit und der Gehirnchemie basiert.

Das Fundament der Heilkunst: Seelenkenntnis und Seelenkraft

Bevor wir nun Babas Heiltechniken im einzelnen betrachten, wollen wir uns daran erinnern, daß sein therapeutisches System Ausfluß (und Bestandteil) eines weit umfassenderen Erkenntnissystems ist, das die Muslime *ilm-i-ruhani* oder Seelenkenntnis nennen. Zwar kann man die mystischen Praktiken der Sufis sowie die philosophischen und religiösen Antworten des Islams auf die Rätsel der Geburt, des Todes und des Leidens in der Welt allesamt als rechtmäßige Domäne dieser Seelenkenntnis ansehen, doch bezieht sich *ilm-i-ruhani* auch auf Spiritualismus und hier insbesondere auf die weiße Magie *(ulwi, rahmani)* sowie auf die schwarzen Künste *(silfa, shaitani, sihr, jadu)*. Obwohl der Koran diese magischen Künste verdammt – „wer aber zu einem Magier geht und geheime Dinge erfragt und dem glaubt, was er sagt, der hat kein Gefallen an Muhammad und seiner Religion“[11] –, gibt es viele praktizierende Zauberer, die sogenannten *sayanas* (Weise; Schlaue), die sich eines großen Zulaufs erfreuen. Diese *sayanas* erfüllen zwar auch die therapeutische Funktion, böse Geister auszutreiben; hauptsächlich obliegen sie jedoch ihren „eigentlichen“ okkulten Aufgaben: „Jinns und Geister herbeizuzitieren, die alles bewirken können, was man von ihnen verlangt; Freundschaft oder Feindschaft zwischen zwei Menschen zu stiften; den Tod eines Feindes zu bewirken; Wohlstand oder Lohn zu vermehren; kostenlose oder geheimnisvolle Einkünfte zu vermitteln; für die Erfüllung von Wünschen weltlicher oder geistlicher Art zu sorgen.“[12] Die therapeutischen Praktiken Babas und anderer *pirs* nehmen nur einen kleinen Teil des breiten Spektrums des *ilm-i-ruhani* ein, wo wir am einen Ende die „höheren“, mystischen Disziplinen der Sufis finden, während am anderen Ende gewisse Praktiker des Okkulten ihr Wesen treiben. *Ilm-i-ruhani* ist also ein Kontinuum, in dem die *sayanas,* die *pirs* und die Sufi-Mystiker miteinander zusammenhängen. Wir können diesen Zusammenhang deutlich erkennen, wenn wir etwa das Zauberritual betrachten, mit dem der Zauberer Jinns und Dämonen zwingt, seine Befehle auszuführen.[13]

Voraussetzung für dieses wie für viele andere Rituale ist, daß der Zauberer rein an Körper und Seele, rechtschaffen und stets wahrhaftig ist. Bevor er mit dem eigentlichen Ritual beginnt, schließt sich der Zauberer eine Woche lang in sein Zimmer ein, um sich zu reinigen. Das Gemach ist mit rotem Ocker gestrichen, und der Zauberer legt einen roten Gebetsteppich aus, auf dem er immer wieder die mächtigen Namen Gottes *(ism-i-asam)* hersagt. Seine Nahrungsaufnahme wird von strengen Regeln kontrolliert und hängt jeweils davon ab, ob er gerade die feindlichen *(jalali)* oder die freundlichen *(jamali)* Namen Allahs hersagt. Danach zieht er sich für vierzig Tage an einen entlegenen Ort zurück, wo er ungestört ist, und wiederholt die spezielle Formel zur Beschwörung der Jinns, das *Tashkir-i-Jinn,* 137613 Male, die er in vierzig Teile – für jeden Tag einen – teilt. Nachdem er im Verlauf dieses *chilla* „damit begonnen hat, den Zauber herzusagen, wird ihm Nacht für Nacht und Woche für Woche eine neue Erscheinung begegnen, und in der letzten Woche werden, von ihren Heerscharen begleitet, die Dämonen und Jinns zur Stelle sein."[14] Die Bedeutung der Reinheit von Leib und Seele, die besonderen Speisevorschriften, das zeitweilige Sichabschließen von der Außenwelt und die Abschirmung gegen alle Sinnesreize, das hypnotische Rezitieren einer Beschwörungsformel ein ums andere Mal – ganz ähnlich wie die Wiederholung eines Mantra im Mantra-Yoga –: dies alles beweist die Verwandtschaft des Zauberrituals mit den „höheren", mystischen Übungen, die zu veränderten Bewußtseinszuständen führen.

In der Ablehnung aller Magie und Zauberei war Baba ebenso unerschütterlich wie in seinem Respekt vor dem Mystischen. Als frommer Muslim betrachtete er Zauberei als einen Greuel vor den Augen Allahs.

„Ich persönlich habe nie den Wunsch verspürt, auf einen Friedhof zu gehen und die Kunst der Zauberei zu lernen", sagte er. „Mein *baba* hat mich gelehrt, die *balas* und andere Kräfte des Bösen zu bekämpfen und nicht, mich mit ihnen zu verbünden! Immer wenn mich jemand gebeten hat, einen Jinn zu rufen, habe ich ihm gesagt, daß ich Allahs geringer Diener bin und mit solchen Dingen nichts zu tun haben will. Die Art von Seelenkenntnis, die ich praktiziere, heißt bei euch Hindus *Jantar* und bei uns Muslimen *Santar*. Im Grunde genommen ist *Santar* ganz einfach; man fleht zu Allah, daß er jemanden vom *bala* befreien möge, falls er von einem besessen ist, oder ihn beschützen möge, falls er von einem bedroht wird."

Was seine Heiltätigkeit betraf, verstand sich Baba als Verbindung zu Allah und als Medium der göttlichen Kraft, von welcher die eigentliche Heilung ausging. Er sah sich lediglich als Mittelsmann an und wollte für seine Heilerfolge kein Lob hören, machte sich aber bei Mißerfolgen auch selbst keine Vorwürfe. Oft, wenn er von einem ängstlichen Patienten nach den Aussichten auf rasche Heilung befragt wurde, bekundete Baba dieses Selbstverständnis in einfachen, aber sinnfälligen Bildern. „Ich klopfe nur in deinem Namen an Allahs Tür", pflegte er dann zu sagen. „Ob er dich einläßt oder nicht, ist allein eine Sache zwischen ihm und dir."

Oder: „Meine Aufgabe ist es, deine Stimme vor Allah zu bringen. Wenn er dich dann auch hört, hast *du* Glück gehabt."

Oder: „Ich spiele nur die Noten. Ob Allah aus meinen Bemühungen Musik machen wird, weiß er allein."

In Babas eigenen Augen und in denen seiner einfachen, gottesfürchtigen Patienten war er nicht im Besitz irgendeiner durchschlagenden therapeutischen Wissenschaft oder Technik. Was er hatte, war der *ilm* – er wußte, wie er zum Besten einer angefochtenen Seele mit Gott in Verbindung treten konnte. Ob Gott diesem Ruf folgte und auch nur einen Bruchteil seiner Heerscharen entsandte, um die Mächte des Bösen zu bekämpfen, hatte selbstverständlich nichts mit der Qualität von Babas Vermittlung zu tun. Auf jeden Fall arbeitete die dramatische Bilderwelt, die „Inszenierung" von Babas Therapien nicht mit dem prosaischen Konflikt zwischen biologisch fundierten Triebregungen des Menschen und der psychologischen Abwehr dieser Regungen, sondern mit dem unendlich viel eindrucksvolleren Kampf zwischen kosmischen Mächten des Guten und des Bösen, die sich die Seele des geplagten Patienten zum Schlachtfeld auserkoren hatten.

Ich konnte mir vorstellen, daß auf die meisten von Babas Patienten, die in der Anonymität einer großstädtischen Massengesellschaft untergingen und ständig vom Gefühl der Bedeutungslosigkeit ihrer Existenz gelähmt wurden, eine solche Deutung dessen, was in ihnen vorging, geradezu berauschend wirken mußte. Mir schien, daß im Gegensatz zur westlichen Psychotherapie, die im wesentlichen darauf ausgerichtet ist, im Menschen das Gefühl seiner *Entscheidungsfreiheit* zu stärken, die muslimische und viele andere nichtwestliche Therapien auf ein anderes zentrales menschliches Bedürfnis ausgerichtet sind: die Wiedergewinnung des Gefühls, eine *zentrale Stellung* in Raum und Zeit einzunehmen; dieses Gefühl ist ja im westlichen Weltverständnis durch die kopernikanische und darwinistische Revolution fast völlig verlorengegangen. *Santar,* das Wissen des *pir* um die rechte Anrufung Gottes, setzt sich aus vielen Teilen zusammen. Erstens muß der *pir* die geeigneten Koranverse *(ayat)* und den besonderen Namen Allahs (von seinen neunundneunzig Namen) für eine bestimmte Anfechtung wissen; so wird der Name Al-Hefiz, „der Hüter", angerufen, um Furcht zu lindern, der Name Al-Muhyi, „der Belebende", um böse Geister und Feen fernzuhalten, der Name Al-Qadri, „Herr der Kraft", um von Gram und Angst zu befreien. Zweitens muß dem *pir* bei der Herstellung von Talismanen die richtige „Verpackung" geläufig sein; dazu muß er die zahllosen mystischen Quadrate gründlich kennen – Zweier-, Dreier- und Viererquadrate, das Quadrat Evas, des Feuers, des Wassers, der Luft usw.; ferner die Zahlenwerte der verschiedenen Namen Allahs, die durch ein kompliziertes System ermittelt werden, bei dem den achtundzwanzig Buchstaben des arabischen Alphabets die zwölf Tierkreiszeichen, die sieben Planeten und die vier Elemente entsprechen; auch die passende Zuordnung einer bestimmten Anrufung Allahs zu einem bestimmten mystischen Quadrat muß der *pir* beherrschen. Drittens muß er wissen, wie man einen Talisman am wirksamsten gebraucht: ob er als Anhänger um den Hals *(tabiz)* oder als Amulett *(ganda)* getragen wird; ob der Patient ihn verbrennen und in dem Rauch baden soll oder ob er die Schrift in Wasser auflösen und trinken muß oder ob der Talisman in ein mit wohlriechendem Öl getränktes Tuch gewickelt und als Lampendocht verbrannt werden soll. Wenn der *pir* sich nicht auf die Behandlung der „einfachen" Besessenheit beschränkt, sondern auch Patienten behandelt, die sich aufgrund ihrer Besessenheit in Trance befinden, muß ihm noch die Kunst (und Bedeutung) geläufig sein, die Jinns durch verschiedenartige magische Kreise und andere geometrische Figuren zu kontrollieren, in deren Mitte der Patient Platz nimmt; er muß die Eigenschaften verschiedener wohlriechender Kräuter kennen, die beim rituellen Exorzismus verbrannt werden; und er muß auch den Text anderer, spezieller Anrufungen beherrschen.

Trotz der bis ins einzelne gehenden Differenzierungen und der geradezu zwanghaften Klassifizierungssucht des *ilm-i-ruhani* sind sich die Fachleute darin einig, daß alle Seelenkenntnis des Heilers unnütz bleibt ohne den belebenden Atem seiner Seelenkraft, seiner *ruhani-takat*. Genauer gesagt, ist die Seelenkraft nicht etwas, was der Heiler „besitzt", sondern es ist letztlich die göttliche Kraft, die ihm (sobald er ihrer würdig geworden ist) durch die Gnade und das Wirken dessen zuteil wird, den die Muslime den *murshid*, die Hindus aber den *guru* nennen. Ohne diese Seelenkraft, die von einem lebendigen Lehrer persönlich auf den Schüler übertragen wird, kann das Seelenwissen weder „wirklich" verstanden noch irgendwie nutzbringend angewandt werden. Schon vor 150 Jahren hat Ja'far Sharif, einer der Vorgänger des Baba, auf Veranlassung eines Chirurgen der East India Company die Gebräuche der Muslime in Indien beschrieben und darüber nachgedacht, welche Kraft der *ilm-i-ruhani* wirksam werden läßt:

„Ich pflege mich von Jugend an mit der Erforschung des Exorzismus oder der Geisterbeschwörung, des Schreibens von Amuletten und Zaubern, der Horoskopbefragung und Zukunftsweissagung zu befassen", schreibt er. „Oftmals haben Menschen, die vom Teufel besessen waren, diesen armen Forscher aufgesucht und sind, sei es durch das Hersagen von Gebeten oder durch irgendeinen geschickten Kunstgriff meinerseits, geheilt worden. Ich habe bezüglich der erzielten Wirkungen immer Zweifel empfunden und häufig zu mir selbst gesagt: ‚O Gott! Welchen Zusammenhang, welche Beziehung kann es denn zwischen den Jinns und den Menschen geben, daß jene einen so gewaltigen Einfluß auf diese ausüben oder daß sie durch das Hersagen von Beschwörungen ausgetrieben werden können?‘ Mit solchen Zweifeln im Herzen fuhr ich fort, diese Sache zu untersuchen, befragte gelehrte Männer und Geistliche und las die maßgeblichen Werke über das Thema, wie den Tafsir – den Kommentar zum Koran –, den Hadis – die Überlieferungen des Propheten – und andere, um mir gründliche Kenntnisse über alle diese Dinge anzueignen.“[15]

Ja'far Sharif kam zu dem Schluß, daß man zwar das Rezitieren der mächtigen Namen Allahs, der Eigenschaften Gottes und der speziellen Koranverse lernen kann; aber „... um wirkliches Wissen darüber zu erlangen, muß man die großen Meister dieser Kunst demütig bitten, und sie vertrauen es einem nur unter vier Augen an – Brust an Brust, Hand in Hand, Ohr an Ohr. Wenn dergleichen in Büchern beschrieben wird, dann nie mit der peinlichen Genauigkeit, die notwendig wäre, um es einsichtig zu machen.“[16]

Auch Baba schreibt die Macht des Heilens der Seelenkraft zu, die sozusagen das *Wissen* des Wissens ist.

„Man erwirbt Seelenkraft erst, wenn man viele Jahre seinem Guru gedient und in der Hingabe an Gott gelebt hat“, sagte er. „Das bedarf der jahrelangen Übung. Aber sobald man einmal die Seelenkraft empfangen hat, beginnt man, auf Allah zuzugehen, und auch Allah beginnt, einen zu sich zu ziehen. Sobald die Verbindung zu Allah hergestellt ist, braucht man sich nur noch darauf zu konzentrieren, die Seelenkraft durch sich hindurchströmen zu lassen. – Bevor ich meine Patienten behandle, nenne ich den Namen Allahs, schließe die Augen und versuche, meinen *baba* zu sehen. Nach einiger Anstrengung wird der *pir* sichtbar und sagt mir, was ich zu tun habe.“

„Was sagt dir denn dein *pir,* Baba?“ fragte ich.

„Das darf ich nicht sagen; denn das ist ein Geheimnis zwischen dem Guru und dem Schüler.“

„Aber hat er dir vielleicht irgendwelche besonderen Anweisungen gegeben, bevor er starb?“ bohrte ich nach.

Baba sah mich mitleidig an.

„Menschen unseresgleichen sterben nicht. Ich habe dir doch gesagt, daß er die Seelenkraft besaß, die ihn über den Tod hinaus lebendig erhält. – Im Grunde genommen“, fuhr Baba in plötzlicher Bescheidenheit fort, „ist mein Wissen sehr gering. Vor zwanzig Jahren gab mir mein Baba diesen Platz, sagte mir, was ich tun mußte, und seither habe ich immer nur seine Anweisungen befolgt. Er selbst war natürlich ein unerschöpflicher Quell der Seelenkraft und besaß *raaz-i-fanah* [wörtlich: das Geheimnis der Vernichtung]." Fasziniert hatte ich ihn gefragt, was es mit diesem *raaz-i-fanah* auf sich habe, das seinen *baba* und die anderen *pirs* zu einer solchen Verkörperung der Seelenkraft werden ließ. „Es ist das Geheimnis zu sterben, während man lebt", antwortete Baba. „Höre eine Geschichte! Es war einmal ein Mann, der suchte einen Menschen, der den *raaz-i-fanah* besäße, und so schickte man ihn zu einem alten *pir*. Der *pir* gebot ihm, am nächsten Morgen wiederzukommen. Als der Mann am nächsten Tage wiederkam, entdeckte er, daß der *pir* in dieser Nacht gestorben war und man seinen Leichnam bereits für das Begräbnis herrichtete. ‚Wie konnte der *pir* eine Unwahrheit sprechen?' fragte sich der Mann, und sein Glauben wankte. Da sah er, wie ein maskierter Reiter sich dem Leichenzug näherte. Der Reiter stieg vom Pferd und sprach über dem Toten die *namaaz* [Gebet]. Dann sprengte er wieder von dannen und winkte dem Suchenden, ihm zu folgen. Als sie an einer einsamen Stelle angelangt waren, nahm der Reiter die Maske ab und zeigte sich dem verblüfften Mann: Es war niemand anderer als der *pir* selbst. Das bedeutet es, den *raaz-i-fanah* zu haben – daß man bei seinem eigenen Begräbnis das Totengebet sprechen kann. – Es gab einmal einen anderen *pir* mit Namen Firad, der in Chandni Chowk in Delhi lebte. Eines Tages sahen die Leute, daß er wie ein Rasender vor seinem Haus nach etwas suchte. ‚Was suchst du?' fragten sie ihn. ‚Firad ist verlorengegangen', sagte er. ‚Jetzt suche ich nach ihm.' Auch das ist *raaz-i-fanah* – wenn man sich selbst verliert."

Baba war jetzt ganz in seinem Element; er sprach rasch und war sichtlich erfreut, daß er mir durch seine geliebten Fabeln und Geschichten erklären konnte, was für ein Mensch ein rechter Heiler zu sein habe.

„Seelenkraft bedarf vieler Jahre der inneren Vorbereitung. Ich habe dir schon gesagt, daß es notwendig ist, dem Lehrer zu dienen und in der Hingabe an Gott zu leben." Hier gebrauchte er das Hindi-Wort *bhagwan-bhakti*. „Außerdem muß man rein und wahrhaftig sein; auch muß man Selbstlosigkeit und Weltentsagung entwickeln. Höre noch eine Geschichte!

Es war einmal ein *pir,* der war verheiratet und besaß sowohl das ‚Wissen' als auch die ‚Kraft'. Eines Tages kam zu ihm ein junger Mann, der wollte sein Schüler werden und fragte ihn: ‚Sage mir, wie kann ich dir dienen?' Der *pir* antwortete: ‚Geh in mein Haus und hole Speisen für einen Mann.' Der Jüngling tat es. Dann sagte der *pir:* ‚Gehe jetzt und gib diese Speisen meinem Kollegen, den du an der und der Stelle finden wirst.' Der Schüler fragte: ‚Guruji, auf dem

Wege dorthin ist ein Fluß, über den es keine Brücke und keine Fähre gibt. Wie werde ich über den Fluß kommen?' Der Guru erwiderte: ,Sage dem Fluß, dich habe ein Mann geschickt, der zeit seines Lebens keine Frau angerührt hat, und er wird dir den Weg freigeben.' Der Jüngling dachte bei sich selbst, er solle zum Narren gehalten werden; denn der *pir* hatte Frau und Kinder. Aber er tat, wie ihm geheißen worden war, und als er an den Fluß kam, wiederholte er die Worte, die sein Lehrer ihm aufgetragen hatte. Zu seiner Überraschung teilte sich der Fluß, und er schritt durch ihn hindurch zum anderen Ufer, wo der andere *pir* saß. Als der Alte gegessen hatte, sammelte der Jüngling das Geschirr ein und wollte den Heimweg antreten; doch dachte er voll Sorge daran, wie er ein zweites Mal über den Fluß käme. Der andere *pir* fragte ihn, was ihn bedrücke, und als er die Antwort vernahm, sagte er: ,Wegen einer solchen Kleinigkeit muß man sich wahrhaftig nicht so erregen! Sage dem Fluß einfach, dich habe ein Mann geschickt, der zeit seines Lebens keine Speise angerührt hat.' Natürlich zweifelte der Jüngling am Verstande des *pir!* Da saß dieser Mann, der kaum seine Mahlzeit beendet hatte, und behauptete doch, er habe zeit seines Lebens nichts zu sich genommen! Aber ich will doch die Probe auf sein Wort machen, dachte der Schüler bei sich selbst. Als er an den Fluß kam, wiederholte er also, was der *pir* ihm aufgetragen hatte, und wiederum teilte sich der Fluß, um ihn durchzulassen. Als der Jüngling zu seinem Guru zurückgekehrt war, gestand er, daß ihn diese seltsamen Geschehnisse verwirrt hätten, und bat um eine Erklärung. ,Es kommt nicht auf das Tun an, sondern auf den Geist, in dem es geschieht', sagte der Guru. ,Ich wohne meiner Frau bei, nicht weil ich es brauche, sondern weil sie es braucht; der *pir* ißt nicht, weil ihn danach gelüstet, sondern aus Rücksicht auf jene, die ihn am Leben erhalten wollen.' Das ist unser Ideal der *fakiri,* der Weltentsagung, bei dem Allah und Weltlichkeit Hand in Hand gehen."

Jede Krankheit, sagt Novalis einmal, ist ein musikalisches Problem und jede Heilung eine musikalische Lösung.[17] Der musikalische Vergleich ist in der Tat für die muslimische Psychotherapie viel treffender als der wissenschaftliche Vergleich mit der Biologie, der Psychologie oder Informationsverarbeitung, der die zeitgenössische westliche Psychotherapie beherrscht. Wenn Baba mit dem Musikinstrument seines Ichs, dessen zahlreiche Saiten auf die rechte Höhe gestimmt sind, den heilenden *raga* spielt, betreibt er keine Wissenschaft, sondern das, was W. H. Auden „die intuitive Kunst des Werbens um die Natur"[18] genannt hat. Der Erfolg dieses „Werbens" hängt viel mehr von der Person des Heilers ab als vom Umfang seiner Kenntnisse oder der Technik, die er anwendet. Nach der Weltanschauung Babas, die von seinen Patienten geteilt wird, muß ein *pir* gewisse wesentliche Qualitäten entwickeln, wenn er die Natur mit Erfolg umwerben und ein tüchtiger Musiker des Heilens sein will. Erstens muß er gewisse charakterliche Tugenden in sich ausbilden – Reinheit an Leib und Seele, Wahrhaftigkeit, Weltabgewandtheit. Zweitens muß er jemand sein, der sozusagen „auf der Grenze" lebt – ein Mensch, der sich entschlossen hat, am Rande seiner Gesellschaft zu leben, wo er *in* der Welt, aber nicht *von* der Welt existiert. Drittens muß sich in ihm eine innere Verwandlung vollzogen haben, die ihn zum Organ und Gefäß dessen macht, was in der Sufimystik Seelenkraft heißt. Es bedarf keiner eigenen Erwähnung, daß diese Erfordernisse von der Schulung eines klinischen Psychologen oder von der medizinischen Ausbildung eines Psychiaters nicht erfüllt werden. Ja, das einzige Gegenstück zu der „inneren Verwandlung des Heilers", das die psychotherapeutische Tradition des Westens kennt, nämlich die meditativen Vorgänge im Rahmen der langwierigen persönlichen Lehranalyse, die jeder angehende Psychoanalytiker über sich ergehen lassen muß, ist heute bei der immer größer werdenden Zahl westlicher Psychotherapeuten und Psychiater, die sich für diverse „Techniken" der mentalen Heilung stark machen, bereits zu einer altmodischen Rarität geworden.

Die Überzeugung, daß für den Heilerfolg die Persönlichkeit des Heilers ausschlaggebend ist und nicht sein Begriffssystem oder seine besondere Technik, ist für die meisten indischen Patienten ein kritiklos hingenommener Glaubensartikel. Einer von Babas Patienten, der nacheinander einen ayurvedischen Arzt, einen Psychiater, einen *sayana*, einen Tantrik, einen *bhakta* und einen *pir* (nämlich Baba) konsultiert hatte, bevor er sich für seinen Therapeuten entschied, sah mich verständnislos an, als ich ihn fragte, wie er die verschiedenen Erklärungen für den Grund seiner Krankheit innerlich miteinander in Einklang bringen könne. Ich hatte gedacht, daß es doch schwierig gewesen sein müsse, sich für eine der vielen Therapien zu entscheiden, die von den Heilern angeboten werden und die auf den verschiedenartigsten Begriffssystemen aufbauen – der altindischen Medizin, der westlichen psychologischen Medizin, der muslimischen Zauberei, dem hinduistischen Schamanismus, der hinduistischen Mystik bzw. der sufistischen Spiritualität. „Es kommt auf den *vishwas* an, den der Heiler dem Patienten einflößt", hatte Baba gesagt; das Hindi-Wort bedeutet „Vertrauen", aber auch „Zuversicht". Aber wie flößt ein Heiler seinem Patienten diesen *vishwas* ein? Aus Babas mühsamen Versuchen, etwas in Worte zu kleiden, was offenkundig Sache des Gefühls ist, ging hervor, daß sich die Interaktion des Heilers mit dem Patienten einerseits in der Erörterung der Symptome, der Ätiologie, der möglichen Therapie und der Prognose vollzieht, daß aber gleichzeitig ein anderer und vielleicht noch bedeutsamerer Austausch stattfindet. In dieser anderen „Konversation", die sich wortlos und unter der Schwelle des Bewußtseins abspielt, ist der Patient damit beschäftigt herauszufinden, ob und inwieweit sein Gegenüber dem kulturell festgelegten Bild des idealen Heilers entspricht. Die Wahl des Therapeuten erfolgt dann nach dem Maß der Übereinstimmung zwischen dem tatsächlichen Menschen und dem Idealbild, dessen wesentliche Züge ich oben skizziert habe. Es war auch offenkundig, daß nicht nur der Heiler, sondern auch der Prozeß der Heilung am Rande der Gesellschaft angesiedelt ist, und zwar insofern, als religiöse Schranken und gesellschaftliche Tabus für die Dauer der therapeutischen Begegnung aufgehoben zu sein scheinen. So schien es beispielsweise die vielen Hindu-Patienten (unter ihnen auch hohe Brahmanen), die Baba hatte und die in ihrem Alltagsleben die Reinheitsgebote ihrer Kaste peinlich genau beobachteten, überhaupt nicht zu stören, daß das heilkräftige Wasser, das sie von Baba empfingen und mit augenscheinlicher Dankbarkeit tranken, aus der Hand eines Muslims kam und seine „Kraft" der Anrufung der Namen Allahs und dem Hersagen von Koranversen verdankte. Die Bruderschaft der Kranken scheint unvergleichlich viel weitherziger zu sein als die der Gesunden!

Patienten und Ratsuchende

Aus den Gesprächen, die ich mit Baba führte, habe ich den Eindruck gewonnen, daß man die Menschen, die seine Hilfe suchten, in zwei Hauptgruppen einteilen kann: Patienten und Ratsuchende. Unter Patienten verstehe ich in erster Linie Personen mit eindeutigen neurotischen Symptomen sowie Fälle von – wie es in psychiatrischen Lehrbüchern so schön heißt – „ehelicher Fehlanpassung". Zur Gruppe der Ratsuchenden zähle ich diejenigen, welche in der Hoffnung kommen, in einer zweifelhaften Situation (Gerichtsverfahren, Gesuch um Gehaltsaufbesserung u. dgl.) göttlichen Beistand zu erlangen, sowie diejenigen, die den Wunsch haben, die Heilkraft der ihnen von diversen *vaids, hakim* und Ärzten verschriebenen Medikamente durch Babas Fürbitte bei Gott zu verstärken.

Babas eigene Einteilung – die er freilich niemals ausdrücklich formulierte – ist etwas anders und ergibt sich logisch aus *seinen* theoretischen Voraussetzungen. Mir schien, daß Baba die Leute, die bei ihm

Hilfe suchen, in drei Gruppen einteilen würde: diejenigen, die von einem *bala* besessen sind; diejenigen, die von einem *bala* lediglich bedroht sind; und diejenigen, die ihn in seiner geistlichen Funktion und nicht als Heiler aufsuchen. In die Besessenheitskategorie würden alle diejenigen fallen, die offenkundige Symptome der Besessenheit aufweisen (in unserer Sprache: neurotische Symptome). Für Baba gehören Fälle ehelicher Disharmonie und Fehlanpassung nicht in die Besessenheitskategorie; vielmehr führt er sie auf die Machenschaften eines bestimmten bösen Geistes *(chalawa)* zurück, der familiäre Konflikte im allgemeinen und eheliche Konflikte im besonderen hervorruft. Solche Familienzwistigkeiten, zu denen auch Fälle von Rechtsstreitigkeiten zwischen Familienmitgliedern gehören, zählen zur zweiten Kategorie, der „Bedrohung durch die *balas*", während die dritte Gruppe die übrigen Ratsuchenden umfaßt. Falls ich Babas Klassifizierung richtig verstanden habe, verteilen sich die zwanzig Personen, die während meines Kontakts mit Baba bei ihm Hilfe suchten, folgendermaßen: *bala*-besessen: zehn; *bala*-gefährdet: sechs; Ratsuchende: vier. Im Rahmen meines eigenen psychologisch-psychiatrischen Systems sähe die Verteilung so aus: Angstneurose: acht; hysterische Konversion (Konversionshysterie): zwei; eheliche Fehlanpassung: fünf; und sonstige Ratsuchende: fünf. Wie ich bereits einleitend bemerkt habe, gehörten alle Patienten Babas der unteren wirtschaftlichen und sozialen Schicht an und besaßen nur eine geringe oder gar keine formelle Bildung.

Kategoriale Einteilungen – ob psychologischer oder dämonologischer Art – sind in der Praxis selten so eindeutig, wie sie es in der Theorie zu sein scheinen, da es in der Krankheit des einzelnen Patienten unfehlbar die eine oder andere Grauzone gibt, von gewissen dunklen Zonen ganz zu schweigen. Nehmen wir den Fall eines Ehepaares, das zum *hakim* gekommen war, um ihn wegen der Asthmaanfälle des Mannes zu konsultieren, und dann zu Baba ging, um die verschriebenen Arzneien von ihm segnen zu lassen. Die beiden berichteten Baba, daß das Asthma nach einem schweren Motorrollerunfall des Mannes begonnen hatte und daß sich diese Anfälle zur großen Bestürzung des Paares in regelmäßigen Abständen wiederholten. Baba hatte, ohne zu zögern, diese Anfallneigung des Mannes dem Wirken von *balas* zugeschrieben.

„Hakim Sahib wird dir bestimmt etwas gegen dein Asthma verordnet haben", sagte Baba in einem Ton, der vorsichtigen Zweifel an der Richtigkeit der Diagnose und Therapie seines Kollegen verriet, „aber hier sind auch *balas* im Spiel. Solange sich der Einfluß der *balas* behauptet, kann keine Arznei der Welt dir helfen."

Er hatte dann eine kurze Darstellung der *balas* gegeben, und das Paar hatte fasziniert zugehört und war mehr und mehr von der Richtigkeit dieser Diagnose überzeugt. Der Mann, der als Ratsuchender gekommen war, wurde zu einem begeisterten Patienten Babas.

Wenn man das gesamte Spektrum seelischer Krankheiten überblickt, ist Baba als Heiler eher stärker spezialisiert als ein westlicher Psychiater oder Psychotherapeut, der ein breiteres Feld seelischer Störungen abdeckt. Andererseits geht Baba auf manche „Störungen" im religiös-spirituellen Bereich ein, die in der Psychotherapie gewöhnlich verborgen und unausgesprochen bleiben. Babas Ruf als Spezialist für die „Besessenheitskrankheit" hat sich durch die Mundpropaganda von zufriedenen Patienten verbreitet. Das führt ihm natürlich „passende" Patienten zu, die ihrerseits in einem besonders erwartungsvollen und heilungsbereiten Zustand sind, was wiederum beträchtlich zum therapeutischen Erfolg beiträgt.[19] Wie Erna Hochs Arbeit unter traditionellen Heilern in Kaschmir und Obeyesekeres Studie über Exorzisten auf Sri Lanka zeigen, wissen sowohl der Heiler als auch seine Patienten um die besonderen Fertigkeiten und Grenzen des Heilers sowie um die qualitativen Unterschiede, die die verschiedenen Formen der „Besessenheitskrankheit" zeigen.[20] Bei einer schwerwiegenden Störung, die umständlichere und kostspieligere Rituale verlangt, wenden sich der Patient und seine Angehörigen gar nicht erst an Baba, sondern suchen gleich den entsprechenden Spezialisten oder ein berühmtes, heilkräftiges Heiligtum auf, z. B. den Balaji-Tempel in Mehndipur, den ich im nächsten Kapitel beschreiben werde. Das Vorhandensein eines gemeinsamen dämonologischen Erklärungsrahmens in der gesamten Kultur, durch den sich der Patient, seine Angehörigen und seine Freunde über die Ätiologie der Krankheit und die Methoden ihrer Heilung einig sind, trägt zweifellos zum Erfolg des therapeutischen Prozesses bei. Erstens begreifen alle Betroffenen leicht, was es mit der Krankheit eines Patienten auf sich hat, sie können eine ungefähre Diagnose stellen und rasch eine Einigung darüber erzielen, welche Art von Heiler zu konsultieren ist, was wiederum dem Patienten das beruhigende Gefühl vermittelt, daß man die Dinge im Griff hat. Zweitens wird durch das gemeinsame, *öffentliche* Idiom der Krankheit die Verständigung zwischen dem Patienten, seiner Familie, seiner Umwelt und dem Heiler beträchtlich erleichtert; dies kommt der Kooperation aller Beteiligten zugute, die für den optimalen Erfolg jeder Therapie unerläßlich ist.[21] Demgegenüber hat die Behandlung im Idiom der Psychologie etwas eher Privates und Exklusives, vielleicht sogar Mystifizierendes. Da das psychologische Idiom im wesentlichen auf die besonders gebildeten Schichten in den großstädtischen Zentren des Westens beschränkt ist, steht zu vermuten, daß auch der therapeutische Erfolg bei dieser Gruppe am höchsten ist.

Begegnungen mit Patienten

Bisher habe ich in meinen vielen Randbemerkungen das psychologische und das dämonologische Erklärungsmuster seelischer Erkrankung und Heilung auf mehr oder minder abstrakte Weise miteinander verglichen. Wir können diese beiden Ansätze aber auch in ihrer konkreten Anwendung erleben, wenn wir uns nun dem Fall Sundar zuwenden. Sundar war ein sechsundzwanzigjähriger Mann, der beide Arten von „Ärzten" ausprobierte. Ich war in diesem Fall der Psychotherapeut und Baba der religiöse Heiler, den ich dem Patienten empfohlen hatte, nachdem dieser die Absicht geäußert hatte, die Behandlung bei mir abzubrechen. Nach einigen für uns beide schwierigen Sitzungen hatte mir der junge Mann mitgeteilt, daß er entschlossen sei, einen traditionellen Heiler aufzusuchen, weil ein solcher, wie er glaubte, besser imstande wäre, mit dem bösen Geist fertig zu werden, von dem er besessen sei. Was die rasche Beseitigung der Symptome bei diesem besonderen Patienten betrifft, so muß ich zugeben, daß die Dämonologie mit 1:0 gegen die Psychologie führt!

Da in Indien die Suche nach einem Therapeuten im Fall einer seelischen Erkrankung in der Regel eine Angelegenheit der ganzen Familie ist, muß sich der Therapeut häufig die Krankheitsversion der verschiedenen Familienmitglieder anhören, bevor er den Patienten selbst zu sprechen bekommt. So war es auch im Falle Sundars, dessen Vater mich eines Tages aufsuchte, um mich wegen der quasiepileptischen Anfälle seines Sohnes zu konsultieren. Ein solcher Anfall kündigte sich in der Regel durch einen Tic in der Unterlippe an; dann folgte eine dumpfe, pelzige Empfindung im Unterkiefer. Das pelzige Gefühl breitete sich auf die Arme aus und erfaßte zuletzt den ganzen Körper, worauf Sundar in eine Art Bewußtlosigkeit zu fallen pflegte. Bei dem ersten derartigen Anfall, drei Monate vor dem Besuch des Vaters bei mir, hatte Sundar Konvulsionen am ganzen Körper gehabt und war einige Minuten bewußtlos gewesen. Die späteren Anfälle erreichten nicht mehr die Intensität des ersten, und Sundar konnte sie unter Kontrolle halten, wenn er sich sofort hinlegte und mit einiger Gewalt seine Kiefer zusammenpreßte. Die Angst, von einem solchen Anfall auf der Straße überrascht zu werden, hatte Sundar ans Haus gefesselt und aus einem jungen Mann, der sonst gern draußen bei seinen Freunden war, einen Invaliden gemacht.

Nach dem ersten Anfall hatte Sundars Vater, der das Walten böser Geister befürchtete, seinen Sohn zu einem Exorzisten in der Nachbarschaft gebracht, der einen kleineren Exorzismus (*jhar-phook*) vornahm. Um aber sicherzugehen, daß keine organischen Hirnfaktoren – die „Teufel" der westlichen Medizin – für die Krankheit verantwortlich waren, brachte er seinen Sohn auch in ein Krankenhaus, wo eine Reihe von Röntgenaufnahmen des Schädels sowie Elektroenzephalogramme gemacht wurden. Eine Hirnschädigung war nach diesen und anderen neurologischen Befunden ausgeschlossen. In seiner ursprünglichen Diagnose bestätigt und nachdem der *jhar-phook* nicht den gewünschten Erfolg gezeitigt hatte, brachte der Vater Sundar zu einem Tantrik, der einen bedeutenden Ruf als Heiler von dämonologischen Störungen genoß. Die Diagnose des Tantriks lautete, daß ein Feind Sundars (oder seines Vaters) durch Zauberei in Sundars Gehirn einen Nerv gezerrt hatte. Nachdem er sein dramatisches Ritual vollendet hatte, gab der Tantrik Sundar drei kleine Päckchen mit „heiliger Asche". Ein Päckchen mußte er stets bei sich tragen, ein anderes an einem sicheren Ort in seiner Wohnung aufbewahren, das dritte aber mit Wasser vermischen und trinken. Der Tantrik untersagte Sundar auch den Genuß von Milch und Milchprodukten und verbot ihm, in den nächsten sechs Wochen das Haus zu verlassen; er durfte nur einmal in der Woche zum Tantrik kommen, um neue Päckchen mit „heiliger Asche" in Empfang zu nehmen. In Sundras Befinden war eine deutliche Besserung eingetreten, wie mir sein Vater sagte, doch gelegentlich erlitt er noch immer einen Anfall. Und da sich meine Praxis im selben Gebäude befand, in dem Sundras Vater als Pförtner arbeitete, und er gehört hatte, daß ich ein „Gehirndoktor" sei, hatte sich der Vater gedacht, es könne nicht schaden, eine weitere Meinung über die Krankheit seines Sohnes zu hören.

Sundars Familie, aus hoher Brahmanenkaste stammend, hatte sich vor vielen Jahren, als Sundar noch ein kleines Kind war, aus wirtschaftlichen Gründen gezwungen gesehen, das heimatliche Dorf in den Bergen Garhwals zu verlassen und nach Delhi zu ziehen. In einem schlechtbezahlten Beruf tätig, hatte Sundars Vater große finanzielle Schwierigkeiten gehabt, seine Familie über Wasser zu halten; zu ihr gehörten außer Sundar noch Sundars Mutter, ein fünf Jahre jüngerer Bruder und eine sieben Jahre jüngere Schwester. Schon seit Sundars Kindheitstagen war der Vater fest entschlossen, seinen Sohn, koste es, was es wolle, durch Schule und College zu bringen. Eine gute Ausbildung, so dachte der Vater, war der einzige Rettungsanker, der die Familie vor der immer lauernden Gefahr bewahren konnte, in jene abgrundtiefe Armut zurückzusinken, der sie mit knapper Not entronnen war. Sundars Vater war nicht der einzige mit dieser beklemmenden Angst. Umgeben von einem ungeheuren Meer der Armut und mit den sichtbaren Beweisen der menschlichen Erniedrigung vor Augen, zu der diese Armut führen kann, hat fast jedermann in Indiens Großstädten die unausgesprochene und uneingestandene Angst, eines Tages selbst in diesem Meer zu versinken.

Sundar war ein intelligenter Junge, aber schon als Kind weigerte er sich beharrlich, seine Studien so ernst zu nehmen, wie sein Vater es gerne gehabt hätte. Es gab immer wieder Vorwürfe, Drohungen und mitunter auch Schläge, aber Sundar ertrug alles mit mürrischer Ergebenheit – und der stillschweigenden Unterstützung seiner Mutter. Getrieben von der Vorstellung seines Vaters, einen gebildeten Menschen in der Familie haben zu müssen, brachte es Sundar im College bis zum „bachelor", konnte aber die Abschlußprüfungen nicht ablegen. Zweimal lieh sich der Vater das Geld für die Prüfungsgebühren, so daß Sundar noch einmal versuchen konnte, die letzte Hürde zu nehmen, aber beide Male vertat Sundar das Geld, indem er es „mit seinen Freunden verpraßte und vertrank" – eine Beschäftigung, die er dem Brüten über seinen Büchern vorzog. Wenn er die Prüfungen bestanden hätte, bemerkte der Vater wehmütig, wäre Sundar der erste aus ihrem Dorfe mit einem Collegeabschluß gewesen. Sundar ging nun arbeiten, bekam aber irgendwie immer Streit mit seinem Arbeitgeber und wurde entlassen. In den vorangegangenen fünf Jahren hatte er vier verschiedene Stellen gehabt, an denen er es zwischen einigen Wochen und wenigen Monaten ausgehalten hatte. Wegen dieser Sache gab es ständige Spannungen im Haus. Nicht, daß Sundar keinen Respekt vor dem Vater gehabt hätte. Er gab niemals Widerworte, wenn ihn der Vater (was oft vorkam) wegen seiner Angewohnheit zur Rede stellte, zu jeder Tages- und Nachtzeit von zu Hause fortzubleiben und weder seine Arbeit noch seine Verpflichtungen gegenüber der Familie ernst zu nehmen. Er war in einem Alter, in dem er schon längst hätte verheiratet sein sollen, um Vater und Mutter zu stolzen Großeltern zu machen. Aber das alles war natürlich jetzt unwesentlich, wie der Vater meinte, und seine einzige Sorge galt der Gesundung seines Sohnes. Bei allem Kummer über den Sohn spürte ich doch des Vaters Sorge und seinen Stolz auf diesen gebildeten Sprößling, der noch immer die einzige Hoffnung der Familie verkörperte, eines Tages über den Status der unteren Mittelschicht hinauszuwachsen.

Als ich Sundar in der nächsten Woche gegenübersaß, bestätigte er die Schilderung, die sein Vater von seiner Krankheit gegeben hatte. Er wirkte nicht übermäßig besorgt über seine Symptome und sprach über sie so, als gehörten sie zu jemand anderem und als wäre er ein – zugegebenermaßen viel jüngerer und ehrerbietiger – Kollege, der mit mir zusammen eine Diagnose erarbeitete. Er war ein gutaussehender junger Mann, modisch nach westlicher Art gekleidet, und legte offensichtlich großen Wert auf seine Erscheinung. Jawohl, er verhalte sich immer respektvoll gegenüber dem Vater, auch wenn er dafür getadelt werde, daß er sich nicht für seine Familie ins Zeug lege, erklärte er mit der Miene des „wohlerzogenen", gehorsamen Jungen. Er wisse, daß sein Vater ihn nur anschreie, weil er sein – Sundars – Bestes wolle. Gelegentlich habe sein Vater die „Balance" verloren (Sundar gebrauchte tatsächlich das englische Wort „balance"), und da er selbst nicht *auch* die Balance verlieren wolle, sei ihm – Sundar – keine andere Wahl geblieben, als immer dann das Haus zu verlassen, wenn sein Vater wieder einmal in Wut geriet. Er habe den Eindruck, mit seinen Arbeitgebern Pech gehabt zu haben, da sie immer irgend etwas gegen ihn gehabt hätten. Kurz bevor seine Anfälle begonnen hätten, habe sein letzter Arbeitgeber ihn als Verkäufer in die Dörfer von Uttar Pradesh schicken wollen. Er habe aber nicht gehen wollen, da er gefunden habe, daß er als Verkäufer in Delhi seine Sache gut mache und außerdem, Berichten zufolge, in jenen Dörfern eine tödliche Enzephalitis grassierte. Jetzt sei er natürlich infolge seiner Krankheit gezwungen gewesen, die Stelle aufzugeben, doch habe ihm sein Arbeitgeber geraten, einen längeren Urlaub zu nehmen und sich gründlich auszukurieren.

Über sich selbst sprechend, meinte Sundar, daß er ebenfalls ehrgeizig sei und sein Los verbessern wolle. Er habe sogar daran gedacht, in diesem Sommer endgültig seine Prüfungen nachzuholen, doch habe ihm die Krankheit, zumindest für dieses Jahr, wieder einen Strich durch die Rechnung gemacht. Sundar konnte auch den Wunsch seines Vaters verstehen, daß er heiraten und einen Hausstand gründen solle, doch auch diese Pläne mußten fürs erste zurückgestellt werden. Darüber hinaus gab Sundar zu verstehen, daß ihm zwar oft Mädchen Avancen machten, daß er sich ihnen aber entziehe und nur platonische Beziehungen zum anderen Geschlecht wünsche.

Einige Monate bevor die Anfälle begannen, war Sundar in einen schweren Lastkraftwagenunfall verwickelt. Zwei seiner besten

Freunde waren bei dem Unfall ums Leben gekommen, und Sundar konnte von Glück sagen, daß er selbst keine schweren Verletzungen davongetragen hatte; immerhin hatte er den rechten Daumen verloren. Im Anschluß an die Schilderung dieses Unfalls erzählte Sundar mir einen immer wiederkehrenden Traum, den er seit seiner Kindheit gehabt hatte. ,,Ich liege auf meinem Bett und schlafe; plötzlich werde ich von einem Schatten angegriffen. Ich wehre mich gegen den Schatten, falle aber aus dem Bett. Meine Mutter hebt mich auf. Beim Aufwachen fühle ich mich am ganzen Körper verkrampft, wie nach einer Schlägerei.“ Als ich in ihn drang und weitere Einzelheiten dieses Traumes erfahren wollte, wurde Sundar plötzlich blaß, seine Atmung wurde flach, und mit beiden Händen umklammerte er seinen Unterkiefer. ,,Ich bekomme wieder einen Anfall“, sagte er mit merkwürdig ruhiger Stimme. ,,Bitte holen Sie mir ein Glas Wasser.“ Dann stand er vom Stuhl auf und legte sich auf die Couch, wobei er seinen Kiefer fest mit den Händen umspannte. Ich ging hinaus, um das Wasser zu holen, und sein Vater, der draußen wartete, kam mit herein. Fürsorglich legte er seinem Sohn den Arm um den Hals und hob das Wasserglas an seine Lippen. ,,Sehen Sie, so ist das, Doktor“, sagte er. ,,Vielleicht war es doch falsch, daß Sundar hierhergekommen ist, obwohl es der Tantrik ausdrücklich verboten hat.“ Nach einigen Minuten hatte sich Sundar so weit erholt, daß er sich wieder auf den Stuhl setzen konnte; sein Gesicht war blaß, aber gefaßt. ,,Ich bin wieder in Ordnung“, sagte er in einem Ton, der beruhigend klingen sollte. ,,Fragen Sie mich alles, was Sie wollen.“ In Wirklichkeit wußten wir beide, daß das Gespräch zu Ende war. Indem Sundar in mir eine ähnliche Mischung aus Schuldgefühl und Fürsorglichkeit erzeugt hatte, wie er sie in seinem Vater (und vielleicht auch in seinem Arbeitgeber) geweckt haben mußte, hatte er alle weiteren Sondierungen meinerseits ebenso erfolgreich abgeblockt, wie er das Drängen seines Vaters oder die Wünsche seines Arbeitgebers abgeblockt hatte. Für jeden, der sich auf das psychologische Idiom der Krankheit versteht, dürfte klar sein, daß Sundar sich mit Hilfe seiner Symptome von unangenehmen Pflichten zu entlasten und Schutz, Hilfe und Aufmerksamkeit zu sichern wußte. Seine Symptome (einschließlich seiner *,,belle indifférence“* gegenüber ihnen), ihr Auftreten und Verschwinden je nach der wechselnden Belastung durch die Umwelt, Sundars Abneigung gegen die Sexualität usw. deuten auf einen Fall von hysterischer Konversion. Wir können auch etwas von den latenten psychodynamischen Faktoren erahnen, die mit im Spiel sind und die besonders in Sundars Einstellung zum Vater (und während des Gespräches auch zu mir) hervortreten: Der äußerlichen Ehrerbietung entspricht eine innere, verhaltene Wut, die in dem Traum vom Schatten eine dramatische Form annimmt. Der Kiefer – so würden wir spekulieren – wird pelzig, damit die Wut sich nicht in einer Sturzflut von Schmähungen entlädt; die Arme werden schlaff, damit sie nicht zuschlagen. Schuld und Angst wegen dieser Haßgefühle, verbunden mit einer starken, ödipalen Bindung an die Mutter, stellen – so würden wir sagen – den Kernfaktor in Sundars Krankheit dar.

Baba fragte Sundar nicht nach seinen Empfindungen oder seiner Lebensgeschichte, und Sundar sagte auch nichts darüber; vielmehr begnügte Baba sich mit einer knappen Schilderung der Symptome, als Sundar zu ihm kam.

Mit seiner Standardfrage „Was siehst du in deinen Träumen?" eröffnete Baba das Gespräch.

Sundar zögerte einen Augenblick und erwiderte dann, er habe viele Arten von Träumen.

„Siehst du im Traum eine Frau, einen Mann, ein Kind, eine Schlange oder einen Affen oder sonst ein wildes Tier?" verdeutlichte Baba. Das ist Babas übliche Sequenz, und wenn der Patient antwortet, er habe in der Tat öfter einen Traum, in dem ein Mensch oder ein Tier vorkommen, fragt Baba weiter, was der Mensch bzw. das Tier tun. Normalerweise und insbesondere bei weiblichen Patienten hat schon die erste Frage den Erfolg, daß der Patient die Mauer der Reserve durchbricht und ausführlich beschreibt, was er im Traum sieht und was die Traumerscheinung tut. Baba hört in der Regel mit besorgter Miene zu, nickt von Zeit zu Zeit mit dem Kopf, um dem Patienten zu bedeuten, daß er nur das bestätigt, was Baba selbst schon längst befürchtet hat, und verkündet, wenn der Patient fertig ist, sein apodiktisches Urteil: „Du bist von einem *bala* besessen."

Dieses einleitende Wechselgespräch, so stereotyp es auf den ersten Blick auch erscheinen mag, gibt doch dem Patienten die Gelegenheit, seinen zentralen Konflikt in der Sprache der (Traum-)Symbolik mitzuteilen – ein Mittel der Kommunikation, das seit jeher in der Literatur, der Kunst, im Ritual, der Mythologie und der Folklore ebenso gang und gäbe ist wie im Alltagsleben. Obwohl die *Auswahl* der von Baba „angebotenen" Symbole – Mann, Frau, Kind, Schlange, Affe, wilde Tiere – sowie deren *Kontext* („Was tun sie im Traum?") ziemlich begrenzt sind, scheint diese Auswahl doch breit genug zu sein, um die wesentlichen Konflikte der zu Baba kommenden Patienten auszudrücken. Nehmen wir nur den bei einer großen Zahl von Frauen auftretenden Traum, in dem ein fremder Mann hartnäckig den Geschlechtsverkehr fordert. Ich würde diesen so häufigen und mit so monotoner Regelmäßigkeit wiederkehrenden Traum auf zwei kulturelle Faktoren zurückführen: erstens auf das strikte Tabu, dem die Artikulation der weiblichen Sexualität im urbanen Indien unterliegt – ein Tabu, das für muslimische Frauen mindestens ebensosehr gilt wie für hinduistische; und zweitens auf den Umstand, daß die vom Tabu nicht unterdrückte Sexualität in der Regel innerhalb der Familie ausgelebt wird (im Gegensatz zur Aggression, die ihr Ventil stets außerhalb der Familie suchen muß)[22] – eine Situation, die erhebliche Schuldgefühle hervorrufen kann. Nach wohlbekannter Traummanier macht der Traum der Frau ihre verbotenen sexuellen Wünsche dadurch erträglich, daß er sie auf den Mann verschiebt, der zudem „natürlich" ein völlig fremder Mann sein muß.

Wir müssen auch daran denken, daß das Mitteilen von seelischen Ereignissen durch das Erzählen von Träumen auf dem ganzen indischen Subkontinent sehr verbreitet ist. Sowohl der Hinduismus als auch der Islam sind seit jeher davon überzeugt, daß Träume keine Schäume sind, und sie besitzen daher eine entsprechend lebendige Tradition der Traumdeutung. Populäre Handbücher über Traumdeutung werden von Millionen Menschen eifrig studiert. Im Fall der Muslime gehen diese Handbücher letztlich auf den ältesten arabischen Traktat über dieses Thema zurück, den 1006 n. Chr. verfaßten *al-Qadiri fi't ta'bir*. Diese Bücher zählen Tausende von Gegenständen und Hunderte von Situationen auf, die im Traum vorkommen können, und ordnen ihnen jeweils eine bestimmte Standardbedeutung zu. Allerdings hat Katherine Ewing am Beispiel von Punjabi-Muslimen nachgewiesen, daß die Standardbedeutung von Traum-„Symbolen" allgemein nur als Fingerzeig aufgefaßt wird.[23] Die eigentliche Deutung eines Traumes ist eine komplizierte Angelegenheit, bei der man auch den Eindruck des Träumenden selbst von seinem Traum, die Art der Kombination der Symbole im Traum sowie die persönlichen Merkmale des Träumenden (Alter, Geschlecht, Beruf, Gewohnheiten, besondere Sorgen usw.) kennen muß. Ein Traum, den der Träumende als bedeutsam empfindet, wird daher oft einem Fachmann – gewöhnlich einem *pir* – zur Deutung vorgelegt. Erfahrene *pirs* versuchen, vom Träumenden selbst in Erfahrung zu bringen, welche Spannungssituation den Traum ausgelöst haben könnte, und fragen dabei häufig auch nach seinen ehelichen Beziehungen und nach familiären Problemen. Will sagen: es besteht auf seiten des Patienten ein großes, kulturell vermitteltes Vertrauen, daß der *pir* seine Probleme, wie sie sich durch den Traum mitteilen, verstehen werde.

Mit seiner Methode, sich mit Träumen zu befassen, verfährt Baba nicht ganz so wie andere *pirs*. Für ihn sind der Mann, die Frau und das Kind, die Schlange und der Affe, die in den Träumen erscheinen, lauter böse *balas*, die das Blut des Patienten aussaugen. Für ihn hat die Frage nach dem Traum in gewissem Umfang einen diagnostischen Zweck und entscheidet über Besessenheit und Nichtbesessenheit. Daneben hat das Erzählen des Traumes aber auch einen therapeutischen Sinn: Es erlaubt dem Patienten, in symbolisch verschlüsselter Weise über seinen Konflikt zu sprechen und dadurch seine starken Emotionen ,,abzureagieren" und ihre Intensität zu verringern.

Ich kann es nicht mit Sicherheit behaupten, aber meines Erachtens hat Baba oft einen intuitiven, unbewußten Blick für die symbolische Bedeutung eines Traums und weiß in Wirklichkeit mehr über Traumdeutung, als er während unserer gemeinsamen Sitzungen zu erkennen gab. Als einmal ein Patient Babas von einem durchsichtigklaren See geträumt hatte, bemerkte Baba zu mir, daß es ein gutes prognostisches Zeichen sei, von klarem Wasser zu träumen, während es ein schlechtes Vorzeichen sei, wenn jemand davon träume, von Schlamm und Schmutz besudelt zu werden. Mein beipflichtendes Kopfnicken war nicht etwa ein automatischer Höflichkeitsreflex, sondern entsprang echter und lebhafter Zustimmung. Ist doch die Symbolik des Wassers in vielen Kulturen Ausdruck für die in der Seele schlummernde Kraft, den Menschen zu erneuern. Das ist es, was die Hindus meinen, wenn sie die unbewußte *chitta* mit einem schlammigen See vergleichen, der sich klären muß, wenn die Selbstverwirklichung gelingen soll; oder was Buddha meint, wenn er in seiner Assapuram-Rede den Bergsee, durch dessen durchsichtiges Wasser man bis auf den Grund, auf Sand, Muscheln, Schnecken und Fische blickt, als Pfad zur Erlösung bezeichnet.[24] In der Psychotherapie (wie auch im Ritual der Taufe) ist Wasser oft ein Symbol für den Eintritt in ein neues Leben und drückt die Hoffnung auf Erneuerung und Wiedergeburt durch den therapeutischen Prozeß aus, der die Tiefen durchsichtig macht.

Sundars Traum vom Kampf mit dem Schatten paßte nicht ohne weiteres in das allgemeine Schema der meisten anderen Träume.

,,Aha, der Schatten ist ein *bala*, der es auf *dich* abgesehen hat", verkündete Baba zuversichtlich.

Dann fragte er nach der Flasche mit Wasser, die Sundar mitgebracht hatte, und schloß für einige Momente der Meditation die Augen. Lautlos bewegten sich seine Lippen, während er, die Flasche mit beiden Händen haltend, die notwendigen Koranverse hersagte.

Zwischendurch öffnete er die Augen, blies kräftig auf das Wasser und setzte sein stummes Gebet fort. „Von diesem Wasser mußt du jeden Tag ein wenig trinken“, sagte er, nachdem er mit dem Ritual fertig war. „Komm nächste Woche wieder, dann werde ich dir eine neue Flasche ‚besprechen‘.“

Sundar bedankte sich und legte beim Weggehen einen Zweirupienschein auf die Bettstatt. Baba selbst forderte niemals ein Honorar: Da er im Dienste einer höheren, göttlichen Macht handelt, würde die Wirkung seines priesterlichen Handelns beeinträchtigt, wenn er Honorare nähme. Dagegen nimmt er Geldgeschenke an, wenn sie freiwillig gegeben werden.

Obwohl Baba gelegentlich auch Zucker „bespricht“, ist das „Besprechen“ von Wasser in Fällen der Besessenheitskrankheit seine bevorzugte Therapie. Gelegentlich nimmt er auch *jhara* vor; das Ritual ist ähnlich, nur bläst Baba nicht auf das Wasser, sondern haucht dem Patienten seinen Atem ins Gesicht. Wenn ein Patient gegangen ist und Baba es nicht vergißt, schickt er ihm noch ein kurzes Gebet hinterher, ungefähr des Inhalts: „Herr, enttäusche diese arme Seele nicht. Erhalte sie gesund und guten Mutes!“

Babas Erklärung für die Kraft des „geweihten Wassers“, einen bösen Geist auszutreiben, ist einfach genug. Das Wasser wäscht das Blut des Patienten rein, so daß der *bala* es nicht mehr trinken kann und gezwungen ist, von seinem Opfer abzulassen. Wasser, aber auch Talismane und sonstige Gegenstände, die ein Patient im Schrein eines Sufi-Heiligen empfängt, soll etwas vom inneren Wesen des Heiligen selbst enthalten und damit denselben göttlichen Segen *(barakat)* in sich bergen, der auf dem Heiligen selbst ruht. Der symbolische Gedanke dabei ist, daß das Wasser ein kräftiger reinigender Wirkstoff ist, ausgestattet mit purifizierenden Energien, die von Gott kommen. „Bewahre es an einem reinen Ort auf“, sagt Baba oft zu einem Patienten. „Mit der Gnade von *Allahpak* [Allah dem Reinen] wird das Wasser dein Inneres reinigen.“ Das reine, mit *barakat* getränkte Wasser darf weder verschüttet noch weggegossen, sondern muß immer ausgetrunken werden.

Da wir, wie ich oben bemerkt habe, geneigt sind, die Ursache für die Angst von Babas Patienten in dem unbewußten Schuldgefühl über ihre (zumal auf die Familienmitglieder gerichteten) sexuellen und aggressiven Wünsche zu erblicken, ist Babas Andeutung, daß das geweihte Wasser das „Innere“ des Patienten säubern und reinigen werde, in psychodynamischer Hinsicht äußerst geschickt. Der Erfolg seiner Therapie bei der Befreiung eines Menschen von *balas* läßt auch erkennen, daß indische Patienten Schuld oft als ein Gefühl des *inneren* Schmutzig- und Unreinseins erleben. Der hier postulierte Unterschied zwischen der indischen und der westlichen Art der Schulderfahrung könnte vielleicht auch erklären helfen, warum das Denken der Inder auf individueller wie auf sozialer Ebene sich seit jeher um Fragen der Reinheit und Unreinheit dreht, während es etwa den jüdisch-christlichen Gesellschaften vornehmlich um Probleme der Sünde und Sittlichkeit zu tun ist.

Wie ich schon früher erwähnt habe, gibt Baba Patienten, die ,,von *balas* bedroht" sind, in der Regel Talismane mit; es sind meist Fälle, in denen es um Familienstreitigkeiten oder um Probleme zwischen Ehegatten geht. In diesem Fall gibt Baba dem Patienten außer dem Talisman auch etwas ,,besprochenen" Zucker mit, den der gekränkte Partner seinem Gatten in den Tee tun soll. ,,Eheliche Fehlanpassung" ist im Westen für viele Menschen ein Hauptgrund, die Hilfe eines Fachmannes zu suchen. In Indien ist es nicht anders: Die Männer und Frauen, die Babas Hilfe suchen, um mit dem (drohenden) Auseinanderbrechen ihrer Ehe, mit Gewalttätigkeit des Ehemannes gegen die Frau oder mit dem Problem eines weggelaufenen Ehepartners fertig zu werden, stellen die zweitgrößte Kategorie unter seinen Patienten dar. Wie im Westen sind die Sitzungen eines verheirateten Paares beim Therapeuten mitunter die reine Tragikomödie.

Eines Tages kam ein dreißigjähriger Mann zu Baba und erzählte, daß ihm einige Monate zuvor seine Frau fortgelaufen, sie vor kurzem aber wieder zurückgekehrt sei. Allerdings habe sie einen zwanzigjährigen Jüngling mitgebracht, den sie um jeden Preis im Haus behalten wollte. Sie liebe den jungen Mann, erklärte sie, aber sie seien keine Liebesleute. Baba sagte zu dem Mann, er glaube, daß in diesem Falle kein *bala* im Spiel sei, und bat ihn, am nächsten Tag wiederzukommen und seine Frau mitzubringen; dann werde er Amulette für das Paar anfertigen und auch versuchen, ,,die Frau zur Vernunft zu bringen". ,,Aber du mußt auch etwas für deine Männlichkeit tun", ermahnte Baba den Mann, ,,denn fast immer läuft eine Frau von zu Hause weg, wenn der Mann sie sexuell nicht befriedigen kann."

Der Mann beteuerte, daß er in *der* Hinsicht völlig in Ordnung sei, aber Baba blieb skeptisch. Als die beiden gegangen waren, sagte Baba: ,,Das glaube ich ihm nicht! Sieh ihn dir doch an – ausgetrocknet wie ein Strohhalm! Ich hatte einmal einen Fall, da besaß ein Mann zwei Frauen, die er jeden Tag verprügelte. Als die Eltern erfuhren, wie schlecht ihre Töchter behandelt wurden, wollten sie sie dem Mann wegnehmen. Aber die Mädchen wollten um jeden Preis bei ihrem Gatten bleiben und sagten, sie seien trotz der Schläge glücklich; denn der Mann verstand es, sie zu befriedigen. Du weißt ja, für das Wohlbefinden einer Frau ist die sexuelle Befriedigung absolut wesentlich, viel wesentlicher als für den Mann.“ Ich nickte unverbindlich.

Als das Ehepaar am nächsten Morgen wiederkam, sah sich Baba in seiner Diagnose durch die Frau bestätigt. In Gegenwart ihres Mannes gestand die Frau, daß ihr Gatte ihre sexuellen Bedürfnisse nicht befriedige und sie sehr unglücklich sei. Um ganz sicherzugehen, daß keine *balas* im Spiel waren, stellte Baba ihr seine Standardfrage, was sie im Traum sehe. Mit einem giftigen Blick auf ihren Gatten erwiderte die Frau lebhaft, sie träume, daß sie ihrem Mann den Schädel einschlage und kein bißchen Angst habe. Sie erzählte Baba auch, daß ihr Mann mit dem Jüngling, den sie mitgebracht hatte, ins Bett gehen wolle und daß dies ein weiterer Grund für ihre Streitereien sei. Der Mann bestritt diese Version der Frau, und es kam zu einem hitzigen Wortgefecht. Baba schlichtete den Streit, fertigte einen Talisman an, „besprach“ etwas Zucker und ermahnte die beiden, gottesfürchtig zu sein und nicht in perverse Sexualpraktiken zu verfallen.

Als die beiden gegangen waren, wirkte Baba enttäuscht und in bezug auf die Früchte seiner Bemühungen pessimistisch. Zwar würden der Talisman und der Zucker die reinen, göttlichen Kräfte zugunsten der beiden wecken, aber ich hatte den Eindruck, daß für Baba sowohl der Mann als auch die Frau zu sehr unter dem Joch der Sexualität standen, als daß sie es ohne weiteres hätten abschütteln können. Es scheint, als ob der Erfolg bei der Lösung von Ehekonflikten auch vom „angeborenen Charakter“ der Frau abhängt. Diese weiblichen Charaktertypen skizzierte Baba in der Reihenfolge ihrer Verstocktheit gegen eine Therapie: „Erstens gibt es die *yar-marani*. Diese Frau wirft niemals begehrliche Blicke nach einem anderen Mann, gleichgültig, was ihr Mann ist und wie schlecht er sie behandelt. Zweitens gibt es die *pet-marani*. Sie hat enormen Hunger im Bauch und wird mit jedem ins Bett gehen, der ihre Lust am Essen befriedigen kann. Drittens haben wir die *hirs-harani,* die alles nachmacht, was ihre Nachbarin tut, ob es sich um Kleider, Mode oder Amouren handelt. Und viertens gibt es die *kusmarani,* die drei oder vier Männer gleichzeitig braucht. Damit sie sich befriedigt fühlt, muß in ihrer Scheide ein Penis stecken.“ Die Frau, die eben fortgegangen war, sei eine *kusmarani,* meinte Baba, als er seine skeptische Prognose erläuterte. Wir schwiegen beide eine Weile, während wir kollegial nebeneinandersaßen und über die Grenzen nachdachten, die unserer jeweiligen Heiltradition gezogen sind.

3. Der Herr der Geisterwelt

400 Kilometer südlich von Delhi steht der Balaji-Tempel. Am besten erreicht man ihn mit dem Omnibus von der nahegelegenen Stadt Bharatpur, die in Fremdenverkehrsprospekten als „das östlichste Tor nach Rajasthan" bezeichnet wird. Gegründet vom Jat-Häuptling Suraj Mal, der sich gegen Ende der Mogulzeit sein eigenes Königreich zimmerte, unterscheidet sich Bharatpur in nichts von anderen nordindischen Städten. Nur noch die verfallene Festung Suraj Mals und eine Gruppe von Palästen, die seine gewitzten Nachkommen zu einem Luxushotel für Touristen umfunktioniert haben, erinnern in Bharatpur an die einstige Größe. Im Sommer gibt es überall Fliegen, die in dichten Trauben besonders am überreifen Obst und an Süßigkeiten kleben. Beim Einbruch des Monsuns dampft der heiße nasse Staub auf den Straßen, und nicht selten riecht es nach Pferdeharn. Da schimpfen die Fahrer der *tongas,* der leichten, zweirädrigen Karren, zornig mit ihren ausgemergelten Pferden, an denen nichts mehr zu leben scheint als ihre eitrigen Wunden. Ochsengespanne trotten gleichmütig durch die von Menschen wimmelnden Basare und ziehen alles, was man ihnen auflädt, vom Heu bis zum Stahlträger. Sikhs, deren fliegendes Haar am Zweck ihres schmutzigen Turbans zweifeln läßt, sitzen hinter dem Steuer ihrer klapprigen Lastwagen und nehmen weder den Fuß vom Gaspedal noch die Hand von der Hupe. Da gibt es die dumpfigen Imbißstuben mit den verdreckten Lehmöfen: Aus dem Radio plärren die neuesten Filmschlager, und in der Luft hängt der Geruch von gerösteten Zwiebeln und heißen Currygerichten.

Sollte diese Beschreibung allerdings den Eindruck von dumpfer Enge und trostloser Öde erweckt haben, beeile ich mich, ihn zu korrigieren. Denn zumindest in den vier oder fünf Monaten der kühlen Jahreszeit ist Bharatpur wie verwandelt. Diese Monate sind ein Fest der strahlenden Farben und der starken Düfte, wenn die wilden Bougainvilleen und die roten Chilifrüchte unter der Wintersonne ausdörren. Es ist die Zeit der frischen Gewürze, und in den Basaren türmen sich jetzt die knorrigen Kurkumawurzeln und saftige braune Tamarinden. Die Luft ist kühl und frisch, und keine Staubschicht verdeckt den klaren Himmel, durch dessen makelloses Blau nur einige graue Schwaden ziehen. Das Vogelschutzgebiet Ghana, fünf Kilometer von der Stadt entfernt, liegt an der großen Zugvogelstraße in den warmen Süden und bietet den Zugvögeln aus Nord- und Zentralasien einen Ruheplatz: den sibirischen Kranichen, den Graugänsen und zahllosen anderen Arten, die das Entzücken jedes Ornithologen sind. So war es denn auch dieser Reichtum an Vögeln in der Gegend um Bharatpur, der mich bei unserer ersten, novemberlichen Fahrt zum Balaji-Tempel am meisten beeindruckte. Allenthalben sah man Pfauenfamilien, die in den frischgepflügten Ackerfurchen nach Nahrung pickten, schlanke blaue Eisvögel, die sich in elegantem Bogen auf den Telegraphendrähten entlang der Straße niederließen, und Scharen von Papageien und Flamingos.

Die optischen Eindrücke auf den ersten Kilometern außerhalb Bharatpurs, während der Omnibus an den die Straße säumenden Dörfern vorüberrumpelt, sind einem auch von anderen Teilen der Ebene zwischen Indus und Ganges vertraut. Schnappschußartig registriert der Fahrgast: einen Büffel, der regungslos bis zum Hals in einem dick mit grünem Schleim überwachsenen Teich steht und nur gelegentlich den urtümlichen Kopf bewegt; ein kleines Mädchen, in eine gelbe *chudder* gehüllt, das sich mit einem störrischen Ochsen abplagt, indem es an seinem Nasenstrick zieht und zerrt; die zerfurchte Lehmmauer einer Hütte, vor der flache Fladen aus Kuhdung zum Trocknen in der Sonne liegen. Doch je weiter wir nach Rajasthan hineinkommen und uns Balaji nähern, desto mehr beginnt die Landschaft sich zu verändern. Gedrungene Berge mit dornigem Buschwerk und erodiertem Boden, der das tiefer liegende Gestein freigibt, werden häufiger. Auf einigen der Berge stehen ebenso gedrungene Festungen, die die Straße beherrschen; einst bewachten sie diesen alten Einfallsweg in die mittelalterlichen Radschputenreiche im Süden. Die Gegend ist spärlich besiedelt. Zu beiden Seiten der Straße erstreckt sich kilometerweit unfruchtbares Land, hie und da mit olivengrünem Gestrüpp besetzt und von ausgetrockneten Bachbetten und klammartigen Einschnitten zerfurcht. Es ist, als ob die riesige Wüste von Rajasthan, die Hunderte von Kilometern weiter im Süden liegt, bereits ihre Existenz ankündigen wolle – ein Eindruck, den die immer zahlreicher werdenden Kamelkarren verstärken, die uns aus jener Richtung entgegenkommen.

Inmitten einer solchen trostlosen Landschaft, flankiert von zwei Bergzügen, steht der Tempel von Balaji, fünf Kilometer abseits der Straße nach Jaipur. Eine zwanzigminütige *tonga*-Fahrt bringt uns zu ihm. Nur das rhythmische Trommeln der Pferdehufe auf dem geschotterten Weg unterbricht die von der Sonne wie betäubte Stille. Plötzlicher Lärm bricht dann wie ein Schock herein: Wir haben die zum Tempel führende Straße erreicht. Vor meinem geistigen Auge stand der Tempel als Bauwerk in der Tradition der klassischen hinduistischen Tempel, wie etwa Bhubaneshwar oder Puri. Namenlose Handwerker – so dachte ich mir – hatten den Tempel einst liebevoll aus dem Felsgestein gehauen, stark im Glauben wie in der Hingabe an ihr Werk. Ich hatte erwartet, daß der Bau sich in einsamer, wenngleich ein wenig verblichener Pracht zwischen Dschungelgestrüpp in kahlem Fels erhob. Aber bis auf das Buschwerk und die Berge hat die Wirklichkeit nicht die leiseste Ähnlichkeit mit der Vorstellung der Phantasie. Der Tempel mit seinem Flachdach ist ein schlichtes, zweistöckiges Gebäude am Ende einer langen Straße, an der sich auf beiden Seiten Geschäfte und eine Reihe von *dharmashalas* befinden – die kostenlosen Pilgerunterkünfte, die die Frommen hier errichtet haben. Der Tempel unterscheidet sich von den benachbarten Häusern nur durch seine giftgrün bemalte Fassade. Trotz der kannelierten Säulen, der kleinen Rundbogenfenster und der durchbrochenen Steinbalkone, die für den rajasthanischen Architekturstil typisch sind, wirkt das Ganze gründlich heruntergekommen – ein Eindruck, den die vom Stuck abblätternde grüne Farbe noch verstärkt. Nicht die Spur einer frommen oder gar heiligen Stimmung liegt über dem Ort. Der Platz vor der Treppe, die zum Tempel hinaufführt, und die Treppenstufen selbst sind übersät mit Bananen- und Orangenschalen, zertretenen Sammetblumen und anderem Unrat. An den Seitenwänden des Tempels drängen sich Imbißbuden, kleine Läden und die Stände von Straßenhändlern, die Obst, Gemüse, kitschige Poster und bemalte tönerne Darstellungen der Tempelgottheiten sowie Gebetbücher und sonstige Devotionalien verkaufen. Das Geschäft auf der rechten Seite des Tempels trägt das Schild eines praktischen Arztes: Man kann sehen, wie der gute Doktor – ein korpulenter, unrasierter Mann, dem die Bauchfalten zwischen Unterhemd und Hose hervorquellen –, bequem auf seinem Lager hockend, in Gedanken versunken seine Nägel beschneidet, während er auf Patienten wartet, die vielleicht Ursache haben, mit der heilenden Kraft der Götter im Inneren des großen Tempels unzufrieden zu sein. Zumindest in Balaji fristet die Medizin ihr Dasein als arme Verwandte der Religion – unterwürfig und irgendwie schlecht angeschrieben.

Wie die altgriechischen Asklepiostempel in Epidauros, Pergamon und Kos hat auch der Balaji-Tempel in Mehndipur überregionale Bedeutung als Ort der Heilung erlangt. Den zahllosen Patienten, die aus dem ganzen nördlichen Indien „in einem Geiste der Frömmigkeit, des Glaubens und der Ergebenheit" hierherkommen, verspricht der Tempel rasche Befreiung von allen möglichen Mißhelligkeiten, darunter „Hindernisse, die einem von *bhuta-preta* [böswilligen Geistern] in den Weg gelegt werden, wie Wahnsinn, Epilepsie, Tuberkulose, Unfruchtbarkeit und andere Erkrankungen". Die überwiegende Mehrheit der Patienten, die ich befragte, waren wegen gewisser körperlicher Symptome und wegen Verhaltensstörungen gekommen, die ihr heimatlicher Exorzist *(sayana)* oder kundige alte Leute in der Familie und Nachbarschaft als Anzeichen einer durch Besessenheit verursachten seelischen Erkrankung diagnostiziert hatten. Seinen besonderen Ruf verdankt der Tempel diesem Versprechen, auch solche seelischen Krankheiten zu heilen, die auf das Konto böser Geister gehen und die sich gegen alle Bemühungen moderner Ärzte, aber auch traditioneller Schamanen-Heiler als immun erweisen.

Die bösen Geister, von denen ich hier spreche, sind insgesamt als *bhuta-preta* bekannt, doch unterscheidet die hinduistische Dämonologie zwischen verschiedenen Klassen dieser übernatürlichen Wesen. So entsteht etwa der *bhuta* aus den Seelen jener, die eines vorzeitigen, gewaltsamen Todes sterben, während ein *preta* der Geist eines Kindes ist, das im Säuglingsalter starb oder mit Mißbildungen zur Welt kam.[1] Eine dritte Klasse, die der *pishacha,* entspringt den geistig-seelischen Merkmalen des Verstorbenen: Ein *pishacha* ist im allgemeinen der Geist eines Menschen, der entweder wahnsinnig oder ausschweifend oder zornmütig war. Außerdem und um das Pantheon der bösen Geister zu vervollständigen, gibt es auch einige weibliche Geister, von denen am bekanntesten die *churel* ist – der Geist einer unglücklichen Witwe, einer kinderlosen Frau oder überhaupt jeder Frau, deren Wünsche im Leben und im Sterben unbefriedigt geblieben sind. Von Laien wie von Fachleuten wird als gemeinsames Merkmal der meisten bösen Geister der Umstand hervorgehoben, daß es sich um die Seelen von Menschen handelt, die ihr Leben und die in ihnen schlummernden Möglichkeiten nicht voll ausleben konnten. Mit anderen Worten, es sind *atripta*-Geister – *die Geister von unbefriedigten Wünschen* –, und damit sind sie natürlich nicht nur für den Exorzisten, sondern auch für den Psychoanalytiker von fachlichem Interesse.

Von den *bhuta-preta* heißt es, sie lebten in einer Art Zwischenreich zwischen der Menschenwelt und der Welt der Ahnengeister *(pitrilok).* Solange nicht das Urteil über sie gesprochen ist und sie ihre karmische Schuld nicht bezahlt haben und in die Welt der Ahnengeister eingehen dürfen, sehnen die *bhuta-preta* sich unablässig nach einem menschlichen Körper, von dem sie Besitz ergreifen und den sie durch ihr unseliges Wirken krank machen können. Was mich jedoch verblüffte, war, daß sowohl die vorsichtige Besorgnis des einzelnen Patienten über seine bösen Geister als auch seine Sehnsucht nach Führung und Geleit durch die wohltätigen Ahnengeister einen Unterton von behaglicher Vertraulichkeit hatten. In der Beziehung zu diesen Geistern schienen das Grauen und die furchtsame Scheu zu fehlen, die Dorf- und Lokalgottheiten häufig um sich verbreiten; auch jenes Gefühl der Ehrerbietung stellte sich nicht ein, das den größeren Gottheiten, wie etwa Ganesha und Hanuman, zukommt; und ganz gewiß zeigte sich nicht die fromme Verehrung aus der Ferne, mit der man passenderweise den „großen" Göttern und Göttinnen (und ihren Inkarnationen) begegnet. Vielleicht rührt diese psychologische Nähe daher, daß diese Geister, die auf den untersten Sprossen der hinduistischen Hierarchie übernatürlicher Wesen stehen, dem menschlichen Zustand am meisten benachbart sind. Jedenfalls sind sowohl die *bhuta-preta* als auch die *pitri* für die meisten Menschen von greifbarer, lebendiger Präsenz. Sie bevölkern gleichsam einen geistigen Bezirk, der dem eigenen benachbart ist und keine abgeschlossene Grenze gegen das Land des normalen Bewußtseins kennt, in dem sich das gewöhnliche Alltagsleben abspielt. Hin und wieder mögen Menschen Begegnungen mit der Geisterwelt haben, ohne daß diese Begegnungen zwangsläufig als auditive oder visuelle Halluzinationen von pathologischer Art angesehen werden.

Die Legende vom göttlichen Heiler

Balaji, die Hauptgottheit des Tempels, ist in Indien besser als Hanuman bekannt – jener Gott in Affengestalt, der der wichtigste Helfer Ramas in dessen epischem Kampf gegen Ravana war. Dem Mythos zufolge war Balaji der Sohn Anjanas, einer himmlischen Nymphe, die sich mit einem vornehmen Affen verheiratete und von den Göttern dafür mit einer Affengestalt bestraft wurde. Eines Tages, als Anjana, in träumerische Gedanken verloren, auf einer Bergspitze stand, wurde sie von Vayu, dem Gott der Winde, überwältigt. Die Frucht dieser erzwungenen Verbindung war Balaji. Wie Bhima, der gewaltige Krieger aus dem *Mahabharata* und ebenfalls ein Sohn Vayus, zeichnete Balaji sich von Anfang an durch enorme Körperkraft und einen ungeheuren Appetit aus. Schon als kleines Kind hatte er ständig Hunger. Einmal lief er der Sonne hinterher und machte Miene, den Feuerball zu verschlucken, um seinen Heißhunger zu stillen. Dies rief große Bestürzung unter den Göttern hervor und führte zu wütenden Protesten Rahus, der darin eine freche Verletzung seines eigenen Rechtes sah, in regelmäßigen Abständen die Sonne zu verschlingen und dadurch Sonnenfinsternisse hervorzurufen. Zornig schleuderte Indra, der König der Götter, seinen Donnerkeil nach dem gierigen Kind, das daraufhin auf einem Berg niederstürzte und sich den Kiefer *(hanu)* brach; daher der Name Hanuman. Vayu hob seinen bewußtlosen Sohn auf, zog sich mit ihm in eine Höhle zurück und weigerte sich aus Schmerz und Zorn über die Mißhandlung seines Sprößlings, die ihm obliegenden Pflichten zu erfüllen. So blieben plötzlich die zehn Formen des Windes aus (*prana, apana, samana, udana* usw.), und Funktionen wie das Atmen, Ausscheiden, Verdauen, Schlafen usw. kamen zum Erliegen. Die Folge war, daß mit einem Male die ganze Schöpfung stillstand. In Panik geraten, eilten die Götter zur Höhle des gramgebeugten Vayu, baten ihn um Vergebung und machten sich erbötig, den Schaden wiedergutzumachen. Das erste war, daß jeder der Götter Balaji eine besondere Gabe verlieh. Am Ende dieser Prozedur war Balaji nicht nur unsterblich und unverwundbar geworden, sondern war geradezu die Verkörperung aller – geistigen und körperlichen – Kräfte der Götter. Vielleicht die wichtigste Gabe, die ihm zuteil wurde – zumindest in unseren Augen, die wir ihn in seiner Eigenschaft als göttlicher Heiler von Besessenheitskrankheiten verstehen wollen –, war die von Brahma, dem Schöpfer, verliehene Gabe der völligen *Furchtlosigkeit.* Diese beiden Eigenschaften – Kraft und Furchtlosigkeit – waren es denn auch, die Balaji bei seinen späteren Heldentaten an der Seite Ramas im Überfluß bewies.

An dieser Stelle zweigt von dem gesamtindischen Balaji-Mythos eine lokale Variante ab, aus der die Tempellegende von Mehndipur hervorging.[2] In der lokalen Legende bleiben nämlich die vedischen Gottheiten und die betont männliche Thematik der Kraft und Furchtlosigkeit unbeachtet, während das Hauptaugenmerk der Mutter Balajis gilt. Denn während die Vätergötter mit dem Kind ringen, indem sie ihm zwar widerwillig ihre Kräfte übertragen, im übrigen aber unbewußt ihren Part in einer uralten Vaterphantasie gegenüber Söhnen spielen, verzehrt sich die Mutter in Sehnsucht nach ihrem Lieblingskind. Nach der lokalen Legende versteckte sie sich an einer Stelle zwischen zwei Bergen (richtig: dort, wo jetzt der Tempel steht) und war außer sich vor Freude, als sie Balaji endlich wieder auf den Schoß nehmen konnte. Sie „küßte und herzte ihn und gab ihm ihre beiden Brüste zu trinken, und nachdem sie den Knaben auf ihren Schoß gesetzt hatte, waren Mutter und Sohn bald in ihre spirituellen Übungen versunken“.[3] Hier scheint man bei der lokalen Ergänzung und Ausschmückung des ursprünglichen Mythos intuitiv gespürt zu haben, daß Balaji als reiner Kraft- und Furchtlosigkeitsgott allzu maskulin und unnahbar für die Rolle des göttlichen

Heilers gewesen wäre. So wie es in der Familie des Asklepios auch weibliche Mitglieder gab, die man um Genesung anflehen konnte,[4] erkennt die lokale Legende die Notwendigkeit, Balaji mit dem weiblich-mütterlichen Prinzip und jenen weiblichen Kräften des Nährens, der Wärme, der Anteilnahme, des intuitiven Verstehens und der Geborgenheit auszustatten, die nach Auffassung vieler Psychotherapeuten in jeder Heilbegegnung und für den Erfolg des Genesungsprozesses unerläßlich sind.[5]

Während Millionen von Jahren und zahlreichen Weltzeitaltern – so fährt die Legende fort – saß Balaji so auf dem Schoß der Mutter und ließ nur die Götter zu sich vor, die kamen, um seine Hilfe zu erbitten. Doch dann wurde eines Tages, vor tausend Jahren, ein junger Prinz an der Stelle ermordet, wo heute der Tempel steht. Seine Seele, die die Gestalt eines *preta* annahm, rief laut nach Gerechtigkeit und wollte in die Welt der Ahnengeister befreit werden. Da ihn die Not des Prinzen-*preta* rührte und er erkannte, daß die *bhuta-preta* solches Elend über die Menschen bringen, beschloß Balaji, seinen „Hof" *(darbar)* allen Menschen in Not zu öffnen. So schickte er einem jungen Priester im Dorfe Mehndipur eine Vision, in der er seinen Entschluß kundtat und die Errichtung eines Tempels befahl. Die Nachkommen dieses Priesters sind bis auf den heutigen Tag die Priester des Balaji-Tempels.

Balaji nahm sich vor, Ordnung in das Chaos der Geisterwelt zu bringen und die Beziehungen zwischen Menschen und den *bhuta-preta* zu regeln, und lud zwei andere Gottheiten ein, ihren Wohnsitz im Tempel zu nehmen und ihm bei seinem Vorhaben zu helfen. Der erste Gott, der der Einladung Folge leistete und mit seinem eigenen Hof in den Balaji-Tempel übersiedelte, war Preta-raja („Herr der *preta*"), was ein anderer Name für Dharma-raja ist, den Gott des Todes und Hüter des *dharma*. Vom Preta-raja als dem Herrn der *pretas* wird erwartet, daß er die Probleme und Schwierigkeiten eines *preta* bedenkt, bevor er über dessen weiteres Schicksal befindet, daß er dem *preta* die ihm zukommende Strafe zumißt und daß er den Zeitpunkt bestimmt, an dem die *preta*-Seele die *preta*-Ordnung verlassen und in die nächste Ordnung der Geisterwelt aufsteigen darf. Die andere Gottheit, die im Tempel ihren Wohnsitz aufschlug, war Mahakal Bhairav, eine Inkarnation Shivas, dem die Aufgabe übertragen wurde, die Bestrafungen vorzunehmen.

Gemäß den unerbittlichen Gesetzen der Bürokratie, die für die Götterwelt ebenso zu gelten scheinen wie für uns Menschen, hat das ursprüngliche Göttertrio sich mittlerweile zu einem regelrechten Ministerium von Geistern ausgewachsen. Die drei Hauptgötter haben sich Assistenten zugelegt, die auf unterschiedliche Funktionen im Zusammenhang mit dem *bhuta-preta* spezialisiert sind und z. T. ihrerseits über Assistenten verfügen. Die Herkunft dieser minderen Götter ist sogar dem Tempelpriester unbekannt, der über die wunderbare Göttervermehrung sein unverhohlenes Erstaunen bekundet. Es ist jedoch unbestreitbar, daß man diesen kleineren Göttern Raum im Tempel und eigene Rituale eingeräumt hat und daß diese Gottheiten tätigen Anteil am Genesungsprozeß und am Leben des Tempels haben: Ja, es gibt viele Patienten, deren Kur unvollständig wäre ohne die umfassende Mitwirkung dieser übermenschlichen Funktionäre. Ich denke dabei vor allem an *bhangiwara,* einen kleineren Gott im Hofe Preta-rajas, der sich auf die muslimischen *bhuta* sowie auf jene spezialisiert hat, die der Kaste der Unberührbaren angehören. Wenn ein Patient den Tempelbereich *bhangiwaras* verläßt, nachdem ihm in einem Exorzismus einer der *bhutas* ausgetrieben wurde, ist es Vorschrift, daß er ein rituelles Bad nimmt, um sich von der Verunreinigung zu säubern. Unterläßt er dies und berührt nach seinem Aufenthalt bei *bhangiwara* einen anderen Menschen, so gilt es als nahezu gewiß, daß sein *bhuta* sich auf diesen anderen Menschen überträgt.

Der Tempel und die Heilrituale

Die heruntergekommene Umgebung des Tempels und sein wenig eindrucksvolles Äußeres verlieren an Bedeutung, sobald man sich dem Inneren des Tempels nähert. Wenn man die Säle und Höfe des Balaji-Tempels betritt, hat man wenig Zeit und noch weniger Lust, über ästhetische Fragen nachzudenken. Die Sinne werden von fremdartig anmutenden Szenen und Gerüchen überwältigt; der Beobachter sieht sich in einem wirbelnden Strudel von Pilgern, Patienten und ihren Familien, die sich in unterschiedlichen Stadien der Versunkenheit und Selbstvergessenheit befinden. Denke ich zurück an meine ersten Eindrücke, bevor das Bizarre zum Gewohnten wurde, so verblüfft mich die enorme Verschiedenheit der Verhaltensweisen, die in einem der Heilung geweihten Raum – in diesem Falle dem Hof des Herrn der Geisterwelt – geduldet und ermutigt wurden, im Gegensatz zu Räumen, in denen sich das Alltagsleben abspielt.

Passagen aus einem Tagebuch, in dem ein Kollege von mir seinen ersten Besuch im Tempel beschrieb, geben eine anschauliche Vorstellung vom Drama des Heilungsprozesses und von der Farbigkeit der Szenerie, in der er sich vollzieht.

„Während ich die Treppe zum äußeren Vorhof des Tempels emporsteige, schlägt mir ein fremdartiger Geruch entgegen. Er dringt aus der Richtung der Haupthalle herüber, und es dauert einige Sekunden, bevor ich ihn identifiziert habe: Hier werden Reis, Getreide, Zucker, Kokosnüsse und andere Opfergaben verbrannt, die die Patienten Balaji darbringen müssen. Im Hof drängen sich die Menschen. Die meisten sind junge Frauen; viele von ihnen sitzen oder liegen in wunderlicher, verrenkter Stellung am Boden. Ein junges Mädchen, vielleicht achtzehn Jahre alt und ziemlich attraktiv, aber von einer unnatürlichen Blässe des Gesichts, liegt auf dem Rücken. Das offene Haar fliegt ihr um den Kopf, den sie heftig hin und her schüttelt, während ihr Gesicht von Schmerz verzerrt ist. Sie bewegt die Lippen in einem unhörbaren Flüstern, doch dann bricht wieder ein überlauter Schrei aus ihrer Kehle: ‚Baba, Baba, ich will nicht weg! Ich will nicht weg!' – es ist der *bhuta* (ein männlicher *bhuta,* nach dem Klang der Stimme und der Verbalform zu urteilen), der sich sträubt, ihren Körper zu verlassen. Ein anderes junges Mädchen fesselt meine Aufmerksamkeit. Sie kniet am Boden, die Arme nach hinten gestützt, und bewegt aufreizend die Hüften und das Becken, wie um einen unsichtbaren Angreifer einzuladen und gleichzeitig abzuwehren. ‚Geh weg! Geh weg! Laß mich los!' ruft sie mit lauter Stimme. Dann entringen sich ihr tiefe Seufzer: ‚Oh Baba, oh Baba!', während ihre festgeschlossenen Augen die Außenwelt von ihrem einsamen Kampf mit dem Geist, der sie besessen hat, fernhalten. Ich sehe mich um, aber niemand außer mir scheint von dem Mädchen Notiz zu nehmen, und mein Blick gleitet an neugierdelosen Augen ab. Ein anderes, kaum halbwüchsiges Mädchen macht, an eine Wand gelehnt, einen Kopfstand. Dann vernehme ich hinter mir ein sausendes Geräusch und spüre, wie eine Schulter an meinen Waden vorbeifegt. Ich drehe mich um und sehe gerade noch, wie ein Mädchen in hohen, federnden Purzelbäumen dahinschießt; die akrobatischen Luftsprünge führen sie von einem Ende des Hofes zum anderen und wieder zurück.

Ich verlasse den äußeren Hof und trete in die Haupthalle. Dieser Raum ist viel größer und in seiner Form quadratischer; sein durchbrochenes Dach läßt Licht und Luft herein. Linker Hand, hinter den Säulen des Tempels, befindet sich ein schmaler, dunkler Gang, von dem aus ich alles, was in der Haupthalle geschieht, gut beobachten kann. Sobald sich meine Augen an die Dunkelheit gewöhnt haben, bemerke ich, daß ich nicht allein bin. Dicht neben mir kauert eine alte Frau, umgeben von den Gerätschaften, die für die rituelle Andacht erforderlich sind. Vor ihr stehen zwei kupferne Töpfe; beide sind mit Wasser gefüllt. In ihrem Schoß liegt ein Rosenkranz, an dem sie Perle für Perle abzählt; bei jeder Perle taucht sie einen Löffel in einen der Töpfe, schöpft etwas Wasser heraus und gießt es in den anderen Topf. Plötzlich bemerke ich die Gegenwart eines weiteren Menschen. Es ist ebenfalls eine alte Frau; ihr Gesicht hat einen so dunklen Teint, daß es mit der Dunkelheit des Korridors zu verschmelzen scheint. Beim Nähertreten erschrecke ich: Ich sehe, wie aus ihrem Mund eine dunkelrote, ungewöhnlich lange Zunge heraushängt. Sie stellt Kali vor, sage ich zu mir selbst und verbeuge mich instinktiv vor ihr. Die Frau hebt segnend eine verwelkte Hand, und ich könnte beinahe schwören, daß sie die Zunge mir zuliebe noch ein wenig weiter herausgestreckt hat. Ich fühle mich etwas unbehaglich und trete rasch in die Haupthalle zurück, wo ich einem Hund in die Quere komme, der einen Haken schlägt, um mir auszuweichen. Der Hund jagt zum Halleneingang, wo eine dichte Menschenmenge gegen ein eisernes Gitter drängt, hinter dem, zu einem Haufen aufgetürmt, die Speiseopfer liegen. Gerade ist ein Priester damit beschäftigt, einen Teil der Opfergaben in einem großen Messingbehälter zu verbrennen; das ergibt geweihte Asche und jenen beißenden Geruch, der mir schon am Tempeleingang aufgefallen war. Durch den Rauch und die rechteckigen Aussparungen im eisernen Gitter hindurch, über den Köpfen der geräuschvoll herandrängenden Menge, gewahre ich das Bildnis Balajis; eigentlich ist es ein dreieckiges Stück Stein, vage an den Umriß eines menschlichen Kopfes erinnernd, das mit Ocker- und Silberfarben und zwei großen schwarzen Augen bemalt ist, die dem Stein Ähnlichkeit mit einem Gesicht verleihen sollen.

Auf der rechten Seite der Haupthalle befindet sich ein weiterer Korridor, in dem der Tempel Mahakal Bhairavs untergebracht ist. Der Gott der Bestrafung ist ebenfalls durch einen runden Stein dargestellt, der hinter einem Schutzgitter eingeschlossen ist; auch er ist mit Ocker- und Silberfarben bemalt, und auf die Oberfläche des Steins sind Augen gezeichnet. Neben dem Gitter befindet sich im Fußboden eine kreisförmige Aushöhlung, kaum fünfzehn Zentimeter tief und wenig breiter als ein menschlicher Kopf. Ein alter Mann, der mein Interesse bemerkt, klärt mich über den Zweck dieser Vertiefung auf. ‚Hier werden sie gehängt. Wenn du ein paar Tage da bist, mußt du dir ansehen, wie sie hängen!' Später am Abend hatte ich in der Tat Gelegenheit, Zeuge eines solchen ‚Erhängens' zu werden. Es war niemand anderer als die alte Kali-Frau, der ich vorher begegnet war. Sie hatte den Kopf in die Höhlung gelegt, und mit Hilfe einer Begleiterin, die ihre Beine hielt, verharrte sie volle dreißig Minuten im Kopfstand. Ihre unterdrückten Schmerzenslaute verrieten die Not des *bhuta,* aber auch ihre eigene körperliche Pein, die in der Tat beträchtlich gewesen sein muß: ‚Es ist genug, Baba!' wiederholte sie immer wieder. ‚Jetzt vergib mir!' ‚Laß ihn nicht aus, Baba', schrie ihre Begleiterin zurück. ‚Laß ihn erst los, wenn du ihn erstickt hast.'

Im Hof trete ich zu einer Gruppe von fünf Frauen und einem Jungen, die im Kreis um einen älteren Mann herumsitzen. Die Augen des Mannes sind geschlossen, ein schwaches Lächeln spielt um seine Mundwinkel, und die ganze Atmosphäre ist von einer unterdrückten Fröhlichkeit erfüllt, die sich sehr von der Feierlichkeit in der Praxis eines modernen Psychotherapeuten unterscheidet. Der ältere Mann, den sie ‚Panditji' nennen, ist vermutlich in Trance, und die Frauen scheinen es zu genießen, daß sie sich in einer lebhaften Konversation mit seinem *bhuta* befinden. ‚Muselmanischer *re*!' sagt eine von ihnen. ‚Sage uns rasch, von wo du kommst.' Panditji murmelt eine Entgegnung, die die Frau für uns laut wiederholt. ‚Er sagt, er sei ein Sayyad [ein besonders starker muslimischer *bhuta*]', und dann sagt sie, zum Panditji gewandt: ‚Gerade eben hast du uns gesagt, du willst *kabab* essen. Weißt du nicht, daß du kein *kabab* bekommst, solange du dich in diesem Pandit befindest? Hast du verstanden? Jetzt mach, daß du wegkommst!'

Panditji ist jetzt sichtlich erregt. Der Kopf bewegt sich heftig auf und nieder, und seine Stimme ist lauter, doch wirkt sie wie die Stimme eines bockigen Kindes: ‚Ich kriege mein *kabab*! Ich kriege mein *kabab!* Und ob ich mein *kabab* kriege! Seit drei Jahren hungere ich. Dieser idiotische Pandit hat selber nie *kabab* gefressen, und mir hat er auch nie etwas zu fressen gegeben!' Panditjis Frau, die neben ihm sitzt, nimmt Anstoß an der rüden Ausdrucksweise des *bhuta,* aber noch mehr interessiert mich das Gespräch der Frauen. ‚Diese Muselmanen! Sie haben unser *dharma* verdorben', sagt eine der Frauen und meint den *bhuta.* ‚Ich möchte wirklich wissen, wo die alle herkommen!' ‚Man weiß doch gar nicht, ob es wirklich ein Muselman ist', erwidert die zweite Frau, und eine andere pflichtet ihr bei: ‚Vielleicht will er uns zum Narren halten. Einmal sagt er, er sei ein Radschput, dann sagt er wieder, er sei ein Muselman.' Während ich darüber nachsinne, daß muslimische *bhutas* als die stärksten und schlimmsten der bösen Geister gelten, was vermutlich etwas über die Tiefe der zwischen Hindus und Muslimen herrschenden Antipathie aussagt, höre ich Panditji sagen: ‚Ich *bin* ein Muselman. Ich bin im Heiligtum von Islaudin zu Hause. Dort mußt du jeden Tag eine Öllampe für mich entzünden, oder ich gehe nicht fort.' Ich frage eine der Frauen, was Panditji fehlt. ‚Panditji lebt in unserer Pension', vertraut sie mir ohne Zögern an. ‚Seine ganze Familie hat den *sankat* [wörtlich „Bedrängnis"]. Manchmal ist auch Panditji von einem Muselmanen besessen, der mit *kabab* gefüttert werden will, und dann bringen wir ihn hierher.' *Sankat,* so viel habe ich inzwischen mitbekommen, ist das Wort, das in Balaji benutzt wird, um die Besessenheit von einem bösen Geist zu bezeichnen.

Es ist fast drei Uhr nachmittags, als ich die Gruppe verlasse und die Treppe zum zweiten Stock emporsteige, wo Preta-raja ‚hofhält'. Da der ‚König der Geister' aufs engste mit den Angelegenheiten der *bhuta-preta* zusammenhängt, ist der Saal im zweiten Stock überfüllt von Menschen und vibriert in verhaltener Spannung. Die meisten Leute sitzen säuberlich aufgereiht nebeneinander, haben das aufgeschlagene Gebetbuch vor sich liegen und singen fromme Lieder, in denen Preta-rajas Wunderwerke gepriesen werden. Unter dem wohlwollenden Blick des Priesters fungiert ein halbwüchsiger Bursche von fünfzehn Jahren als Vorsänger; der Priester sitzt vor dem steinernen Abbild Preta-rajas, das das unvermeidliche Eisengitter vor der Berührung der Heilungsuchenden schützt. Der Gesang ist von selbstvergessener Ekstase erfüllt und wird von einem dumpfen Dröhnen begleitet, das die Patienten durch das rhythmische Schlagen ihres Rückens gegen die Wand erzeugen. Ich begebe mich in den Hintergrund der Halle, wo sich drei Eisengitter befinden; sie ähneln den Gittern vor Gefängniszellen. Ich lehne mich gegen eines der Gitter und bemerke, daß der Platz vor den anderen beiden bereits von zwei Mädchen beansprucht wird, deren Füße an die Gitterstäbe angekettet sind. Ein paar Meter weiter rechts liegt eine jüngere Frau mit dem Gesicht nach unten auf dem Boden; auf ihrem Rücken liegen schwere Steine. Sie hebt den Kopf und bittet mich mit flehentlicher Stimme, einen der Steine zu verrücken, der ihr Schmerzen verursacht. Mit einiger Mühe hebe ich den schweren Stein hoch und lege ihn neben ihr auf den Boden. ‚Was fällt dir ein, den Stein wegzunehmen?' fährt sie mich zornig an. ‚Leg' ihn sofort wieder zurück!' Zwei Männer und eine Frau – vermutlich ihre Familie – beschimpfen mich laut, und einer der Männer wirkt sehr aufgebracht. Ich versuche, die Situation zu erklären, aber er schüttelt nur ärgerlich den Kopf und murmelt etwas von ‚nichtsnutzigen Störenfrieden'. Ein freundlicher Mann, der meine Ratlosigkeit bemerkt, klärt mich auf. ‚Als das Mädchen dich ansprach, war es in Wirklichkeit ihr *bhuta,* der solche Schmerzen litt. Wenn du den Stein nicht weggenommen hättest, hätte der *bhuta* vielleicht gestanden, woher er kommt und was er will. Die Familie wartet hier schon drei Monate auf ein Bekenntnis des *bhuta.*‘ Ich ziehe mich verstimmt zurück und schwöre mir, mich nie wieder einzumischen und vor jeder Sympathie- und Mitleidsregung auf der Hut zu sein.

Das angekettete Mädchen neben mir, das ich bisher sorgfältig ignoriert habe, wird geräuschvoller. Sie rasselt vernehmlich mit den Ketten und stößt gelegentlich mit rauher Stimme hervor: ‚Genug jetzt! Halt' das Maul und hör' mit diesem Unsinn auf, oder ich mache dich zu Asche.‘ Einige Leute aus der Menge hören sie und drehen sich nach ihr um, schauen aber rasch wieder weg, als das Mädchen Grimassen schneidet und obszöne Gesten macht. Dann ruft sie ihren Gatten, einen jungen Mann, der verzweifelt versucht, keine Notiz von ihr zu nehmen und sich auf seinen Gesang zu konzentrieren. Sie befiehlt ihm laut und vernehmlich, auf der Stelle den Beischlaf mit ihr auszuüben, und versucht, ihren *sari* zu lüften. Das hat den gewünschten Erfolg: Der Mann springt auf, um sie daran zu hindern. Als hätte sie nur auf diese Gelegenheit gewartet, packt das Mädchen den Mann und verbeißt sich in seinen Unterarm. Der Mann versetzt ihr einen heftigen Schlag, so daß sie gegen das Gitter fliegt. ‚Jetzt hab' ich genug‘, sagt der Mann zu niemandem speziell. ‚Ich weiß nicht, was mit ihr los ist. Von mir aus kannst du hier verschmoren! Spiel' dein Theater vor, wem du willst, ich fahre nach Hause!‘ Das Mädchen, das sich inzwischen von dem Schlag erholt hat, setzt sich aufrecht hin und lacht belustigt.

Als ich zum Tor hinaussehe, fällt mein Blick auf die hohen Felswände, an die der Tempel sich anschmiegt. Er ist tatsächlich aus dem Stein herausgehauen. Große Steinstufen führen zur Spitze des Felsens hinauf. In die Steinplatten sind die Namen von *pretas* eingemeißelt, die durch Exorzismus ausgetrieben wurden und sich dem Hofe Preta-rajas als Diener und Helfer angeschlossen haben. Neben der ersten Stufe sind auf einer erhöhten Plattform gekochter Reis, *dal* und andere Speisen aus den Opfergaben der Frommen aufgehäuft. Streunende Hunde und Straßenjungen umlagern den Haufen, um sich die besten Bissen – *burfis* oder *laddoos* – zu schnappen, sobald neue Opfergaben aufgeschüttet werden. Hunde, so erfahre ich, sind Mahakal Bhairavs Reittiere und daher im Tempel sakrosankt. Etwas oberhalb und links von der Plattform befindet sich eine kleine Zisterne, die, wie man glaubt, die Wohnung Kundi Wale Babas ist. Das schmutzige Wasser dieser Zisterne (in der die Hunde mit Vorliebe baden) wird von denjenigen getrunken, deren böser Geist sich als besonders hartnäckig erweist.“

Das Vorgehen gegen den Geist, von dem ein Patient besessen ist, vollzieht sich in einer Reihe von Tempelritualen, die an einen Gerichtsprozeß erinnern. Die erste Stufe heißt „Gesuch“ *(darkhwast)*; dabei bringt der Patient eine Opfergabe aus Reis und *dal* im Wert von 1,25 Rupien dar und gibt einem Tempeldiener jeden Morgen und jeden Abend vor Beginn des Gottesdienstes zwei *laddoos*. Im Verlauf dieser Gottesdienste berührt ein Priester mit den *laddoos* das Bildnis Balajis und gibt sie dann dem Patienten zurück, der sie essen muß. Man glaubt, daß mit dem Genuß der *laddoos* die Kraft Balajis in den Patienten eingeht und den *bhuta* zum „Erscheinen“ vor Gericht *(peshi)* zwingt, was der dramatische Höhepunkt der Heilungsrituale ist. Wenn das Gesuch erfolglos bleibt und der Geist nicht erscheint, kann der Patient eine „Eingabe“ *(arzi)* machen, wobei sich die „Gerichtskosten“ auf 17,25 Rupien belaufen, wofür der Patient *laddoos* für Balaji, gekochten Reis für Preta-raja und gekochten *urad* für Mahakal Bhairav kaufen muß. Erweist der *bhuta* sich als störrisch und erscheint er nicht mindestens einmal bei den Morgen- und Abendgottesdiensten für Balaji oder beim Abendgottesdienst für Preta-raja, steigen die Eingabekosten *(badi arzi)* auf 21,25 Rupien. (Im hinduistischen Ritual bezeichnet die Mengenzahl, die mit Brüchen endet, die Größenordnung des den Göttern anheimgegebenen Unglücks.) Außerdem kann dem Patienten aufgegeben werden, verschiedenen kleineren Gottheiten, wie z. B. *bhangiwara*, Süßigkeiten zu opfern. Unterdessen dürfen auch die Familienmitglieder nicht untätig bleiben. Viele von ihnen werden vom Priester aufgefordert, bestimmte Mantras zu singen oder gewisse Abschnitte aus dem Ramayana und dem Hanuman-Chalisa laut zu lesen. Andere findet man in den Tempelhallen, wo sie Mantras singen und dabei mit einem Löffel Wasser von einem Topf in den anderen schöpfen. Die Mantras sollen das Wasser mit göttlicher Energie erfüllen. Später wird es vom Patienten getrunken, vermutlich zum zusätzlichen Verdruß des Geistes, von dem der Patient besessen ist. Es ist durchaus begreiflich, daß es dem *bhuta* nur in den seltensten Fällen gelingt, dem gemeinsamen Ansturm so vieler „göttlicher Energien“ zu widerstehen. In weltliche Sprache übersetzt, würden wir sagen, daß die Rituale des „Gesuchs“ und der „Eingabe“ die ehrfurchtheischende Autorität der Götter verkörpern, die vom Patienten fordern, sich in den tranceartigen Zustand des *peshi* zu versetzen. Verstärkend wirken die Erwartungen der Priester und der Familienangehörigen, ermutigend die Beobachtung von anderen Patienten, die ihren *peshi* im Kreise einer wohlwollenden Gruppe abhalten.

Den Beginn eines *peshi* zeigen wohldefinierte Zeichen an: Das rhythmische Vor- und Zurückschwingen des Oberkörpers und das heftige Hin- und Herschleudern des Kopfes sind die sichersten Beweise für das „Erscheinen" des *bhuta*. Weitere Zeichen des *peshi* sind es, wenn der Patient mit den Fäusten auf den Boden trommelt, mit dem Rücken gegen die Wand schlägt, mit steinbeschwertem Rücken auf dem Boden liegt oder andere Akte der Selbstbestrafung vornimmt. Im wesentlichen ist *peshi* ein tranceartiger, veränderter Bewußtseinszustand, bei dem die Wahrnehmung des Patienten von seiner Umwelt radikal verengt, aber nicht völlig ausgeschaltet ist. In diesem als Dissoziation bekannten Zustand kann der Patient zwar in der Regel eine Unterhaltung mit Personen seiner Umgebung führen, doch verfällt die Unterhaltung später häufig der Amnesie. Er achtet darauf, daß er sich bei den Akten der Selbstbestrafung keine bleibenden Schädigungen zufügt, und mit dem Ende des Gottesdienstes im Tempel ist auch der *peshi* automatisch beendet. Wird der *peshi* aus irgendeinem Grunde unterbrochen, so haben die Patienten, wie sie berichten, das Gefühl, als ob ihnen etwas die Brust sprenge und die Kehle zuschnüre – „wie wenn etwas herauskommen wollte".

Die nächste Phase des *peshi* ist bei vielen Patienten von einem Ringen zwischen ihrem *bhuta* und einer der Tempelgottheiten gekennzeichnet. „Du hast mich hierhergerufen", mag so ein Geist herausfordernd zu dem Gott sagen, „aber wenn du Mut hättest, würdest du zu mir gekommen sein, und dann hätte ich dir meine Stärke bewiesen!" Die den Patienten umgebenden Leute versuchen, den Geist zu provozieren, indem sie Sprüche zum Ruhme des Gottes ausrufen. In seiner Erregung wird der Geist oft zornig und ausfallend, wobei er Obszönitäten gegen den Gott ausstößt und Hohn und Spott über die frommen Zuschauer ergießt. Die Sturzflut von aggressiven Schmähungen, besonders wenn sie aus dem ansonsten versiegelten Munde zartbesaiteter junger Mädchen und Frauen kommt, erlaubt kaum einen Zweifel daran, daß wir es mit einer krampfartigen Entladung von aufgestauten Aggressionen und dem seltenen Fall einer Auflehnung gegen die beengenden Normen und Sitten einer konservativen Hindugesellschaft zu tun haben, deren sichtbarste Repräsentanten ihre Götter sind. Manche Patienten sagen sich sogar zeitweilig von der hinduistischen Glaubensgemeinschaft los: Ihr *bhuta* behauptet dann, daß er Muslim, ja sogar *Sayyad* sei, der ebenso mächtig wie Balaji sei und niemals eine Niederlage zugeben würde. Die Erregung steigert sich, wenn die um den Patienten versammelten Menschen den aufrührerischen, trotzigen Geist bedrängen. „Du willst auch mit Baba kämpfen, oder?" ruft die Menge. „Baba, besorg' es ihm gründlich! Anders will der Bösewicht nicht hören!" Und wirklich beginnt der Patient in diesem Augenblick, sich selbst mit den Fäusten zu traktieren, was die Protestschreie des Geistes noch lauter werden läßt. „Ich unterwerfe mich nicht! Eher sehe ich dich und euch alle in der Hölle!" Nach einiger Zeit hört der Patient, offenkundig ermüdet, auf, sich selbst zu schlagen, und der Geist gesteht seine Niederlage ein: „Nun gut, du hast gewonnen. Du hast mich ausgehungert und geprügelt, aber immerhin bist du mein Vater. Ich werde dir gehorchen." Die Zuschauer sind sichtlich erleichtert, daß die normale Weltordnung wiederhergestellt ist und der Patient sich zu den alten Werten und alten Autoritäten bekennt. Viele brechen in Gelächter aus: „Nun hör' dir diesen Schlaumeier an, Baba! Bloß weil du ihn verprügelt hast, erkennt er dich als seinen Vater an." Das Ritual tritt nun in seine nächste Phase ein, die „Aussage" *(bayan)*. Der Geist bittet um Verzeihung und gibt sich auf Drängen der Menge zu erkennen. Dann verspricht der Geist, den Patienten in Ruhe zu lassen und sich auf Gnade oder Ungnade dem Gott zu ergeben. Manchmal gefällt es dem Gott, dem Patienten einen „bekehrten", wohltätigen Geist – den *duta* – zu senden, der ihn davor schützen soll, von weiteren bösen Geistern befallen zu werden; das Herannahen des *duta* kündigt sich durch einen tranceartigen Zustand an, in dem der Patient sich mehrmals vor dem Bildnis des Gottes niederwirft.

Die Patienten und ihre Krankheiten

Als ich versuchte, in die innere Welt der Patienten einzudringen, indem ich über ihre Lebensgeschichte nachdachte und die Geister, von denen sie besessen waren, aus nächster Nähe beobachtete, entpuppten sich viele der *bhutas* als gute alte Bekannte aus meiner klinischen Praxis als Psychoanalytiker; die Vorgänge, die bei meinem ersten Besuch in dem Tempel so geheimnisvoll wirkten, machten bald nicht mehr einen so befremdlichen und unheimlichen Eindruck.

Ich lasse nun einige Fallgeschichten folgen. Sie sollen zum einen die Besessenheitskrankheit vom Standpunkt einer dynamischen Psychoanalyse beleuchten – im Gegensatz zu den eher psychiatrischen, soziologischen und kulturellen Beiträgen anderer Autoren.[6] Zum anderen sollen sie gewisse Verhaltensweisen beleuchten, die als kulturell nicht akzeptabel gelten, sowie die seelischen Belastungen verdeutlichen, denen das Individuum in der indischen Gesellschaft ausgesetzt ist.

a) Shakuns Tante

Shakun war ein neunzehnjähriges Mädchen, scheu und hübsch, aus einer kleinen Stadt in Bihar, das in Begleitung seiner Mutter und seiner drei Brüder nach Balaji gekommen war. Sie war sechzehn, als sie zum erstenmal von einem *bhuta* besessen war. Eines Nachmittags war sie auf den Hof hinausgegangen, um ihr Wasser zu lassen, und hatte ihre Mutter gerufen, damit sie ihr mit der Unterwäsche half: Shakun selbst hatte gerade ihre Hände mit Henna eingerieben, einem Schönheitsmittel, das vor allem junge Mädchen am Vorabend ihrer Hochzeit benutzen. In derselben Nacht – alle waren bereits zu Bett gegangen – hörte die Familie plötzlich Shakuns angstvolle Schreie. Anscheinend „sah" Shakun im hypnagogischen Zustand vor dem Einschlafen, wie eine lachende Frau sich ihr näherte. Das Mädchen war verängstigt und behauptete, die Frau habe auf ihrem Kopf herumgetanzt und ihr heftiges Kopfweh verursacht. In den nächsten drei Jahren traten die Besuche der tanzenden Frau nebst Shakuns Kopfschmerzen und schweren Angstzuständen in regelmäßigen Abständen auf. Die Diagnose der Familie und der herangezogenen Exorzisten war einmütig: Shakun war von einem weiblichen *bhuta* besessen. Die Bemühungen des lokalen Exorzisten erwiesen sich als fruchtlos, obwohl der *bhuta* sich bei einem der Rituale als Geist der Gattin des Bruders von Shakuns Vater zu erkennen gegeben hatte. So beschloß man, das Mädchen nach Balaji zu bringen.

Im Gegensatz zu Shakun, die von einer peinlichen Verlegenheit und Schüchternheit war, rückte die Mutter bereitwilligst mit Einzelheiten über die Krankheit ihrer Tochter heraus. Mit verschwörerischer Miene erzählte sie, daß die tote Tante – also der Geist, von dem Shakun besessen war – Selbstmord verübt hatte, als das Mädchen erst drei Jahre alt war. „Aber bestimmt war Shakun damals zu klein, um sich daran zu erinnern", meinte die Mutter. Die Tante war mit dem älteren Bruder von Shakuns Vater verheiratet und lebte mit in der Familie; ihr Selbstmord hatte sich unter skandalträchtigen Umständen abgespielt, die die Mutter mit unverkennbarer Wollust in allen aufregenden Einzelheiten schilderte. Die Tante hatte, so scheint es, einen ziemlich lockeren Lebenswandel geführt und war unterschiedslos mit jedem ins Bett gegangen, der ihr über den Weg lief, sogar mit den einfachen Arbeitern aus niederer Kaste, die in der kleinen, der Familie gehörenden Zigarrenfabrik beschäftigt waren. Alle in der Familie wußten von den Liebeshändeln der Tante und mißbilligten sie aufs heftigste, und Shakuns Vater hatte seiner Frau sogar den Verkehr mit ihr verboten; nur der Gatte der Tante befand sich bis zum bitteren Ende in der sprichwörtlichen Ahnungslosigkeit des betrogenen Ehemannes. Eines Tages aber erwischte er seine Frau in flagranti mit einem der Arbeiter, und es kam zu einer fürchterlichen Szene. In dieser Nacht beging die Tante Selbstmord. ,,Aber Shakun weiß natürlich überhaupt nichts von ihrer Tante. Wir haben in Shakuns Gegenwart nicht einmal ihren Namen erwähnt", wiederholte die Mutter.

Hier muß ich Shakuns Mutter leider widersprechen. Ich kann mir nicht vorstellen, daß das dreijährige Kind, in einer Lebensphase, in der die kindliche Neugier am größten ist, nichts von seiner so faszinierenden, zugleich aber von allen abgelehnten Tante gemerkt haben soll, die noch dazu unter so geheimnisvollen Umständen starb. Damals (und später) sind ohne Zweifel zwischen Shakuns Eltern und anderen Familienangehörigen halblaute Gespräche geführt worden, in denen sich Mißbilligung und sexuelle Anzüglichkeiten bekundeten und die plötzlich verstummten, sobald das Kind in Hörweite kam. Es muß viele Anspielungen auf die Familientragödie gegeben haben, die Shakun mitbekam, und gewiß auch boshafte Sticheleien von anderen Kindern, die Shakun kaum darüber im Zweifel lassen konnten, welches liederliche Leben ihre Tante geführt und welch elenden Todes sie gestorben war. Die Erinnerung an die Tante muß für Shakun im Unterbewußtsein völlig lebendig geblieben sein; dort verband sie sich mit allem, was streng verboten und zugleich doch ungeheuer faszinierend ist, woraus jenes ,,Geheimnis des Lebens" entsteht, das jedes Kind sehnlichst zu lüften wünscht.

Die Tante, so meine ich, wurde für das heranwachsende Mädchen allmählich zur Verkörperung seiner *negativen Identität*[7] – also zum Inbegriff alles dessen, was Shakun, wie sie ,,wußte", niemals sein durfte, aber zu werden fürchtete, zumal in den Wirren der Adoleszenz, als ihre sexuellen Regungen sich bemerkbar machten. Oder in der Sprache C. G. Jungs ausgedrückt: Die Tante ist der *Schatten,* jener minderwertige, dunkle Teil der Persönlichkeit, der vom Unbewußten unterdrückt wird und aus all jenen verbotenen Wünschen besteht, die mit den Werten und Bestrebungen der bewußten *persona* unvereinbar sind. Shakuns *bhuta* ist demnach eine Gestalt aus ihrem Unbewußten, eine bildliche Darstellung (in Form der Tante) ihrer eigenen sexuellen, womöglich sogar homosexuellen Wünsche. Aufgrund der sozialen Maßstäbe, die in ihrer Gemeinschaft gelten, vor allem aber wegen des schrecklichen Schicksals der Tante, die ihren *eigenen* sexuellen Begierden freien Lauf ließ, hat Shakun, so glaube ich, verzweifelt dagegen angekämpft, bei sich selbst diese Wünsche bewußt werden zu lassen. Mit sechzehn, in einem Alter der erhöhten sexuellen Regungen, mißlang ihr zum ersten Male diese Unterdrükkung; dies führte zu einem psychologischen Zustand der ,,Besessenheit", der große Angstgefühle auslöste, als das Ich des gehemmten

Mädchens verzweifelt dagegen ankämpfte, von dem gefürchteten Inhalt des Unbewußten überwältigt zu werden.

b) Asha und ihre Geister

Asha war eine sechsundzwanzigjährige Frau aus einer der unteren Mittelschicht angehörenden Familie in Delhi, die in Begleitung ihrer Mutter und ihres Onkels nach Balaji gekommen war. Sie war eine schmale, attraktive Frau mit scharf gemeißelten Zügen und schwärzlichem Teint und hatte eine schlanke, mädchenhafte Figur, die sie jünger aussehen ließ, als sie war. Solange sie denken konnte, hatte sie unter regelmäßig wiederkehrenden Kopfschmerzen gelitten; ihre akuten Beschwerden hatten jedoch erst vor zweieinhalb Jahren begonnen, als sich erstmals eine Reihe höchst seltsamer Symptome zeigte. Es traten u. a. heftige Magenkrämpfe auf, bei denen sie sich vor Schmerzen krümmte und die sie schwach und wie ausgelaugt zurückließen. In bestimmten Abständen hatte sie eine Empfindung, als kröchen ihr Ameisen über den Körper; die Empfindung konzentrierte sich nach und nach auf den Kopf und verursachte Asha solches Unbehagen, daß ihr jede Berührung des Kopfes zur unerträglichen Qual wurde. Es gab Anfälle von Heißhunger und auch Wutausbrüche, bei denen sie mit Gegenständen um sich warf und gegen jeden tätlich wurde, der ihr in die Quere kam. „Einmal habe ich sogar meinen Vater geschlagen", erzählte uns Asha. „Können Sie sich vorstellen, daß eine Tochter ihren Vater schlägt? Noch dazu einen Vater, den ich mehr geliebt habe als irgendeinen anderen Menschen auf dieser Welt?"

Weder eine medikamentöse Behandlung (Ashas Onkel war Arzt) noch die Konsultation eines Exorzisten führten zu einer erkennbaren Besserung ihres Zustandes; was Asha jedoch endgültig bewog, nach Balaji zu kommen, war eine plötzliche Verfärbung ihrer Haut ins Schwärzliche, die sich sechs Monate nach dem Tode ihres Vaters zeigte. Sie litt deshalb schreckliche Seelenqualen, nachdem sie immer stolz auf ihren hellen Teint gewesen war. Asha hatte den Eindruck, nun sehr unattraktiv geworden zu sein, und dachte bereits an Selbstmord.

In Balaji ließ Ashas *peshi* nicht lange auf sich warten. Sie hatte in Balajis „Hof" kaum die beiden *laddoos* gegessen, als sie auch schon zu Boden stürzte und bekannte, daß sie von zwei Geistern besessen sei. Der erste Geist, der die Magenkrämpfe verursachte, sagte aus, ihn habe die Frau von Ashas Bruder gesandt. Sein Name sei Masan, sagte er – ein Geist, der Friedhöfe und Begräbnisstätten bewohnt und sich darauf „spezialisiert" hat, ungeborene Kinder im Mutterleib aufzufressen. Der andere Geist gab zu, für die Empfindung der kriechenden Ameisen und für Ashas Wutanfälle verantwortlich zu sein, und enthüllte, daß ihn der ältere Bruder von Ashas Verlobtem geschickt habe. Nach diesem ersten Geständnis verfielen beide Geister in Schweigen und machten keine weiteren Aussagen. Bei späteren Gelegenheiten verlief Ashas *peshi* weniger dramatisch: Er bestand in einem träumerischen Wiegen des Körpers, das Asha erfrischte und ihr die Überzeugung gab, ihre Haut sei heller geworden. Es scheint, als sei Asha geradezu *peshi*-süchtig geworden. An der Bestrafung ihres *bhuta* war ihr anscheinend nicht viel gelegen, ja sie zeigte sich überhaupt uninteressiert am Heilerfolg ihrer Kur. Wenn der *peshi* aus irgendwelchen Gründen zwei oder drei Tage ausfiel, verengten sich Ashas Augen zu schmalen Schlitzen, ihr Kopfweh wurde schlimmer, und sie bekam unfehlbar einen ihrer Wutanfälle. Theoretisch könnte man den Vorgang so formulieren: Asha versuchte, ihre Besessenheitssymptome, also die pathologische Reaktion auf einen individuellen Konflikt, zu vertauschen gegen die rituelle Trance des *peshi,* also eine von der Gesellschaft gebilligte psychologische Abwehr.[8]

Asha war zwar alles andere als verschlossen und erzählte munter und lebhaft von ihrem Leben und ihren Problemen, doch waren ihre Erzählungen meistens verworren und zusammenhanglos. Sie sprang von einem Erlebnis zum anderen, von der Vergangenheit in die Gegenwart und wieder zurück in die Vergangenheit, und so war es ein schwieriges Geschäft, die einzelnen Stücke ihrer Lebensgeschichte in eine chronologische Ordnung zu bringen. Dramatische Momentaufnahmen und wehmütige Erinnerungen, unterstrichen von affektierten Gebärden und mit theatralischer Stimme vorgetragen, folgten einander in verwirrendem Tempo, so daß es schwer war, Tatsachen von Eindrücken, Wirklichkeit von Phantasie zu unterscheiden.

Als jüngstes Kind der Familie und einzige Tochter nach fünf Buben war Asha stets der erklärte Liebling ihres Vaters gewesen. In ihren Erinnerungen an die Kindheit tauchten immer wieder Bilder dieser Vater-Tochter-Intimität und des gemeinsamen Entzückens aneinander auf, während die übrigen Familienmitglieder aus dem Zauberkreis ausgeschlossen blieben. Der Vater pflegte, wenn er abends aus dem Büro nach Hause kam, als erstes nach seiner Lieblingstochter zu fragen und mit ihr zu spielen, bis es Zeit zum Abendessen war. Selbst als sie schon zwanzig war, brachte ihr der Vater regelmäßig Süßigkeiten mit, und jeden Abend setzte er sein nun nicht mehr so kleines Mädchen auf die Schultern und ritt mit ihr um das Haus, wobei er oft ausrief: „Ach, meine Lieblingstochter, was mache ich bloß, wenn du einmal heiratest und aus dem Hause bist! Mein Leben wird ganz leer sein!"

Zum einzigen Mißklang in dieser „idyllischen" Vater-Tochter-Beziehung kam es, als Asha fünfzehn war. Damals verliebte sie sich in einen jungen Collegestudenten, der als ihr Privatlehrer engagiert worden war. Als der Vater von dieser aufkeimenden Romanze erfuhr, war er außer sich vor Wut und verbannte Asha zu ihrer Tante nach Saharanpur. Hier stand sie unter so strenger Aufsicht, daß sie weder Briefe schreiben noch Briefe empfangen konnte. Ein Jahr kümmerte das Mädchen praktisch als Gefangene dahin; nach Delhi kam sie erst zurück, als ihr Vater krank wurde und von niemand anderem als seiner Lieblingstochter gepflegt werden wollte. Asha umsorgte ihn hingebungsvoll, bis er wieder gesund war, und von dem jungen Hauslehrer wurde niemals mehr gesprochen; ja, die Episode schien Vater und Tochter einander sogar noch nähergebracht zu haben.

Die Verkettung von Ereignissen, die dazu führten, daß Asha von den beiden Geistern besessen war, scheint die folgende gewesen zu sein: Drei Jahre zuvor hatte Ashas Lieblingsbruder geheiratet, und laut Asha war er, beeinflußt von seiner Frau, ziemlich gleichgültig gegen seine Schwester geworden. Asha war sehr unglücklich über diesen „Verrat" ihres Bruders, versah aber weiterhin alle schwesterlichen Pflichten. Einmal, als ihre Schwägerin schwanger war, hielt sie sich für kürzere Zeit im Hause ihres Bruders auf und entdeckte dabei zufällig im Schrank der Schwägerin einige ihrer eigenen Kleider – ein Fund, der sie sehr gegen „diese Diebin" aufbrachte. Kurz darauf begannen ihre Magenkrämpfe.

In dieser Zeit geschah es nun, daß ein junger Mann aus der Nachbarschaft ein deutliches romantisches Interesse für Asha entwickelte. Jeden Tag erschien der junge Mann in der Klinik, in der Asha ihrem Onkel bei der Arbeit half, und redete stundenlang auf sie ein. Asha war an ihrem glühenden Verehrer nicht interessiert, wie sie behauptete, was den Jüngling jedoch in keiner Weise beeindruckte. Während der langen und häufigen Gespräche gestand er dem Mädchen offen seine Liebe. Als Ashas Vater Wind davon bekam, wie der junge Mann seiner Tochter nachstellte, war er wieder einmal außer sich vor Wut. Von zweien seiner Söhne begleitet, marschierte er in das Haus des jungen Mannes und stellte dessen Familie zur Rede. Seiner Mutter gelang es, Ashas Vater und ihre Brüder zu überreden, daß Asha in ihre Familie einheiraten solle; so beschloß man (wie und von wem das beschlossen wurde, blieb unklar), daß Asha zwar nicht ihren Verehrer, aber statt dessen seinen jüngeren Bruder heiraten solle. Asha war sehr unglücklich über dieses Arrangement, doch da wurde ihr Vater krank, und sie konnte ihren Gefühlen nicht freien Lauf lassen, da dies den Zustand seines Herzens möglicherweise noch verschlimmert hätte. Wiederum umsorgte sie hingebungsvoll den Kranken, wobei sie sogar „jenes Organ anfaßte und reinigte, das ein Mädchen niemals in die Hand nimmt".

Der ältere Bruder ihres Verlobten war inzwischen kühner und gegenüber dem Mädchen noch zudringlicher geworden. Es schien ihn nicht zu kümmern, daß Asha ihn wiederholt bat, er möge sie, wie es einem guten Hindu zukomme, als seine Tochter ansehen, nachdem sie bald die Frau seines jüngeren Bruders werden würde. In dieser Zeit wurde Asha zum erstenmal von dem zweiten Geist befallen. Sie war zu einem Besuch in das Haus ihrer künftigen Schwiegermutter gegangen, mußte aber feststellen, daß das ganze Haus leer war – bis auf ihren schmachtenden Bewunderer. Er hatte sie aufgefordert, mit ihm nach oben in sein Zimmer zu gehen, woraufhin Asha ohnmächtig geworden war. Bald darauf begannen ihre Wutanfälle, die Empfindung der kriechenden Ameisen und ihre Kopfschmerzen.

Was sagt nun der Psychoanalytiker hierzu, der für einen Moment versucht, nicht die kulturelle Bedeutung von Ashas Verhalten und Symptomen zu erfassen, sondern die zugrundeliegenden seelischen Prozesse zu verstehen? Sieht man einmal vom indischen Rahmen des Falles Asha und von seiner Einbettung in die Punjabi-Mittelschicht ab, so scheint mir Asha in jene Gattung der frühen psychoanalytischen Literatur zu gehören, in der es um junge Frauen geht, die bei der Pflege eines älteren Verwandten erkranken. Hin- und hergerissen zwischen Pflichtgefühl und Liebe zum Vater und ihrem uneingestandenen sexuellen Drang zu einem anderen Mann, durchlitt Asha einen Konflikt, den viele Mädchen der bürgerlichen Gesellschaft gegen Ende des 19. Jahrhunderts erlebten – beispielsweise auch Elisabeth von R., die Patientin Freuds.[9] Bei ihrem Bedürfnis nach enger Nähe zum Vater scheint Asha kaum eine andere Wahl gehabt zu haben, als die feindselige Komponente ihres Gefühls für den Vater zu verleugnen – so, wie sie bei der ersten, gescheiterten Liebesaffäre mit dem Hauslehrer ihre Wut verleugnen mußte. Angesichts der gegebenen, belastenden Verhältnisse – der Krankheit ihres Vaters, ihrer Verlobung, der Zudringlichkeit des anderen Mannes – genügte es aber nicht mehr, daß Asha ihre aggressiven und sexuellen Wünsche einfach verleugnete. Zur Abwehr dieser Wünsche mußte hinzukommen, daß man sie vom Bewußtsein abspaltete und den

Machenschaften eines *bhuta* zuschrieb. Selbstverständlich ist der Geist von dem schmachtenden Verehrer „geschickt" worden, den Asha unbewußt für die widersprüchlichen Emotionen verantwortlich macht, die das Mädchen ständig zu überwältigen drohen. Das andere Symptom, das Asha quält: die Verfärbung ihrer Haut, entspringt ihrer Identifizierung mit dem Vater. Wir erfahren nämlich, daß vor seinem Tode *seine* Haut bläulich-schwarz geworden war! Eine solche Identifizierung ist nicht allein darauf angelegt, den Verlust des geliebten Vaters zu kompensieren, sondern kann auch Ashas vergebliche Versuche ausdrücken, sich von ihm zu befreien. Ashas anderer *bhuta* – der embryofressende Masan – versinnbildlicht ebenfalls eine ähnliche Symbiose aus destruktiven und sexuellen Wünschen. Ihre Bauchschmerzen sind Ausdruck ihrer unbewußten Schwangerschaftsphantasie, ausgelöst durch eine Identifizierung mit der „glücklichen Rivalin", nämlich der Schwägerin. Der Geist, der ungeborene Kinder tötet, symbolisiert dann den Gedanken: „Nicht ich bin es, die am liebsten das ungeborene Kind meiner Schwägerin töten würde, sondern sie ist es, die mein [phantasiertes] Kind umbringen will." Ashas Anfälle von Heißhunger scheinen diese Deutung zu bestätigen. Viele Schriftsteller haben gewußt, daß neurotische Gier nicht nur das Bedürfnis nach Nahrung widerspiegelt, sondern auch jene unbewußten Wünsche, die nicht befriedigt und daher auch durch Essen nicht gestillt werden können. So schildert Balzac in seinem Roman „Zwei Frauen" die Vorliebe einer schwangeren Frau für verdorbene Orangen: Intuitiv hatte er die kannibalistische Natur ihrer Wünsche durchschaut, die sich gegen das Kind in ihrem Leib richteten.

Ich habe oben angedeutet, daß Asha (aber auch Shakun) vieles gemeinsam haben mit weiblichen Patienten Freuds aus dem Wiener Bürgertum. Die Ähnlichkeit liegt nicht in den Symptomen, sondern in der zugrundeliegenden *hysterischen Persönlichkeit,* die allen diesen Frauen gemeinsam ist. Die Elemente dieser „idealtypischen" hysterischen Persönlichkeit sind allgemein bekannt: die intensive, erotische Bindung an den Vater sowie der ungelöste Ödipuskonflikt; die Angst vor der Sexualität, die oft einhergeht mit einem starken, aber unterschwelligen Interesse an ihr; die demonstrative Beobachtung konventioneller Werte und gesellschaftlicher Anstandsregeln; die impressionistische Art der Welterfahrung; das dramatisierende und outrierte Verhalten; die Fähigkeit zur mehrfachen Identifizierung usw. In der Tat zeigte die Mehrheit der in Balaji befragten Patienten – 15 von 28, davon elf Frauen – im Kern eine solche hysterische Persönlichkeit. Bezeichnend ist, daß zwar viele der anderen Patienten im Tempel keinen *peshi* hatten und daß auch ihr *bhuta* nicht erschien, um seine „Aussage" zu machen, daß aber bei allen 15 hysterischen Patienten die *bhutas,* von denen sie besessen waren, sich ohne Ausnahme zeigten, um ihre „Aussage" zu machen. Zwar ist Besessenheit mehr als Hysterie, doch scheint die hysterische Persönlichkeit den besten Gebrauch vom Zustand der Besessenheit zu machen.

Der Unterschied zwischen Asha und anderen hysterischen Persönlichkeiten Indiens einerseits und ihren europäischen Entsprechungen andererseits liegt im Vorkommen einer reichhaltigen, dramatischen und konkreten Bilderwelt von *bhutas;* diese Art der visuellen Bilderwelt ist in den bekannt gewordenen Fällen von *grande hystérie* im Westen verschwommen, sofern sie überhaupt vorhanden ist. An dieser Stelle kommt die Kultur zum Zuge. Das indische Kind wächst in einer bunten mythologischen Welt auf, die von zahlreichen Göttern, Göttinnen und sonstigen übernatürlichen Wesen bevölkert wird; es macht schon früh die Erfahrung verschiedenartiger Wärter und Wächter, und alles trägt bei zur Bilderwelt von Geistern, die vom Menschen Besitz ergreifen. Die Hysterie ist, wie Alan Krohn gezeigt hat, ausschließlich eine Neurose, die die besondere Färbung ihrer geschichtlichen und kulturellen Umgebung annimmt.[10] Im Abendland hatte die hysterische Persönlichkeit im Laufe der Zeit viele Erscheinungsformen: In der viktorianischen Zeit waren es „Vapeurs", Ohnmachtsanfälle, unerklärliche Lähmungen und Krämpfe; im Mittelalter war es der Teufel oder die Hexe, die dem betroffenen Menschen die Kontrolle über seinen Körper entwanden und diesen für ihre eigenen Zwecke mißbrauchten. In der Tat zeichnet sich die hysterische Persönlichkeit wahrscheinlich vor allem dadurch aus, daß sie sich, wie Krohn sagt, an dem in ihrer kulturellen Umwelt herrschenden „Mythos der Passivität" ausrichtet. Ich bin das „passive" Vollzugsorgan der Götter, des Teufels, meiner Zuckungen oder meiner *bhutas* und handle auf deren Anweisung, nicht nach meinen eigenen Wünschen.

Es kann gut sein, daß die hysterische Persönlichkeit im Westen heute nicht völlig verschwunden ist, sondern sich lediglich an den in der westlichen Kultur heute herrschenden Mythos der Passivität angepaßt hat. „Das hilflose Opfer der Gesellschaft, der Sterne, des eigenen Unbewußten oder einer seelischen Erkrankung zu sein", so Krohn, „das ist der von der heutigen Kultur geförderte Mythos der Passivität, und dies bildet den Ausgangspunkt für gängige hysterische Alternativen."[11] Jedenfalls ist Freuds aus seinen Studien über Hysterie abgeleitete Libidotheorie, die man heutzutage gern zu einer ästhetischen Metapher verharmlost, für einen indischen Psychotherapeuten nach wie vor ein wesentliches Hilfsmittel seiner klinischen Arbeit. Ungeachtet der neueren theoretischen Entwicklungen, wie etwa der Ichpsychologie Heinz Kohuts, die seine Kollegen im Westen beschäftigen mögen, bleibt für den indischen Analytiker die Psychoanalyse im wesentlichen das Kind einer hysterischen Frau.

Wir sahen oben, daß es sich bei der größten Kategorie von Heilungsuchenden in Balaji um Patienten – vorwiegend junge Frauen – handelt, die an einer hysterischen Störung leiden; oder wenn man das herkömmliche Idiom bevorzugt: die von den Geistern ihrer verbotenen sexuellen und aggressiven Wünsche besessen sind. Die individuellen Varianten in allen diesen Fällen sind unter einem klinischen Gesichtspunkt gewiß von großem Interesse; aber der Umstand, daß bei indischen Frauen die hysterische Persönlichkeit deutlich überwiegt und daß die Frauen gerade zu diesem besonderen kulturellen Mythos der Passivität greifen, spiegelt auch bestimmte Bedingungen der indischen Gesellschaft wider. Anders ausgedrückt: Es gibt keine individuelle Angst, die nicht auch die latente Sorge der Gruppe widerspiegelt – eine Tatsache, auf die Erik Erikson zwar schon vor langer Zeit hingewiesen hat, die wir Kliniker aber gerne außer acht lassen, wenn wir nach dem einmalig Individuellen in einer Fallgeschichte forschen.[12] Denn wenn ich mir meine Fallgeschichten aus Balaji ansehe, besonders die einfacher Frauen aus ländlichen Gebieten, bin ich frappiert über die in ihnen allen angestaute und unterdrückte Wut: Der hilflose Zorn von jungen Frauen darüber, daß man ihnen noch immer die gesellschaftliche Emanzipation vorenthält, bildet das allen gemeinsame Gewebe, auf das sich das individuelle Bild einer hysterischen Erkrankung malt.[13] Betrachten wir einen weiteren Fall, der dies deutlich veranschaulicht.

c) Urmillas Wut

Urmilla ist eine attraktive Achtzehnjährige aus einem Dorf in Rajasthan, die zusammen mit ihrem Gatten nach Balaji gekommen war. Einige Jahre zuvor, unmittelbar nach ihrer Hochzeit, begann sie, über Schmerzen im Körper sowie Atembeschwerden zu klagen. Bald danach setzten unkontrollierbare Wutanfälle ein. Wenn sie einen dieser Wutanfälle bekam, beschimpfte sie jeden, der ihr über den Weg lief, wobei sie die ausgesuchtesten Bezeichnungen für ihren Ehemann aufsparte, den sie oft auch tätlich angriff. „Sie entwickelt dann solche Kräfte, daß es zwei oder drei starke Männer braucht, um sie zu bändigen", berichtete der Mann mit ingrimmiger Bewunderung. „Außerdem bekommt sie einen Hunger, daß sie das Essen für die ganze Familie aufißt, und wird so durstig, daß sie einen ganzen Eimer Wasser austrinken könnte." „Ja, Doktor Sahib", bestätigte Urmilla. „Vor der Ehe bin ich niemals wütend geworden, nicht ein einziges Mal. Aber wenn der *bhuta* kommt, weiß ich nicht mehr, was mit mir los ist. Später sagen sie mir, welche unflätigen Schimpfworte ich gegen meinen Mann gebraucht habe, aber ich kann mich an etwas so Schändliches überhaupt nicht erinnern."

Urmilla war aber nicht nur von einem bösen *bhuta* besessen, sondern auch von einem guten Geist – demjenigen ihres verstorbenen Vaters. Er kam immer, um sie zu beschützen, wenn ihre vom *bhuta* ausgelösten Wutanfälle ernsthaften Schaden anzurichten drohten. Der Vater war gestorben, als Urmilla fünf Jahre alt war, und er hatte in dem Ruf gestanden, ein jähzorniger Mann zu sein. Der Geist des Vaters, obgleich ebenfalls aufbrausend, wurde von Urmilla als lenkender und wohltätiger *pitri* empfunden, und auf *seinen* Rat hin hatte das Paar die Pilgerreise nach Balaji angetreten. Die beiden waren schon seit einiger Zeit in Balaji, doch obgleich der *bhuta* sich des öfteren gezeigt hatte, hatte er noch nicht gestanden, woher er kam und was er wollte. Der Mann wurde bereits ungeduldig und wollte nach Hause fahren, doch Urmilla bestand darauf, so lange zu bleiben, bis der Geist ihres Vaters ihr die Heimreise befahl. Als der Mann hartnäckig blieb, wurde Urmilla vom Geist ihres Vaters besessen, der den Mann tüchtig ausschimpfte und drohte, ihm die Beine zu brechen, falls er auch nur daran dächte, seine Tochter allein zurückzulassen. In der Herberge, in der das Paar wohnte, erzählte der Geist außerdem überall herum, der Mann plane vielleicht, eine zweite Frau zu nehmen, und er (Urmillas Vater) werde dafür sorgen, daß er dafür seinen gerechten Lohn erhalte. Dann und wann wurde Urmilla auch von einem anderen wohltätigen Geist besessen, nämlich dem ihrer toten Schwiegermutter, die sich darüber beklagte, daß die Familie nicht in der schicklichen Weise für das Heil ihrer (der Schwiegermutter) Seele sorge, und befahl, daß man das Versäumte nachhole.

In den letzten paar Tagen hatte Urmilla mehr und mehr das Gefühl, daß ihr *bhuta* dabei sei, sie zu verlassen. Eines Tages verkündete sie, daß sie alle in den drei Kilometer von Balaji entfernten Tempel der Muttergottheit Vaishno Devi gehen wollten. Dort werde die Mutter (d. h. die Göttin) von ihr Besitz ergreifen und ihr sagen, ob der *bhuta* endgültig fort sei oder ob er Urmilla nur einen der Streiche spiele, für die die *bhutas* so berüchtigt sind. Am nächsten Morgen zog eine kleine Gruppe, bestehend aus Urmilla, ihrem Mann und einem weiteren Ehepaar aus einem benachbarten Dorf, zu dem

Tempel hinauf und wartete in dem kleinen Raum, in dem das Götterbildnis aufbewahrt wird, auf die Muttergöttin. Urmilla fixierte unverwandt das Gesicht der Mutter, während die anderen in den rhythmischen Ruf „Sieg der Mutter!" verfielen. Urmillas Atmung wurde schneller, und auf ihrem Gesicht malten sich in rascher Folge Schmerz und Wut. Plötzlich bemerkten wir eine Verwandlung auf ihrem Gesicht, das ganz still und ausdruckslos geworden war: Die Mutter war gekommen. Mit lauter und fester Stimme sprudelte Urmilla Worte hervor.

Urmilla: „Was willst du? Rede. Was willst du? Warum hast du mich gerufen?"

Urmillas Mann (leise und ehrerbietig): „Bitte sage uns, ob wir Samstag gehen sollen."

Urmilla: „Ja, fahr nur fort. Geh weg."

Der Mann: „Bitte sage uns auch, ob ihr Leiden vorbei ist. Manchmal geht es ihr gut, und dann fängt sie wieder an, wütend zu werden."

Urmilla (in erregtem Ton): „Habe ich dir nicht gesagt, du sollst gehen? Wir werden schon auf das Mädchen achten. Du mußt Vertrauen haben. Wir sind bei ihr."

Der Mann: „Eine Bitte noch ... Der Name des *bhuta* –" diesen Satz brachte er nicht zu Ende, denn Urmilla donnerte zornig zurück: „Warum willst du den Namen wissen, du Schuft? Wir sagen die Namen, wenn wir zurückgehen. Die ganze Familie quält dieses arme Mädchen! Wie viele Namen willst du wissen?"

Der Mann war eingeschüchtert und murmelte sein Einverständnis. Urmilla trachtete ihren Triumph zu festigen, indem sie dem Mann befahl, zum Zeichen seiner völligen Unterwerfung seine Nase auf dem Fußboden zu reiben. Der Mann griff mit den Händen nach seinen beiden Ohrläppchen und beugte sich vor dem Götterbild nieder, um seine Nase dreimal auf dem Boden zu reiben. Jetzt wandte sich die andere Frau an Urmilla, die mit gefalteten Händen neben ihr saß: „Mutter, sage mir auch etwas über mich."

Urmilla (sehr schnell): „Der Bösewicht frißt kleine Kinder im Mutterleib. Hat diese arme Frau ruiniert. Aber es wird alles gut werden. Sage ‚Sieg der Mutter'. Ich werde mich um den Muselmanen kümmern."

Die Frau beugte sich über Urmilla, und nach ein paar Minuten kam diese wieder zu sich. Sie sah erschöpft aus, aber gleichzeitig glänzte ihr Gesicht vor Befriedigung über das, was sie eben erlebt hatte. Während wir zu Urmillas Herberge zurückwanderten, sagte sie uns, sie alle würden nun am kommenden Samstag Balaji verlassen. Es sei nicht zu befürchten, daß der *bhuta* zurückkomme; denn die Mutter habe beschlossen, mit ihr zu sein, und sie könne Urmilla noch besser schützen als der Geist von Urmillas Vater.

Es spricht vieles dafür, daß Urmilla in ihrem Inneren eine gewaltige Wut nährte, die sie bis zu ihrer Heirat unterdrückte; endlich gelang es ihr nicht mehr, ihre Wut unter Kontrolle zu halten, und es kam zu den geheimnisvollen Schmerzen und der motorischen Entladung in Besessenheitszuständen. In diesen Zuständen, im Schutz des getrübten Bewußtseins und der anschließenden Amnesie, konnte Urmilla ihrem aufgestauten Zorn den ansonsten verbotenen Ausdruck geben. Unter dem Vorwand, nicht selbst das Subjekt ihrer Wutausbrüche zu sein, konnte Urmilla die Verantwortung für diese ablehnen und sich von ihren übrigen „Ichen“ abspalten: dem *bhuta,* dem Geist des Vaters, dem Geist der Schwiegermutter und der Muttergottheit. Es erhebt sich damit die Frage: Was war die Ursache für Urmillas Wut, und gegen wen richtete sie sich? Denn solche Wutanfälle können ja nicht nur gegen wirkliche Personen gerichtet sein, sondern auch gegen Elternbilder und andere innere Gestalten aus der Kindheit. Da ich nicht genug Informationen über Urmillas Vergangenheit besitze, kann ich nur im Hinblick auf ihre gegenwärtigen Umstände vermuten, daß Urmillas Wutausbrüche gegen ihren Mann und dessen Familie auch Wut über ihr eigenes Gefühl der Ohnmacht sind. In der Tat ist es auffallend, daß sie sich mit den machtvollen Gestalten des Vaters, der Schwiegermutter und der Muttergottheit identifiziert. In der Gemeinschaft eines Dorfes in Rajasthan, wo von der jungen Schwiegertochter erwartet wird, daß sie absolut unterwürfig ist und nicht einmal im Geist zornige Gedanken gegen die Familie ihres Mannes oder gar gegen ihren „Herrn und Gebieter“ hegt: in einem solchen Dorf scheint die Besessenheit von Geistern, die sich anders verhalten, für ein junges Mädchen eine Möglichkeit zu sein, ihr Ressentiment gegen die Ohnmacht ihrer Situation auszudrücken, ohne sie einzugestehen. Die Wut auf „höhere“ Familienmitglieder scheint besonders schwer auszudrücken zu sein. Selbst den Gedanken „sie haßt mich“, wie im Falle Ashas und ihrer Schwägerin, kann man sich nicht leicht eingestehen; muß man doch schrecklich krank und von allen möglichen Geistern besessen sein, um ausdrücken zu können: „Ich hasse ihn (oder sie).“ Die *Bharatiya nari* – die „indische Frau“ – in all ihrer sentimentalisierten Keuschheit und stillen Größe ist die eine Seite der Medaille, deren andere dieselbe Frau in einem verzweifelten Kampf mit ihren inneren Dämonen zeigt.

d) Sushils Besessenheit

Ist Ohnmacht der soziale Nenner der weiblichen Hysterie – sozusagen das kumulative Trauma der indischen Frau –, so sind die Forderungen der Autonomie und die Angst vor dem Mißlingen der Individuation die sozialen Korrelate der Hysterie beim Mann. Statt ausführlicher Fallanalysen zur Erhärtung dieser Behauptung mag vielleicht eine kleine Geschichte genügen, diesen Zusammenhang zu beleuchten.

Sushil war ein siebenundzwanzigjähriger Mann, der von einem Geist besessen wurde, als er zweiundzwanzig war. Ein Jahr zuvor, nachdem Sushil den Abschluß im College von Agra geschafft hatte, hatte sein Vater ihm einen kleinen pharmazeutischen Betrieb eingerichtet, den er künftig allein führen sollte. Ein paar Monate lief alles gut; dann heiratete Sushil. Einige Tage nach der Hochzeit stellte Sushil fest, daß er jegliches Interesse an dem Geschäft verloren hatte. Anstatt morgens in den Laden zu gehen, pflegte Sushil in einer Art Dämmerzustand durch den Basar zu wandern. In diesem Dämmerzustand „sah" Sushil eines Tages seinen jüngeren Bruder – der bei einem Unfall umgekommen war, als Sushil zehn war –: Der Junge lief auf ihn zu, den Schulranzen lässig über die schmale Schulter gehängt. Von diesem Tage an wurde Sushil häufig vom Geist seines jüngeren Bruders besessen. In diesen Besessenheitszuständen, die er als nicht unangenehm empfand, bekam Sushil eine kindlich hohe Stimme, sein Wortschatz schrumpfte auf den eines Achtjährigen, und sein ganzes Benehmen zeigte eine ausgesprochen kindliche Prägung – womit seine Ablehnung eines selbständigen Erwachsenendaseins vollständig war.

Was den *Zeitpunkt* seiner Erkrankung betrifft, unterschied sich Sushil in nichts von anderen männlichen Hysterikern, die ebenfalls unfehlbar ihren ersten Anfall von Besessenheit wenige Tage nach der Eheschließung erlitten hatten. Es war, als hätten sie den sexuellen Umgang mit einer fremden Frau und die Aufgabe, eine enge emotionale Beziehung zu ihr aufzubauen, als die erste wirklich selbständige Handlung ihres Lebens erfahren, an der die Familie nicht mitwirken konnte, eine Handlung, die drohte, sie vom Geflecht ihrer gefühlsmäßigen Bindungen an Familie und Gruppe zu isolieren.

Heilung in Balaji: Psychotherapeutische Perspektiven

Im Westen wurde gegen Ende des letzten Jahrhunderts ein großer Schritt nach vorne bei der Behandlung seelischer Störungen getan, als vor allem Charcot und Freud erkannten, daß hysterische „Krankheiten" der symbolische Ausdruck eines bestimmten emotionalen Gehaltes waren; daß die körperlichen Symptome eines Menschen als Verhaltensweisen angesehen werden konnten, die eine Botschaft übermitteln sollten. Mit anderen Worten: Das wesentliche und unterscheidende Merkmal einer hysterischen Störung war die Ersetzung eines persönlichen Problems durch einen körperlichen Zustand; dies ermöglichte es dem Individuum, die durch das persönliche Problem verursachte Angst zu ignorieren und ihr zu entrinnen. Freud zeigte außerdem, daß die Wurzeln des persönlichen, emotionalen Problems in der Vergangenheit des Individuums lagen, die dem Betreffenden normalerweise unbewußt blieb. Die Aufgabe des Psychoanalytikers bestand darin, beim Patienten eine Haltung der Selbstreflexion auf seine körperlichen Anzeichen oder Symptome zu fördern, um damit deren Übersetzung in eine normale Sprache zu ermöglichen. Wie Thomas Szasz es so treffend ausgedrückt hat: Wer sich mit sogenannten hysterischen Patienten befassen will, muß nicht lernen, ihnen eine Diagnose zu stellen oder sie zu behandeln, sondern ihr spezielles Idiom zu verstehen und es in die normale Sprache zu übersetzen.[14] Die Psychoanalyse geht also von folgender Annahme aus: Indem man einem Patienten hilft, seine Symptome zu entziffern und sich vergangene Ereignisse ausdrücklich bewußt zu machen, die die Entstehung dieser Symptome beeinflußt haben, kann man die fortdauernden Folgen dieser Ereignisse in der Zukunft des Patienten mildern, ja sogar radikal verändern.

Dieser Ansatz bei der Heilung der Hysterie wurde später zum führenden psychoanalytischen Paradigma bei der Beschäftigung mit anderen Arten seelischer Erkrankung. Die Psychoanalyse und westliche Psychotherapien, die von ihr beeinflußt sind, konzentrieren sich, kurz gesagt, auf das, was ich den *Text* der seelischen Erkrankung nennen würde – auf sein Verständnis, seine Übersetzung und seine Entstehungsgeschichte. Demgegenüber folgen, wie wir weiter unten sehen werden, die Heilrituale des Tempels in Balaji völlig anderen therapeutischen Prinzipien. Sie scheinen sich mehr mit dem *Kontext* der Krankheit zu befassen. In der traditionellen indischen Therapie wird bei dem speziellen Idiom, das den Heimsuchungen durch Shakuns Tante, Ashas Geister und Urmillas Wutanfälle zugrunde liegt, auf der symbolischen Ebene keinerlei Versuch unternommen, es zu übersetzen. Statt dessen scheinen sich die Heilbemühungen mehr darauf zu richten, den Kontext des Problems zu verändern, indem die Gefühle des Betreffenden über sich selbst verändert werden. Im Grunde versuchen die Heilrituale, das Individuum (wieder) mit psychologischen Kraftquellen in Verbindung zu bringen, die in seiner Lebenssituation verfügbar sind, und damit den mehr oder weniger bewußten Gefühlen der Verzweiflung, Scham, Schuld, Unterlegenheit, Verwirrung und Isolierung entgegenzuwirken, in die die ,,Krankheit" eingebettet ist. Ich möchte im folgenden versuchen, den Heilprozeß in Balaji zu analysieren und damit die wesentlichen Bestandteile des ,,kontextuellen" Ansatzes zu veranschaulichen.

In der Regel hat ein Patient, dessen Krankheit mit beunruhigenden körperlichen und seelischen Symptomen begonnen hat, alle therapeutischen Möglichkeiten seiner näheren Umgebung erschöpft, bevor er sich entschließt, nach Balaji zu reisen. Er hat Hausmittel ausprobiert, Ärzte sowohl der traditionellen als auch der modernen Medizin konsultiert und sich vielleicht den Exorzismusritualen eines oder mehrerer Exorzisten unterzogen. Der Entschluß, nach Balaji zu gehen, ist dann das Eingeständnis des Patienten und seiner Familie, daß es in der Tat ernst um ihn bestellt ist und daß der Tempel vielleicht die letzte Chance einer Heilung bietet. Die Fahrt nach Balaji gewinnt dann eine zusätzliche emotionale Bedeutung, und angesichts der beträchtlichen Entfernung, die der Patient und seine Familie zurücklegen müssen, sowie der zusätzlichen Beschwerlichkeiten und Entbehrungen wird der lange Weg nach Balaji zu einer heiligen Fahrt, einer Pilgerreise auf der Suche nach Heilung. Aus der medizinischen Krankheitsmetapher ist die religiös-spirituelle Metapher vom Weg des Pilgers zur Ganzheit geworden. Dies alles bedeutet, daß sowohl der Patient als auch die Familie in den Erfolg der Pilgerreise starke Emotionen investieren. Man entdeckt diese verstärkten Investitionen in den Träumen, die manche Patienten haben, bevor sie nach Balaji kommen. In den Träumen geht es in der Regel um eine persönliche Aufforderung des göttlichen Heilers, sei es, daß der Träumende Gott selbst sprechen hört, sei es, daß er von einem oder mehreren Affen träumt, den symbolischen Tieren Hanumans. So hatten also manche Patienten bereits vor Antritt der Reise begonnen, sich selbst aus den Tiefen ihres Unbewußten aufmunternde Botschaften zu senden, die ihre Hoffnung und Zuversicht auf den Erfolg des Unternehmens stärkten. Viele andere Patienten berichteten, daß ihr *bhuta,* nachdem die Entscheidung gefallen war, sein bevorstehendes Ende geahnt und begonnen hatte, ihnen Hindernisse in den Weg zu legen, die sie zunächst überwinden mußten, bevor sie nach Balaji kommen konnten. Ein solcher Patient fühlt sich offenbar nicht mehr als passives Objekt heilkräftiger Verrichtungen – seien es die Arzneien des Doktors oder die Beschwörungen des Exorzisten –, sondern er hat gelernt, sich aktiver am Prozeß seiner eigenen Heilung zu beteiligen.

Die Kultur, die sich in der Gemeinschaft der Gläubigen von Balaji gebildet hat, trägt erheblich dazu bei, Erwartungen und Hoffnungen zu stärken. Die Patienten und ihre Verwandten preisen unablässig die Kräfte des göttlichen Heilers und beschreiben einander, besonders aber den Neuankömmlingen in allen Einzelheiten die wundertätigen Heilungen, die im Laufe der Jahre hier vorgefallen sind. Der Umstand, daß diese Heilungen weder beiläufig sind noch auf bloßem Hörensagen beruhen, wird durch die Anwesenheit einer großen Schar von Expatienten unterstrichen. Viele dieser Expatienten kommen in regelmäßigen Abständen oder zu bestimmten festlichen Anlässen nach Balaji, um ihre Verbindung zu dem heilkräftigen Tempel zu festigen und auch weiterhin von Leiden verschont zu bleiben. Andere kommen, um ihr Versprechen eines *sava-mani* einzulösen: Dabei verpflichtet sich ein Patient, nach seiner Heilung Lebensmittel im Gewicht von fünfzig Kilogramm an die Armen zu verteilen. Alle diese ehemaligen Kranken sind lebendige Zeugen dafür, daß die Heilkraft des Tempels wirklich „funktioniert", und bestärken den neu angekommenen Patienten in seinem wachsenden Glauben.

Ein weiteres wichtiges Merkmal der Heilkultur des Tempels ist die Integration der Verwandten des Patienten in den Heilprozeß. Nach den Regeln des Tempels kann ein Patient nur dann in einer Herberge Unterkunft nehmen, wenn er mindestens eine Begleitperson bei sich hat. In Wirklichkeit sind es oft drei oder vier Familienmitglieder, die den „Kranken" auf seiner Pilgerfahrt begleiten. Viele Rituale, die im Tempel ausgeführt werden müssen, erfordern die aktive Mitwirkung dieser Familienmitglieder. Sie begleiten den Patienten von morgens bis spätabends bei den verschiedenen Heilritualen und leben in einer Umwelt, in der *sankat* (mit seinen Fortschritten und Rückschlägen) das zentrale Thema ist, das alle interessiert. So verwischt sich allmählich der Unterschied zwischen einem „kranken" und einem „normalen" Familienmitglied. Es hat viele Fälle gegeben, in denen jemand, der einen besessenen Verwandten nach Balaji begleitet hatte, verhältnismäßig bald feststellte, daß er selbst von einem *bhuta* heimgesucht wurde und der Heilung bedurfte. Eine andere Brücke zwischen dem „Normalen" und dem „Kranken" bildet die Vorstellung der *sankat*-Übertragung. Wenn ein enger Verwandter des Patienten in Balaji betet, daß er bereit ist, das Leiden auf sich zu nehmen, verläßt der *bhuta* oft den Patienten und ergreift von dem Betenden Besitz. In den drei Fällen von *sankat*-

Übertragung, die ich beobachten konnte, begann jedoch das Familienmitglied Zeichen von *bhuta*-Besessenheit zu zeigen, *ohne* daß es zu einer entsprechenden Erleichterung für den ursprünglichen Kranken gekommen wäre.

Daß die Wand zwischen „Krankheit" und „Gesundheit" brüchig wird und sich die Unterschiede zwischen „normal" und „besessen" verwischen, ist für den Patienten deshalb bedeutsam, weil es ihm beträchtlich dabei hilft, sein Gefühl der Isoliertheit und moralischen Wertlosigkeit zu überwinden. Auch wenn die Besessenheit von einem *bhuta* dem Patienten kulturell nicht fremd ist, da er viele andere gesehen und von ihnen gehört hat, die in ähnlicher Weise angefochten waren, hat die Besessenheit von einem bösen Geist doch die Folge, daß sie das Individuum isoliert und von kollektiven Kraftquellen abschneidet, die in seiner Gruppe und Gemeinschaft vorhanden sind. Das Gefühl der Isoliertheit ist dem Umstand zuzuschreiben, daß die Besessenheit doch auch als ein Stigma angesehen wird, eine Art von Aussatz des Charakters, der den Betroffenen von den Angehörigen seiner unmittelbaren und weiteren Umgebung trennt. Das wird deutlich, wenn wir von jener Art Menschen lesen, die nach der Hindukultur besonders empfänglich für die Besessenheit von *bhuta-preta* sind. Es sind „die Impotenten, die Lüsternen, die kürzlich Verwitweten, Bankrotteure, Söhne und Brüder von Huren, Sträflinge, die Müßiggänger, die Spintisierer, Vielfraße und Hungerleider ... Intelligente und gebildete Männer und gesunde intelligente Frauen werden nicht von Geistern befallen."[15]

Die Tempelvorschriften, die dem Patienten vom Priester mündlich mitgeteilt werden und auch in einer gedruckten Broschüre vorliegen, legen beträchtliches Gewicht darauf, daß der Patient einen Zustand der Reinheit erreicht, bevor er sich in irgendeiner Weise an die Gottheiten wendet. Diese Regeln verpflichten zur strengen Einhaltung des Zölibats während des ganzen Aufenthaltes in Balaji, untersagen den Genuß von Gewürzen, Zwiebeln, Knoblauch und anderen unreinen Speisen und erlegen dem Patienten auf, jeden Morgen ein Bad zu nehmen und jedesmal neue Kleidung anzulegen, wenn er den Tempelbezirk betritt. Ich habe an anderer Stelle den Gedanken geäußert, daß das Gefühl, schmutzig und unrein zu sein, die indische Form des Schuldgefühls ist.[16] Die Reinigungsrituale mit ihren Waschungen und der Beseitigung des inneren „Unrats" zielen also auf der symbolischen Ebene darauf ab, den Patienten von seinem Schuldgefühl zu befreien, während sie auf der Ebene des Bewußtseins den Patienten darauf vorbereiten, die überlegene Kraft der Götter in sich aufzunehmen.

Eine andere soziokulturelle Eigenschaft Balajis ist die Offenheit, mit der *sankats* diskutiert werden. Innerhalb und außerhalb des Tempelbezirks tauschen Patienten (und ihre Familien) detaillierte Fallgeschichten aus, und wenn sich zwei Patienten auf der Straße begegnen, ist die Frage „Wie geht es deinem *sankat*?" sowohl eine akzeptable Begrüßung als auch eine Form, sich nach dem Befinden des anderen zu erkundigen. Die möglichen Reaktionen auf eine solche Frage – „noch keine Veränderung", „es macht sich" – haben viel Ähnlichkeit mit den sachlichen Bemerkungen zwischen zwei Physikstudenten über den Fortschritt ihrer Experimente. Das Wichtige ist, daß Besessenheitskrankheit und die Anwesenheit von *bhuta-preta* auf eine direkte, unkomplizierte Weise akzeptiert werden. Wenn die Pilgerherbergen für die Nacht ihre Pforten schließen, setzen sich Patienten und ihre Familien noch spontan zu kleinen Gruppen zusammen und diskutieren über die gegenseitigen Leiden. In solchen therapeutischen Gruppensitzungen werden die intimsten Einzelheiten über das Leiden des Betreffenden enthüllt, Spekulationen über den vermutlichen Ursprung des Geistes angestellt und das mögliche Ergebnis eines bestimmten Heilrituales erörtert. Abgesehen davon, daß sie den letzten Rest von Scham des Patienten über seine Krankheit abbaut, hat diese öffentliche Erörterung über sein Leiden zweifellos auch den Erfolg, daß die bösen Geister ihren privaten Schrecken verlieren. Gefühle der Angst und Furcht, die wir normalerweise im Zusammenhang mit den *bhuta-preta* erwarten würden, fehlen völlig, während die Patienten beginnen, den Geist, der von ihnen Besitz ergriffen hat, spöttisch mit dem Diminutiv *„bhutra"* anzureden. Mit nachsichtiger Miene erzählt man den anderen, was der *bhutra* an einem bestimmten Tag während der Heilrituale im Tempel getan hat – als ob der *bhuta* ein ungezogenes Kind wäre, dessen Streiche man geduldig ertragen muß. Dies bezeichnet einen deutlichen Wandel in der Einstellung des einzelnen zu seiner Krankheit; denn nun ist es nicht mehr der *bhuta,* der vom Patienten Besitz ergriffen hat, sondern es ist der Patient, der die Last des *bhuta* zu tragen hat. Aus unserer eigenen klinischen Erfahrung wissen wir den Unterschied (und den großen Schritt nach vorne auf dem Wege zur Heilung) zu schätzen, der darin besteht, daß der Patient das Gefühl hat, er habe die Neurose, und nicht wie früher, die Neurose habe ihn. Wir begreifen nun besser, wie ein „Standardritual" – so hat Obeyesekere in seiner ausgezeichneten Studie über den Exorzismus auf Sri Lanka solche Heilpraktiken genannt[17] – imstande sein kann, Patienten zu helfen, die an den unterschiedlichsten Arten seelischer Erkrankung leiden. Das Standardritual ignoriert die verschiedenen Texte der Krankheit und wirkt hauptsächlich auf den Kontext, in den die von der Krankheit geweckten Gefühle eingebettet sind. Dieser Ansatz „funktioniert", da der Kontext auch der Nexus für jene universellen menschlichen Kraftquellen ist, deren Wiedergewinnung dem einzelnen die „Ganzheit" verbürgt.

Wenn wir an die vielfältigen Perspektiven denken, unter denen man seelische Krankheit betrachten kann – Krankheit als Ausdruck der Entfremdung vom körperlichen Normalzustand, Krankheit als Entfremdung vom Ich und Krankheit als Entfremdung von der sozialen Ordnung –, so sehen wir aus der obigen Beschreibung, daß das Heilverfahren in Balaji das Gewicht vor allem darauf legt, die Entfremdung des Patienten von seiner sozialen (und kosmischen) Ordnung zu beenden. Der Gerichtshof des Gottes läßt zwei Parteien zu, die um den Besitz des Individuums streiten: seine von ihm abgetrennten „Iche" (die *bhutas*) und die Vertreter der Familie und der Gemeinschaft. Die richterliche (und therapeutische) Aufgabe besteht nach Auffassung des Gerichtes nicht oder nicht hauptsächlich darin, die abgetrennten Teile des Ichs zu reintegrieren; dies geschieht in der westlichen Psychotherapie, die daher verlangt, einen isolierten Neurotiker in eine isolierte Situation zu bringen, in der er einer von einer wissenschaftlichen Theorie geleiteten Behandlung unterzogen wird. Vielmehr betrachtet es das „Gericht" auch als seine Aufgabe, das Individuum in seine Gemeinschaft zu reintegrieren. Dies fordert ein polyphones soziales Drama, das eine rituelle Wiederherstellung des Dialogs nicht nur mit dem Patienten, sondern auch mit der Familie versucht. Indem die Familienmitglieder an den Ritualen zusammen mit dem Patienten teilnehmen, besonders aber, indem sie den *sankat* des Patienten auf sich übertragen lassen, scheinen sie ihren Teil an Schuld für die Probleme des Patienten auf sich zu nehmen.

Was die abgetrennten Teile des Ichs betrifft, so verfolgt die Therapie zwei verschiedene Linien. Auf der einen wird versucht, die Toleranz des Individuums für seinen *bhuta* zu stärken, indem man dem Geist seinen Schrecken nimmt. Man verweist auf die potentiell wohltätige Natur des Geistes – dabei wird der *bhuta* ersetzt durch einen *duta*, den „Boten" des Gottes –, und es wird betont, daß böse Geister nur unglückliche *pitris* oder Ahnengeister sind, die Mitleid verdienen, nicht aber angstvolle Reaktionen. Psychoanalytisch ausgedrückt, wird der unbewußte Gehalt der Psyche weder als fixiert und unwandelbar noch als bösartig und bedrohlich betrachtet, wie dies der Vorstellung des psychoanalytischen Es entspricht, sondern als grundsätzlich einer wohltätigen Verwandlung fähig. Wir dürfen auch nicht vergessen, daß die *bhuta-preta* lediglich Angeklagte in

Balajis Gericht sind und nicht außerhalb jeglicher Gesellschaft stehen. Preta-raja ist schließlich ebensosehr Verteidiger, der die Interessen der *bhuta-preta* wahrnehmen muß, wie er Richter ist, der sie zu bestrafen hat.

Auf der anderen Linie versucht das *peshi*-Ritual, den Glauben des Patienten zur Gewißheit zu machen, daß seine bösen Eigenschaften und Regungen nicht in ihm, sondern außerhalb seiner sind; daß sie nicht ihm gehören, sondern dem *bhuta*. Der Umstand, daß fünfzehn von achtundzwanzig Patienten von einem muslimischen Geist besessen waren, deutet auf die Verbreitung dieser Projektion in dem Sinne hin, daß der Muslim *die* symbolische Darstellung des Fremden im hinduistischen Unbewußten zu sein scheint. Die Besessenheit von einem muslimischen *bhuta* spiegelt das verzweifelte Bemühen des Patienten wider, sich selbst und andere davon zu überzeugen, daß sein Hunger nach verbotenen Speisen, ausschweifender Sexualität und unkontrollierbarer Wut dem muslimischen Zerstörer von Tabus angehört und von seinem eigenen „guten" hinduistischen Ich himmelweit entfernt ist.

Wie jedes andere therapeutische System des Westens oder des Ostens, das vielen, aber nicht allen helfen kann, weiß auch die Tempelheilung Gründe dafür zu nennen, warum sie nicht so universell wirksam ist, wie sie es gern sein würde oder wie ihre Anhänger es vielleicht behaupten.[18] In Fällen, in denen ein Patient erfolgreich den gesamten Ablauf von „Eingabe", „Erscheinung" und „Aussage" absolviert hat und trotzdem viele seiner ursprünglichen Symptome behält, wird gesagt, daß er mehrere *sankats* habe, bei denen mehr als ein Geist im Spiel ist. In solchen Fällen wird vom Patienten erwartet, daß er das gesamte Ritual noch einmal von vorne durchmacht und es so oft wiederholt, wie er *bhutas* hat, von denen er besessen ist. Den Rekord hält ein Mann, der von einundzwanzig Geistern besessen war! In anderen Fällen, in denen der Patient anscheinend von seinen Symptomen geheilt ist, aber wieder krank wird, sobald er nach Hause kommt, wird der Rückfall auf die tückische Natur des *bhuta* zurückgeführt, der gemeinerweise das feierliche Versprechen gebrochen hat, das er in Balaji gegeben hat. Bei schwereren Störungen, bei denen trotz aller Bemühungen der *peshi* sich bestenfalls auf ein Hin- und Herschwenken des Körpers beschränkt, ohne daß es zu den dramatischen Kämpfen zwischen dem Guten und dem Bösen käme und ohne daß der *bhuta* eine „Aussage" macht, besteht die angebotene Lösung darin, den Geist ein Jahr lang im Tempel in „Haft" zu halten. Der Patient kann dann zunächst seinen normalen Geschäften nachgehen, muß aber vor Ablauf des Jahres nach Balaji zurückkehren und die Heilrituale noch einmal wiederholen. Als direkte Suggestion, daß der Patient wenigstens ein Jahr lang gesund bleiben wird, wirkt die *sankat*-Haft wie eine letzte verzweifelte Maßnahme und hat dementsprechend wenig Erfolg.

Ich möchte darauf verzichten, die Wirksamkeit der Tempelheilung und die der modernen Psychotherapie bei der Behandlung der unterschiedlichen Klassen von seelischen Störungen miteinander zu vergleichen, und mich abschließend nur darauf beschränken, die radikal verschiedenen Grundvoraussetzungen der beiden Methoden zu unterstreichen. Die Grundannahmen, die der westlichen Psychotherapie zugrunde liegen, sind zugleich die höchsten Werte des modernen Individualismus. So hat die Psychoanalyse nach Kenneth Kenistons Worten „einen fast grenzenlosen Respekt vor dem Individuum; sie ist überzeugt, daß Verstehen besser ist als Illusionen; sie beharrt darauf, daß unsere Psyche dunklere Geheimnisse birgt, als wir uns eingestehen mögen; sie weigert sich, zu viel zu versprechen; und sie bewahrt sich einen Sinn für die Komplexität, die Tragik und die Wunder des menschlichen Lebens".[19] Die Werte, die der traditionellen Tempelheilung zugrunde liegen, betonen dagegen, daß der Glaube an und die Unterwerfung unter eine Macht, die größer ist als der einzelne, besser sind als individuelle Bemühungen und Kämpfe und daß die Quelle der menschlichen Kraft darin liegt, sich harmonisch in die eigene Gruppe zu integrieren, die Werte der eigenen Gemeinschaft und deren gegebene Ordnung zu vertreten, den Göttern der Gemeinschaft zu gehorchen und die Traditionen der Gemeinschaft zu verehren.

4. Andere Schamanen

Der Spezialist, der sich in einer nichtwestlichen Kultur die Linderung von Leiden und die Heilung von Angst zur Aufgabe gemacht hat, ist in der westlichen Literatur unter vielen Namen bekannt, von denen keiner besonders schmeichelhaft ist. Er ist ein Medizinmann oder ein Hexendoktor, ein einheimischer Heiler oder ein Vodoozauberer – sozusagen der „Quacksalber", niemals der „Arzt". Von den vielen Bezeichnungen für etwas, was es auf der ganzen Erde gibt, hat sich weltweit der Ausdruck Schamane durchgesetzt. Er ist nordostasiatischen Ursprungs und stammt von dem tungusischen *šaman* und dem Mandschu-Wort *saman* („einer, der erregt, bewegt, erhoben ist") ab. Schamanen spezialisieren sich im allgemeinen auf Krankheiten, die durch „Geister" verursacht werden, und ein Kennzeichen vieler Schamanen ist ihre Fähigkeit, sich während ihrer diagnostischen oder therapeutischen Bemühungen in eine gewollte und kontrollierte Trance zu versetzen.

Bei der Zusammenfassung der Literatur über ein Thema, das die Anthropologen seit dem Beginn unseres Jahrhunderts fasziniert hat, konnte Jilek schlüssig zeigen, daß das westliche Bild vom Schamanen voller Widersprüche steckt.[1] Auf der einen Seite hat man in ihm einen seelisch kranken Menschen gesehen, für den man eine breite Palette psychiatrischer Bezeichnungen bereithält. Sofern er nicht ein „veritabler Idiot" ist, wie Wissler im Falle von nordamerikanischen Indianerstämmen vorschlägt,[2] oder ein „Trickster" vom „neurotisch-epileptoiden Typus", wie Radin im Falle der Eskimos und der Arunta behauptet,[3] dann leidet er mindestens – wie bestimmte Schamanen der Zirkumpolarkulturen – an schweren Fehlanpassungen, Angsthysterie, arktischer Hysterie und anderen seelischen Abnormitäten.[4] Auch psychoanalytisch geschulte Anthropologen haben sich der Vorstellung angeschlossen, daß der Schamane schlicht und einfach krank ist. So behauptet Georges Devereux kategorisch: „Der Mohave-Schamane beiderlei Geschlechts ist ein regelrechter Psychotiker."[5] L. Bryce Boyer wiederum diagnostizierte an dem von ihm befragten Schamanen Black Eyes von den Mescalero-Apachen eine „Persönlichkeitsstörung mit impulsiven hysterischen Zügen"; er sei ein Mensch gewesen, dem „es an klarer männlicher Identität fehlte und der offenkundig an seiner latenten Homosexualität litt".[6]

Auf der anderen Seite wird der Schamane als religiöser Spezialist aufgefaßt, der die Gemeinschaft, in der er lebt, mit dem Heiligen verbindet und dem Leben Sinn verleiht.[7] Er ist der Mittler zwischen dem Übernatürlichen und der Gemeinschaft und macht der einen Seite die Wünsche der anderen bekannt.[8] Die neuere anthropologische Literatur erwähnt den sozialen und politischen Einfluß des Schamanen, erkennt seinen beachtlichen psychotherapeutischen Scharfsinn, rühmt seine geistigen Qualitäten und bewundert seine schöpferischen und innovativen Fähigkeiten.[9]

Wie Jilek und andere ausgeführt haben, ist das negative Bild vom Schamanen, das sich vorwiegend (wenn auch nicht ausschließlich) in der älteren anthropologischen Literatur findet, der Ausdruck eines Zeitgeistes: Die westliche rationalistisch-positivistische Ideologie wurde als die Norm betrachtet, nach der andere Kulturen und Einrichtungen beurteilt wurden. Wo nichtwestliche Erklärungssysteme von diesen eurozentrischen, positivistischen Normen abwichen, wurden sie als anormal angesehen, als Produkt von Unwissenheit und Irrtum oder, psychopathologisch gesprochen, als Ausdruck einer „mangelhaften Realitätsprüfung". Dieser Zeitgeist hat einen starken Einfluß auf die Anthropologie und insbesondere die Psychiatrie gehabt. Die Psychiater haben sich jedenfalls erst ziemlich spät zu der folgenden Erkenntnis durchgerungen: „Was dem westlichen Psychiater am schamanistischen Verhalten hysterisch oder psychotisch erscheinen mag, ist für die betroffenen Menschen selbst ein altehrwürdiges Ritual, durch das kranke Menschen geheilt werden oder durch das die Zukunft geweissagt wird. Daher mögen die ‚Symptome' des Schamanen in Wirklichkeit das Ergebnis eines Lern- und Übungsprozesses sein."[10]

Unser heutiges Verständnis des Schamanen verdankt viel dem einflußreichen Werk von Claude Lévi-Strauss. Er wies darauf hin, daß der Schamane dem kranken Mitglied der Gesellschaft eine Sprache gibt, durch die unausgedrückte und sonst unausdrückbare seelische Zustände unmittelbar hervortreten können.[11] Lévi-Strauss skizzierte ferner die Parallelen zwischen der Rolle des Schamanen und der des Psychoanalytikers. Freilich spielen beide ihre Rolle vor einem jeweils verschiedenen kollektiven und individuellen Hintergrund. Sowohl der Schamane als auch der Analytiker stellen eine direkte Beziehung zum Bewußten des Patienten und eine indirekte Beziehung zu seinem Unbewußten her: der Analytiker durch die Kunst des Zuhörens, der Schamane durch die Kunst seiner Rede. Beide werden zum Objekt der Übertragung für den Patienten und durch Bilder, die sie in der Seele des Patienten wachrufen, zum Protagonisten seines Konflikts. Wenn die Übertragung hergestellt ist, legt der Patient dem Analytiker Worte in den Mund, indem er ihm angebliche Gefühle und Absichten unterstellt; in der Verkörperung durch den Schamanen spricht dagegen der Schamane selbst für den Patienten, indem er ihm Antworten auf Fragen in den Mund legt, die der Auffassung des Schamanen vom Zustand des Patienten entsprechen und die er ganz in sich aufnehmen soll. Lévi-Strauss hielt diese Parallelen für so bedeutsam, daß er feststellte: „Die moderne Form der schamanischen Technik, die Psychoanalyse, erhält ihren charakteristischen Zug daher, daß in der technischen Zivilisation kein Platz mehr ist für die mythische Zeit, es sei denn im Menschen selbst. Dieser Feststellung kann die Psychoanalyse die Bestätigung ihrer Gültigkeit ebenso wie die Hoffnung entnehmen, ihre theoretischen Grundlagen zu vertiefen und durch eine Gegenüberstellung ihrer Methoden und Ziele mit denen ihrer großen Vorgänger, der Schamanen und der Zauberer, die Mechanismen ihrer Wirkungskraft besser zu verstehen."[12]

Das positivere Bild vom Schamanen ist verhältnismäßig neuen Datums. Es konnte sich erst im Zusammenhang mit der Entkolonialisierung und den mit ihr einhergehenden Veränderungen durchsetzen, die im Westen zu einer Aufwertung vom Bild nichtwestlicher Kulturen geführt haben. Ein erweiterter Wissenschaftsbegriff, der über den Positivismus hinausgeht, und eine gewisse Relativierung des früher so glorifizierten westlichen Selbstverständnisses haben dazu beigetragen, daß der Schamane neu gesehen und der Schamanismus neu definiert wird. Ja, in der Bewegung der sogenannten Gegenkultur der sechziger und siebziger Jahre, die in weiten Teilen der westlichen Jugend eine radikale kulturelle Selbstbesinnung hervorrief, wurde der Schamane gerne zu einem ungewöhnlich weisen Mann romantisiert, der von einer anderen, „eigenen Realität" wußte. Wie bei den politischen Utopien der Gegenkultur, von denen man glaubte, sie seien schon auf dem Siegeszug durch ferne Länder wie China (das war, bevor Coca-Cola in Peking auftauchte), glaubte man auch von den psychiatrischen Utopien, in denen der Schamane den Vorsitz führte, daß sie in entfernteren Ecken der Welt tatsächlich existierten – beispielsweise in Dahomey.[13] Für jemanden, der wie ich einer Kultur angehört, in der der Schamane Bestandteil des täglichen Lebens und der Schamanismus ungefähr so exotisch ist wie die Zahnheilkunde, ist freilich das romantische Bild des Schamanen, das der westlichen Suche nach Utopien entspringt, ebenso unverständlich wie die frühere, ethnozentrische Verteufelung des Schamanen. Die schamanische Realität, wie ich sie kenne, hat wenig Ähnlichkeit mit ihrem Abbild in einem großen Teil der westlichen Literatur; der Schamane, so scheint es, wird immer wieder erfunden und neu erfunden – ganz nach den wechselnden Bedürfnissen der westlichen Kultur und ihres rastlosen Zeitgeistes.

Die Schamanen der Oraon

Die Oraon sind ein drawidischer Stamm von etwa einer Million Menschen, die die Hochebene von Chota Nagpur in Ostindien besiedeln.[14] Das Land der Oraon liegt im Durchschnitt in 600 m Höhe und ist hügelig gewellt; dann und wann erhebt sich ein vereinzelter Kegel aus Eruptivgestein aus der Ebene, und kleine Flüsse winden sich dahin, die die meiste Zeit ausgetrocknet daliegen, in der Regenzeit aber zu unpassierbaren, reißenden Strömen werden. Ein dichter Salbaumwald bedeckte früher das ganze Hochland. Heute hat sich der Wald allmählich mehr nach Westen verschoben, wo das Bergland steiler und die Gegend wilder ist. Hier erstrecken sich die vom

Dschungel bedeckten Höhenzüge in einer einzigen Linie von Norden nach Süden und erschweren den Zugang zum Hochland. So kamen die Oraon zwar schon im 17. Jahrhundert nominell unter die Herrschaft des Mogulnkaisers, doch dauerte es noch bis zum 19. Jahrhundert, bevor Hindus und Muslime aus der Ebene – vor allem Händler und Abenteurer – begannen, sich in größerer Zahl im Lande der Oraon niederzulassen.

Die Oraon sind ein Ackerbau treibender Stamm, bei dem sich Männer und Frauen die Aufgaben der Landwirtschaft teilen. Die schwerere Arbeit tun die Männer: Sie pflügen, säen, bessern Ackergeräte aus, dreschen und worfeln. Die Frauen pflanzen, jäten Unkraut, schälen den Reis und helfen bei der Ernte. Die vielen Feste der Oraon aber, die mit der Jagd zu tun haben, zeugen von einer vergangenen Zeit, in der der Wald mit seinem Wildreichtum und seinen zahllosen Waldgeistern die eigentliche Lebenswirklichkeit des Stammes repräsentierte. In der Mitte des Hochlandes hat man den Wald gerodet, um Anbauflächen zu gewinnen, doch der Lateritboden gibt wenig her. Einige Brunnen und ein paar Wasserbehälter sind zwar vorhanden, doch im wesentlichen muß sich der Oraon-Bauer, was die Bewässerung betrifft, auf die Launen eines ungewissen Monsuns verlassen. Gewirtschaftet wird an der Schwelle des Existenzminimums, und nach Befriedigung der elementarsten Lebensbedürfnisse bleibt nur wenig Überschuß übrig: Selbst nach den Maßstäben eines armen Landes sind die Oraon arm. Ihre Häuser sind aus Lehm gebaut und haben Ziegeldächer und schmale rechteckige Schlitze, die als Fenster dienen. Kunterbunt durcheinander stehen sie auf einer jener erhöhten Stellen, die die Oraon als Platz für ihre Dörfer bevorzugen. Der Hausrat einer Oraonfamilie ist kärglich. Er besteht aus ein paar Bettgestellen, einigen geflochtenen Grasmatten und irdenen Töpfen. Der kostbarste Schatz der Familie sind einige Messingtöpfe, die nach jeder Mahlzeit mit Schlamm gereinigt und häufig liebevoll mit Asche poliert werden, damit sie schön glänzen. Trotz der vielen Veränderungen, die im Laufe der Zeit im Stammesleben eingetreten sind, unterscheidet sich ein Oraondorf noch immer von einem indischen Dorf der Ebenen. So findet man in fast jedem Oraondorf einen heiligen Hain, der der (gewöhnlich weiblichen) Dorfgottheit geweiht ist und in dem bei dörflichen Festen Opfer dargebracht werden. Man findet einen heiligen Teich oder Fluß, in den zu bestimmten Zeiten des Jahres feierlich die Gebeine der Verstorbenen versenkt werden. Jedes Dorf hat seine eigene Fahne und ein Emblem, das ihm Glück bringen soll. Ein Teil des Dorfareals ist dem Tanz vorbehalten: Hier finden häufig Tanzveranstaltungen statt, aber auch die regelmäßigen *jatra*-Feste, bei denen die Lieder und Tänze der zu Ende gegangenen Jahreszeit feierlich mit den Liedern und Tänzen der bevorstehenden Jahreszeit vertauscht werden. Dreimal im Jahr finden Jagden statt, an denen alle männlichen Mitglieder teilnehmen und die dazu dienen, die verschiedenen Dörfer in einer gemeinsamen Stammesaktivität zusammenzuführen. Im Vergleich zu den Leuten in der Ebene haben die Oraon große Freude am Schmausen und Zechen, und um ihre freie und unkomplizierte Sexualität werden sie von ihren hinduistischen Nachbarn insgeheim beneidet, auch wenn man scheinheilig die „Sittenlosigkeit der Stämme" beklagt. Das besondere Merkmal eines Oraondorfes ist jedoch das *dhumkuria* – das Jugendschlafhaus –, in das ein Oraonjunge mit ungefähr acht Jahren aufgenommen wird. Bis zu seiner Verheiratung mit achtzehn oder neunzehn Jahren verbringt der Oraonjunge jede Nacht in diesem *dhumkuria* (eine entsprechende Einrichtung gibt es auch für Mädchen) und geht erst am Morgen zu seiner Familie zurück. Hier, im *dhumkuria,* lernt er alles Wesentliche über die Rolle des Mannes im Stammesleben, hier erlebt er verschiedene Riten mit und muß viele Prüfungen über sich ergehen lassen, bevor er in den Stand des Erwachsenen aufgenommen wird. Von den älteren Mitgliedern im *dhumkuria* wird der Oraonjunge eingeweiht in die Stammeskunde und die Stammestraditionen, in magische Glaubensvorstellungen und Praktiken, und er erhält Unterricht in Musik und Tanz; so bereitet man ihn auf das stark gruppenorientierte Leben des Stammes vor.

Ayata ist ein Schamane – oder *bhagat,* wie die Oraon selbst ihre Schamanen nennen –, der in Palamu lebt. Dieses Dorf liegt dreißig Kilometer vom Hauptort des Distriktes, Ranchi, entfernt. Das Haus, das Ayata bewohnt, ist größer als andere und zeugt von seinem relativen Wohlstand. Man erkennt es leicht als Wohnung eines *bhagat* an den bunten Fahnen, die an einer Bambusstange vor dem Eingang flattern. Die Fahnen stellen die Götter und Göttinnen dar, die der *bhagat* anbetet; auch die Fahne seiner eigenen Spezialgottheit ist darunter, die ihn „besteigt" *(sawari)* und in einen tranceartigen Zustand versetzt, wenn er weissagt oder einen kranken Patienten behandelt. Von Ayatas sechs Gottheiten ist mir nur Rama bekannt, einer der „großen Götter" der hinduistischen Tradition. Die anderen fünf sind weibliche Gottheiten des Stammes, darunter Mandari Maharani, die Göttin des Dorfes, in dem Ayata lebt. In einem kleinen, schwach erhellten Raum neben dem inneren Hof, der als Konsultations- und Behandlungszimmer dient, hat Ayata Terrakottadarstellungen von drei weiteren Gottheiten aufgestellt, von denen ich wiederum nur eine erkenne, nämlich den allgegenwärtigen *linga* Shivas. Die Vielzahl von Gottheiten in Ayatas Haus erinnert mich an den Wandel, der in manchen hinduistischen Großstadttempeln vor sich geht: Sie hören auf, das Haus eines einzigen Gottes zu sein, und werden nachgerade zu einem Supermarkt mit Göttern.

Ayata ist ein stämmiger, dunkelhäutiger Mann Mitte der Dreißig, der nunmehr seit zwölf Jahren *bhagat* ist. Vor ihm war Ayatas Vater *bhagat;* Ayata hat nach dem Tode des Vaters die „Praxis" übernommen. Ayata war das jüngste Kind von vier Brüdern und zwei Schwestern, von denen zwei Brüder und eine Schwester schon im Kindesalter starben. Da nur ein einziges Kind, männlich oder weiblich, das Recht hat, *bhagat* zu werden, ist sich Ayata nicht ganz sicher, warum sich sein Vater für ihn entschieden und ihn seinen Geschwistern vorgezogen hat. Er hat allerdings den Verdacht, daß die Entscheidung des Vaters etwas mit Ayatas Schatten zu tun hatte. Bei der Wahl eines Gesellen achtet ein Oraon-*bhagat* besonders auf den Schatten des Kandidaten – ob er „dick" oder „dünn" ist. Jemand mit einem dicken Schatten wird automatisch abgelehnt, da man ihn für „übellaunig" hält und annimmt, daß er „eigensinnig und herrschsüchtig" ist – Charakterzüge, die sich mit der Ausübung des Schamanenberufes nicht vertragen. Wie der Leser vermutet haben wird, haben dicke und dünne Schatten nichts mit der körperlichen Gestalt zu tun, sondern beziehen sich auf die ganze Person. „Ein *bhagat* kann einen solchen Schatten *sehen*", war alles, was Ayata dazu zu sagen hatte. In bester jungianischer Manier setzte er hinzu: „Der Schatten gehört zu der Person und ist die andere Seite ihrer ‚Kraft' *[shakti]*." Ayata hat zwei Gehilfen, doch die Schatten seiner eigenen drei Söhne und zwei Töchter hat er noch nicht gesehen, und so steht ihm die Entscheidung noch bevor, welches seiner Kinder nach ihm *bhagat* sein wird.

Bevor er Schüler seines Vaters wurde, aß Ayata, wie er sich erinnert, leidenschaftlich gerne Fleisch (wenn er es bekommen konnte) und war ein großer Freund des *hadi* – des heimischen Reisbiers, das er in riesigen Mengen konsumierte. Nachdem ihn aber sein Vater zum Schamanenberuf ausersehen hatte, änderte Ayata seinen Lebensstil von Grund auf. Jetzt mußte er die Lebensführung *(dharma)* und die Vorschriften *(niyam)* einhalten, die zur Ausbildung eines Schamanen gehören. So verrichtete Ayata täglich die vorgeschriebene Andacht vor den Familiengottheiten und hielt regelmäßige Fastenzeiten ein. In der Tat unterscheidet sich der Oraonschamane, was seine Eß- und Trinkgewohnheiten angeht, sehr von seinen Stammesbrüdern. Für den normalen Dorfbewohner der Oraon sind Speise und Trank etwas außerordentlich Wichtiges – vielleicht weil er in seinem Leben so oft hungern muß. Ein Oraon entwickelt gegenüber allem, was mit Essen und Trinken – bzw. Fressen und Saufen – zu tun hat, eine Zügellosigkeit und Verbissenheit, die niemand verstehen kann, der nicht selbst einmal gehungert hat. Der freiwillige und regelmäßige Verzicht des *bhagat* auf Speise und Trank, auch wenn er beides haben könnte, machen ihn daher zu einem heldenhaften „Übermenschen", der die profanen Interessen und Bedürfnisse seiner Genossen hinter sich gelassen hat. Indem er dem Genuß von Fleisch ganz entsagt hat und nichts ißt, was außerhalb seines Hauses gekocht wird, ist der *bhagat* ein Mensch, der die „Leidenschaft der Völlerei" in sich niedergerungen hat. Im wirtschaftlichen und sozialen Rahmen eines Oraondorfes sind die oralen Leidenschaften von ebensolcher Tragweite wie die sexuellen Leidenschaften, von denen es heißt, sie seien eine Plage der Satten.

Ayata ist stolz darauf, der auserwählte Sohn seines Vaters zu sein; das kommt deutlich in dem Selbstvertrauen und der ruhigen Autorität zum Ausdruck, die er ausstrahlt. Mit dem beifällig nickenden Vater als ständigem inneren Zuhörer konnte Ayata am Rande seiner Gesellschaft leben, ohne der Bestätigung durch andere zu bedürfen; eigensinnig folgte er seinem selbstgewählten Pfad, ungeachtet aller Hindernisse und Widerstände, auf die er traf. „Als mein Vater gestorben war, haben wir eine sehr harte Zeit durchgemacht. Manchmal habe ich vierzehn Tage und länger gehungert. Meine Brüder schimpften dann mit mir und wollten mich aus dem Haus haben. ‚Du wirst dich noch mal zu Tode hungern', sagten sie zu mir. ‚Hör' doch auf, den *bhagat* zu spielen; das ist doch dummes Zeug.' Ich habe versucht, ihnen klarzumachen, daß ich der Tradition unseres Vaters folgte; ich konnte doch nicht einfach das Wissen wegwerfen, das mir mein Vater vermacht hatte! Aber sie wollten nicht auf mich hören. Aber heute geht es mir gut – dank dem Einen über uns allen. Ich habe ein Fahrrad, eine Kuh und ein paar Ziegen. Ich bin in der Lage, Lebensmittel an Leute wegzugeben, die in Not sind. Keiner, der in mein Haus kommt, geht hungrig oder durstig fort. Gott lehrt uns, daß wir den Leib eines anderen behandeln sollen wie unseren eigenen Leib."

Vom Vater bzw. von Allah erwählt worden zu sein, wie es bei Ayata bzw. dem *pir* der Fall war, scheint ein gemeinsames Thema im Leben vieler Schamanen zu sein. Bei den Oraon ist die Erwählung zum *bhagat* durch den Vater oder die Mutter (es gibt auch einige weibliche Schamanen) nicht die einzige Möglichkeit, Schamane zu werden: Der andere Weg zur *bhagat*schaft ist die Erwählung durch einen Gott *(devata),* ohne das Dazwischentreten eines menschlichen Mittlers. Budha, der in einem dreißig Kilometer entfernten Dorf lebt, ist durch ein solches göttliches Eingreifen *bhagat* geworden. Budhas *sawari* – die Besessenheit von einem Gott – begann, als er zwölf Jahre alt war: Da hatte er eines Nachts einen lebhaften Traum, in dem ihm Shiva erschien. An den folgenden Tagen begannen plötzlich seine Beine zu zittern und unkontrollierbar hin- und herzuschlagen, während der übrige Körper verhältnismäßig ruhig blieb. „Dann befahl mir der Gott" – Budha sagt nicht „im Traum", als ob solche Unterscheidungen unwichtig wären –, „in den Tempel Khamba Maharaj zu gehen und etwas Reis und Bambus für die Andacht mitzunehmen. Der Tempel ist fast sechzig Kilometer weit weg, und ich bin zwei Tage unterwegs gewesen und habe die ganze Zeit gefastet. Als ich ankam, waren Leute im Tempel, und ich bin unschlüssig draußen stehengeblieben, weil ich nicht wußte, ob der Gott allein oder vor den Leuten zu mir sprechen wollte. Später am Abend, als die anderen Gläubigen gegangen waren, bin ich dann hineingegangen und habe die *puja* [Gebetsritual] ausgeführt. Dann befahl er [der Gott] mir, den *linga* aus dem Allerheiligsten zu nehmen und nach Hause zu gehen, weil er fortan in meinem Hause wohnen wolle. Ich hatte schreckliche Angst, daß mich jemand sehen und für einen Dieb halten könnte. So bin ich nach Hause gegangen, ohne den *linga* mitzunehmen. Das war ein ganz großer Fehler! Eine solche Chance hat man nur einmal in seinem ganzen Leben! Sechs Wochen lang bin ich nicht aus dem Haus gegangen, habe jede Nahrung verweigert und den Gott angefleht, er möge mir noch einmal eine Chance geben. Schließlich ließ er sich erweichen und sagte mir, daß ich elf Jahre lang *bhakti* machen müsse und daß er mir dann die ‚Kraft' geben wird. Wenn ich nur damals den *linga* mitgenommen hätte! Ich hätte mir so viel Mühe und Arbeit ersparen können."

Ayata und die anderen *bhagats* sind aber nicht nur Schamanen, sondern arbeiten auch tatkräftig in der Landwirtschaft mit. Ayata empfängt seine Patienten zwischen sieben und zwölf Uhr morgens in seinem Haus. In der Pflanz- und Erntezeit geht er jedoch oft schon vor Tagesanbruch auf die Felder und kommt erst am späten Nachmittag wieder nach Hause. Dann kann es einem Patienten geschehen, daß er zunächst von dem Assistenten Ayatas empfangen wird, und nur die schwereren Fälle erscheinen auf den Feldern, um Ayata persönlich zu sprechen oder einen Termin mit ihm auszumachen. Glücklicherweise treten die meisten *shaitani* (wörtlich „satanischen") Krankheiten, die auf das Wirken dämonischer Geister zurückzuführen sind und auf die sich die *bhagats* spezialisiert haben, entweder im Sommer oder in den Monaten nach den Monsunregen auf, wenn die Arbeit auf den Feldern mehr oder weniger ruht. Keiner der *bhagats* konnte eine Erklärung für diese eigenartige Erscheinung geben; Ayata kam einer Antwort noch am nächsten, wenn er mit breitem Grinsen bemerkte: „Vielleicht kümmert sich der *shaitan* [Satan] genauso um unser Wohlergehen wie Gott."

Ein Oraon-*bhagat* unterscheidet zwischen zwei verschiedenen Arten von seelischer Krankheit: *apropi* oder endogener Wahnsinn, der von übertriebenem Trauern, übertriebener Angst oder von irgendeiner körperlichen Erkrankung herrührt, und *shaitani*-Störungen, die das Werk dämonischer Geister sind – unserer alten *bhuta-preta*. Im Falle des endogenen Wahnsinns wird der Patient selbst für sein Leiden verantwortlich gemacht, und der *bhagat* bietet keinerlei Behandlung an, sondern beschränkt sich auf allgemeine Ratschläge mit dem Tenor: „Höre auf, dich zu grämen. Habe keine Angst." Bei *shaitani*-Störungen dagegen wird der Patient als schuldlos angesehen. Diese Krankheiten dauern, so sagen die *bhagat,* nicht lange, sofern der Kranke unverzüglich einen *bhagat* aufsucht, um eine Diagnose stellen und sich behandeln zu lassen. Die *shaitani*-Diagnose ist jedoch keine einfache Sache; man könnte sie das Ergebnis einer sorgfältigen Divination nennen. So brachte eine Frau ihren einjährigen Säugling zu Ayata, weil das Kind Schwierigkeiten bei der Nahrungsaufnahme hatte; als die Frau den Verdacht äußerte, daß es sich wahrscheinlich um ein *shaitani*-Problem handele, wurde ihr prompt erklärt, das Kind habe Würmer im Bauch und sie solle mit ihm zum örtlichen *vaid* gehen, dem Fachmann für das indische Medizinsystem. „Bei einer Krankheit, die ich nicht selbst behandeln kann, wiege ich den Patienten niemals in falscher Sicherheit", war Ayatas Kommentar zu diesem Fall. „Warum soll ich sagen, daß hier ein *shaitan* am Werk ist, wenn es sich offenkundig um eine Magenerkrankung handelt?" In solchen Fällen findet Ayata nichts dabei, sein Prestige als Schamane dazu zu benutzen, seinen Kollegen vom medizinischen Fach zu helfen. „Gestern kam ein Patient und klagte über anhaltende starke Schmerzen im Magen. Ich habe ihm sofort gesagt, daß er ein Magengeschwür hat, das am Durchbrechen ist. Aber er wollte unbedingt einen *jhar-phook* haben [ein Ritual zur Vertreibung dämonischer Geister]. Ich habe ihm den Gefallen getan, aber ihm gesagt, daß der *shaitan* nicht aufhören wird, ihn zu quälen, wenn er nicht sofort zum Arzt geht."

Wenn andererseits wirklich ein Geist im Spiel ist und ein *jhar-phook* oder sonstige schamanistische Heilrituale angezeigt sind, besteht Ayata unerbittlich darauf, daß sich der Kranke diesem Ritual unterzieht, auch wenn der Patient die Meinung des *bhagat* über seine Krankheit und ihre Ursache nicht gerade vorbehaltlos teilt. Es ist bei den Oraon wie bei allen anderen Menschen: Nicht alle sind in gleichem Maße von den Behauptungen ihrer Medizinmänner überzeugt. Einer von Ayatas früheren Patienten, der unkontrollierbare Wutanfälle bekommen hatte und beim geringsten Anlaß Streit suchte, erzählte, der *bhagat* habe ihm zwar gesagt, daß seine Probleme das Wirken eines *shaitan* seien; er persönlich glaube jedoch nicht an dämonische Geister, und so habe er sich gleichzeitig auch einer Behandlung in der Heilanstalt von Ranchi unterzogen. „Die Ärzte haben mir Medizin gegeben. Der *bhagat* hat Mantras gesprochen. Jetzt geht es mir wieder gut, aber ob ich von der Medizin oder von den Mantras gesund geworden bin, weiß ich nicht." Ayata schreibt es den Machenschaften des *bhuta* zu, wenn sich in der Seele eines Patienten Zweifel und Widerstände regen, die ihn in Versuchung führen, zu einem Arzt zu gehen, anstatt sogleich einen *bhagat* zu konsultieren. In solchen Fällen (sowie im Fall von Schlangenbissen) ist er tolerant genug, den Patienten die Medizin des Doktors schlukken zu lassen, ist aber fest davon überzeugt, daß das eigentlich wirksame Agens bei der Heilung der *jhar-phook,* die *puja,* der *bali* oder eines der anderen Heilrituale ist, die er angewendet hat, während die Droge bestenfalls ein harmloses Placebo war. Bei seelischer Erkrankung sowohl des *apropi*-Typs als auch des *shaitani*-Typs glaubt Ayata, daß die Heilung, die die Drogen eines Psychiaters bewirken, Placebo-Heilungen sind, die nur vorübergehender und symptomatischer Art sind und die Wurzeln des Problems überhaupt nicht berühren.

Shaitans sind von vielfältiger Art. Ein Typus ist der *bhula-bhuta* (der „verlorene Geist"), eine Ordnung von dämonischen Geistern, in die diejenigen versetzt werden, die durch einen Unfall sterben. Auch wer einem Ahnen eine große Tat verspricht und dieses Versprechen nicht hält, wird in die Ordnung der *bhula-bhuta* versetzt. Der Geist des gekränkten Ahnen wird zeitweilig zu einem *bhula-bhuta,* um den säumigen Sünder zu quälen und ihn schmerzhaft an das gebrochene Versprechen zu erinnern. Die Mitternacht und die Abenddämmerung sind im allgemeinen die Zeiten, in denen ein *bhula-bhuta* von einem Menschen Besitz ergreift. Ein anderer Typus ist der *aner-shaitan,* der *shaitan* „ohne Ordnung", ein Geist, der einer niedrigeren Ordnung angehört. Wieder ein anderer Typus ist der *dayan,* der weibliche Geist, der beim Tode einer schwangeren Frau ins Dasein tritt. Während der *bhagat* aus den Blättern des Salbaumes „liest", die der Patient zu diesem Zweck mitgebracht hat, muß er herausfinden, von welchem Geist der Patient besessen ist. Wenn es ein Geist einer niedrigeren Ordnung ist, kann er für gewöhnlich durch das Mantra oder die Kraft des *jhar-phook*-Rituals in die Flucht geschlagen werden. Wenn der Geist, von dem der Patient besessen ist, ein stärkerer *shaitan* ist, der einer hohen Ordnung angehört, sucht man ihn zu besänftigen, indem man ihn nach seinen Wünschen fragt. Er erwartet vielleicht eine ausführliche rituelle Verehrung (*puja),* ein Tieropfer *(bali)* oder irgendein anderes Ritual. Dann versucht man, diese Wünsche zu erfüllen.[15]

Normalerweise äußert der Geist seine Wünsche im *kuari,* der Besessenheitstrance, in die ein Patient verfällt, während er vom *bhagat* behandelt wird. Falls ein Patient nicht in den *kuari*-Zustand eintreten kann, greift der *bhagat* auf seine eigene Erfahrung zurück und wählt ein geeignetes Ritual aus, das den *shaitan* in Versuchung führen wird, den von ihm besessenen Menschen zu verlassen. Das verbreitetste Ritual in solchen Fällen heißt „einen Vogel hinstellen". Der Geist wird gebeten, in ein Huhn oder eine Taube zu fahren, und erhält die Versicherung, daß er regelmäßig gefüttert werden wird. Der Vogel wird im Hause des Patienten gehalten, und man gibt sich viel Mühe mit seiner Pflege. Nach ungefähr sechs Monaten wird, sofern der Patient sich vollständig erholt und keinen Rückfall erlitten hat, der Vogel geschlachtet und mit eingeladenen Gästen verspeist. Über das Schicksal des *shaitan* bzw. das der Gäste hüllt sich der *bhagat* in Schweigen. Ein gemeinsames Element der meisten Behandlungsrituale ist also, daß man versucht, einen Geist, der von einem Menschen Besitz ergriffen hat, durch das Angebot von Nahrung zu befriedigen: Die Beschwichtigung des Hungers, den ein *shaitan* entwickelt, gehört zu den Hauptaufgaben des *bhagat.* „Manchmal hat der *shaitan* zu essen, und manchmal bleibt er hungrig. Wenn er [der *shaitan*] nicht zu essen bekommt, rächt er sich an dem Menschen, von dem er Besitz ergriffen hat. Wir haben die Pflicht, ihn zu befrieden und ihm den Anteil an Nahrung zu verschaffen, der ihm zukommt", sagt einer der *bhagats.* „Wenn man einem *shaitan* ein Huhn oder eine Ziege opfert, macht er sich für gewöhnlich davon. Der *shaitan* ist sehr gierig. Schließlich haben wir alle einen Magen – du, ich, der *shaitan*", sagt Ayata. Damit unterstreicht er, daß ein Volk, das den Hunger kennt, hungrige Geister hervorbringt und ständig mit dem Dämon der Gier kämpfen muß.

Die *bhagats* sind einmütig der Ansicht, daß die Geist-Besessenheit hauptsächlich von dem Neid herrührt, den ein Mensch bei seinen Nachbarn dadurch erregt, daß sie ihn gut essen und trinken sehen. Das böse Auge des Neides, das sich auf einen Menschen richtet, dem es besser geht als einem selbst, macht ihn wehrlos gegen das Eindringen des *shaitan*. Als er gebeten wurde, die Beziehung zwischen Neid und *shaitani*-Krankheit zu erläutern, verfiel Ayata in eine Semitrance, bewegte den Oberkörper hin und her und sprach in einem rhythmischen Singsang, den er normalerweise bei der Divination anwendet: „Ich werde es dir begreiflich machen. Bald wirst du es begreifen. Der-über-uns lehrt uns, uns nicht zu brüsten. Ich sage die Wahrheit, keine Lügen. Ich spreche mit der Stimme der Sonne. Fürchtet euch nicht; Furcht gebiert *bhuta*. Furcht kommt vom Neid. Wer gut ißt, fürchtet sich. Die anderen fragen: ‚Woher hat er das alles?' Das Auge ist neidisch, der Blick ist ängstlich. Dann kommt der *bhuta*."

Der Neid kommt wie eine „Erkältung des Ichs",[16] wenn wir einen anderen sehen, der etwas besitzt und sich daran freut, was wir auch gerne hätten. In einer Überflußgesellschaft sind Reichtum, Macht und die guten Dinge, die angeblich damit einhergehen (einschließlich Prestige und Status), die Objekte des Neides. In einer Gesellschaft, die so arm ist wie die der Oraon, kommt die „Erkältung des Ichs" in erster Linie von der Nahrung. Das empörende Gefühl des Zukurzgekommenseins beim Anblick anderer, die mehr oder besser zu essen haben als man selbst, kann man auf die Kindheit bei den Oraon zurückführen, in der Rivalitäten mit Geschwistern und der Kampf um die elterliche Liebe aufs engste mit dem Problem des Teilens und Verteilens von knappen Lebensmitteln verbunden sind; oft wird diese Teilung als ungerecht empfunden. Interessanterweise siedeln auch die *bhagats* die Ursprünge des Neides in der frühen Kindheit an. Freilich sind ihre Überlegungen nicht so tiefgründig wie bei Melanie Klein, für die die erste Regung des Neides beim Säugling in dem Augenblick auftritt, wo er die Mutterbrust als Quelle des Lebens und aller lustvollen Erfahrungen „erkennt", sich aber gleichzeitig darüber ärgert, daß er nicht selbst die Quelle solcher Vollkommenheit ist. In der bildreichen Sprache der Oraon ist der Neid „die Scheiße, die jedes Kind ißt", eine elementare Emotion, die im Kinde verankert wird, um im Erwachsenenalter wiederzukehren. Wie es Ayata ausdrückt: „Wir alle haben den bösen Blick in unserem Kopf. Das Kind ißt, hat Stuhlgang, greift mit der Hand in seinen Kot und steckt die Hand wieder in den Mund. Der Kot steigt im Körper auf und lagert sich im Kopf ab. Wenn das Kind erwachsen ist und einen anderen sieht, der ißt, wird der Schmutz seines bösen Blickes diesen anderen treffen."

George Foster macht in einem anregenden Aufsatz darauf aufmerksam, daß man den Neid in großen Gesellschaften leichter verhehlen kann als in den kleineren, einfacheren Gesellschaften.[17] In einer sehr großen Gesellschaft gibt es Subgesellschaften, die durch soziale, psychologische, kulturelle und oft auch physische Grenzen voneinander getrennt sind. In den einzelnen Subgesellschaften hebt sich der Beneidenswerte viel weniger deutlich von den anderen ab, und Vergleiche über die Grenzen der Subgesellschaften hinaus sind erschwert. Solche Neidbarrieren sind bei den Oraon und überhaupt bei anderen „primitiven" Gesellschaften nicht vorhanden: Hier kostet es die Menschen viel Zeit, sich den Kopf darüber zu zerbrechen, wie sie es anstellen, nicht beneidet zu werden.[18] In seiner schlimmsten Form tritt der Neid, wie Helmut Schoeck gezeigt hat, unter Bedingungen sozialer Nähe und bei nahen Verwandten auf.[19] Bei den Oraon, wo man nichts vor dem prüfenden Blick der anderen, der leicht zum bösen Blick wird, verbergen kann und wo die Stammesangehörigen in großer, fast familiärer Nähe leben, werden Neidgefühle ständig erregt. Wegen der gefürchteten Virulenz des Neides verlangt es das Ideal der Stammessolidarität, diese schädliche Regung im einzelnen Menschen so früh wie möglich auszumerzen, die Unterschiede im Dorf so klein wie möglich zu halten und eine egalitäre Grundeinstellung zu fördern. Die Einrichtung des Jugendschlafhauses – des *dhumkuria* –, in dem Knaben und Mädchen einen großen Teil ihrer Kindheit verbringen und die Jugend an gemeinsamen Aktivitäten teilnimmt und eine für alle gleiche Lebensweise hat, kann dann als wesentliche kulturelle Bemühung verstanden werden, durch Standardisierung der Kindheit und Jugend den Neid einzudämmen. Ein solcher Versuch der Standardisierung scheint jedoch, was die Verringerung des Neides betrifft, bei den Oraon ebensowenig Erfolg gehabt zu haben wie anderswo. Wie A. F. Davis bemerkt: „Der Kibbuz lehrt, daß die Standardisierung der Kindheit den Neid bei Erwachsenen vergrößert. Und Kommunen, die gerade als soziales Experiment zur Bekämpfung dieses Problems gedacht waren, bringen Bedingungen hervor, die das Problem bekanntermaßen nur noch verschlimmern."[20]

Die *bhagats* haben, wie wir sahen, eine mehr oder weniger erfolgreiche psychologische Abwehr ihrer eigenen Neidimpulse geschaffen, indem sie auf Nahrung (als das hauptsächliche Neidobjekt bei den Oraon) freiwillig und in regelmäßigen Abständen verzichten und sie dadurch entwerten: Ein geringgeschätztes Objekt erregt keinen Neid. Andere freilich, deren Abwehr gegen die zerfressende Kraft des Neides nicht auf ähnlich hoher Stufe steht, bleiben gegen die geringste Bekundung von Neid in ihrer Umwelt bemerkenswert empfindlich. Mit neidischen Blicken angesehen zu werden wühlt in einem Dorfbewohner bei den Oraon einen ganzen Komplex widersprüchlicher Gefühle auf: Nicht nur seine eigenen, abgespaltenen Neidimpulse werden wach, sondern auch seine Schuldgefühle über diese Impulse, die dem Ethos seines Stammes so sehr zuwiderlaufen. Von einem *shaitan* bestraft zu werden bietet dann Entlastung von einem weit peinlicheren inneren Konflikt und dem Gefühl der „Schlechtigkeit", das er hervorgerufen hat. Die Vertreibung des *shaitan* signalisiert die Wiederherstellung der Abwehr von Gier und Neid – eine Unterdrückung und Verleugnung von elementaren, „dämonischen" Begierden. Das Individuum kann wieder das Gefühl haben, „gut" und liebenswert zu sein und von seinem Über-Ich geliebt zu werden.

Als Ayata über die Natur des *shaitan* spricht, deutet er – in einer eher theologischen als psychologischen Sprache – einen ähnlichen Konflikt zwischen Gut und Böse, aber auch deren Einheit in der Seele des einzelnen an. „Gott selbst ist gleichzeitig der *shaitan*. So wie aus einem einzigen Schoß zwei verschiedene Kinder geboren werden; so wie es zwei verschiedene Arten von Reishalmen gibt – die grünen, wenn der süße Wind aus dem Norden weht, und die roten, wenn der bittere Wind aus dem Süden weht –, so hat Gott sich selbst zwei Formen gegeben: eine gut und die andere böse. Wenn der bittere Wind weht, kommt er in Form eines *shaitan*. Warum er zum *shaitan* wird? Wer soll uns sonst für unsere bösen Taten bestrafen? Wer sonst erinnert uns daran, daß es über uns eine höhere Macht gibt?"

Um sieben Uhr morgens, wenn Ayata aus seinem Gebetszimmer tritt und mit der Arbeit beginnt, wartet bereits ein gutes Dutzend Leute auf ihn. Sie hocken still im Hof oder gehen in kleinen Gruppen umher, und es ist nicht leicht, die eigentlichen Patienten von Leuten zu unterscheiden, die aus anderen Gründen gekommen sind. So mag es unter den Wartenden den einen oder anderen früheren Patienten geben, der vorbeischaut, um den *bhagat* zu begrüßen. Der *bhagat* versucht nämlich, engen Kontakt zu seinen Expatienten zu halten; so unternimmt Ayata Jahr für Jahr mit einer Gruppe von acht bis zehn seiner früheren Patienten eine einwöchige Pilgerfahrt zum nahegelegenen Tempel. Außerdem sind immer einige Schaulustige anwesend: Die einen sind gekommen, um Zeuge eines aufregenden Heilungsdramas zu sein, während die anderen vermutlich ihrem tieferen inneren Bedürfnis nachkommen, dem Heiligen nahe zu sein. Einer ist vielleicht gekommen, um sich von dem *bhagat* ein Amulett *(tabiz)* als Schutz vor der unbekannten Zukunft geben zu lassen, während wieder ein anderer den *bhagat* über einen kürzlich vorgefallenen

Diebstahl oder Verlust konsultieren möchte. *Bhagats* kümmern sich nicht nur um seelische Erkrankungen bei den Oraon, sondern sind auch allgemeine Anlaufstelle für seelischen Zuspruch und Spezialisten für Glaubensfragen. Ayata beginnt normalerweise damit, daß er die Patienten und Bittsteller auffordert, einen Schritt vorzutreten, wobei sie das Salblatt, das sie mitgebracht haben, in der offenen Handfläche der rechten Hand halten. Der *bhagat* begrüßt laut und der Reihe nach jede seiner sechs Gottheiten und beginnt, in raschen, tiefen Zügen zu atmen. Der Hals schwillt kürbisförmig an, und die Adern treten hervor. Er atmet die Luft explosionsartig aus; jedes Ausatmen wird begleitet von einem unheimlichen Laut irgendwo zwischen Bellen und Heulen. Kopf und Oberkörper wiegen sich langsam hin und her, während der Gott ihn „besteigt", und Ayata beginnt, das Problem des Patienten zu weissagen, indem er aus seinem Salblatt „liest".

„Ahnen, nein", sagt er in einer Singsangstimme zu einer Frau Anfang Dreißig. „In der Erde, nein. Gold und Silber, nein. Vier Beine, nein. Manchmal geht es ihr gut, manchmal geht es ihr schlecht. Die Familie hat ihr einen *dayan* gesandt. Sie fürchtet sich." Der Mann neben ihr erfährt: „Er fürchtet sich vor Feinden. Gibt es Feinde? Nur Gott weiß es. Drei, vier Arten von Krankheit. Kein Friede. Eine Krankheit kommt und geht; die zweite kommt und geht. Die Krankheit auf dem Blatt, ist sie da? Die Vernichtung des Kindes. Es ist nicht seine Schuld. Ergreife einen anderen. Was kann ich tun? Nichts. Nur Gott kann helfen. Gott, du bist nicht blind, ich bin es. Bade in Milch, Gott, und zermahle den *shaitan* zu Staub."

Während der Divination ist es unweigerlich Ayata, der von der Gottheit besessen ist. Aber wenn es zur Behandlung kommt, ist entweder nur der Patient besessen, oder Heiler *und* Patient sind gemeinsam besessen. Ayatas Besessenheitstrance, freiwillig und kontrolliert, bewegt sich zuverlässig in einem gewissen Intensitätsrahmen. Die Besessenheitstrance des Patienten fällt dagegen sehr unterschiedlich aus – von einem milden Zustand (der durch ein leichtes Zittern angezeigt wird) bis zu einem heftigen Schlagen des Kopfes oder einem wahnsinnigen Schütteln des ganzen Körpers. Ein Beispiel für eine Behandlung, bei der nur der Patient besessen war, ist ein sechzehnjähriges Mädchen, dem ein *jhar-phook* empfohlen worden war. Das Mädchen war eines Tages zu Tode erschrocken, als sie, allein an einem Garten dahinspazierend, einen alten Mann sah, der auf sie zukam. Geschehen war anscheinend nichts, doch konnte das Mädchen nach dieser „Begegnung" nicht mehr richtig essen oder schlafen. „Zu welcher Kaste gehörte der alte Mann? War es ein

Munda?" [Die Munda sind ein anderer Stamm, der im selben Gebiet wie die Oraon lebt.] Der *bhagat* stellt dem Mädchen diese Fragen, nachdem er sie aufgefordert hat, sich auf den Boden zu setzen. Das Mädchen nickt mit dem Kopf, sagt aber nichts. Ayata befiehlt ihr, die Beine auszustrecken, und das Mädchen gehorcht. Der *bhagat* kauert sich vor ihr nieder und beginnt, ein Mantra zu rezitieren. Im Gegensatz zu der örtlichen Oraonsprache, die er gebraucht, wenn er mit einem Patienten redet, spricht der *bhagat,* wenn er, sei es im Mantra, sei es im Gebet, mit dem Göttlichen kommuniziert, unfehlbar Hindi: Das unterstreicht die Förmlichkeit des Anlasses und die privilegierte Stellung des *bhagat* gegenüber dem Göttlichen. Der *bhagat* hält nun die linke Hand über den Kopf des Mädchens, wobei der Zeigefinger nach oben zeigt, während die rechte Hand ein paar Zentimeter über den Knien des Mädchens kreist. Er fährt fort, das Mantra zu singen, und führt die rechte Hand immer weiter nach unten, bis er zu den Füßen des Mädchens kommt. Dort hält er inne und macht dann eine schnelle Bewegung, als ob er irgend etwas aus den Zehen herausrisse. Mehrere Male wiederholt er diese ruckartige Bewegung. Der Körper des Mädchens weist einen deutlichen Tremor auf, und die Zehen krümmen sich, wenn sie die Hand des *bhagat* über sich schweben fühlen. Nach einer Weile schlägt Ayata jedesmal mit der linken Hand auf den Boden, wenn er mit der rechten die Bewegung des Herausziehens macht. „Du mußt fort, du mußt gehen", ruft er. Das wiederholt er einige Male, dann sagt er mit ruhiger Stimme zu dem Mädchen: „Jetzt ist er durch die Zehen verschwunden. Er wird nicht wiederkommen." Wiederum nickt das Mädchen mit dem Kopf. Es sieht erschöpft aus, und auf seiner dunklen Haut schimmert der Schweiß.

Wie erwähnt, ist *jhar-phook* in solchen Fällen angezeigt, in denen es um Geister niedrigerer Ordnung geht, die der *bhagat* allein durch die Macht seines Mantra vertreiben kann. Psychologisch ausgedrückt, hat die Suggestion des *bhagat,* die durch seine ungeheure persönliche und kulturelle Autorität gestützt wird, in milderen Fällen ausreichende heilende Kraft. Bei der *puja*, die gegen hartnäckigere *shaitans* von höherer Ordnung helfen soll, reicht die Kraft des Mantra nicht aus. Hierbei sind vielmehr während des Heilrituals sowohl der Patient als auch der *bhagat* besessen. Dem Patienten wird mit allerhand Mitteln geholfen, in den Zustand der Besessenheit zu gelangen; dazu gehört auch das rhythmische Schlagen eines Messingtabletts, das eigens für diesen Zweck in dem Raum des *bhagat* aufbewahrt wird. Das folgende Bruchstück aus einem Gespräch zwischen dem Heiler und der Patientin, bei dem beide besessen sind

– die Frau sogar ziemlich heftig –, vermittelt einen Eindruck von der Heilbegegnung und läßt die tieferen psychologischen Ebenen erahnen, die bei solchen Gelegenheiten berührt werden können.

FRAU: Der *shaitan* ist gekommen. Der Feind ist gekommen. Tritt dem Guru entgegen, Kind.

BHAGAT: Welcher Feind? Laß ihn sprechen. Sag deinen Namen.

FRAU: Ja, o ja. Es ist Budhan *shaitan*. Gehört einer anderen Kaste an. Sprich! Wirst du wohl reden, Junge? Wagst du es, dich über den Guru zu erheben? Wie weit willst du gehen, *shaitan?*

BHAGAT: Von Erde, von Staub. Ach, in meinem Haus ist ein *shaitan*. Willst du bis zur Wiege gehen? Ich werde dir eine schwarze Ziege schlachten.

Die Augen der Frau sind fest geschlossen; auf ihrem Gesicht liegt ein Ausdruck von Verzückung. Sie hält einen Topf hoch, den sie mitgebracht hat. Armreifen, Blätter, Blumen und Erde sind in dem Gefäß, und es soll das Gefängnis des *shaitan* abgeben. Sie hält den Topf an die Flamme einer irdenen Lampe, die zu Beginn des Rituals angezündet worden war. ,,Die Leber des *shaitan* brennt", sagt sie mit triumphierender Stimme. ,,O *shaitan,* dein Kiefer wird brechen, deine Zähne werden brechen, deine Glieder werden brechen."

BHAGAT [in drängendem Ton]: Jetzt mußt du ihn fangen. Laß ihn nicht wieder laufen!

FRAU: Was wirst du jetzt tun? Antworte. Man hat nichts falsch gemacht, gar nichts. Sie ist richtig gegangen. Sie hat richtig Wasser gegeben, und sie hat richtig Milch gegeben. Er ist wie eine Katze gekommen. Willst du vielleicht höher springen als alle anderen?

Der *bhagat* legt der Patientin die Hand auf den Kopf und droht: ,,Wenn du nicht weggehst, bekommst du Pisse zu saufen! Von überall her werden die Götter kommen und dich zu Staub zermahlen." Die Frau macht ein würgendes Geräusch, und dann sind Heiler und Patientin, wie auf ein verabredetes Signal, plötzlich still. Ihre Augen beginnen, sich wieder zu fokussieren, und sie wirken erschöpft.

Bei dem geschilderten Ritual und dem Wortwechsel ist offenkundig mehr im Spiel als nur Suggestion. Der Austausch zwischen Ayata und der Frau erinnert an Pfisters Bemerkungen über Heilzeremonien bei den Navaho: Das Unbewußte des Medizinmannes spricht zum Unbewußten seines Patienten, wodurch der Medizinmann den Kern des inneren Konfliktes des Patienten erreicht und Widerstände vermeidet, die aufgerichtet würden, wenn nur das Bewußtsein im Spiel wäre.[21] Die Bemerkungen der Frau, daß ihr Dämon zu weit gehe und daß „die Frau, die alles richtig gemacht hat", sich kein Fehlverhalten habe zuschulden kommen lassen, deuten zweifellos in diese Richtung. Doch wäre es ohne genaueste Kenntnis von Ayatas Patienten zweifellos ziemlich spekulativ, davon zu sprechen, daß der *bhagat* eine Art von „instinktiver Analyse" betreibe. Nützlicher dürfte es sein, sich anderswo nach den psychotherapeutischen Mechanismen umzusehen, die in dieser Art der schamanistischen Heilung im Spiele sind. Raymond Prince hat in seinem Überblick über mehrere Untersuchungen aus verschiedenen Gegenden der Welt die Vermutung geäußert, daß der als „Dissoziation" bekannte veränderte Bewußtseinszustand während der Besessenheitstrance, bei dem ein anderes Ich die Kontrolle zu übernehmen scheint, möglicherweise selbst ein wesentliches therapeutisches Agens ist.[22] Denn während im Westen die Dissoziation herkömmlicherweise mit psychopathologischen Gegebenheiten in Verbindung gebracht wird, ist sie in vielen anderen Kulturen ein häufig benutztes Mittel der Psychotherapie: Die Beispiele reichen von gewissen Kulten in Ghana bis zu ländlichen Dörfern Japans, von schamanistischen Heilungen in Dahomey und Nigeria bis zu den Palau-Insulanern in Mikronesien, vom *zar*-Kult, den man im ganzen Mittleren Osten antrifft, bis zu dem Schlangenbeschwörungskult im amerikanischen Südwesten.[23] Ja, die Dissoziation ist heute möglicherweise die weltweit am meisten verbreitete psychotherapeutische Technik überhaupt. Die Methoden, einen Zustand der Dissoziation hervorzurufen, mögen variieren: rhythmische Musik, Tanz, übermäßige Atmung und Stimulierung der Bodengänge im Innenohr durch Rotation des Kopfes. Doch macht Prince darauf aufmerksam, daß es eine Reihe von Merkmalen gibt, die auf ein gemeinsames neurophysiologisches Substrat dieses Zustandes schließen lassen: ein feiner Tremor des Kopfes und der Glieder und manchmal das Auftreten von stärkeren, konvulsivischen Zuckungen, die Wiederkehr des normalen Bewußtseins, oft gefolgt von einem Schlaf der Erschöpfung, aus dem der Betreffende in einem euphorischen Zustand, aber einer mehr oder weniger vollständigen Amnesie in bezug auf die Zeit der Dissoziation erwacht, usw.[24]

Wie es der Dissoziation gelingt, einem seelisch erkrankten Patienten zu helfen, ist noch immer ein Geheimnis, doch gibt es einige Spekulationen hierüber. So ist Sargant der Ansicht, daß die exzessive sensorische Stimulierung während dieses Zustandes in einer neurophysiologischen Veränderung resultiert, bei der die früheren Konditionierungsmuster des Patienten zusammenbrechen, wodurch seine Empfänglichkeit für die vom Heiler oder Priester suggerierten neuen Muster erhöht wird. Die therapeutischen Effekte sind dabei gewissen Mechanismen zu verdanken, wie man sie in ähnlicher Form aus der elektrokonvulsivischen Therapie, der Gehirnwäsche und dem evangelikalen Predigen und Bekehren à la Wesley kennt.[25] Prince hingegen schließt sich den Bemerkungen Freuds zum Falle Schreber an, wonach die Psychose ein endogener Heilungsversuch ist, durch den ein übermäßig rigides Ich zertrümmert wird, und sieht in der Dissoziation einer Besessenheitstrance eine Art Mikropsychose, in der das bisherige Ich aufgelöst wird und statt seiner ein anpassungsfähigeres Ich aufgebaut werden soll. Dissoziationstechniken sind übrigens nicht die Domäne von Schamanen, sondern werden von mindestens einem zeitgenössischen Guru angewendet – dem Bhagwan Rajneesh. Unter den vielen psychologischen Erfahrungen, die in seinem *ashram* früher in Poona, jetzt in Oregon angeboten wurden, gab es auf jeden Fall zwei, die im wesentlichen darauf beruhten, in dem suchenden Jünger eine Dissoziation hervorzurufen: die „Wiedergeburt", die durch rasches, tiefes Atmen erzeugt wurde; und den „Energie-*darshan*" bei der rituellen Initiation in den Kult, wo Tanz, rhythmische Musik und verschiedene Lichteffekte in meisterhafter Weise Dissoziationstechniken aus unterschiedlichsten schamanistischen Traditionen vereinigten.

Der Lama von Macleodganj

Am Fuße des Himalaja, 2500 Kilometer nordwestlich vom Lande der Oraon, gibt es eine andere Gruppe, die am Rande der indischen Gesellschaft lebt. Es sind die Tibetaner, die nach Indien gekommen sind, nachdem der Dalai-Lama nach dem Einmarsch der Chinesen aus Lhasa geflohen war, und die sich in und um Dharamsala niedergelassen haben. Macleodganj, der Aufenthaltsort des Dalai-Lama und daher der geistige Mittelpunkt der Gemeinschaft, ist eine kleine Stadt hoch oben in den Bergen über Dharamsala. Allenthalben auf den Straßen von Macleodganj sieht man buddhistische Mönche – die sogenannten Lamas – mit dem kurzgeschorenen Haar und ihrem typischen rotbraunen Gewand sowie die etwas lässiger gekleideten Westler, die hier nach esoterischer Weisheit suchen. Die örtliche Bevölkerung nennt diese jungen Europäer und Amerikaner „Hippies"; dabei haben diese ernsten jungen Männer und Frauen wenig von der Unschuld und dem Überschwang ihrer Vorgänger aus den rauschhaften Tagen der späten sechziger und frühen siebziger Jahre an sich. Unter den Lamas gibt es Mystiker, Ärzte, die die uralte Kunst der tibetanischen Medizin praktizieren, und „Schamanen"; freilich würden die Tibetaner selbst keinen scharfen Unterschied zwischen diesen drei Gruppen machen, da sie in der Berufung eines jeden eher eine Frage der Akzentuierung sehen als der Spezialisierung. Unser wichtigster Gewährsmann, Nagpalla, ein Mönch Mitte der Dreißig, der sich in der letzten Phase seiner dämonologischen Studien beim angesehensten Lama der ganzen Gemeinde befindet, ist also nur in diesem besonderen Sinne als Schamane zu bezeichnen.

Um in die Welt eines tibetanischen Schamanen einzudringen, bedarf es einer anhaltenden hermeneutischen Anstrengung, die dem Psychoanalytiker schwerfällt – selbst einem indischen Psychoanalytiker, dessen eigener kultureller Hintergrund der tibetanischen Weltanschauung vermutlich nähersteht. Stark beeinflußt von den Substraten der einheimischen Bon-Religion (einer Form des nordostasiatischen Schamanismus) und des später hinzugekommenen Mahayana-Buddhismus sowie tantrischer Ideen aus Indien und Nepal, besteht die tibetanische Weltanschauung kompromißlos auf der „Weichheit" aller Erscheinungswirklichkeit. Die Frage nach „Schein" oder „Sein" aller gegebenen Erscheinungen, die die abendländische Philosophie lange beschäftigt hat, wurde in Tibet schon vor langer Zeit zugunsten des „Scheins" entschieden; *stong pa nyid* („Leere", „das Nichts") ist für jeden Tibetaner eine alltägliche Redensart und die Erklärung, die er für viele Rätsel des Lebens anbietet. Nach tibetanischer Auffassung ist alles, was existiert, ein Trugbild des Geistes, ein unvollkommenes Abbild auf einem Schirm, der die „absolute" Wirklichkeit verdeckt, die nur in der Befreiung realisiert werden kann. So hat alles in der Welt einen anderen Sinn, als es scheint, und die Welt ist voller Orakel und Zeichen, die gedeutet werden müssen. Die Vorstellungskraft sitzt auf dem höchsten Thron, und alles, was man sich vorstellen kann, ist ebenso real wie alles, was existiert. Für das Übernatürliche gibt es in dieser Welt keinen Platz, da es einem freisteht, alles entweder als Wunder oder als etwas ganz Normales zu betrachten. David-Neel beschreibt das so: „Niemand in Tibet bestreitet, daß solche Dinge vorkommen können, doch niemand betrachtet sie als Wunder ... In Wirklichkeit erkennen die Tibetaner keine übernatürliche Wirkungskraft an. Die sogenannten Wunder sind in ihren Augen genauso natürlich wie ganz normale Alltagsereignisse und hängen nur von der geschickten Handhabung von *wenig bekannten Gesetzen und Kräften* ab."[27] Da nach dem Glauben der Tibetaner die existierenden Erscheinungen eine Hervorbringung des menschlichen Geistes sind, ist es auch möglich, durch besondere geistige Übungen wie konzentrierte Meditation, komplizierte Rituale und die verwandelnde Kraft des Mantras die Erscheinungswirklichkeit zu kontrollieren, die Beziehungen zwischen ihren Elementen zu verändern und neue Erscheinungen hervorzubringen.

Im Bereich von Krankheit und Heilung führt die tibetanische Weltanschauung zu einer Verwischung der Unterschiede zwischen körperlicher und seelischer Erkrankung, was deren Ursache angeht; beide Arten von Krankheiten haben ihren Ursprung letztlich in dem, was man einen „Fehler" des Geistes nennen könnte. Die Unwissenheit über das „wirklich Wirkliche" läßt Zorn, Begierde und geistige Dunkelheit entstehen – das, was die medizinischen Texte die „drei Gifte des Geistes" nennen. Umgekehrt stören die geistigen Gifte das Gleichgewicht zwischen den drei Körpersäften – Atem, Galle und Schleim.[28] Die Zunahme eines der Säfte bringt die charakteristischen Symptome einer Krankheit hervor, die mit diesem besonderen Saft verbunden ist. Als Kur für jede Krankheit ist dann eine gründliche Reinigung der gesamten geistigen und emotionalen Welt erforderlich.

Nun ist die vom Buddhismus gelehrte philosophische Gleichsetzung von Heilung mit Erkenntnis der absoluten Wirklichkeit nur von begrenztem praktischen Wert für vielbeschäftigte Ärzte und schamanistische Heiler, die es mit konkreten Symptomen von körperlichen und seelischen Störungen und mit Patienten zu tun haben, die diese Symptome möglichst schnell loswerden wollen. Tibetanische Doktoren neigen daher dazu, Unwissenheit als „eigentliche" Ursache für Krankheit zu vernachlässigen und ihre Aufmerksamkeit mehr den unmittelbaren Ursachen zuzuwenden. Von diesen unmittelbaren Ursachen gibt es vier: die Jahreszeit; die Nahrung; Gewohnheiten und Verhalten; und endlich eine Attacke durch einen der dreihundertsechzig Geister. Werden Atem, Galle oder Schleim durch eine der genannten Ursachen gestört, entstehen Krankheiten. Die medizinische Ausbildung eines tibetanischen Arztes dreht sich daher um die Symptome, die Diagnosemethoden, die Heilmöglichkeiten und die Prognose für diese Krankheiten.

Nagpalla ist, wie andere Schamanen, auf Geister spezialisiert – eine der vier anerkannten Ursachen für *alle* Arten von Krankheiten. Diese Geistwesen, seien es die Götter *(iha)* der oberen Regionen oder die Schlangengeister *(klu)* der Unterwelt, bewohnen den Kosmos zusammen mit den Menschen – den *sabdag* oder „Herren der Erde". Quer zu dieser grundsätzlichen Dreiteilung werden die Geister in Kategorien eingeteilt: von drei, fünf, acht, neun, zehn, zwölf, dreizehn, sechzehn, achtzehn usw. bis zu dreihundertsechzig Geistern.[29] Gemäß dem eisernen Gesetz des Karma, das alle Wesen beherrscht – Götter, Schlangengeister und die „Herren der Erde" –, werden die einzelnen Geister innerhalb ihrer Ansammlungen nach oben oder nach unten versetzt, je nachdem, ob sie sich in jenem unablässigen Fluß und Wandel aller Dinge, der zur buddhistischen Theorie des Daseins gehört, nach oben entwickelt haben oder gestrauchelt sind.[30] Die Geister erfüllen die Höhen, die mittleren Räume und die Tiefen; manche sind wohltätig, andere vielleicht eher zornmütig als innerlich böse, und Nagpalla behauptet denn auch, daß es von den dreihundertsechzig Geistern, die in den Texten erwähnt werden, nur achtzehn sind, die den Menschen mit Krankheit oder Wahnsinn schlagen. Zu beachten ist, daß im tibetanischen System Wahnsinn und Besessenheit von einem bösen Geist nicht dasselbe bedeuten; die Besessenheit von einem Geist kann *sowohl* seelische Störungen *als* auch körperliche Erkrankungen hervorrufen. Daneben kann eine seelische Störung aber auch durch andere Ursachen als einen bösen Geist hervorgerufen werden, etwa durch den plötzlichen Verlust von Besitztümern oder eines geliebten Menschen, die Auswirkungen einer langen Atemerkrankung und endlich durch die Macht eines Mantras, das ein Feind gegen das Opfer gerichtet hat. „Plötzliche Verluste rufen im allgemeinen Gram und Kummer hervor, so daß der Mensch seinen Lebenswillen verliert", sagt Nagpalla. „In solchen Fällen richten wir die Gedanken des Betreffenden gewöhnlich auf jene benachteiligten Menschen, die niemals irgendwelche Besitztümer gehabt haben. Wir erinnern ihn daran, wie glücklich er sich schätzen darf, daß Gott ihm die Gelegenheit gegeben hat, sich seines Besitzes so lange zu erfreuen. Auch geben wir ihm zu bedenken, daß der eigentliche Zweck des menschlichen Lebens die Erkenntnis der Wirklichkeit und die Befreiung von irdischen Bindungen ist. Auch Buddha hat einen Schock erlitten, so wie du jetzt, sagen wir zu dem Patienten, aber denke daran, wie der Schock ihm geholfen hat, auf dem Pfad der Erleuchtung vorwärtszuschreiten. Milder Wahnsinn kann auch durch das Rezitieren gewisser Mantras verursacht worden sein, die sich auf den Geist eines anderen Menschen schlimm auswirken. Diesen Brauch, den Geist eines anderen durch die Macht von Mantras zu beeinflussen, die bei Schwarzer Magie rezitiert werden, finden wir besonders weit verbreitet bei Indern."

Es gibt verschiedene Methoden, um festzustellen, ob die seelische Störung durch einen Geist hervorgerufen wurde oder ob sie eine andere Ursache hat. Ein bevorstehender Anfall von Geistbesessenheit kündigt sich gewöhnlich durch gewisse Vorzeichen im Traum an. Symptome von Benommenheit und Alpträume sind bei Opfern solcher Anfälle ebenfalls verbreitet. „Oft", meint Nagpalla, „wird der Mensch zum Kind seiner Träume. Alles, was er sich schon in seiner Kindheit gewünscht hat, versucht er, im Traum zu verwirklichen. Hat er sich z. B. vorgestellt, Schreiner zu werden, so verlangt er plötzlich nach Werkzeugen zur Holzbearbeitung. Mit einem Wort, in dem Wahnsinnigen wird das Kind wiedergeboren." Das wichtigste diagnostische Werkzeug nicht nur bei einem Anfall von Geistbesessenheit, sondern auch bei der Bestimmung, um welchen konkreten Geist es sich handelt, nennt sich Mo und ist das tibetanische Gegenstück zum I-Ging. Um den Geist, von dem er besessen ist, zu identifizieren, sind auch die Augenbewegungen des Patienten von Bedeutung. Ist der Patient beispielsweise von einem *bhuta* besessen, bewegen sich seine Augen nach unten links; ist er dagegen von einer *dakini* besessen – einem weiblichen Geist, der oft auch als „Mutter" angesprochen wird und denen, die an ihn glauben, esoterisches Wissen und Können verleihen soll –, so bewegen sich die Augen nach oben rechts.

Nach Nagpalla gibt es keinen besonderen Grund dafür, daß man von einem Geist befallen wird. „Es hängt alles von der Beschaffenheit des eigenen Karmas ab. Es gibt im Leben eines jeden Menschen Zeiten, in denen seinem Leben, seinem Körper, seiner persönlichen Würde und seinem Glück Gefahren drohen. Wenn alle vier Faktoren ungünstig sind, dann ist sicher damit zu rechnen, daß ein Geist von ihm Besitz ergreift. Wir haben aber auch dafür die Gegenmittel. Bei Gefahr für sein Leben muß der Betreffende das Initiationsritual vollziehen. Bei Gefahr für seinen Körper ändern wir seinen Namen und seine Kleidung. Bei Gefahr für seine Würde und sein Glück stellen wir Fahnen vor seinem Haus auf, auf denen bestimmte Gebete stehen. Du hast bestimmt schon Fahnen gesehen, auf denen ein geflügeltes Pferd zu sehen ist. Das ist das *lung-da* [wörtlich ‚Windpferd'] oder das Glück, und diese Fahnen werden aufgestellt, um das Glück zu fördern. In allen Fällen bestehen wir aber darauf, daß eine *puja* vollzogen wird. *Puja* ist ganz wichtig, um dem potentiellen Opfer oder dem Patienten spirituelle Stärke zu verleihen. Daneben haben wir noch das ‚Mantra des Bittens' *[yachna]*, das gesungen wird, um zu verhindern, daß der böse Geist einen Menschen befällt." Aus den Schilderungen Nagpallas und anderer Lamas geht hervor, daß das wesentliche therapeutische Agens in den verschiedenen *puja*-Ritualen das Mantra ist. Wir haben das Wesen von Mantras weiter oben erörtert und brauchen an dieser Stelle nur zu unterstreichen, daß das Mantra für Tibetaner wie für Inder Macht bedeutet und nicht nur gesprochene Worte darstellt, denen der Geist widersprechen oder ausweichen kann. Wenn ein Lama ein Mantra singt, ruft er dessen heilkräftigen Gehalt unmittelbar ins Dasein: So tief ist die Magie des Mantras, wie der Tibetaner sie erlebt.[31]

Einer von Nagpallas Patienten war ein Mönch Anfang Zwanzig, der kürzlich von einem Geist befallen worden war. Am Tage des Anfalls waren die Mönche dieses betreffenden Klosters zu einer Feier in das tibetanische Kinderdorf gegangen, das ein paar Kilometer entfernt in den Bergen liegt. Am Abend benutzten die höhergestellten, älteren Mönche für ihre Heimkehr einen Jeep, während die jüngeren Mönche, unter ihnen auch der Patient des Lamas, zu Fuß gingen, wobei sie eine Abkürzung durch die Berge nahmen. Die Mönche liefen den steilen, gewundenen Pfad hinauf und hinunter und versuchten, den Jeep zu überholen. So machten sie aus dem Heimweg ein fröhliches Wettrennen. Der Patient war schneller als die anderen und hatte schon einen großen Vorsprung gewonnen; da wollte er seinen Schritt verlangsamen, mußte aber entsetzt feststellen, daß ihm das unmöglich war. „Was dann geschehen ist, weiß ich nicht", sagt er. „Plötzlich lag ich bewußtlos auf dem Weg." Nach einer Weile erlangte er das Bewußtsein wieder und fand sich von seinen Gefährten umringt, die ihn fragten, was vorgefallen sei. Der junge Mönch war außerstande, eine befriedigende Antwort zu geben. Er hatte schlimme Hautabschürfungen davongetragen, seine Handflächen und Ellbogen bluteten, doch fühlte er keinerlei Schmerzen, sondern nur, während er aufstand, eine leichte Benommenheit. Auf zwei Freunde gestützt, ging der Patient langsam dem Kloster entgegen, bis er an einen Wasserfall kam. Da es bereits spät wurde, bat er seine Freunde, ohne ihn weiterzugehen, während er hier das Gesicht waschen und seine Wunden säubern wollte. Zwei „Hippies" waren gerade dabei, im selben Fluß unterhalb des Wasserfalls ihre Wäsche und Kleidung zu waschen, und sie verbanden seine Wunden. Als der Mönch endlich in sein Zimmer im Kloster zurückkehrte, bat er einen Freund, ihm etwas Medizin für seine Schnittwunden und Hautabschürfungen zu bringen. Doch die Arznei half nicht. Sein Gesicht schwoll so stark an, daß seine Augen nur noch Schlitze waren, durch die er kaum etwas sehen konnte, und so mußte er sich bei seinen täglichen Verrichtungen helfen lassen. Am dritten Tag war ihm sein geschwollenes Gesicht so peinlich, daß er sich in sein Zimmer einschloß. Schließlich beauftragte er einen seiner Freunde, zum Lama zu gehen und ihn dringend um eine *puja* zu bitten. Der Lama spielte das Mo und kam zu dem Schluß, daß es sich eindeutig um einen Fall von Geistbesessenheit handele. Er fragte den Freund auch, ob sich der Patient kürzlich in einem Fluß gewaschen habe. Der Freund, der von den Geschehnissen am Wasserfall nichts wußte, verneinte dies. Der Lama war sich jedoch sicher, daß etwas Derartiges vorgefallen sein müsse, und schickte den Freund zurück, damit er sich über weitere Einzelheiten erkundige. ,,Nachdem ich gehört hatte, was der Lama gesagt hatte, fiel mir wieder ein, daß ich die Wunden ja am Wasserfall gewaschen hatte", sagte der Patient. ,,Es fiel mir auch wieder ein, daß die Leute glauben, daß im Fluß unterhalb des Wasserfalls ein Geist lebt, entweder ein *naga* [,Schlange'] oder ein *lu* [,Wind']. Ich muß den Geist dadurch erzürnt haben, daß ich all meinen Unrat in sein Haus gespült habe. *Lu-* und *naga*-Geister sind in puncto Reinlichkeit sehr heikel."

Sowohl *lu* als auch *naga* sind Geister einer Ordnung, die unterhalb des Menschen steht und normalerweise dem Menschen nicht gefährlich werden kann, es sei denn, man erzürnt sie – wie dies bei dem *lu* der Fall war, in dessen Wohnung unser Patient ,,Unrat spülte". Wenn man sie reizt, sind diese Geister mächtig genug, einen Menschen zu befallen und von ihm Besitz zu ergreifen. Ein anderer Aspekt dieser Geister ist, daß sie für ziemlich beschränkt gelten: Sie können nicht unterscheiden, ob man ihre Wohnung oder ihre Würde absichtlich oder aus Versehen verletzt hat. Wenn die Tibetaner ein neues Bauwerk errichten wollen, begeben sie sich, zwei oder drei Tage bevor die Erdarbeiten beginnen sollen, zur Baustelle und bitten den Geist, der möglicherweise dort lebt, sich nach einer neuen Wohnung umzusehen. Das Gebet an den Geist lautet ungefähr folgendermaßen: ,,O *naga* oder *lu* oder wer immer du bist, der hier lebt: Wir finden diese Stelle für unser Bauwerk am besten geeignet, und so wirst du dich an eine andere Stelle begeben müssen. Es tut uns leid, daß wir dich stören und dir Unannehmlichkeiten bereiten, aber wir können es nicht ändern, da das Buch diesen Platz als den für unsere Zwecke am besten geeigneten geweissagt hat. So bitten wir dich im Einvernehmen mit dem Wunsch Seiner Heiligkeit [des Dalai-Lama], innerhalb von zwei Tagen hier wegzuziehen."

Um aber in unserer Geschichte fortzufahren: Der Patient teilte dem Lama durch seinen Freund mit, daß er in der Tat seine Wunden in dem Wasserfall gewaschen habe. Der Lama spielte wieder das Mo und entdeckte, daß der Geist, von dem der Mönch besessen war, ein *lu* war. Er vollzog die erforderliche *puja,* und der Patient brachte die *puja*-Opfergaben zum Wasserfall, um sie dem *lu* darzubringen. ,,Ich mußte mit dem *lu* allein sein, als ich ihm die *puja*-Opfergaben übergab. Ich habe den *lu* in drei Sprachen angeredet – Tibetanisch, Hindi

und Englisch, da ich nicht wußte, zu welcher Gemeinschaft dieser *lu* gehört. In unseren heiligen Büchern steht geschrieben, daß der Geist in allen Sprachen angeredet werden muß, die man kennt. ‚O *lu*', sagte ich, ‚vergiß, was immer gestern vorgefallen ist. Du weißt, daß ich gestürzt war und mich verletzt hatte. In diesem Augenblick des Schmerzes vergaß ich vollkommen, daß der Fluß dein Wohnsitz sein könnte. Was immer mein Vergehen gewesen sein mag, ich bin gekommen, um es wiedergutzumachen. Ich bringe dir diese Gaben dar als Entschädigung für die Unannehmlichkeiten, die ich dir verursacht habe. Und nun laß uns die ganze Angelegenheit vergessen. Ich hoffe, daß die *puja* und diese inständige Bitte erhört werden.'"
Nachdem die Entschädigung dargebracht und offenbar auch angenommen worden war, ging die Schwellung im Gesicht des Mönchs zurück, und bald war er wieder so weit hergestellt, daß er am normalen Klosterleben teilnehmen konnte.

Unser junger Mönch hat plausible Erklärungen dafür, daß der *lu* die Hippies in Frieden ließ. „Das ist ein Unterschied", sagt er. „Blut ist eine Art von Unrat, die aus dem Inneren des Körpers kommt, während die Hippies ja nur den äußeren Schmutz wegwuschen. Der Schmutz von innen ist nach unseren heiligen Büchern anstößiger. Außerdem könnte der *lung-da* der Hippies höher gewesen sein als meiner. Ein anderer Grund könnte sein, daß diejenigen, die an die Existenz des Geistes glauben, auch eher von ihm befallen werden. Der *lu* denkt sich: Dieser Mann hat Angst vor mir, und so fällt er ihn an. Bei den Hippies weiß der *lu,* daß sie nicht an ihn glauben und daß er sie in keiner Weise ändern kann, und aus diesem Grund läßt er sie in Ruhe."

Wie andere Tibetaner führt der Mönch die Attacke des *lu* auf keinen besonderen Anlaß zurück. „Wer weiß? Vielleicht war mein *lung-da* schwach. Das ist ganz einfach. Es gibt Augenblicke, in denen das *lung-da* nicht so gut ist wie zu anderen Zeiten. Und das passiert bei jedem. Es könnte dir auch passieren. Mein *lung-da* ist wahrscheinlich zur Zeit niedrig, und vielleicht werde ich noch einmal angefallen. Schon während des Laufens hatte ich das Gefühl, von einem bösen Geist verfolgt zu werden. Ich glaube noch immer, daß ich schon bei dem Wettlauf von einem Geist besessen war. Warum hätte ich sonst nicht langsamer werden können? Man sagt, daß es das Zeichen für ein niedriges *lung-da* ist, wenn ein intelligenter Mensch nicht aufhört, sich wie ein Idiot zu verhalten, oder wenn ein Mönch anfängt zu spielen und nicht aufhören kann."

Ich habe den Verdacht, daß der junge Mönch gewisse Vorbehalte gegen die Diagnose des Lamas und dessen Behandlung seines Zustandes hatte; denn er befürchtete nach wie vor eine Attacke des Geistes und meinte auch, von dem Geist verfolgt und besessen worden zu sein, *bevor* er sich gegen den *lu* verging. Anders ausgedrückt: Trotz der scheinbaren Heilung entspricht das unbewußte Wissen des Mönchs von seiner eigenen Krankheit nicht dem kulturellen Schema, das der Lama gebraucht hat. Schamanistische Heilungen bleiben entweder ganz aus oder sind doch in Gefahr zu mißlingen, wenn der kulturelle Mythos, den der Schamane der kollektiven Tradition entnimmt und zur Heilung benutzt (in dem Sinne, wie Lévi-Strauss das schamanistische Heilen beschreibt), nicht auch dem Kranken selbst eine Lösung seines individuellen Konflikts bietet.

Eine umrißhafte psychologische Rekonstruktion der individuellen unbewußten Faktoren hinter der Angstattacke des jungen Mannes (denn als solche präsentiert sich die Angriffswut des *lu* dem psychologischen Auge) wird sehr wahrscheinlich in seiner letzten Äußerung – über den Mönch, der zu spielen anfängt und nicht aufhören kann – einen entscheidenden Schlüssel zu dem sehen, was an jenem unheilvollen Abend geschah. Das Wettrennen mit den älteren Mönchen muß verbotene Gefühle der unbewußten Feindschaft gegen die „Väter" des Klosters aufgewühlt haben, während das Davonziehen beim Wettlauf mit seinen „Brüdern", den Mönchen, das (ebenfalls verbotene) Gefühl der Rivalität und den gefährlichen, Vergeltung heischenden Gedanken in ihm weckte, er könne „besser" sein als andere. Unfähig, den Konflikt zwischen seinen kompetitiven, feindseligen Wünschen einerseits und der durch diese unbewußten Wünsche hervorgerufenen Angst und Schuld andererseits zu bewältigen, „wählte" der junge Mann die Ohnmacht (und später die somatischen Symptome) als Ausweg aus einem quälenden inneren Zwiespalt. Die therapeutischen Bemühungen des Lamas bestanden dann darin, ein kulturelles Gefäß für einen psychischen Zustand zu liefern, der chaotisch zu werden drohte. Der Lama stärkte außerdem die Ich-Abwehr durch das *puja*-Ritual, von dem man „weiß", daß es spirituelle Stärke verleiht, und linderte die Schuld, indem er den jungen Mann aufforderte, für seine „Übertretung" Wiedergutmachung zu leisten. Es bedarf keiner Erwähnung, daß diese vereinfachte Version dessen, was die Krankheit ausgelöst haben könnte, bei dem betreffenden Lama auf absolutes Unverständnis stieß, obwohl ich nicht einmal den Versuch gemacht hatte, die Ursprünge der Krankheit in der persönlichen Geschichte des Mönchs aufzusuchen. Das Problem lag nicht in meiner deterministischen Sprache: In anderen Lebensbereichen sagen dem Lama Vorstellungen von Ursache und Wirkung durchaus zu. Was ihm jedoch anscheinend rätselhaft war, war die Vorstellung, eine Krankheit könne eine *individuelle, persönliche* Ursache haben.

Lévi-Strauss hat einige fesselnde Parallelen zwischen Schamanismus und Psychoanalyse gezogen: Während eine psychoanalytische Heilung darauf basiert, daß der Patient von seinem individuellen Mythos geheilt wird, der aus Elementen seiner eigenen Vergangenheit besteht, ergibt sich die Heilung beim Schamanismus daraus, daß der Patient den sozialen Mythos übernimmt, der aus seiner kollektiven Tradition stammt.[32] Der kollektive Mythos, den der Schamane benutzt, entspricht nicht dem persönlichen Zustand des Patienten, sondern integriert dessen entfremdende Krankheitserfahrung in ein sinnvolles Ganzes. Beiderlei Mythen – ob vom Individuum geschaffen oder aus der Tradition entlehnt – müssen vom Patienten gelebt oder nachgelebt werden, damit es zu der heilenden Erfahrung der „Abreaktion" kommen kann. Lévi-Strauss wagte ferner die Spekulation, daß der Inhalt der beiden Arten von Mythen verschieden sein möge, daß aber ihre Struktur, durch die die heilende symbolische Funktion wirkt, dieselbe bleibe.[33] Auf der Grundlage unserer Untersuchungen über schamanistisches Heilen in Indien scheint es jedoch verfrüht zu sein, der Form einen Vorrang vor dem Inhalt zuzusprechen. Die Unterscheidung, ob bei der Heilung ein kollektiver Mythos oder ein individueller Mythos benutzt wird, ist nicht fundamental, sondern scheint damit zusammenzuhängen, in welchem Maße die kollektiven Aspekte der Krankheit gegenüber den individuellen betont und ausgearbeitet werden. Die diagnostischen und therapeutischen Rituale des Schamanismus – und damit der kollektive Mythos, den sie benutzen – müssen dem Patienten auch Gelegenheit geben, seinen individuellen Konflikt zu „ventilieren" und auf der persönlichen Ebene in irgendeiner Form zu lösen. Wir sahen dieses „Ventilieren" des persönlichen Konflikts des Patienten in den Träumen, die dem *pir* mitgeteilt wurden; im Dialog des Geistes mit Familienangehörigen des Besessenen bei den Exorzismen und nächtlichen Gruppensitzungen in Balaji; beim Dialog des Besessenen mit seinem Geist und im Dialog des Geistes mit dem Heiler im Falle Ayatas und anderer *bhagats.* Ein erfolgreiches schamanistisches Ritual besteht nicht nur in der Heilwirkung eines kollektiven Mythos, dem sich die Gemeinschaft verpflichtet weiß; es wendet seine Aufmerksamkeit auch den individuellen Elementen der Krankheit des Patienten zu. In manchen Fällen hat der kollektive Mythos, den der Schamane benutzt, mit dem in der betreffenden Gemeinschaft dominierenden individuellen Konflikt zu tun – zum Beispiel mit der sexuellen Angst junger muslimischer Frauen im Falle des *pir* oder den

Neidkonflikten bei den Oraon im Falle der *bhagats*. Anders ausgedrückt: Die Vorstellungsbilder in einem kollektiven Mythos sind nichts Beliebiges, sondern stellen ein konzentriertes Destillat des Konflikts dar, den der einzelne in der betreffenden Gemeinschaft erleidet. Umgekehrt hat in der Psychoanalyse und der psychoanalytisch orientierten Therapie eine wirksame individuelle Lösung des psychischen Konflikts in einem gewissen Umfang ebenfalls den kollektiven Mythos zum Inhalt, den der Patient, der Therapeut und die Gemeinschaft, der beide angehören, teilen. Dieser auf der abendländischen Tradition basierende kollektive Mythos, zu dessen Aspekten die Autonomie und der Wert des einzelnen Menschen, die Erkennbarkeit der Wirklichkeit und die Möglichkeit der Entscheidungsfreiheit gehören, bleibt normalerweise mehr oder weniger unartikuliert. Doch während der individuelle Mythos aufgebaut wird (und das ist in der psychoanalytischen Praxis quer durch die Kulturen zu bemerken), macht sich oft auch der kollektive Mythos bemerkbar – als Thema hier, als schwacher Anklang dort – und gibt dem Patienten die Möglichkeit, seine Krankheit auf ein größeres, sinnvolles Ganzes zu beziehen und in dieses Ganze zu integrieren. Im Gegensatz zu der Erklärung, daß der Schamane bzw. der Psychoanalytiker unterschiedliche Heilmechanismen benutzen (die letztlich identisch sind), würde ich sagen, daß sowohl der Schamanismus als auch die Psychoanalyse mit kollektiven *und* mit individuellen Mythen arbeiten. Freilich konzentrieren sich beide auf jeweils *einen* Aspekt dieses dualen Heilungsmechanismus und spielen die anderen herunter.

Zweiter Teil
Mystische Traditionen

5. Der Pfad der Heiligen

Die Untersuchung von Theorie und Praxis einer Sekte, die dem Hauptstrom der religiösen und kulturellen Tradition Indiens angehört, ist eine Aufgabe, die mit einer Schwierigkeit belastet ist. Die Schwierigkeit ergibt sich nicht daraus, daß ich die Absicht habe, das vom Radha-Soami-Satsang propagierte Santmat („den Pfad der Heiligen") aus der Perspektive des Heilens zu betrachten. Wie wir noch sehen, mag das Santmat zwar *äußerlich* das befriedigen, was Aldous Huxley den „Hauptappetit der Seele" genannt hat, nämlich die Sehnsucht, die Grenzen des seiner selbst bewußten Ichs zu überschreiten. Aber die *innere* Verheißung der Sekte, von seelischem und anderem Leiden zu befreien, ist ein wesentliches Element der Anziehungskraft auf Tausende von Menschen, die dem Satsang zuströmen, weil sie hoffen, hier Friede und eine Richtung für den Fluß ihres Lebens zu finden.

Die Schwierigkeit, die ich meine, bezieht sich mehr auf die tiefe Kluft, die die Freudsche Psychoanalyse trennt von jenen praktischen psychophilosophischen Schulen der Selbstfindung und Selbstverwirklichung in Indien, die gewöhnlich unter der Sammelbezeichnung „Mystik" zusammengefaßt werden, und ferner darauf, daß ich selbst ein *indischer* Psychoanalytiker bin. Anders als ein Kollege im Westen hat sich der indische Analytiker irgendwann einmal bewußt auseinandergesetzt mit dem Konflikt zwischen einer fesselnden intellektuellen Orientierung – der Psychoanalyse –, die das Rückgrat seiner *beruflichen Identität* bildet, und dem Walten eines historischen Schicksals, das das „Mystische" zum typischen Leitmotiv einer führenden indischen Kulturtradition und damit auch zu einem Bestandteil seiner *sozialen Identität* gemacht hat. Dieser Konflikt hat gewisse Konsequenzen, auf die ich näher eingehen möchte.

Als eine der führenden Wissenschaften vom Menschen hat die Psychoanalyse ein implizites Paradigma der menschlichen Natur, ein Modell vom Menschen, dem ein unausgesprochener Konsens über die Grenzen akzeptabler Forschung entspricht. Das psychoanalytische Paradigma stößt sich jedoch entschieden mit dem impliziten Modell des Menschen *und* dem Begriff von Realität, welche die mystischen Ansätze Indiens tragen und deren Praxis leiten. Zwangsläufig hat dieser Gegensatz oft dazu geführt, daß der mystische Ansatz unter dem Deckmantel einer angeblich ‚objektiven Beobachtung' leidenschaftlich verurteilt wurde und hinter der Maske vernünftigen Argumentierens eine kaum verhohlene Ablehnung zutage trat. Während Freuds grundsätzliche Bewertung, der zufolge das „ozeanische Gefühl" der Mystik eine Erinnerung an einen verhältnismäßig undifferenzierten infantilen Zustand ist, eine originelle (und plausible) Spekulation zu einer Zeit war, als in Europa das Wissen um die mystischen Ansätze, Techniken und Resultate ziemlich beschränkt war, muß ich leider sagen, daß viele der späteren psychoanalytischen Kommentare ähnlichen Schlages (etwa die Meinung Franz Alexanders, die buddhistische Meditationsübung ziele darauf ab, den „reinen Narzißmus des Spermas" zu erlangen),[1] eher den Scheuklappeneffekt eines vorgefaßten Paradigmas verraten als vom ehrlichen Bemühen um besseres Verständnis zeugen.

In der Tat hat sich im psychoanalytischen Denken die Tendenz gehalten, das mystische Paradigma als psychopathologisch zu denunzieren. Es handelt sich jedoch um mehr als nur den Zusammenprall unterschiedlicher Paradigmen, wenn sich Psychoanalytiker aus dem klinischen Bereich herauswagen, um das mystische Modell vom Menschen aus sozialen und historischen Gründen zu verurteilen. Man sehe beispielsweise die folgenden Bemerkungen eines bekannten Analytikers: „Ich fürchte, daß ein direkter Zusammenhang besteht zwischen dem hinduistischen Streben nach dem Nirwana und den furchtbaren Versäumnissen und Grausamkeiten dieser Kultur (etwa dem entsetzlichen Vorherrschen einer bodenlosen Armut, der Säuglingssterblichkeit, dem schändlichen Kastensystem mit der abstoßenden Vorstellung des ‚Unberührbaren', dem katastrophalen Versagen bei der Kontrolle der Bevölkerungsexplosion) sowie den Gefahren des Eskapismus, die in einer allzu weltentrückten Lebensauffassung verborgen sind. Die traurigen Resultate sind von einer Größenordnung, die nicht zu übersehen ist; ich fürchte, daß beim Streben nach *‚moksa'* die Realitätsprüfung links liegengeblieben ist."[2] Solche leeren Behauptungen sind nur Wasser auf die Mühlen jener immer größer werdenden Zahl von Intellektuellen der dritten Welt, die auf dem Standpunkt stehen, daß die westlichen Wissenschaften vom Menschen – darunter auch die Psychoanalyse – in Wirklichkeit kulturabhängige Ethnowissenschaften sind, deren Anspruch auf universelle Gültigkeit nur ein Aspekt der globalen politischen und ökonomischen Beherrschung durch den Westen ist.[3] Die „Weigerung" von Psychoanalytikern, sich auf das mystische Modell vom Menschen einzulassen, und ihre Neigung, es mit einer Handbewegung abzutun, werden so als weitere Beispiele für die westliche Kirchturmperspektive in den Humanwissenschaften angesehen, zumal man das zeitgenössische mystische Paradigma, ungeachtet eines reichen europäischen Erbes, allgemein nur als eine nichtwestliche Errungenschaft betrachtet, die ihren Ursprung in hinduistischen, buddhistischen und sufistischen Traditionen hat.

Auf der anderen Seite wäre es aber ein schwerwiegender Fehler, wenn sich nichtwestliche Intellektuelle aus Ärger über den Ethnozentrismus einiger weniger Psychoanalytiker und deren Großzügigkeit bei der Vergabe des Prädikats „psychopathologisch" für nichtwestliche Kulturphänomene dazu verleiten ließen, die Psychoanalyse in Bausch und Bogen zu verwerfen. Bei ihren Bemühungen um kulturelle Emanzipation und die Entdeckung (bzw. Wiederentdekkung) von Modellen des Menschen, die ihrer eigenen Gesellschaft und Geschichte kongruent sind, muß sich die dritte Welt vor der Gefahr hüten, jene befreiende Wirkung aufs Spiel zu setzen, die von Freuds Ideen ausgegangen ist – die Befreiung von unnötiger Heuchelei und von versklavender Ideologie.

Beim Zusammenprall der zwei Paradigmen sind die Mystiker – in ihrer hehren Tradition geborgen – gewöhnlich ihre eigenen Wege gegangen. In schöner Unkenntnis der psychoanalytischen „Hinterfragung" ihres speziellen Modells vom Menschen haben sie den Anspruch der Psychoanalyse ignoriert, die „wahre" unbewußte Bedeutung von mystischen Zielen und Praktiken entdeckt zu haben. „Es gibt mindestens vier Ebenen der menschlichen Erkenntnis", würde ein Mystiker sagen, „die in aufsteigender Reihenfolge angeordnet sind. Es gibt die gescheite Ebene des gesunden Menschenverstandes, die rationale Ebene des Wissenschaftlers, die Phantasieebene des Künstlers und die spirituelle Ebene des Mystikers. Es ist sinnlos, um nicht zu sagen, töricht, Aussagen über eine Ebene vom Standpunkt einer anderen zu machen." Der Psychoanalytiker würde natürlich bezweifeln, daß es eine „spirituelle Erkenntnis" gibt, die etwas anderes ist als eine besondere Form der Emotion.

Ähnlich ihren Kollegen in der Psychoanalyse haben einige hervorragende Mystiker der Versuchung nicht widerstehen können, verächtliche Seitenhiebe gegen das entgegengesetzte Paradigma auszuteilen. Ein Beispiel hierfür ist Sri Aurobindo, ein Yogi, der doch angeblich den „höchsten Zustand" erreicht und damit die menschlichen Leidenschaften, besonders *krodha* (Zorn), überwunden haben soll. Er legt eine gewisse Grämlichkeit an den Tag, wenn er anmerkt, es falle ihm „schwer, die Psychoanalyse ernst zu nehmen". Er meint: „Man kann den Sinn des Lotus nicht dadurch ergründen, daß man die Geheimnisse des Schlammes analysiert, aus dem er wächst." Als Wissenschaft befinde sich die Psychoanalyse „noch in den Kinderschuhen – unbesonnen, ungelenk und unfertig in einem".[4] Andere Kommentare sind milder, aber nicht weniger herablassend und, wie ich fürchte, genauso uninformiert über das, was die Ziele und Praxis der Psychoanalyse darstellt. In einem Brief an einen amerikanischen Schüler schreibt Maharaj Charan Singh, der „Lebende Meister" und Oberhaupt des Radha Soami Satsang in Beas: „Was den Kurs in Psychoanalyse betrifft, so haben wir keine Vorurteile, doch kann dasselbe Resultat, wie du richtig vermutest, durch einen fortlaufenden und getreulichen Kurs in rechter Meditation erreicht werden. Hunderte von Menschen suchen wegen ihrer inneren Probleme das Gespräch mit dem Meister, und dies, verbunden mit der Gegenwart in Satsang, löst ihre Probleme und Schwierigkeiten und sichert ihnen noch größere Resultate als die Psychoanalyse. Du kannst diesen Kurs [in Psychoanalyse] so lange fortsetzen, wie du ihn hilfreich findest, aber verlaß dich nicht zu sehr auf ihn."[5] Aber vielleicht ist es unsere Sehnsucht nach Allwissenheit und Vollkommenheit der Elternfiguren, die uns überrascht sein läßt, wenn wir feststellen, daß auch Mystiker – mit Verlaub gesagt – Fachidioten der spirituellen Erkenntnis sein können und daß Weise unter Umständen zwar Männer der Weisheit, aber nicht unbedingt des (profanen) Wissens sind. Agehananda Bharati, selbst ein „berufsmäßiger" Mystiker und Anthropologe mit einer eindrucksvollen persönlichen Erfahrung mit indischen Mystikern und mystischen Zuständen, drückt denselben Gedanken viel stärker aus, wenn er die Behauptung aufstellt, daß die Mystik eine Fertigkeit sei, die man lernen könne. Ihre Ausübung führt zu einem Ergebnis (der mystischen Erfahrung), das dem Mystiker weder übernatürliche Kräfte noch übermenschlichen Status verleiht noch ihm irgendeine moralische Überlegenheit gibt, die über das hinausginge, was er durch nichtmystische (moralische, künstlerische oder intellektuelle) Anstrengungen erreichen könnte.[6] Entgegen einem weitverbreiteten indischen Glauben gibt es wenig Anhaltspunkte dafür, daß der Mystiker aufgrund seiner mystischen Bemühungen und Erfahrungen irgendwie ein „besserer Mensch" ist. Einige der bekanntesten Mystiker waren und sind aufgeblasen und selbstgerecht, Frauenfeinde und ihrer politischen Gesinnung nach Faschisten. Wie Bharati sich ausdrückt: „Mit anderen Worten, wenn man *brahman* kennt, kennt man nichts anderes als eben *brahman:* nicht Physik, nicht Mathematik und auch nicht die Börse – andernfalls wäre der Mönchsstand in Indien weit wohlhabender, als er es ist. Es herrscht der naive Glaube, daß yogische Vision, die Nullerfahrung, zugleich die Kenntnis aller Dinge, die man wissen kann, mit sich bringt. Das ist Unsinn. Was daraus folgt, ist ganz klar: daß die Erkenntnis des Absoluten, die mystische Erkenntnis, die Nullerfahrung, von ganz eigener, kostbarer Art ist und keine anderen Arten von Erkenntnis erzeugt."[7]

Die Sekte

Der geschichtliche Beginn der Radha-Soami-Sekte kann auf das Jahr 1861 datiert werden, als der Mystiker Shiv Dayal Singh oder Soamiji, wie er bei den Satsangis genannt wird, eine Organisation mit diesem Namen in der Stadt Agra gründete.[8] Soamiji kam aus einer zutiefst spirituellen Familie und wurde durch den Heiligen Tulsi Saheb aus Hathras beeinflußt. Die neue Sekte bewegte sich ganz auf der Linie der indischen Erbauungsmystik, die so verehrte mittelalterliche Heilige wie Kabir und Nanak (der Stifter der Sikh-Religion) in Reden, Liedern und Gedichten dargelegt haben. Die beiden Hauptsäulen des Kultes werden im *Sarbachan,* der Sammlung von Soamijis Reden, beschrieben: Es sind die Guru-*bhakti* – die Verehrung des Guru – und eine besondere Art von mystischer Versenkung, die als der *surat shabd yoga* bekannt ist.

Beim Guru-*bhakti,* wie er von der Radha-Soami-Sekte verlangt (und in der mittelalterlichen Mystik beschrieben) wird, geht es nicht einfach darum, den Guru als Lehrer oder Führer anzuerkennen und zu respektieren. Zum einen ist der Guru, um den es hier geht, der *Satgur* (der „Wahre Meister"); er ist die „Verkörperung des Göttlichen und in Wahrheit das Höchste Wesen selbst". Die Radha-Soami-Sekte teilt mit den Indern die Vorliebe für eine hierarchische Klassifizierung aller Dinge – von Pflanzen bis zum Menschen – und kennt eine kunstvoll ausgearbeitete Reihenfolge von Heiligen und Gurus. Die Einordnung eines Gurus hängt davon ab, zu welchem mystischen Bereich er selbst Zugang hat – ob zu einem der niedrigeren oder höheren Bereiche des Bewußtseins; denn der Grad des „Erreichens" beim Guru bestimmt die Grenzen der inneren Verwandlung seiner Jünger. Ein *Satguru* kann den, der an ihn glaubt, in den höchsten Bezirk führen, wo der Jünger mit dem Höchsten Wesen vereinigt und vom Kreislauf von Geburt, Leben und Tod erlöst wird. Der *Satguru* muß jedoch ein lebender *Satguru* sein. Denn *Satgurus* vergangener Zeiten wie (vielleicht) Buddha und Christus (hat

Er nicht gesagt: „Ich und der Vater sind eins"?) haben dieses Werk der „Erlösung" (oder „Transzendenz" oder „Befreiung" oder „*moksha*" usw.) nur für die Frommen ihrer eigenen Zeit getan und nicht für alle künftigen Zeiten. Nach Auffassung der Radha-Soamis muß ein Suchender also zuerst einmal den *Satguru* seiner eigenen Zeit ausfindig machen und ganz in der Verehrung dieses *Satguru* aufgehen, bevor er seiner Gnade teilhaftig wird, die ihm hilft, auf dem mystischen Pfade fortzuschreiten.

Die Idee des *Satguru* und der Notwendigkeit, sich ihm vollständig zu unterwerfen und eine tiefe Liebe zu ihm zu entwickeln, ist das Erbe vieler mittelalterlicher Heiliger, namentlich Kabirs und des Guru Nanak, aber auch der muslimischen Mystiker, die die emotionalen und ekstatischen Aspekte dieser Unterwerfung hervorgehoben haben. Andere Vorstellungen, die mit der Institution des *Satguru* bei den Radha-Soami verbunden sind, verraten den tiefen Einfluß, den die religiöse Tradition der Sikhs auf die Gepflogenheiten der Sekte gehabt hat: Genannt seien die Bedeutung, die dem Satsang (dem „Wahren Bund") beigemessen wird, bei dem die Frommen sich zum Gottesdienst zusammenfinden, der vom *Satguru* persönlich oder in seinem Namen abgehalten wird und bei dem sie der Gegenwart des Gurus *(darshan)* teilhaftig werden können, sowie die Möglichkeit, daß ein *Satguru* selbst seinen Nachfolger bestimmt, wodurch diese Art der Guruschaft unter Umständen erblich werden kann.

Das zweite Hauptkennzeichen des Radha-Soami-Glaubens ist die Übung einer mystischen Versenkung, die als *surat shabd yoga* bekannt ist – wörtlich die Verbindung *(yoga)* der spirituellen und der seelischen Einheit *(surat)* mit dem Göttlichen Klang oder Wort *(shabd)*. In der Metaphorik dieses Yoga geht vom höchsten Bezirk der Schöpfung, dem Sitz des Höchsten Wesens, ein spiritueller Klangstrom aus, der unablässig in jedem Menschen widerklingt. Mit rechter Guru-*bhakti* und der Ausübung des *surat shabd yoga* kann sich die einzelne Seele mit diesem Klangstrom verbinden, der sie durch die verschiedenen „Wohnungen der Seele" führt, bis sie den höchsten Bezirk des Bewußtseins erreicht. Der Schlüssel zu der Tür, hinter der der *shabd* vernommen werden kann, liegt beim *Satguru*, der den Jünger auf der Reise durch die mystischen Regionen leitet. Die konkrete Ausübung dieses *surat shabd yoga* wollen wir später erörtern; an dieser Stelle sei nur gesagt, daß der Radha-Soami-Kult ihn für die leichteste, zugleich aber wirkungsmächtigste Form aller Yogas hält. Da er weder eine mühsame mentale Zucht noch asketische Exzesse fordert, kann er praktisch von jedermann ausgeübt werden, gleichgültig, ob jung oder alt, Hausbewohner oder Eremit, Mann oder Frau. Die Satsangis sind überzeugt, daß ihr Yoga den Atemübungen und anderen körperlichen Anstrengungen des Hatha-Yoga überlegen ist, und erheben den Anspruch, daß er eine entscheidende Verbesserung der *shagal-i-awaz* der Sufis und auch des *sahaja yoga* der mittelalterlichen Heiligen darstellt.

Wie viele andere mystisch-religiöse Bewegungen hat auch der Radha-Soami-Satsang als organisatorische Einheit den Tod seines Begründers nicht lange überlebt. Es traten bald Schismen auf, die zu offenen Spaltungen führten, und zu Beginn des 20. Jahrhunderts hatte sich der Satsang in drei größere Gruppen und fast ein Dutzend kleinere Gruppen aufgeteilt. Angeblich gingen diese Spaltungen auf Unterschiede bei der Deutung der Theologie des Stifters oder darauf zurück, daß von einigen Gläubigen bestimmte Teile der Lehre Soamijis auf Kosten anderer Teile überbetont wurden. Es deutet jedoch viel darauf hin, daß die meisten dieser Spaltungen von persönlichen Rivalitäten, Kämpfen um die Macht innerhalb der Organisation und um den äußeren Status diktiert wurden.[9] Heute ist die Situation so, daß jede dieser vielen Gruppen von ihrem eigenen Guru geführt wird, so daß es viele *Satgurus* der Jetztzeit gibt und einen Suchenden die Fülle an „Wahren Lebenden Meistern" wohl verwirren kann. Doch wie auch immer: Als Psychoanalytiker mit historischem Erbe, der immer aufs neue die Erfahrung ähnlicher Schismen in seinem eigenen Fach macht, steht es mir übel an, herablassend zu sein, und ich kann ohne weiteres die Tatsache akzeptieren, daß das Gemeinsame der verschiedenen Gruppen ihr Trennendes weit überwiegt. Die Rivalitäten zwischen den Gurus und der Anspruch jeder einzelnen Gruppe, in direkter Linie vom Stifter abzustammen, brauchen die grundsätzliche „Wahrheit" der Radha-Soami-Theorie oder die Wirksamkeit ihrer Praktiken nicht zu schmälern.

Man muß sich hier klarmachen, daß für die Satsangis (von welcher Provenienz auch immer) wie überhaupt für Mitglieder aller mystischen Kulte eine geschichtliche Abhandlung über den Ursprung des Kultes, die sich nicht wie die Entfaltung eines göttlichen Planes liest, und biographische Skizzen ihrer Gurus, die nicht Übungen in Hagiographie sind, *grundsätzlich* verfehlt sind. Sie haben den Eindruck, daß historische Abhandlungen irreführend sind, da sie das Ewige auf das Zeitliche reduzieren und das Universelle auf den engen Bereich einer bestimmten geographischen Region einschränken. Die spirituelle Basis und die mystische Lebensweise des Radha-Soami-Kultes, so behaupten sie, sind nicht die Produkte von Einzelpersonen oder von historischen Bewegungen, auch können sie nicht durch Rückgriff auf irgendwelche psychologischen oder soziologischen Konstrukte erklärt werden. Für seine Anhänger ist der Radha-Soami-Glaube die *wirkliche* Lehre *jedes* Heiligen *aller* Zeiten der Geschichte. Christus und Buddha, Krischna und Kabir, die sufistischen Heiligen und die Sikh-Gurus, sie alle haben dieselbe Reise auf dem Weg zur Selbstverwandlung gelehrt. Wenn man den ursprünglichen Kern der großen religiösen Schriften herausschält, die durch spätere Texteinschübe aufgekommenen Mißverständnisse beseitigt und die fehlenden Bindeglieder wiederherstellt, zeigt sich – so sagen die Satsangis –, daß die mystische Substanz aller Religionen identisch ist mit den Lehren des Santmat.[10]

Der mystischen Tradition ist es um den unvergänglichen, unwandelbaren Teil des Menschen zu tun, den sie als den *zentralen* Ausdruck seines Seins betrachtet, und so ist sie dem traditionellen psychoanalytischen Standpunkt nahe, der einen unwandelbaren Kern der menschlichen Natur annimmt; gleichwohl unterscheiden sich beide Standpunkte unversöhnlich in der Frage, ob dieser Wesenskern spiritueller oder instinktartiger Natur ist. Die Mystik ist jedoch radikaler als die Psychoanalyse in der Kompromißlosigkeit, mit der sie den anderen Pol des Menschen ausschließt, zu dem seine Zeitlichkeit und seine historisch-kulturellen Umstände gehören – die ,,äußere Kruste" seines Seins; gerade sie aber ist der Gegenstand der Wissenschaften vom Menschen.

Der Versuch, die Theorie und Praxis der Sekte zu *universalisieren* und zu *verewigen,* macht auch vor der Person der Gurus nicht halt. Sie sind keine Einzelpersonen mit eigenen Namen und persönlicher Geschichte mehr, sondern sie werden zur ,,Verkörperung ein und desselben Höchsten Geistes" und fließen in einem gewissen Sinne ineinander. Sie erhalten respektvolle Bezeichnungen, die so vertraulich erscheinen – Swamiji, Maharajji, vollkommener Meister usw. – und die sich nur geringfügig voneinander unterscheiden. So scheinen diese Bezeichnungen denn auch austauschbar zu sein, und zwar nicht nur innerhalb ein und derselben Sekte, sondern sogar zwischen verschiedenen mystischen Kulten. Ja, die Negierung der menschlichen Endlichkeit, die Leugnung menschlicher Grenzen und der Anspruch, Geschichte und Zeit zu transzendieren, sind vielleicht die charakteristischsten therapeutischen Hebel aller mystischen Kulte und die wesentlichen Bausteine ihrer Theorie und Praxis.

Diejenige Radha-Soami-Sekte, die wir hier untersuchen wollen, ist die Beas-Gruppe, die erste, die 1903 von der Hauptbewegung abfiel. Ihr Stifter war Jaimal Singh (Babaji), ein enger Schüler Soamijis, der sich im Punjab niederließ, um ein asketisches Leben zu führen. Babaji scheint ein wirklich aufs Jenseits gerichteter Mensch gewesen zu sein, der die neumodischen Bestimmungen und Regelungen weder befolgen noch ernst nehmen konnte, die der Zentralrat (Central Administrative Council) nach dem Tode des ersten Gurus erlassen hatte, um für die Angelegenheiten des Satsang zu sorgen. Die Folge war, daß Babaji die Erlaubnis entzogen wurde, Jünger zu initiieren.[11] Unbeeindruckt baute sich Babaji eine kleine Hütte am Westufer des Flusses Beas, zwischen Jullundur und Amritsar, zwölf Kilometer von seinem Heimatdorf entfernt. In dem verständlichen Wunsch, einem ansonsten unbedeutenden Platz Größe zu verleihen, kursiert unter den Gläubigen die Legende, daß an ebendieser Stelle das Heer Alexanders des Großen gegen den Plan des Herrschers aufbegehrte, noch weiter nach Osten zu marschieren, um so des Kaisers selbstgestecktes Ziel – die Unterwerfung Indiens – zu vollenden. Auf jeden Fall fühlten sich Bauern aus benachbarten Dörfern – einer uralten indischen Tradition entsprechend – zu dem heiligen Mann hingezogen, der da vor den Toren ihrer Siedlungen lebte und nichts mit der geregelten Eintönigkeit ihres Lebens zu tun hatte. Viele kamen, um ihn über die Seele und den Sinn aller Dinge reden zu hören, und einige blieben und ließen sich von ihm in die mystischen Praktiken der Sekte einweihen. Formell vollzog Babaji bis zu seinem Tod im Jahre 1903 keinen Bruch mit der Hauptgruppe in Agra. Erst sein gewählter Nachfolger Sawan Singh („Huzoor Maharajji") machte aus der Beas-Gruppe eine eigene Organisation. Guru-*bhakti* und *surat shabd yoga* blieben jedoch für den Beas-Satsang ebenso wie für andere Radha-Soami-Gruppen die Hauptsäulen – die theologischen Unterschiede zwischen dem Beas-Satsang und anderen waren mehr von der geographischen Umgebung beeinflußt als von irgendwelchen Glaubensdingen. Im Herzen des Punjab gelegen, gewann der Beas-Satsang die überwiegende Mehrheit seiner Anhänger unter der Sikh-Bauernschaft; deshalb war es nur natürlich, daß er versuchte, die Verbindung zur spirituellen Tradition des Sikhs zu betonen und seine Verwandtschaft mit den Sikh-Gurus zu stärken. So vertrat er die Theorie, daß Radha-Soami nicht der wahre spirituelle Widerklang *(dhunyatamak nam)*, sondern eine Ergänzung der bereits existierenden fünfzehnhundert Namen Gottes in den heiligen Schriften der Sikhs sei und daß Tulsi Sahab aus Hathras, der geistige Vater Soamijis, selbst vom letzten Sikh-Guru in die Mysterien des Santmat eingeweiht worden sei.

In den fünfundvierzig Jahren seiner Amtswaltung steuerte Huzoor Maharaj mit dem Beas-Satsang einen Expansionskurs, der aus einer einzigen Hütte eine blühende kleine Stadt machte und eine Sekte mit

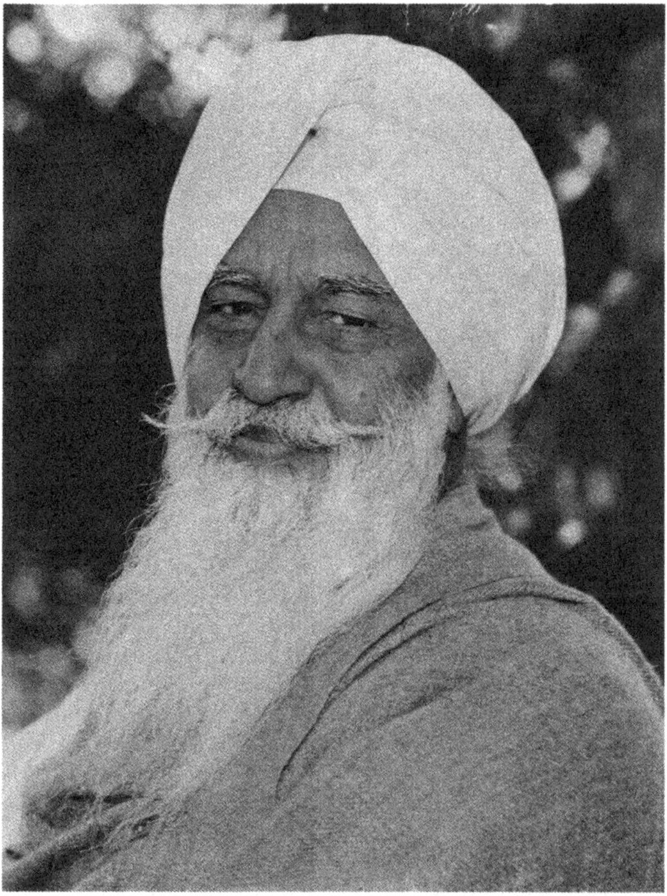

2. Maharajji (offizielles Foto)

einer Handvoll Mitgliedern in eine mystische Massenbewegung verwandelte.[12] Als Huzoor Maharaj 1948 starb, hatte er mehr als hunderttausend Menschen in die Mysterien der Sekte eingeweiht; der Radha-Soami-Satsang von Beas konnte auf eine immer größer werdende Zahl von Gläubigen in den meisten großen indischen Städten und in vielen ausländischen Großstädten verweisen. Heute hat Huzoor Maharajs Enkel Charan Singh („Maharajji") das Steuer in der Hand, und der Beas-Satsang ist in jeder Hinsicht ein blühendes Unternehmen. In den letzten achtundzwanzig Jahren, in denen Maharajji der ,,Lebende Meister" gewesen ist, hat er mehr als eine halbe Million Menschen in den Santmat eingeweiht. Heute gibt es mehr als dreihundert Satsang-Zentren in ganz Indien und weitere zweihundert Zentren in der übrigen Welt. Die in Beas ansässige fromme Gemeinde lebt in einem gut organisierten Gemeinwesen, um das die meisten Inder sie beneiden könnten: Sie besitzt alle kommunalen Annehmlichkeiten wie Kanalisation, elektrischen Strom, ein sicheres Wasserreservoir, Krankenhäuser, Büchereien und eine Gemeindeküche, die bei besonderen Festtagen *(bhandaras)* zu Ehren früherer Gurus nicht weniger als achttausend Menschen auf einmal verköstigen kann. Maharajjis Satsangs in Beas und in anderen indischen Städten ziehen Menschenmengen an, die häufig Hunderttausende zählen, während Jahr für Jahr Tausende von Menschen die Einweihung in den Kult suchen. Mit seiner nachweislichen Popularität und starken Anziehungskraft auf Suchende ist der Radha-Soami-Satsang von Beas zweifellos eine der großen mystisch-spirituellen Bewegungen der Welt von heute.

Das therapeutische Angebot

Meinen ersten Satsang erlebte ich unmittelbar nach meiner Ankunft in Beas an einem kalten Dezembermorgen. Der Satsang sollte auf dem riesigen offenen Platz hinter dem Satsang Ghar stattfinden, der Anfang des 20. Jahrhunderts erbauten, imposanten Versammlungshalle, die die Stadt und die sie umgebende Ebene beherrscht. Mit seiner mehr als dreißig Meter hohen Decke, den mit Mosaiken bedeckten Marmorfußböden und einer Fülle von Bögen, Säulen und Türmen ist der Satsang Ghar das ,,Neuschwanstein des Punjab", ein architektonisches Potpourri. Ja, auf den ersten Blick, bevor sich das schönheitsempfindliche Auge mit dem Film des Glaubens überziehen kann, wirkt der Satsang Ghar wie der Wirklichkeit gewordene Traum eines Provinzpotentaten, der ein Bauwerk schaffen wollte, in dem sich die imperiale Größe der viktorianischen Zeit mit der orientalischen Pracht der Moguln vereinigen sollte. An diesem speziellen Tag, dem *bhandara* Babajis, war die Menschenmenge ganz besonders groß und zählte weit über fünfzigtausend Seelen. In grobe Wolldekken gehüllt, drängten sich die Menschen aneinander, um sich vor dem kalten Wind zu schützen, der von den fernen, im stahlgrauen Dunst kaum sichtbaren Shivalikbergen herüberwehte. Es herrschte eindrucksvolles, gesammeltes Schweigen. Keine Spur von dem Getöse, Gewühl und Durcheinander, das sonst jede größere Ansammlung von Punjabis (und Indern überhaupt) auszuzeichnen pflegt.

Während ich mir einen Weg durch die geduldig am Boden hockenden Männer bahnte – die Frauen saßen auf der anderen Seite –, berührte mich am stärksten die allenthalben bemerkbare Freundlichkeit, die sich in einem Begrüßungslächeln oder dem leise gemurmelten frommen Gruß „Radha Soami" äußerte. Die meisten Männer und Frauen in der Versammlung waren Sikh-Bauern – die Männer sehr groß und bärtig und mit wilden Gesichtern, aber sanften Augen, die Frauen würdevoll in ihren bis zu den Knien herabhängenden Hemden und den Pluderhosen, die sich an den Fesseln verengten. Es waren auch andere da: Bergbewohner aus Kangra und Jammu, kleine Händler und Hausbewohner aus staubigen Städten des Punjab und (wie ich später herausfand) Besucher bis aus Mehsana in Gujarat und Bhopal in Madhya Pradesh. Ganz vorne, in einem eigens für sie abgetrennten Raum unmittelbar unter dem fünf Meter hohen Podest, von dem herab Maharajji zur Menge sprechen sollte, saß die „Elite" der Satsangis. Es waren gut fünfzig Satsangis aus Europa und Amerika; viele von ihnen saßen bequem auf raffiniert konstruierten Stühlen, die dem Betreffenden den Anschein gaben, als hocke er im Schneidersitz, während er es in Wirklichkeit gar nicht tat. Hier sah man Industrielle, ehemalige Diplomaten, pensionierte hohe Regierungsbeamte und auch einen Exprinzen aus einem obskuren indischen Staat, der mit einem ganzen Gefolge von Töchtern, Schwiegertöchtern und feierlich dreinblickenden Kindern angereist war.

Während wir auf Maharajji warteten, sangen wir. Aus den aufgestellten Lautsprechern drang die einschmeichelnde Stimme eines *panthi* – des Vorsängers der heiligen Schriften der Sikhs –, der von der spirituellen Sehnsucht des Menschen nach dem *Satguru* sang. Am Ende jeder einzelnen der bekannten und liebgewordenen Strophen fiel die Menge in den Refrain ein: Fünfzigtausend Stimmen verschmolzen zu einem tief dröhnenden Singsang, der kaum noch ein Lied zu nennen war, sondern eher eine zu Klang gewordene Emotion und Sehnsucht. Für jeden, der im ungeheuren Bauch der Masse sitzt, erscheint ein Chor von fünfzigtausend Stimmen wie ein elementarer Naturlaut – wie das von Melodie und Bedeutung gesättigte Grollen eines Vulkans oder vielleicht wie der Klang von starkem Wind und strömendem Regen, der musikalische Gestalt gewonnen hat. Ich unterstreiche hier meine eigenen, subjektiven Erfahrungen bei dem Satsang dieses und der folgenden Tage und die Phantasien, die einem zu Bewußtsein kommen, wenn man geborgen ist in der Wärme und der Nähe von Tausenden menschlicher Leiber. Zunächst empfindet man Unbehagen darüber, wie der Körper, der doch unsere Individualität in sich birgt und unsere räumlichen Grenzen nach außen kennzeichnet, aus der gewohnten Weise, andere Menschen zu erfahren, herausgerissen wird. Denn je „erwachsener" wir werden, desto ambivalenter stehen wir der Berührung durch andere gegenüber, die wir doch einst so zielstrebig gesucht und mit Freuden genossen haben. Von einem geliebten Menschen kommend, wird die Berührung freudig begrüßt; bei Fremden dagegen zuckt der Körper unwillkürlich zurück: Ihre Berührung hat den bedrohlichen Charakter eines Bedrängtwerdens durch das Andere (Nicht-Ich). Sobald aber die Angst vor der Berührung dem heftigen Druck der fremden Leiber weicht und das Individuum es zuläßt, zu einem Teil der dichtgefügten Masse zu werden, verwandelt sich die ursprüngliche Irritation allmählich in eine Offenheit, die auch die anderen in sich einbezieht. Abstand und Unterschied zwischen den Menschen (in Status, Geschlecht und Alter) machen dem – gewiß nur vorübergehenden – erhebenden Gefühl Platz, daß die Grenzen des Individuums tatsächlich transzendiert werden können und vielleicht von Anfang an nur Illusion waren. Natürlich ist Berührung nur einer der sinnlichen Reize, die an die Pforte der individuellen Identität pochen. Andere sinnliche Stimuli, durch Gesicht, Gehör und Geruch vermittelt, spielen ebenfalls mit. Dazu kommt der unterschwellige Austausch von Körperwärme, Muskelspannung und Körperrhythmen, der in einer Masse stattfindet und auf den Phyllis Greenacre aufmerksam gemacht hat.[13] Mit einem Wort, der Angriff der Masse gegen das Gefühl der individuellen Identität scheint nahezu unwiderstehlich zu sein; die Einladung zu einer psychologischen Regression, bei der das Bild vom eigenen Körper zunehmend flüssig und unscharf, die Kontrolle über Emotionen und Triebregungen geschwächt und kritisches Urteilen und rationales Denken aufgegeben wird, bekommt etwas Gewaltsames und zugleich Verführerisches.

In diesem milden Zustand von „verändertem Bewußtsein", durchdrungen von dem Gefühl des Einsseins und der Zuneigung zu jedem einzelnen Menschen in der Menge, wartete ich also auf das Auftreten des Maharajji. Es besteht kaum ein Zweifel: Ich befand mich (zusammen mit der übrigen Menge) in einem Zustand erhöhter Empfänglichkeit für alles, was uns erwartete.

Der Gesang hörte auf, und ein paar Minuten lang mahnten sich die Menschen gegenseitig zum Schweigen, während der von einem Chauffeur gesteuerte Fiat des Maharajji in Sicht kam, langsam die leere Straße hinabfuhr und hinter der hohen Tribüne anhielt, von der herab der Maharajji den Satsang halten sollte. Aller Augen richteten sich nun auf das Podium. Der darüber ausgespannte Baldachin aus hellblauem Segeltuch bewegte sich leise im Wind. Dann erschien endlich der Maharajji auf den obersten Stufen hinter dem Podium. Mit dem langen weißen Bart und dem sauber verknoteten Turban auf dem Kopf bot er einen majestätischen Anblick. Bekleidet war er mit einer cremefarbenen *kurta,* gutsitzenden *churidars,* einem ärmellosen, lohfarbenen Wolljackett und einem beigefarbenen *pashmina*-Schal, den er um die Schultern geschlungen hatte. Groß und gut gebaut, ist Maharaj Charan Singh eine stattliche Gestalt, und ich erinnere mich an den flüchtigen Gedanken, so etwa müsse der jüngere Bruder Gottes aussehen. Mit einigen raschen Schritten, die seine dreiundsechzig Jahre Lügen straften, eilte Maharajji zu dem vor ihm stehenden niedrigen Diwan, verbeugte sich und berührte mit der Stirne den Sitz, als Geste der Ehrerbietung gegenüber seinen Vorgängern. Dann ließ er sich mit untergeschlagenen Beinen auf dem Diwan nieder und zupfte den um seine breiten Schultern liegenden Schal zurecht, während er das Mikrophon zu sich heranzog. Das Schweigen der Menge dauerte an, nur hie und da von Husten unterbrochen. Maharajji saß fast unbeweglich da, den Kopf gelassen nach links und nach rechts drehend und seine Herde aus leicht verhangenen Augen musternd, die von buschigen weißen Brauen überschattet wurden. Die rechte Hand glitt gleichmäßig auf und nieder und glättete ein vereinzeltes vorwitziges Haar, das sich aus der üppigen Pracht seines Bartes hervorstehlen wollte.

Die Menschen um mich her waren wie gelähmt, überwältigt von der Gegenwart des Satguru, der für einen Satsangi fleischgewordener Gott ist. Das war *darshan:* „Schauen" in seiner intensivsten Form. Dem neben mir sitzenden Mann mittleren Alters liefen Tränen der Rührung übers Gesicht und vermischten sich mit Speichelfäden, die aus seinem Mundwinkel liefen. Ich hatte entschieden das Gefühl, daß meine Nachbarn das Gesicht des Maharajji mit ihren Blicken verschlangen. Unterdessen tat sich etwas auf der Tribüne: Ein gebrechlicher alter Sikh trat auf und setzte sich auf einer Seite nieder, wo man ein zweites Mikrophon strategisch günstig plaziert hatte. Er knotete ein in roten Musselin eingeschlagenes Bündel auf und entnahm ihm ein dickes Buch – den Adi Granth. Die Seiten dicht vor seine kurzsichtigen Augen haltend, blätterte er behende in dem Band, bis er zu der Stelle kam, die er gesucht hatte. Dann legte der alte *panthi* das aufgeschlagene Buch auf ein vor ihm stehendes Pult und lehnte sich mit vor der Brust verschränkten Armen zurück, langsam mit dem Oberkörper schaukelnd und ebenfalls das Ende des *darshan* erwartend.

Maharajji räusperte sich mit einem krächzenden Geräusch, das sogleich von den Lautsprechern zu einem donnernden Grollen verstärkt wurde, und der *panthi* – so als habe er nur auf dieses Signal gewartet – begann, ein Gedicht von Guru Amar Das aus dem Adi Granth zu singen. Seine Stimme war unbeschreiblich reizvoll, voll abgeklärter Ruhe und zugleich erfüllt von inbrünstiger Sehnsucht, alt und gleichzeitig kindlich, melodiös und doch unbekümmert um Timbre und Melodie. Er sang einen kurzen Vers, bevor Maharajji begann, den Vers in deutlichem und idiomatischem Punjabi auszulegen. Seine Stimme war weich und tief, der Tonfall intim, seine Sprache bestimmt und von selbstverständlicher Autorität.

„Wir können schauen, wohin wir wollen", begann er, „wir finden nichts als Schmerz und Leiden in dieser Welt. Je mehr wir versuchen, Friede und Glück zu finden in den Formen und Gestalten dieser Welt, desto tiefer ist unser Elend. Die Dinge, die wir suchen, sind ihrer Natur nach vergänglich. Und so ist auch die Lust, die sie gewähren, unfehlbar nur von kurzer Dauer."[14]

Die Entwertung der objektiven Welt, die aus diesen einleitenden Sätzen spricht, die Betonung des Elends der Welt und das beiläufige Abtun ihrer Herrlichkeit: dies alles befindet sich natürlich im Hauptstrom der spirituellen Tradition Indiens. Durch dieses Prisma haben die Inder seit jeher die Außenwelt betrachtet. Es ist jedoch für den Leidenden zutiefst ermutigend, wenn man ihm sagt, daß sein Leiden nicht – wovon ja fast jeder Patient unbewußt überzeugt ist – mit irgendeinem persönlichen Versäumnis oder Mangel zusammenhängt. Im Gegenteil, Maharajji adelt das individuelle Leiden, indem er es als Teil der ewigen „Natur der Dinge" kennzeichnet – als Bestandteil eines erforschbaren göttlichen Plans. Für einen Menschen im Leid ist es sogar noch tröstlicher zu hören, daß alle anderen Menschen ebenfalls – tatsächlich oder potentiell – Leidende sind. Diese *Demokratisierung* des Leidens wurde noch konkreter gemacht, als Maharajji nun fortfuhr, schlichte, sinnfällige Beispiele zu geben, die offenkundig auf die Situation seiner Zuhörer berechnet waren und die Kümmernisse ihres eigenen Alltags schilderten. „Die Ehe ist eine glückliche und festliche Sache in unserem Leben, aber wenn unser Partner zänkisch und herrisch wird und nicht mittun will, dann entstehen Hader und Streit, die das ganze Haus zu einer Hölle machen. Einige werden von Krankheit verfolgt, andere vom Fluch der Arbeitslosigkeit. Einigen bleibt der Vorzug der Elternschaft versagt, und sie sehnen sich nach einem Kind Tag und Nacht. Andere wieder haben Kinder, die ihnen Kummer und Verdruß ohne Ende bereiten. Die einen sind in Sorge, weil sie keinen Kredit bekommen, die anderen, weil sie ihn nicht zurückzahlen können. Tagtäglich erleben wir das traurige Schauspiel, wie Bettler und Arme auf der Straße liegen und um Almosen winseln. Wir müssen nur in ein Krankenhaus gehen, um das traurige Jammergeschrei von Menschen zu hören, die sich in Todesqual winden, oder in einem Gefängnis den trübseligen Geschichten der unglücklichen Insassen lauschen. Ist dies schon das Schicksal des Menschen auf dieser Welt, so kann man sich die Stellung der niedrigeren Arten nur vorstellen, nicht sie beschreiben. Man schaudert beim Gedanken an ihr Los! Der Mensch, so heißt es, ist die ‚Krone der Schöpfung' und nach dem Bilde seines Schöpfers erschaffen. Doch niemand, nicht einmal in dieser begehrten Gestalt, kann behaupten, glücklich und zufrieden zu sein. Die allermeisten Menschen suchen nach Glück und Frieden, indem sie Reichtum anhäufen. Sie plagen sich Tag und Nacht und opfern diesem schändlichen Trachten so manchen edlen Grundsatz. Doch bald sind sie enttäuscht und stellen fest, daß Reichtümer und Glück nicht dasselbe sind. Das blanke Elend starrt ihnen ins Antlitz, sobald der Geldhaufen dahinschmilzt, weil sie bald den Doktor bemühen müssen wegen allerhand Beschwerden, bald einen Rechtsanwalt wegen langwieriger und kostspieliger Prozesse.

Andere wiederum suchen ihre Lust im Wein und im Whisky und im Fleisch von Tieren, Fischen und Geflügel. Diese Dinge mögen ihnen Lust des Gaumens verschaffen; sie mögen reich und wohlschmeckend erscheinen, aber oft bringen sie den, der sie genießt, ins Krankenhaus und ins Pflegeheim, manchmal auch in die Gefängniszelle zu harter Arbeit."

Dann ging Maharajji zu der rätselhaften Frage über, warum Friede und Glück so flüchtig sind und warum Schmerz und Lust in jedem Leben so miteinander verflochten sind. Indem er die Frage des persönlichen Elends auf die existentielle Ebene hob, gab er die traditionelle indische Antwort auf die Frage nach der Ursache des Leidens, nämlich die Wirkung des Karmas.

„Weise und Seher haben diese Welt das ‚Feld des Karmas' genannt; denn hier müssen wir ernten, was wir gesät haben. Die Ernte von Lust und Leid, Freude und Schmerz wächst streng nach der Saat des guten und des bösen Karmas. Wenn wir Pfeffersamen säen, werden wir Pfeffer ernten. Wenn wir Mangofrüchte pflanzen, haben wir ein Recht darauf, uns am Geschmack von Mangofrüchten zu erfreuen. Die Last des Karmas ist es, die uns in diesem Gefängnis der ‚Vierundachtzig' hält. [Hiermit ist die traditionelle indische Vorstellung gemeint, daß es 8400000 Arten von Lebewesen in der Schöpfung gibt – „Schöße", in denen man der Reihe nach wiedergeboren werden muß, um endlich *moksha* zu erreichen.] Seht unseren gegenwärtigen Zustand! Nach jedem Tod führen die Boten des Todes uns vor Dharma Rei, den Göttlichen Buchhalter, der unsere unerfüllten Wünsche und Sehnsüchte in Rechnung stellt und nach ihnen entscheidet, wo und wann wir wiedergeboren werden müssen. Wir sind die Fesseln des einen Körpers noch nicht los, da steht schon die Umhüllung des nächsten Körpers bereit, um uns gefangenzunehmen. Wie gebrandmarkte Gewohnheitsverbrecher werden wir gefesselt und sozusagen von einer Zelle des Gefängnisses in die nächste verlegt. Weder durch gute Taten noch durch böse kann man diesem Gefängnis der verschiedenen Leben entrinnen. Wenn böse Taten eiserne Fesseln sind, dann sind gute Taten Fesseln aus Gold. Wenn wir ihre Früchte erschöpft haben, sind wir wieder in Elend, Sorge und Schmerz. Wir sind wie der Mann, der sich an den Zweig eines Baumes klammert, dessen Wurzeln von Ratten angenagt werden, während eine tödliche Kobra nur darauf wartet, daß der Mann zu Boden fällt. In dieser ausweglosen Lage fallen zwei Tropfen Honig [des sinnlichen Vergnügens] auf seine Zunge, und er vergißt alles, während er ihre Süßigkeit verspürt."

Dann sang der *panthi:*

Aller Reichtum ist in dir
Draußen ist nichts
Du sollst es erreichen durch die Gnade des Gurus
Wenn deine innere Pforte aufgetan wird.

Maharajji fuhr fort: ,,Wenn wir uns nach dauerhaftem Frieden und Glück und Freiheit von den Gesetzen des Karmas sehnen, müssen wir den Herrn in uns suchen. Unsere Seele ist von gleichem Wesen wie die des Herrn. ,So wie das Öl enthalten ist im Sesamsamen', sagt Kabir, ,und das Feuer im Feuerstein, so wohnt er in deinem Körper, der Herr, den du suchst, Tag und Nacht.' Auch Jesus Christus verkündigt in der Bibel: ,Das Königreich Gottes ist inwendig in euch.' Wie Christus sagt, ist unser Leib der ,Tempel des lebendigen Gottes'. Denn nur in unserem Leib können wir ihn erfahren und verwirklichen.

Wir können selber sehen, wie unwissend wir sind, wenn wir nach dem Herrn in Heiligtümern suchen, die der Mensch gemacht hat, anstatt in dem Tempel, den Gott selbst erschaffen hat, um in ihm zu wohnen. Daher raten uns die Heiligen, nach Gott in uns selbst zu suchen und nirgendwo anders, wenn wir ihn verwirklichen wollen. Natürlich stellt sich nun die Frage: Wenn Gott in unserem Leib wohnt, der der wahre Tempel Gottes ist, warum sehen wir ihn dann nicht? Welches Hindernis ist da, und wie kann es beseitigt werden? Die Antwort ist offenkundig: Es sind unsere Wünsche und Sehnsüchte, unsere Liebe und Bindung an die Welt und die Dinge, die in der Welt sind, woraus die Liebe und Bindung in uns entstehen. Natürlich ist das unser eigener Geist. Welches Karma auch immer der Geist uns zu verwirklichen zwingt, die Folgen müssen auch von der Seele gelitten werden; denn Geist und Seele sind miteinander verknüpft. Wir wissen, daß das Wasser in den Wolken rein ist; aber wenn es als Regen zu Boden fällt, nimmt es alle möglichen Unreinheiten in sich auf. Der Zustand unserer Seele unterscheidet sich in keiner Weise von dem des Regenwassers. Sie ist von gleichem Wesen wie Gott selbst, aber nachdem sie dem Geist untertan geworden ist, hat sie Schmutz und Unrat angesetzt und ihre Reinheit verloren. Solange sich die Seele nicht aus den Klauen des Geistes befreit, so lange kann sie ihren Ursprung nicht erkennen.

Alle wahren Suchenden wissen, wie wichtig es ist, den Geist zu kontrollieren und zu unterjochen. Zu diesem Zweck versuchen sie es mit verschiedenen Methoden und Techniken. Manche greifen zu Kasteiungen und zur Wiederholung von Heiligennamen, andere tun Werke der Liebe, wieder andere verlassen ihren Herd und ihr Heim und suchen die Abgeschiedenheit von Bergen und Wäldern. Und wieder andere gibt es, die endlose Reisen zu Tempeln, Moscheen, Kirchen und *gurudwaras* unternehmen, sich dem Studium von heiligen Schriften und heiligen Büchern widmen und gelehrten Reden lauschen. Alle diese Dinge sind ausschließlich auf ein einziges Ziel gerichtet: den Geist zu kontrollieren. Die Wahrheit ist jedoch, daß die Sehnsüchte und Wünsche des Geistes nur für eine Weile unterdrückt worden sind; sie sind nicht verschwunden, sie sind nicht besiegt. Je mehr wir etwas unterdrücken, desto mehr drängt es hervor und wirkt."

Maharajji führte dann aus, daß der einzige Weg, um den Geist zu befreien, darin besteht, ihn an etwas Höheres zu binden – an den Gott in uns. Dies könne geschehen, indem man die Gesellschaft von Gleichgesinnten in der Erfahrung des Satsangs suche, dem wir alle gerade beiwohnten; durch Hingabe an den Guru, der zum Göttlichen leitet, vor allem aber durch die geistlichen Praktiken des *surat shabd yoga,* durch den „der göttliche Nektar in uns geschmeckt werden kann, die göttliche Melodie, die in uns klingt, gehört werden kann, das göttliche Licht, das in uns scheint, gesehen werden kann".

Die direkten Zitate aus der langen Ansprache Maharajjis – einer Ansprache, die er schon Hunderte von Malen mit nur geringfügigen

Abweichungen gehalten hatte – sollen dem Leser nicht nur etwas von ihrem Inhalt, sondern womöglich auch etwas von ihrer Aura vermitteln. Mir ist klar, daß diese Aura ohne gebührende Beachtung der nichtverbalen Signale in der Bewegung seiner Hände, des Spiels seines Körpers, des wechselnden Tonfalls seiner Stimme nur unvollkommen wiedergegeben werden kann, selbst nicht durch eine wortwörtliche Wiedergabe seiner Bilder und Metaphern. Auch habe ich einige der Gleichnisse ausgelassen, die Maharajji so gerne gebraucht – Gleichnisse, die seinen Zuhörern den Eindruck geben, daß jeder von ihnen wie ein Kind in einem Vergnügungspark ist, das nur so lange glücklich ist, wie es an der Hand des Vaters geht; oder daß er wie ein Kind ist, das in sein Spiel versunken ist, aber nur so lange, wie es nicht an seine Eltern denkt.

Die geistigen Gehalte von Maharajjis Ansprache sind vertraut, da sie vielen mystischen Traditionen, indischen wie nichtindischen, gemeinsam sind. Um nur einige dieser immer wiederkehrenden Elemente aufzuzählen: die Herabsetzung der wahrgenommenen wirklichen Welt und die Betonung ihrer schmerzlichen, versagenden Natur; der Verweis auf den mystischen Rückzug als die Lösung der seelischen Bedürfnisse und Lebensprobleme des Individuums; das Angebot eines Systems von psychologischen und physiologischen Praktiken, durch die man bewußt und freiwillig die Loslösung vom Alltag und von der äußeren Welt suchen und sie durch ein erhöhtes Bewußtsein von der inneren Wirklichkeit ersetzen kann; und schließlich die Überzeugung, daß diese innere Welt eine viel größere Realität besitzt als die äußere.

Emotional gesehen, liegt für einen Inder die größte Stärke und Anziehungskraft dieser Botschaft, die er seit seiner Kindheit so oft gehört hat, in ihrer Vertrautheit. Noch einmal fühlten sich die Männer und Frauen in die Zeit zurückversetzt, da sie, die kleinen Händchen in den Händen älterer Familienmitglieder geborgen, bis spät in die Nacht hinein aufgeblieben waren, inmitten einer Gruppe von Nachbarn und Verwandten, und schlaftrunken zugehört hatten, wie wandernde Gottesmänner die Geheimnisse des Lebens erklärten. Das kannten sie auch von den vielen Bestattungszeremonien, bei denen sie zugegen gewesen waren und wo der Priester und die Familienältesten über die Gesetze des Karmas gesprochen hatten, über die Zyklen von Geburt, Leben und Tod und über die *mukti,* die das Ziel jedes Lebewesens ist. Maharajjis Rede war also wie ein murmelnder Laut aus der Vergangenheit – der individuellen wie der kollektiven Vergangenheit –, der plötzlich wieder vernehmbar geworden war. Ich muß gestehen, daß auch mich eine merkwürdige Mischung aus freudiger Erregung und Unbehaglichkeit packte, während ich ihm zuhörte. Der Grund für die freudige Erregung war damals schwer auszumachen; heute würde ich sie (gewiß etwas schwärmerisch) als eine Reaktion des Blutes auf den Anruf der indischen Passion beschreiben, als überströmendes Gefühl des Einsseins mit der (idealisierten) eigenen Gemeinschaft und ihren Traditionen. Maharajji hatte eine atavistische Saite in mir angeschlagen, von der ich vielleicht lieber gewollt hätte, sie wäre mir unbewußt geblieben.

Das Unbehagen ist viel leichter zu definieren. Ich sah ganz einfach jene „liberal-humanistischen Empfindungen“ mit Füßen getreten, die ebenfalls mein Erbteil sind – und nicht nur meines, sondern das aller Menschen in jedem Land der Erde, die das Erbe der sich entwickelnden modernen Welt angetreten haben. Dabei meine ich nicht das, was in der Beziehung des *Satguru* zu den Anhängern seines Kultes als Element eines mittelalterlichen Feudalismus erscheinen könnte. Maharajji bedeutet natürlich „großer König“, und die Übersetzung der *gaddi,* auf der er sitzt – und die er von seinen Vorgängern übernommen hat –, lautet „Thron“. Die Lithographie Soamijis, des Stifters des Kultes, die an vielen öffentlichen Plätzen und in den Wohnungen von frommen Eingeweihten hängt, zeigt ihn gekleidet in kostspielig wirkende Seiden- und Brokatstoffe und reich behängt mit Geschmeide und Halsketten; er unterscheidet sich kaum von den Kupferdaguerreotypien indischer Fürsten und „Nabobs“, die um die Jahrhundertwende gelegentlich die Seiten britischer Zeitschriften zu zieren pflegten. Daran nahm ich keinen Anstoß. Auch störte mich nicht der Umstand, daß im Satsang (wie in den meisten mystischen Kulten Indiens) die Reichen und Mächtigen eine bevorzugte Behandlung genießen und daß die Gurus diese Gunstbeweise mit der Überlegung rationalisieren, die Jünger hätten sie sich durch ihr früheres gutes Karma verdient. Sogar an dem sehr komfortablen, um nicht zu sagen aufwendigen Lebensstil Maharajjis und anderer Mystiker habe ich kaum etwas auszusetzen. Die sprichwörtlichen Probleme, die es dem reichen Manne bereitet, in den Himmel zu kommen, sind eher Teil des christlichen als des hinduistischen Erbes; der Zusammenhang zwischen Askese und Armut bzw. Spiritualität und Transzendenz ist von indischen Heiligen öfter bestritten als bestätigt worden.

Mein Unbehagen hat mehr damit zu tun, daß Maharajji (und seine Vorgänger) wiederholt betonen, der „Suchende“ müsse das eiserne Gesetz des Karmas nicht nur erdulden, sondern freudig und tätig *hinnehmen.* Heilige, so sagt er und vielleicht mit Recht, sind keine Sozialreformer, die gekommen sind, um die Welt zu verändern.

Freilich mag man sogar hier die Triftigkeit einer so umstandslosen Trennung zwischen innerem und äußerem Wandel, individueller und sozialer Veränderung, Heiligen und Revolutionären bezweifeln. Die Versicherung, daß die freudige Hinnahme der bestehenden gesellschaftlichen Ordnung – mit allen ihren ökonomischen, sozialen und sexuellen Ungerechtigkeiten – die *Vorbedingung* für einen Zustand des Geistes ist, der zu höchsten mystischen Wahrheiten führt, der Ratschlag an die Frauen, sie sollten die ihnen von einem repressiven Patriarchat zugedachte Rolle sanftmütiger Unterwürfigkeit willig auf sich nehmen: derartige Zumutungen gehen der modernen Identität gegen den Strich, auch wenn Maharajji sie als unabdingbar für ein Fortschreiten auf dem mystischen Pfade ansieht. (Ein Zyniker könnte darauf verweisen, daß Maharajji selbst ein reicher Grundbesitzer ist, der durch verwandtschaftliche und Heiratsbeziehungen mit einigen der reichsten Familien in Nordindien verbunden ist, und auf den eigenartigen „Zufall" aufmerksam machen, daß der Wille Gottes und das „ewige Gesetz der Natur" mit dem ökonomischen und politischen Interesse einer feudalen Elite und dem Nutzen einer patriarchalischen Ordnung identisch zu sein scheinen. Doch damit würde man Maharajji Unrecht tun. Sein Bestehen auf dem Gesetz des Karmas und seinen individuellen und sozialen Konsequenzen ist keine persönliche Marotte, sondern wird von einer übergroßen Mehrheit seiner Landsleute geteilt und entspricht in jeder Hinsicht dem Hauptstrom indischer Religiosität.)

Nach dem Satsang unternahm ich noch einen Spaziergang durch Dera. Die Menschen strömten in Gruppen an mir vorbei – kleine Scharen von Satsangis aus verschiedenen Dörfern und Großfamilien mit Frauen und Kindern, die beschützend in die Mitte genommen wurden, während die Männer wie Wachhunde außen gingen. Viele von ihnen steuerten auf die riesigen Zelte zu, die man unweit des Satsang Ghar errichtet hatte und die in ihrem höhlenartigen Inneren bis zu tausend Menschen Platz boten. Andere schlenderten durch die sauber gefegten Straßen – auf der Erde sah man noch die klauenartigen Spuren der Reisigbesen – und strahlten eine festliche Stimmung aus, der der schneidendkalte Wind nichts anzuhaben vermochte. Der Nachglanz des Satsang lag noch auf ihren freundlichen Gesichtern und in ihrem Lächeln, das die Existenz und den Wert jedes einzelnen Mitmenschen freudig zu bekräftigen schien. Ich erinnere mich, daß mir das „Radha Soami!", mit dem ich den Gruß wildfremder Menschen erwiderte, ohne eine Spur jener Befangenheit und Verlegenheit von den Lippen ging, die ich zuvor als (gewissermaßen) Schwindler unter wahren Gläubigen empfunden hatte. Für eine kurze Zeit war ich geneigt zu glauben, daß soziale Beziehungen nicht notwendigerweise nach einer jener Grundkategorien organisiert werden müssen, die die Soziologie seit Tönnies für sie bereithält. Die Satsangis waren weder eine *Gemeinschaft* mit deren unkritischer Hinnahme von Rollen und Beziehungen, in denen das Individuum dazu tendiert, mit anderen zu verschmelzen. Sie stellten aber auch keine *Gesellschaft* mit ihren rational-vertragsmäßigen Bindungen und der berechnenden Kühle dar, in der das Individuum in Distanz zu anderen steht, mit denen es sich gleichzeitig im Wettbewerb befindet. Die Sektenmitglieder schienen zumindest vorübergehend in einer dritten Art von Zusammenschluß zu leben, die Hermann Schmalenbach „*Bund*" genannt hat und die bisher nur von wenigen Sozialwissenschaftlern beachtet und erforscht worden ist.[15] Hier herrscht eine mehr oder weniger freiwillig gewählte, nichtbindende Bruderschaft vor; das Individuum wird, anders als in der Gemeinschaft, gestärkt, und trotzdem gehen die emotionalen Bindungen tief, anders als in der Gesellschaft.[16] Ich konnte daher verstehen, warum der Radhi-Soami-Satsang (und vielleicht überhaupt die meisten mystischen Sekten) zum Zufluchtsort werden kann für so viele Inder, die dem Druck einer alles umklammernden Gemeinschaft entfliehen wollen, wie auch für jene Westler, die sich in der entgegengesetzten Richtung bewegen, nämlich weg von der kalten Isolation und dem Konkurrenzdenken einer individualistischen Gesellschaft.

In der Zwischenzeit war Maharajji in sein Haus zurückgekehrt. Die Zufahrtswege wurden von Freiwilligen bewacht, die die Aufdringlicheren unter seinen Jüngern höflich, aber bestimmt zurückhielten. Maharajji lehnte sich in einem Korbstuhl zurück, der in seinem Rosengarten stand, und wandte sich seiner Korrespondenz und Angelegenheiten des Trusts zu, der die ausgedehnten Aktivitäten des Satsang mit beispielhafter Effizienz verwaltet. Ein Dutzend seiner intimsten Jünger – die ganz besonders Besonderen – saßen in respektvoller Entfernung um ihn herum. Sie beobachteten Maharajji bei der Arbeit und genossen das große Vorrecht seiner Nähe, dankbar dafür, an seinem Tun und Lassen, wenn auch indirekt, teilhaben zu dürfen. Es schien, als werde jede einzelne Bewegung Maharajjis – das Öffnen eines Briefes, das Zurechtrücken seiner Brille oder ein leiser Rülpser, während er sich nachdenklich über den Bart strich – von stummen Hosiannas bejubelt. Dann folgten sie ihm, wiederum in respektvoller Entfernung, zum Gästehaus, wo Maharajji einen besonderen *darshan* für rund siebzig zumeist ausländische Mitglieder des Kultes geben sollte. Der *darshan* selbst beanspruchte nicht allzuviel Zeit. Maharajji trat mit zum Gruße erhobenen, aneinandergelegten Händen auf sie zu und nahm auf einem Sofa Platz, das auf dem Rasen vor dem Gästehaus stand; davor hatte man halbkreisförmig Stühle aufgestellt. Ohne irgendwelche Präliminarien betrachtete er einige Minuten lang unverwandt den einen Teil seiner kleinen Zuhörerschar, wandte dann majestätisch den Blick und sah, ohne mit der Wimper zu zucken, den anderen Teil an: ein Virtuose des Blicks und des Schweigens. Die Verwandlung, die sich auf dem Gesicht seiner Jünger vollzog, wenn ihre Augen in die seinen tauchten, war bemerkenswert. Ihr Blick verschleierte sich, während sie sein Antlitz in sich einsogen. Man konnte förmlich zusehen, wie sich ihre Augenbrauen glätteten, ihre Kiefermuskeln entspannten und ein seliger Ausdruck sich langsam auf ihrem Gesicht ausbreitete. Die ganze Verwandlung erinnerte frappierend an den saugenden Säugling, wenn er die Brust in den Mund nimmt und die Milch ihre besänftigende Wärme ausströmt und jene Lustgefühle erzeugt, die nach und nach das vorherige Unbehagen, die Spannung und Angst vergessen machen.

Dieser *darshan* endete gegen Mittag. Einige Schritte Abstand zu ihm haltend, folgten wir Maharajji zum Schauplatz seiner nächsten Verpflichtung: Er sollte die Speisen des *langar,* der Gemeindeküche, segnen. „Küche" ist natürlich ein Euphemismus. Es handelte sich um einen langgezogenen Komplex von riesigen Räumen und offenen Kochstellen, an denen achtzigtausend Mahlzeiten bereitet wurden und Hunderte von freiwilligen Köchen und Helfern – Männern und Frauen – die ihnen zugeteilten Aufgaben mit militärischer Präzision erledigten. In einer Reihe von mannshohen Fässern aus brüniertem Kupfer dampfte und brodelte dicke *masur dal.* Aus ovalen Kesseln drang der widerlich-süße Geruch von mit Jagrezucker gewürztem Reis. Flache, pfannkuchenartige Brote – die *rotis* – wurden aus tief in die Erde gegrabenen Lehmöfen herausgeholt und zu großen Haufen aufgeschichtet. Als wir uns dem *langar* näherten, konnten wir schon den Gesang der Frauen hören, die mit dem Kneten und Ausrollen des Teiges für die *rotis* beschäftigt waren:

„Charan kamal tere dho dho peeyan
Deen Dayal Satguru mere"

(Ich wasche deine Lotusfüße und trinke das Wasser, o mein mitleidsvoller, barmherziger Satguru.)

Die Szene, wie Maharajji schnellen Schrittes durch die „Küche" eilte, die Hände segnend erhoben, gehört zu meinen stärksten Erinnerungen an Beas. Auf den Fersen hockend, die Hände in flehender Gebärde aneinandergelegt, in den schimmernden schwarzen Augen das Licht der reinsten Wonne, auf den Lippen das breite Lächeln des Kindes in seinem treuherzigsten Entzücken: so saßen die Frauen da und sangen lauter, sobald Maharajji an ihnen vorbeikam, und ihr Oberkörper schien sich ihm entgegenzudrängen in unerträglichem Verlangen. Die Männer wandten ihm nur still das Gesicht zu, mit einem Blick stummer Ergebenheit, in dem auch fromme Scheu, ja sogar Furcht lag. Immer wenn der Satguru zu einem Mann kam, der für sich allein arbeitete, ließ sich dieser sogleich auf den Fersen nieder und krümmte sich sichtlich zusammen, so als ob er auf einen mutwilligen Schlag Maharajjis gefaßt sei. Die frühkindliche Erfahrung, die bei den Punjabis die Tochter mit dem Vater macht, ist in der Tat, wie mir aus meiner klinischen Erfahrung wieder einfiel, sehr verschieden von der des Sohnes; während die Vater-Tochter-Beziehung von gegenseitiger Anbetung und Idealisierung charakterisiert ist, fehlen diese Merkmale in der Vater-Sohn-Beziehung.

Die Bindung an den Meister

Am Nachmittag hatte ich der Selektion jener Männer und Frauen beigewohnt, die den Wunsch hatten, in den Kult eingeweiht zu werden und vom Maharajji den *nam* („Wort") zu empfangen. Es waren fast vierhundert Männer, die geduldig in einer Ecke des offenen Platzes nahe dem Satsang Ghar warteten, während eine fast ebenso große Zahl von Frauen in einer anderen Ecke wartete. Einer nach dem anderen begaben sich die Männer und Frauen zu zwei großen Tischen, an denen jeweils vier gestreng dreinblickende Männer mit Amtsmiene saßen und drohend den spitzen Bleistift über den aufgeschlagen vor ihnen liegenden Verzeichnissen zückten. Der erste Schreiber stellte jedem Bewerber einige Fragen. Wenn die Antworten befriedigend ausfielen, wurde der Bewerber an den nächsten Schreiber verwiesen, der die Angaben zur Person aufnahm. Im Falle einer unbefriedigenden Antwort wurde dem Aspiranten barsch der Ausgang gewiesen. Ich hatte den Mann neben mir, einen baumlangen, hageren Sikh, der die Vorgänge interessiert verfolgte, gefragt, was hier los sei. „Ach, es wird jeder gefragt, wie lange es her ist, daß er kein Fleisch mehr gegessen und keinen Alkohol getrunken hat, wie alt er ist und aus welchem Distrikt er kommt", erwiderte der Mann. „Um zugelassen zu werden, sollte man wenigstens drei Monate lang kein Fleisch mehr gegessen und keinen Alkohol getrunken haben und mindestens dreißig Jahre alt sein. Je älter man ist, desto größer sind die Chancen, daß man den *nam* bekommt. Natürlich schwindeln einige beim Alter oder bei dem Verzicht auf Alkohol, aber ich sage mir immer, daß es keine Sünde sein kann, für die gute Sache der Erlösung zu schwindeln. Ich selbst habe den *nam* letztes Jahr bekommen und über das Trinken geschwindelt. Den *nam* wird der Maharajji übermorgen austeilen, und er weiß natürlich, ob man gelogen hat oder nicht. Aber er ist schließlich Gott und wird oft die Lüge vergeben und den Menschen annehmen."

Wir waren ins Gespräch gekommen, und ich hatte Harnam Singh (so hieß der Mann) gefragt, wie es dazu gekommen sei, daß er Satsangi wurde. Harnam Singh war der jüngste von vier Söhnen in einer bäuerlichen Sikh-Familie aus einem Dorf in Patiala, die seit vielen Generationen auf eigenem Grund und Boden lebte. Als „Nesthäkchen" der Familie war Harnam Singh in seiner Kindheit sehr verwöhnt worden, besonders von seiner Mutter. Sie war gestorben, als er achtzehn war, und seit ihrem Tode, so sagte er, hatte eine eigentümliche Traurigkeit *(udasinta)* von seiner Seele Besitz ergriffen. Obwohl er zu Hause alle Bequemlichkeiten und genug zu essen und zu trinken hatte und ein überreiches Maß an Zuneigung von seinem Vater und den älteren Brüdern genoß, war die *udasinta* nicht von ihm gewichen. Fünfzehn lange Jahre, erzählte er, war seine Seele rastlos geblieben und hatte sich nach einem unerreichbaren Frieden gesehnt. Seine Gedanken kreisten oft um den Tod, vor dem er eine übertriebene Furcht entwickelte, und er litt immer wieder unter lähmenden Kopfschmerzen, die ihn für längere Zeit in die Dunkelheit seines Zimmer fesselten. Dann plötzlich, im letzten Jahr, war ihm im Traum Maharajji erschienen (sein Foto hatte er in der Wohnung eines Satsangi aus seinem Dorf gesehen) und hatte ihm befohlen, nach Beas zu kommen und den *nam* zu nehmen. Das hatte er getan; die *udasinta* verschwand, ebenso seine Todesfurcht und die Kopfschmerzen, und er hatte den Eindruck, daß ihn die liebende Allgegenwart des Meisters davor beschützte, von diesen Gefühlen erneut heimgesucht zu werden.

Bei meinen Interviews mit den Satsangis stellte ich fest, daß das Leben von vielen ein gemeinsames Grundmuster aufwies, das sie veranlaßte, nach dem Guru zu suchen und sich in den Radha-Soami-Kult einweihen zu lassen. Fast ohne Ausnahme hatten diese Menschen Erlebnisse gehabt, die ihr Selbstwertgefühl erheblich beeinträchtigt, wenn nicht völlig zerbrochen hatten. Im Gegensatz zu uns übrigen, die wir gelegentlich auch mit einer vorübergehenden peinlichen Minderung der Selbstachtung fertig werden müssen, schienen die Leute, die zum Radha-Soami-Kult kamen, mit diesen Gefühlen sehr viel länger und erfolglos gerungen zu haben. Unfähig, sich von dem Gefühl freizumachen: „Ich habe alles verloren, und die Welt ist leer" oder „Ich habe alles verloren, weil ich es nicht anders verdient habe", waren sie auf der Suche irgendwo nach irgendeinem Menschen, der ihnen das verlorene Selbstwertgefühl wiedergäbe und ihrer heimlichen Vorstellung entgegenwirkte, Versager und innerlich hohl zu sein. Diese Suche verläuft größtenteils unbewußt, ist aber deshalb nicht weniger verzweifelt. Als dieser „Irgendwer" entpuppte sich schließlich Maharajji, als das „Irgendwo" der Satsang in Beas, wohin die Suchenden durch Ereignisse geführt wurden, die nachträglich als wunderbar erschienen, wie etwa die Traumvision vom Maharajji. Die Überzeugung, daß ein Wunder geschehen sei, wurde zwar auf die Umstände projiziert, die zur Einweihung in den Kult geführt hatten, stammte in Wirklichkeit aber daher, daß auf „wunderbare" Weise ein langandauernder, schmerzlicher innerer Zustand sein Ende gefunden hatte und jene schwarzen Wolken der *udasinta* verschwunden waren, die das Leben des Betreffenden für immer überschatten zu wollen schienen. Einige Vignetten aus konkreten Lebensgeschichten mögen dies veranschaulichen.

K. war eine fünfzigjährige Frau aus einer reichen Unternehmerfamilie in Ahmedabad, die von ihrem Mann verlassen worden war, als sie fünfunddreißig war. Sie hatte nicht wieder geheiratet, sondern, unfähig, „einen neuen Garten der Liebe um sich zu pflanzen", sich um den Haushalt gekümmert (der aber aufs beste von den Dienstboten versorgt wurde) und sich mit ihren herangewachsenen Kindern abgegeben, die sie immer weniger brauchten. Nach und nach verlor sie auch das bißchen Interesse am Leben, das sie nach dem Schock der Trennung von ihrem Mann noch aufzubringen vermocht hatte. Sie besuchte einige Satsangs in Ahmedabad, hörte Maharajji sprechen und war tief von ihm beeindruckt, nahm aber nicht den *nam*. Eines Tages, als sie in einer fremden Stadt allein in ihrem Hotelzimmer saß, wurde sie von der Hoffnungslosigkeit ihrer Situation überwältigt und fühlte, daß sie am Ende war. In äußerster Ermattung hatte sie die Augen geschlossen, als sie plötzlich die Gegenwart Maharajjis im Raum spürte und das deutliche Gefühl hatte, daß eine Hand sich auf ihre Schulter legte wie die eines liebevollen Vaters. In diesem Augenblick – so erzählte sie – wußte sie, daß sie sich nur in den Schutz Maharajjis zu begeben bräuchte, um eine Lösung für alle ihre Probleme zu finden.

Der sechzigjährige B. war ein kleiner Gewerbetreibender aus Jammu, der sich mit dem An- und Verkauf von Jutesäcken schlecht und recht durchschlug, einem Geschäft, das er von seinem Vater geerbt hatte. Vor einigen Jahren war er in das vierte Stadium seines Lebens eingetreten (im hinduistischen Lebenszyklus das letzte Stadium), und ein starkes Gefühl des Unbefriedigtseins hatte ihn ergriffen. Sein einziger Sohn war ein Gestrauchelter, der es an keinem Arbeitsplatz aushielt und ständig Ärger mit der Polizei hatte. B. empfand entsetzliche Scham über seinen Sohn, und als er „die Vergeblichkeit aller Bindungen erkannte", hatte er sich dem spirituellen Leben zugewendet, den Ansprachen verschiedener Heiliger gelauscht und auch den Satsang in seiner Stadt besucht. Vier Jahre zuvor kam er nach Beas und empfing von Maharajji die Einweihung, und obwohl er es beim täglichen *bhajan* (der erforderlichen Meditation) nicht so lange aushielt, wie er es gerne gewollt hätte, lebte er seither in innerem Frieden. Maharajji, der Alliebende und Allerbarmende, war nun immer mit ihm.

R. war ein vierundvierzigjähriger Geschäftsmann, dessen Eltern aus einem osteuropäischen Land nach Südamerika ausgewandert waren und dessen Vater gestorben war, als R. noch klein war. Dreizehn Jahre zuvor war R.s Unternehmen zusammengebrochen, und er hatte Bankrott gemacht. Seine Frau verließ ihn, da er nur wenig Zeit für sie hatte, und so blieb die Verantwortung für drei kleine Kinder an ihm hängen. Zu allem Überfluß hatte seine Mutter einen Schlaganfall erlitten und war seither gelähmt. R. bekam Depressionen und dachte oft an Selbstmord. Auf Anraten eines Freundes begann er, Abendkurse an einer theosophischen Schule zu besuchen. Hier kam er mit dem mystischen Denken Gourdjieffs und Ouspenskys in Berührung. Während einer der Entspannungsübungen in der Schule saß R. mit geschlossenen Augen da und erblickte vor sich das Gesicht eines alten Mannes mit langem weißen Bart. Dies geschah zweimal, und beim dritten Male entspann sich, laut R., das folgende Gespräch:

R.: Wo bist du?
Alter Mann: Halte nach mir Ausschau.
R.: Wie kann ich das, wenn ich kein Geld habe?
Alter Mann: Sobald du Geld hast, komm!

Nach einigen Jahren, als die Kinder erwachsen waren und sich die Finanzen R.s gebessert hatten, entsann er sich seines Versprechens und machte sich auf die Suche nach dem alten Mann „irgendwo im Osten", den er in seiner Vision gesehen hatte. Er reiste durch Japan und Hongkong, und als er nach Bangkok kam, sah er das Bild Maharajjis in einem Laden hängen, in dem er sich ein Seidenhemd kaufen wollte. „Ich habe ihn sofort erkannt!" rief R. aus. „Es war der alte Mann aus meiner Vision! Ich ließ mir vom Ladeninhaber die

Adresse geben und machte mich schnurstracks nach Indien und Beas auf. Und da war er und wartete auf mich! Ich war nach Hause gekommen."

Diese Schilderungen von Ereignissen, die Menschen in die Radha-Soami-Gemeinde führten, sind offensichtlich auch einer direkten psychologischen Deutung zugänglich. R.s Vision des alten Mannes beispielsweise, die er zu einer Zeit der tiefen persönlichen Krise hatte, kann als symbolischer Ausdruck seiner Sehnsucht nach der lenkenden und leitenden Gegenwart des Vaters seiner Kindheit verstanden werden, der ihn aus seinem Zustand der Hilflosigkeit retten und die Verantwortung für sein verfahrenes Leben übernehmen würde. Eine andere, kompliziertere Erklärung könnte ein Jungianer anbieten: Er würde R.s Vision mehr aus dem kollektiven Unbewußten deuten und die These vertreten, daß das, was R. an jenem Tag in der theosophischen Schule erlebte, der heilende Archetyp des Weisen Alten war, der den schon immer vorhandenen, verborgenen Sinn im Chaos des Lebens symbolisiert und das Verstehen von Lebensprozessen repräsentiert, die das Bewußtsein niemals ganz begreifen wird. Für die Satsangis jedoch sind R.s Vision und ähnliche Erlebnisse vieler anderer „Suchender" ein Beweis für die Allgegenwart Maharajjis, ein Zeugnis für seine wunderbare Kraft, den physischen Leib nach Belieben zu verlassen und durch die Astralregionen in die Träume und Visionen seiner gegenwärtigen und künftigen Jünger zu reisen.

Die Einweihung in den Radha-Soami-Kult hat zweifellos ein Gefühl des Wohlbefindens bei vielen Menschen wiederhergestellt, deren Gefühlsleben von stark depressiven Zügen gekennzeichnet war. Es scheint, daß in den meisten Fällen dem Gefühl, endlich mit sich selbst in Frieden zu leben, ein langer und vergeblicher Kampf um die Zuwendung und Liebe „signifikanter Anderer" in der äußeren und inneren Welt vorangegangen ist. Der Weg, der nunmehr eingeschlagen wird, um das Ich in seine ursprüngliche Glorie und Macht wieder einzusetzen, ist ein ganz anderer. Die ersten Schritte auf dem neuen Wege bringen eine bewußte Abwertung und eine weitere, *gewollte* Entleerung des Ichs mit sich, einhergehend mit einer entsprechenden Idealisierung Maharajjis. Der Satsangi verzichtet auf jede Selbsterhöhung, unterstreicht seine eigene Unwürdigkeit („Ich bin nicht wert, der Staub unter seinem Fuß zu sein") und projiziert energisch alle positiven Aspekte des Ichs – seine Stärke, seine Macht, sein Wissen, seine Güte, seine Gaben usw. – auf Maharajji, der so zum Quell der Allmacht und Allwissenheit wird. Der nächste Schritt ist die Teilhabe an dieser projizierten Güte und Größe durch

„Identifizierung", einen psychologischen Prozeß, bei dem die angebliche Macht Maharajjis dem eigenen Ich assimiliert und dieses dadurch verwandelt wird. Dieser ganze Transformationsprozeß hat seine Wurzeln in (und ist eine Wiederholung von) seelischen Ereignissen jener frühkindlichen Periode, in der das Kind angesichts der vielen narzißtischen Kränkungen und Enttäuschungen, die die Beendigung des Säuglingsalter mit sich brachte, seine früheren Gefühle der „Größe" auf einem neuen Wege wiederzuerlangen trachtete, indem es seine Größe auf das idealisierte Bild von Vater oder Mutter projizierte und dann daran partizipierte, indem es in seiner Psyche folgende Konfiguration etablierte: „Du bist groß, aber ich bin ein Teil von dir."[17] Auf der Ebene des manifesten Verhaltens vermochte die fast übertriebene Demut, der ich bei jedem Satsangi begegnete (verbunden mit seinen Lobliedern auf den Meister), das untergründige Felsgestein einer sehr hohen Selbstachtung nicht zu verdecken. Nirgends, so scheint es, hat Nietzsche mit seiner Beobachtung mehr recht als im Falle der Anhänger eines mystischen Kultes: „Wer sich selbst verachtet, achtet sich doch immer noch dabei als Verächter." (*Jenseits von Gut und Böse,* Nr. 78) Vielleicht sollte ich hinzufügen, daß die heilende Verwandlung des Ichs, die ich hier beschrieben habe, nicht auf den Radha-Soami-Satsang beschränkt ist, sondern ein kennzeichnendes Merkmal vieler mystischer Sekten ist, unabhängig von der Einzigartigkeit, die die Anhänger ihrer eigenen Sekte zuschreiben, und der „wahren Göttlichkeit", die sie ihrem jeweiligen Guru bescheinigen.

Es liegt auf der Hand, daß die beiden psychologischen Mechanismen (Idealisierung und Identifizierung), die dem Ich seine neue Bedeutung gegeben haben, intakt gehalten werden müssen, wenn der einzelne Anhänger des mystischen Kultes nicht erneut den vernichtenden Erfahrungen anheimfallen soll, die von einer Reaktivierung des Bildes vom gescheiterten und entleerten Ich ausgehen würden. Wahrnehmungen, Informationen und Erkenntnisse, die möglicherweise zu einer leisen Enttäuschung über den Meister und einer realistischeren Einschätzung des Satguru führen könnten, sowie seelische Ereignisse, die das Gefühl der Einheit mit dem Meister bedrohen könnten, dürfen nicht ins Bewußtsein gelangen. Der Jünger ist nicht nur angestrengt damit beschäftigt, die besondere *Sadhna* (mystische Übung) jener mystischen Schule, der er angehört, zu vervollkommnen; er kämpft auch unbewußt darum, den Prozeß der Idealisierung und Identifizierung zu vertiefen.

Nun sind Idealisierung und Identifizierung gewiß nicht auf die mystische Sekte beschränkt, sondern finden sich – eingestanden oder uneingestanden – auch in den meisten Psychotherapien. In gewissen Phasen der Psychoanalyse ist beispielsweise eine vorübergehende Idealisierung und Identifizierung mit dem Analytiker *notwendig*, damit der Patient die ersten Schritte zur Selbsterforschung unternimmt, die andernfalls von den archaischen und strafenden Elementen seines Über-Ichs unterbunden würden. Der Unterschied zwischen den beiden „Heiltraditionen" liegt in dem Umstand, daß Idealisierung und Identifizierung in der Psychoanalyse taktischer und vorübergehender Art sind, während sie im Radha-Soami-Satsang und anderen mystischen Kulten strategischer Art sind und auf Dauer gestellt werden sollen. Die Gruppenaktivitäten des Kultes wie etwa der Satsang, seine Philosophie, wie sie in der kultischen Literatur, von älteren Jüngern und vom Guru selbst dargelegt wird, dies alles treibt die Idealisierung auf ihren Höhepunkt, wo der Guru als Gott erlebt werden kann, und treibt die Identifizierung zu ihrem logischen Schlußpunkt, wo der Jünger das Gefühl des vollständigen Einsseins mit dem Guru hat. Neben ihren besonderen therapeutischen und adaptiven Aspekten[18] hat die geforderte tägliche Meditation von vier Stunden für den Novizen, bei der das Antlitz des Meisters als Objekt der Meditation dient, außerdem den Effekt, die Idealisierung und Verinnerlichung des Gurus zu zementieren, da er Tag für Tag als der wohltätige Beschützer vor den Ängsten erlebt wird, die während des Meditationsprozesses aus dem Grund der Seele aufsteigen.

Die scheinbar still-zufriedene Figur des indischen Gurus, der, in sich selbst verloren, in seine meditative Stille hineinhorcht, ist also eine ganz irrige Vorstellung. In Wirklichkeit ist er ein veritables psychologisches Kraftwerk, das aktiv die Prozesse vorwärtstreibt, die ich oben beschrieben habe. Nehmen wir beispielsweise Maharajji. Als Kontrapunkt zu der Abhängigkeit des Jüngers betont er seine eigene Verläßlichkeit und die Übernahme der völligen Verantwortung für das Wohlergehen des Jüngers in der Ewigkeit.[19]

Dem Gefühl der Bedeutungslosigkeit, das der Jünger hat, stellt der Guru seine eigene Allmacht entgegen, seine Fähigkeit, Wunder zu wirken (nicht nur spirituelle, sondern auch physische) und überhaupt über die Naturgesetze erhaben zu sein.[20] Dem Gefühl der lähmenden Trägheit, das den Jünger beherrscht, stellt der Maharajji seine Energie gegenüber: „Wir sind in einem tiefen, tiefen Schlaf. Wir alle sind tot. Wir brauchen jemanden, der uns Leben gibt. Wir brauchen jemanden, der uns das Auge gibt, mit dem wir nach innen schauen können. Wir brauchen jemanden, der uns das Ohr gibt, mit dem wir hören müssen, jemanden, der uns das lebendige Wasser gibt, durch das wir vom Tod zum Leben zurückkommen sollen."[21] Dem Gefühl der Begrenztheit und Eingeschränktheit, das der Jünger hat, setzt Maharajji seine alles durchdringende Gegenwart entgegen.[22] Alle diese Gaben kann der Jünger mit dem Meister teilen, wenn er sich entschließt, seine Identität mit der des Meisters zu verschmelzen. Er muß nach einer psychologischen Symbiose streben, die, wie der Meister ihm versichert, für seine Wiedergeburt und sein Wiederauftauchen unabdingbar ist. Wie es in einem Gedicht von Kabir heißt, das ich in Beas oft gehört habe:

„Als ich da war, da war der Meister fern.
Als der Meister da war, war ich es nicht.
Der Pfad der Liebe ist eng.
Er hat nur Raum für einen."

Das Streben nach Symbiose mit dem Meister ist natürlich konsistent mit der hinduistischen Auffassung, daß Problemlösungen sich als Relationen darstellen, daß das Grundelement der Problemlösung die Dyade, nicht die Monade ist.[23]

Die Annahme des Angebots, das der Meister dem Satsangi macht, und die Transformationsprozesse, die daraufhin im Satsangi vorgehen, habe ich bisher als mehr oder weniger abstrakte Abbildung dessen vorgestellt, was sich im „Inneren" des Satsangi abspielt. Ich wende mich nunmehr einigen Aspekten des konkreten Verhaltens zu. Der stärkste Eindruck, den ich von den Satsangis hatte, mit denen ich bekannt wurde, war ihre verhältnismäßig stark ausgeprägte Kindlichkeit, die ihnen den leichteren Zugriff zu den emotionalen Schätzen der Kindheit erlaubte. Die Spontaneität und vertrauensvolle Freundlichkeit, die freudige Zuwendung und der sonnige Optimismus, denen ich begegnete, hatten etwas Bezwingendes. Doch hatte ich zumindest bei einigen meiner Gesprächspartner vom klinischen Standpunkt aus auch den Eindruck, daß sie danach strebten, ihren Status als Erwachsene preiszugeben. Damit meine ich nicht das Vorhandensein von kindlichen Qualitäten, wie ich sie eben aufgezählt habe. Das sind kostbare Eigenschaften bei Menschen jeden Alters. Ich denke mehr an die Sehnsucht nach einem geistigen Zustand, der vollkommen frei von Ambiguität und Widerspruch wäre und in dem die Last der Verantwortung und die Bürde der Selbstkritik und des Zweifels von einem genommen wäre. Dazu würde passen, daß die Anhänger Maharajjis eine gewisse Intoleranz für das an den Tag zu legen scheinen, was der Kliniker als „erwachseneren" integrierten geistigen Zustand bezeichnen würde, der unfehlbar ein gewisses Maß an Konflikt und Schmerz enthält. Der kindliche Zustand, den ein Satsangi sich wieder zu erschaffen trachtet, ist weitgehend ein Idealzustand, in dem Fragen der Moral einfach sind: Der Vater (Maharajji) ist nur liebevoll und freundlich und zeigt keinerlei Züge des „bösen Vaters", der das Kind auch einmal verläßt, es enttäuscht, es straft oder als sein Rivale auftritt. Vielleicht kann ich die innere Dynamik und das äußere Verhalten eines Satsangi am besten veranschaulichen, indem ich auszugsweise den Bericht einer Jüngerin über ihre Tage beim Maharajji in Beas wiedergebe, wobei ich mich aller ablenkenden psychologischen Randbemerkungen und psychoanalytischen Exegesen enthalte. Über die erste Begegnung mit Maharajji schreibt sie:

„Und dann ... dann sah ich den Meister zum ersten Mal ... Er trat mir an der Tür entgegen und nahm meine Hände in die seinen. Ich sah Ihm ins Gesicht, ein liebes, herrliches Gesicht, wie es kein zweites gibt. Meine Kehle schnürte sich zusammen, und ich brachte kein Wort heraus, aber Er sah mir in die Augen und sagte: ‚Ich bin so froh, daß du gekommen bist!' Die ganze Welt war mein in diesem Augenblick! Die Liebe und die Wärme und die Kraft, die von Ihm ausströmten, erfüllten mich mit Freude ... [später] ein kurzer Eintrag in mein Tagebuch: ‚Soeben hat mich der Meister begrüßt. Endlich ist der Traum in Erfüllung gegangen. Wie wunderbar und herrlich Er ist. Worte können Seinen Glanz nicht beschreiben. Ich habe jetzt keinen anderen Wunsch, als allein zu sein, nicht zu denken, nicht zu arbeiten, mich ganz meinem Glück hinzugeben. Bin das wirklich ich?'"[24]

Nach einem Mittagessen für die indischen und ausländischen „Elite"-Jünger, bei dem auch der Meister zugegen war, lautet der Bericht folgendermaßen:

„Uns allen verging die Zeit viel zu schnell, und bald stand der Meister auf, um zu gehen. In einer kleinen Gruppe gingen wir Ihm hinterher; es war einfach zu schwer, von Ihm Abschied zu nehmen. Als Er uns hörte, drehte Er sich um und protestierte, freundlich lächelnd. ‚Aber das ist auf unserem Weg', sagten wir im Chor. Der Meister lachte. ‚Ihr seid ja wie die Schäfchen', sagte Er. Jetzt konnten wir nicht mehr länger ernst bleiben. Wir brachen in Gelächter aus und lachten auf dem ganzen Wege bis zum Eingang des Gästehauses. Ich glaube, wir lachten vor allem aus Glück und aus Dankbarkeit. Ich hatte stark das Gefühl, daß jeder in der Gruppe sehr froh war, eins Seiner Schäfchen zu sein."[25] Endlich kommt es zur langerwarteten persönlichen Begegnung:

„‚Maharajji, weißt du alles?' platzte ich heraus. Es war mein erstes privates Gespräch mit dem Meister, und ich saß seit etwa zehn

Minuten in Seinem Zimmer. Es gab so vieles, was ich Ihm sagen wollte. Ja, es ging mir so wie vielen Jüngern: Ich wollte in Tränen ausbrechen, Ihm zu Füßen fallen, jedes Problem in mir herauslassen, alles gleichzeitig ... Und wieder schenkte Er mir, wie bei jener ersten Begegnung, einen jener ganz besonderen Blicke, jene Art Blick, die dir den Eindruck gibt, als seiest du die eine und einzige Sorge des Meisters und der Meister kenne dich bis in die geheimsten Winkel und Ecken deines Wesens hinein."[26]

Diese Auszüge sind zwar zufällig aus dem Buch einer jungen Amerikanerin und damit einer „besonderen" Jüngerin. Aber der psychologische Zustand der Jüngerschaft, den sie schildern, trägt den unverkennbaren Stempel vieler mystischer Kulte und scheint vom kulturellen Hintergrund, der Sprache oder dem sozioökonomischen Status des Jüngers unabhängig zu sein. Eine andere junge Frau, eine *dudhwali* (Milchverkäuferin) aus der kleinen nordindischen Stadt Firozpur, vertraute mir an: „Vor einigen Tagen ohrfeigte mich Maharajji [bei der Meditation], weil ich Wasser in die Milch geschüttet hatte, die ich verkaufte. Er hatte mich zwei Tage lang beobachtet, und am dritten Tage ohrfeigte er mich bei dem *bhajan* [der Meditation]. Es war aber nicht schlimm; denn danach tätschelte er mir liebevoll die Wange." Ihr Bruder, der neben ihr stand, rief aus: „Was du für ein Glück hast! Der Meister hat dich berührt!" Dann wandte er sich zu seiner Schwester und meinte: „Das ist der Grund, warum wir Satsangis immer besser werden. Weil der Meister alles sehen kann, was wir tun oder denken! Er kann durch uns hindurchsehen. Unser Kopf ist wie Glas vor ihm, und er weiß alles, was darin vorgeht, auch wenn wir weit weg von ihm sind."

Ich habe die unkritischen Lobeshymnen auf den Guru, die abhängige Verehrung des Meisters und seiner Stärke und Weisheit sowie all die anderen Komponenten der Hagiolatrie zurückgeführt auf das verzweifelte Bedürfnis des Jüngers nach Idealisierung und Identifizierung mit dem Meister. Diese Prozesse sind nun ihrerseits die Grundlage für die heilsame Transformation des Jüngers selbst. Im wesentlichen ist dies das Rohmaterial, aus dem Legenden und Geschichten gemacht werden, die den Mystikern übermenschliche Kräfte und Wunder zuschreiben. Wir müssen aber auch noch die andere Seite der Beziehung untersuchen: Was geschieht mit dem Guru, der der Adressat solch schmeichelhafter Projektionen ist? Normalerweise ist es für die meisten von uns leichter, mit negativen Projektionen fertig zu werden: sie verursachen erhebliches Unbehagen, was uns zwingt, innerlich zu prüfen, was zu uns selbst gehört und welches die nicht zu uns gehörenden, auf uns projizierten Attribute sind. Dieses schmerzhafte Motiv, das Eindringen anderer in unser Ich abzuwehren, entfällt dann, wenn die Projektionen narzißtisch befriedigend sind, wie das beim Guru und seinen verehrungsvollen Anhängern ausnahmslos der Fall ist. Von anderen einhellig für größer, herrlicher und klüger gehalten zu werden, als wir sind, ist nur insofern eine Belastung, als wir uns gezwungen fühlen könnten, nun wirklich größer, herrlicher und klüger zu sein. Und in der Tat gibt es so manchen Guru, auch den fiktiven in R.K. Narayans Roman *The Guide,* der nur deshalb Guru geworden ist, weil seine Anhänger ihm die Qualitäten eines Gurus zugeschrieben haben. Meistens ist es jedoch so, daß der Guru einfach die Projektionen akzeptiert, als ob sie zu seinem Ich gehörten, und in eine unbewußte Kollusion mit seinen Anhängern eintritt: „Ich bin unheimlich sensibel, unendlich weise, wunderbar kräftig, *ihr* seid es nicht." Und so macht er seine Anhänger dümmer, infantiler und machtloser, als sie in Wirklichkeit sind. Solche unbewußten Transaktionen in der Beziehung zwischen dem Meister und den Anhängern sind in den meisten mystischen Kulten gang und gäbe und waren auch im Radha-Soami-Satsang zu bemerken.

Der Satsangi wird natürlich, wenn er höflich ist, solche psychologischen Überlegungen über die Transaktionen zwischen dem Meister und dem Jünger und über die Motivationen des Suchenden als für den Zweck des mystischen Beginnens unerheblich betrachten. Was Psychoanalytiker als die „Infantilisierung" des Suchenden bei seiner Suche nach dem idealen Vater bzw. der idealen Mutter ansehen, wird der Satsangi als Teil der lebenswichtigen Unterwerfung unter den Meister betrachten, die Maharajji und die anderen Gurus aus sehr gutem Grunde verlangen. Es ist die Unterwerfung unter das Göttliche im Meister, würde er sagen, und die Weise des Kindes ist die einzige Weise, sich dem Göttlichen zu nähern; wenn dies zufällig auch die Weise ist, in der man sich seinen Eltern nähert, so ist das eben schade, aber nicht zu ändern. Die Ontogenese ist nicht notwendig eine Einbahnstraße, und das spirituelle Wachstum kann eine Richtung nehmen, die der psychologischen Entwicklung entgegengesetzt ist. Dein kritischer Ton, könnte der Satsangi fortfahren, kommt daher, daß der hinduistische Mystiker die Vorliebe stört, die du als Psychoanalytiker für das Streben des Individuums nach Autonomie und Vermehrung seiner Alternativen angesichts der auf das Individuum eindringenden inneren und äußeren Kräfte hast. Für den Hindu aber sind Grenzen Hindernisse, der Körper ein Gefängnis, Autonomie ein Fluch.[27] Unumstößliche Einsichten in die Ereignisse des eigenen seelischen Lebens zu gewinnen ist nicht der einzige Weg zur „Reife", so könnte der Satsangi weiter argumentieren; denn man *kann* sich von seiner eigenen Biographie lösen, indem man dem mystischen Pfade folgt. Eine solche Loslösung von der eigenen Biographie ist keine Abwehr, sondern eine „Tugend" – besonders des mittleren Lebensalters –, bei deren Kultivierung einem der mystische Weg und der Guru helfen können. Mit dieser imaginären Verteidigungsrede sind wir wieder bei der ursprünglichen Kluft zwischen Psychoanalyse und Mystik angelangt, doch, wie ich hoffe, mit einem besseren Verständnis für das, was beide trennt.

6. Tantra und tantrische Heilkunst

In unserer allmählich den ganzen Erdball umspannenden Zivilisation, die eklektisch aus den verschiedensten kulturellen Quellen schöpft, haben die meisten gebildeten Menschen auch schon einmal von Tantra gehört. Die Gerüchte hierüber sind noch vage; man hört von den Mysterien tibetanischer Lamas und indischer Yogis, von Mandalas und Göttinnen des Lichts und der Finsternis, von Meditationen und esoterischen Riten, die dem, der sie übt, unheimliche, okkulte Kräfte verleihen, ihn aber auch leicht in die Welt der Schizophrenie mit ihren schrecklichen Visionen treiben können. Viele, die etwas mehr über Tantra und besonders über sein zentrales sexuelles Ritual wissen, sind geneigt, es als eine metaphysische Rechtfertigung für ausgedehnte Saturnalien abzutun. Doch hat die Anziehungskraft des Tantra niemals ausschließlich in seinen orgiastischen Aspekten gelegen. Edward Dimock macht in seiner Studie über den Sahajiya-Kult, einen Ableger des Tantra, die treffende Bemerkung: „Man hätte schon sehr heftige Gelüste haben und sehr große Frustrationen in Kauf nehmen müssen, um die anstrengenden, wenn auch interessanten Übungen durchzuhalten, die vor dem Vollzug des sexuellen Rituals notwendig waren."[1] Tantra ist in der Tat mehr als eine Serie von auf den Geschlechtsakt angewendeten Yogaübungen, mehr als ein *coitus reservatus par excellence* und mehr als nur der traurige Versuch, die Mysterien der sexuellen Liebe zu mechanisieren.[2]

Die Anhänger des Tantra behaupten natürlich, daß Tantra *der* moderne Weg zur „Erleuchtung" sei; das Wort *modern* ist dabei im hinduistischen Sinne als *Kaliyuga* zu verstehen, als die geschichtliche Epoche, die vor ungefähr dreihunderttausend Jahren begonnen hat. Ich möchte hier den mystisch-religiösen Kontext beiseite lassen, in dem Tantra bislang die Aufmerksamkeit der Gelehrten gefunden hat, und mich mehr auf Tantra als System der seelischen Gesundheit und Gesundung konzentrieren. Als Heilsystem hat Tantra zwei Aspekte. Erstens geht es von einer Philosophie des menschlichen Wesens aus, die im indischen Kontext ebenso radikal war (und ist), wie es Freuds Beiträge zur Theorie der Person im Abendland gewesen sind. Tantra hat spezifische geistig-seelische und verhaltensmäßige Merkmale der „gesunden" (d. h. „ganzen") Person definiert; es hat die Hindernisse beschrieben, die dieser Integration der Person im Wege liegen; und es hat eine Reihe mentaler Übungen entwickelt, die darauf abzielen, einen leib-seelischen Zustand herbeizuführen, der der tantrischen Vision von erfüllter Menschlichkeit nahekommen soll. Tantra besitzt jedoch auch ein genau umschriebenes Heilsystem, eine bescheidene Theorie über die Ursachen und Linderungen von gewissen Formen seelischer Erkrankung.[3]

Tantra soll zu Beginn unseres Zeitalters in Indien entstanden sein. Es fand (nicht ohne Verlegenheiten) Eingang in alle großen indischen Religionen und war bereits im 6. Jahrhundert zu einem gesamtindischen Phänomen geworden, was es bis heute geblieben ist. Es gibt das hinduistische, buddhistische und jainistische Tantra, mit vielen gemeinsamen Zügen und teilweise identischen rituellen Praktiken. Obwohl Tantra durch die Rückbesinnung auf die alten, vorarischen „Mutterreligionen" viele Bereiche des indischen Lebens, vor allem die Kunst, stark beeinflußt hat, hat es doch eher in Form von mehr oder minder geheimen Kulten am Rande der indischen Gesellschaft überlebt. Diese Randstellung hat sich sogar auf die geographische Verteilung praktizierender Tantriks übertragen. Bengal, Assam, Kerala und Kaschmir, wo tantrische Praktiken und Kulte geblüht haben, befinden sich (heute sogar in politischer Hinsicht) am Rande des indischen Subkontinents. Verleumdet, mißbilligt oder nur eben gerade geduldet, hat Tantra niemals ein unbefangenes Verhältnis zur herrschenden religiösen Orthodoxie gehabt. Es konnte auch kaum anders sein, nachdem Tantriks sich stets über die orthodoxe Tradition mokiert und die konventionelle Moral abgelehnt hatten. Wenn Bhagwan Rajneesh den Tausenden von Leuten, die zu seinem Ashram in Poona (jetzt in Oregon) pilgerten, seine ganz spezielle Art des Tantra offerierte, trieb er damit zugleich auch in bester tantrischer Tradition Spott mit einem schockierten hinduistischen Establishment. Agehananda Bharati hat darauf hingewiesen, daß heutzutage die offizielle hinduistische Kultur, wie sie maßgeblich von Vivekananda, Gandhi und anderen „Reformern" formuliert worden ist, entschieden antitantrisch ist und Tantra aus dem Gesichtskreis eines erlaubten Interesses verbannt.[5]

Tantra ist schon immer die kultische Heimat für so manchen Abweichler von der Linie der hinduistischen Orthodoxie gewesen, aber auch für jene Menschen, die aufgrund ihrer niedrigeren Kaste oder ihres Geschlechts nicht uneingeschränkt am brahmanischen System teilhaben konnten. Wie es sich für einen Kult der Großen Göttin und der Göttlichen Frau gehört, hat Tantra auch weibliche Mitglieder aufgenommen. So hatte Sri Ramakrishna, einer der größten Weisen der indischen Gegenwart, eine Frau als tantrischen Guru, nämlich Yogeshwari, und weibliche Lehrer sind keine Seltenheit. Ich muß allerdings hinzufügen, daß Tantra zwar die Gleichheit von Mann und Frau predigt – die Rituale und Praktiken für weibliche Tantriks entsprechen spiegelbildlich denen für Männer, und zwar insofern, als überall, wo es erforderlich ist, Shiva durch Shakti abgelöst, ein Gott von einer Göttin ersetzt und der Phallus gegen eine Vulva ausgetauscht wird –, daß die Texte aber durchweg den Gesichtspunkt der männlichen Tantriks widerspiegeln. Wie wir später noch sehen werden, ist das nicht allein eine Frage der stilistischen Konvention in einer patriarchalischen Gesellschaft, sondern entspricht vielleicht auch dem Umstand, daß sich im Tantra die männliche Psyche und Physiologie im Rahmen der indischen Kultur stärker widerspiegelt als die weibliche.

Von den vielen mystisch-spirituellen Kulten Indiens ist Tantra vielleicht derjenige, der einem Psychoanalytiker am kongenialsten ist. Teilweise mag das mit dem unterentwickelten Geschmack dieses speziellen Analytikers zu tun haben, der sich bei seinen Interpretationen zur indischen Kultur lieber auf den saftigen Volksschwank, das zotige Heiratslied oder die Legenden um eine dräuende Göttin stützt als auf die minuziösen Einzelheiten eines vedischen Rituals – und der puranische Geschichten unvergleichlich viel spannender findet als die Metaphysik der Upanischaden. Aber die Affinität des Tantra zur Psychoanalyse geht über Fragen des individuellen Geschmacks hinaus und erstreckt sich auf die antispekulative Haltung der Psychoanalyse sowie auf den Nachdruck, den diese auf den zunehmenden Einblick des Individuums in sein eigenes Seelenleben legt – mit allen seinen phantastischen Göttern, Geistern und Dämonen und den hundert Stimmen von hundert menschlichen Wünschen. Das soll nicht heißen, daß Tantriks nicht in der „Befreiung“ *(mukti)* das eigentliche Ziel ihres Pfades sehen würden oder daß sie nicht an die mystischen Axiome von der Überschreitung des Dualitätsprinzips und der Einheit von „Ich“ und Erscheinungswelt glauben. Das tantrische Ideal der „Befreiung“ ist jedoch wie das psychoanalytische Ideal der „Genitalität“ ein spekulatives Konstrukt, das sich nicht übermäßig in die unendlich wichtigere Praxis einmischt. Diese Praxis bleibt sowohl im Tantra als auch in der Psychoanalyse die Entdeckung von seelischen Gehalten und Strukturen und den Möglichkeiten ihrer Verwandlung. Tantra befaßt sich unermüdlich mit seelischem Experimentieren, das über viele Jahre hinweg unter der Anleitung und mit Hilfe eines erfahrenen Kollegen durchgeführt werden muß; das beste Analogon dazu in der modernen Welt ist, wie Bharati meiner Meinung nach mit Recht bemerkt, die Lehranalyse, die jeder angehende Psychoanalytiker absolvieren muß, bevor er als „Adept" anerkannt wird.[6]

Die Analogie zwischen Tantra und Psychoanalyse geht aber über das gemeinsame Anliegen und die Ähnlichkeiten ihrer Lehrmethoden noch hinaus. Beide werden in ihrem jeweiligen kulturellen Milieu im allgemeinen mißverstanden. Die Meinungen über die Psychoanalyse beruhen häufig auf einer mehr oder weniger oberflächlichen Kenntnis psychoanalytischer Literatur, besonders der Schriften Freuds zu Metapsychologie und Kulturtheorie, wobei die weit wichtigere Frage vernachlässigt wird, was ein Psychoanalytiker tut, d. h. die ganze Frage nach der psychoanalytischen Technik und nach dem, was in der analytischen Begegnung tatsächlich vor sich geht; genauso stützt sich das „Wissen" um Tantra oft auf eine Interpretation der mehrdeutigen tantrischen Texte, die die Einzelheiten tantrischer Praxis nicht gebührend berücksichtigt. Nur indem man die Praxis beider Disziplinen bedenkt, wird man ihres emanzipatorischen Kernes gewahr; im Falle der Psychoanalyse ist dies eine „Aufklärung", die nicht nur individueller, sondern auch gesellschaftlicher Natur ist,[7] im Falle des Tantra eine „Befreiung" nicht nur im mystischen Sinne, sondern auch in einem Sinn, der für die konkrete, geschichtliche Situation des Individuums von Bedeutung ist. Und endlich gründet sich Tantra, wie die Psychoanalyse, auf die Anerkennung, ja die Verherrlichung der sinnlichen Natur in jedem Menschen.

Indem ich vorsichtig auf die Parallelen zwischen Psychoanalyse und Tantra aufmerksam mache, habe ich nicht die Absicht, das eine auf das andere zu reduzieren oder über die zwischen ihnen bestehenden beträchtlichen Unterschiede hinwegzugleiten. Die Psychoanalyse begann ja, welche Entwicklungen sie auch später genommen hat, welcher Status ihr in der westlichen Kultur als Philosophie der menschlichen Natur auch zugewiesen worden sein mag, als eine empirische Psychotherapie, die die Befreiung von *bestimmten* pathologischen Zuständen versprach; Tantra hingegen zielt, bei allem empirischen therapeutischen Gehalt, auf eine „mystische" Freiheit von *allen* menschlichen Zuständen und Nöten. Kritiker, die sich dem verstorbenen Ananda Coomaraswamy anschließen, könnten gegen meine Behandlung des Tantra als einer empirischen Psychotherapie also einwenden, sie sei genauso wie eine Darlegung des Taoismus ohne Tao oder des Brahmavada ohne Brahma und könne als wissenschaftliche Darstellung einer traditionellen Psychologie daher nicht ernst genommen werden.[8] Trotzdem muß Tantra, eingestandenermaßen ein System seelischen Experimentierens, das über die Jahrhunderte hin erfolgreich so viele Menschen angezogen hat, die nach der Erlösung suchen, sich auf das gründen und mit dem befassen, was die Evolution geschaffen hat: menschliches Wachstum und menschliche Entwicklung sowie die unvermeidliche seelische und körperliche Not, die mit diesem Prozeß verbunden ist. Die tantrische Analyse menschlichen Leidens kann sich nicht substantiell von ähnlichen Analysen der Psychoanalyse und anderer moderner „Tiefen-"Psychologien unterscheiden, und sie unterscheidet sich auch nicht von ihnen, wie wir weiter unten noch sehen werden. Aber die Lösungen, die Tantra für die Deformationen der menschlichen Psyche und die menschlichen Nöte anzubieten hat, unterscheiden sich natürlich radikal von den Lösungen, die westliche Psychotherapien bieten.

Abgesehen von der Erfahrung der Geburt, über die wir so gut wie nichts wissen, wird das meiste seelische Leid, das wir auf dem Wege zur Personwerdung erleiden, durch die beiden großen (unvermeidlichen) Erfahrungen im Leben verursacht – *Trennung* und *Differenzierung*.[9] Trennung bezieht sich auf den Prozeß, der die ersten drei Lebensjahre beansprucht, einen Zeitraum, den Freud den „vorgeschichtlichen" Teil in der seelischen Geschichte des Menschen genannt hat: In ihm sondert der kleine Narziß unter Schmerzen sein eigenes Bild aus dem Gewebe einer urtümlichen All-Einheit aus und scheidet ein „Ich" von einer Umwelt des „Nicht-Ich". Melanie Klein und ihre Anhänger haben den seelischen Aufruhr dieser Zeit beleuchtet (soweit dieser dunkle Raum vor der Geburt der Sprache überhaupt beleuchtet werden *kann*).[10] Sie haben vom Verlust der magischen Mutter-Brust gesprochen und von der Notwendigkeit, mentale Objekte zu schaffen, um diesen Verlust zu kompensieren. Sie haben die Ängste beschrieben, die mit der Urtrennung verbunden sind und als Vernichtungs- und Auflösungsdrohung dunkel im Hintergrund lauern. Als Erwachsene empfinden wir diese Urbedrohungen nur schwach, wenn überhaupt, und doch sind sie tief in das Substrat unserer Psyche eingebettet und liegen im Zentrum unserer persönlichen Identität.

Die zweite traumatische Haupterfahrung ist der Erwerb einer Geschlechtsidentität, der dem dämmernden Bewußtsein folgt, daß die Menschen in zwei verschiedene Geschlechter differenziert sind. Der Prozeß beginnt damit, daß Kinder beiderlei Geschlechts die genitalen Unterschiede als etwas Mysteriöses empfinden und Angst vor ihnen entwickeln. Das Mysterium ist vielleicht in bezug auf das verborgene weibliche Genitale größer. Ein Phallus ist gefährlich, aber nicht mysteriös. Die männliche Besorgnis wegen des Geschlechtsunterschiedes mag in Kulturen verschärft werden, in denen – wie in Indien und im Westen – der Knabe nicht ungehindert den weiblichen Körper untersuchen kann; das beruht auf der uralten Angst vor den weiblichen Geschlechtsteilen und der weiblichen Fruchtbarkeit und vergrößert diese Angst wiederum.

Freud war bekanntlich der erste, der die Traumata aufdeckte, die durch den Geschlechtsunterschied verursacht werden. Seine Beschreibung der Kränkung des kleinen Ödipus, der symbolischen Strukturen beim Ödipuskomplex und der Kastrationsangst, der kindlichen Preisgabe von aggressiven und erotischen Inzestwünschen sind der Stoff der klassischen Psychoanalyse, der ihr den Ruf eingetragen hat, in erster Linie Sexualpsychologie zu sein.

Wenn Tantra als Sexualpneumatologie gilt, so liegt das ebenfalls an der tantrischen Einsicht, daß der Geschlechtsunterschied ein Hauptproblem im Leben des Menschen ist. Tantra lehrt, daß ein Mensch nur dann „ganz“ (und im erweiterten, mystischen Sinne „befreit“) werden kann, wenn er die sexuelle Differenzierung rückgängig macht und seine Geschlechtsidentität in eine Art Bisexualität auflöst. Die Einsicht des Tantriks, daß er in seinem eigenen Körper Männliches und Weibliches besitzt, das Erleben einer ständigen, doppelten Freude des „Zwei-in-eins“ und die Wiederherstellung einer Urandrogynie sind das große Ziel unzähliger tantrischer Praktiken. Das ist in der Tat eine radikale und, wie viele Psychoanalytiker sagen würden, regressive Lösung der Traumata des Geschlechtsunterschiedes. Nichtsdestoweniger bedürfen die Folgerungen aus dieser im tantrischen System angestrebten Androgynie als des Kerns der „ganzen“ Person einer näheren Erörterung.

Ich bin mir darüber im klaren, daß der Begriff der *göttlichen* Bisexualität keine tantrische Besonderheit ist, sondern auch in anderen kulturellen Traditionen vorkommt. Er ist in der chinesischen Vorstellung des Yin und Yang gegenwärtig, in den gnostischen Syzygien, aber auch, wie Coomaraswamy gezeigt hat, in der christlichen Form einer Weitergabe der Offenbarung.[11] Aber die Tantriks, die ich befragt habe, sprachen von der Zwei-Einheit nicht im symbolischen, religiösen Sinne, der für andere Traditionen charakteristisch ist, sondern als einem konkreten Phänomen und einem persönlich erreichbaren Ziel. Wenn tantrische Texte diese Erfahrung als eine geschlechtliche Umarmung darstellen und Ramakrishna, in seiner tantrischen Phase, sie beschreibt, als ob jede Pore der Haut eine Vulva wäre und der Geschlechtsverkehr über den ganzen Körper stattfinde, so gebrauchen sie nicht nur eine sexuelle Metapher. Die tantrische Sprache der Sexualität, die auch die tantrische Mythologie und Kosmologie durchzieht, ist konkret und symbolisch in einem; Gott und Penis, Koitus und Erleuchtung sind austauschbar, was tantrische Texte schwer zu entziffern und buchstäblich unübersetzbar macht.[12] Bei meinen eigenen Unterhaltungen mit Tantriks hatte ich manchmal den Eindruck, daß sie bewußter- und boshafterweise die Mehrdeutigkeit der tantrischen Terminologie benutzten, um den vielleicht allzu pedantischen Außenseiter zu verwirren. Immer wenn in einem Text der Ausdruck *ananda* vorkam – und *ananda* kommt oft vor, da es die Bezeichnung für den Zustand ist, in dem jeder Tantrik unablässig zu leben trachten muß – und ich ihn mit „höchste Wonne" übersetzte, wurde mir empfohlen, dieses mystische Geschwafel zu vergessen, da *ananda* schlicht und einfach die Lust des Geschlechtsverkehrs sei. Wählte ich dagegen die konkrete Bedeutung – die übrigens auch andere Freuden bezeichnen kann, etwa den Genuß von Wein und gelegentlich auch den Wein selbst –, wurde ich ausnahmslos für meine Buchstabengläubigkeit getadelt, da das Wort zufällig gerade in diesem konkreten Zusammenhang „Erleuchtung" bedeute ...

Für den männlichen Tantrik besteht die tantrische Praxis zum großen Teil darin, die Natur der Weiblichkeit zu erfassen und zu erfahren (bei weiblichen Tantriks ist es umgekehrt). Der Prozeß kann damit beginnen, daß das Mysterium des Geschlechtsunterschiedes in einfacher Form verständlich gemacht wird. Ein Tantrik erinnert sich an das erste Gespräch mit seinem Guru über dieses Thema.

„Ich war damals sechzehn und gerade dabei, in die Geheimnisse des *svadhisthan-chakra*[12a] einzudringen, als mich mein Guru einmal fragte:

‚Kannst du mir sagen, unter welchen Umständen du eine Erektion bekommst?'

‚Guru, ich weiß es nicht. Aber ich habe oft eine Erektion.'

‚Wann bekommst du eine Erektion? Was fühlst du dabei?'

‚Nun ja, ich empfinde Lust, aber gleichzeitig fühle ich mich unbehaglich.'

‚Was tust du, wenn du eine Erektion bekommst?‘

‚Manchmal gehe ich ins Badezimmer und fahre mit der Hand darüber, bis der Samen herausspritzt, und dann fühle ich mich gut.‘

‚Ja, das ist gut. So kann man es machen. Aber dabei sollte es nicht bleiben. Würdest du gerne immer deine Hand gebrauchen?‘

‚Nein, ich würde gerne eine Frau finden, meine Erektion in sie hineinstecken und so fest wie möglich bohren.‘

‚Was glaubst du, wie die Frau darüber denkt?‘

‚Ich verstehe nicht, was du meinst.‘

‚Nun, sie ist doch nicht tot, oder? Würdest du gerne Verkehr mit einem Leichnam haben?‘

‚Nein.‘

‚Dann muß die Frau doch irgendwie dabei mitwirken. Sie muß doch etwas dafür haben, oder? Warum sollte sie es tun? Was gibst du ihr denn?‘

‚Guru, was meinst du damit, was ich ihr gebe? Ich will einfach ein Loch finden und reinstoßen.‘

‚Aber warum sollte das der Frau Spaß machen? Was bekommt sie dafür, und was geschieht dabei mit ihr? Sobald du mir darauf eine gute Antwort geben kannst, verschaffe ich dir eine Frau.‘

Dann gab er mir ein Mantra, das mir helfen sollte, über diese Frage zu meditieren. Nach einigen Tagen ging ich wieder zu ihm, nachdem ich über unser Gespräch nachgedacht und mit dem Mantra, das er mir gegeben hatte, meditiert hatte.

‚Guru, ich glaube, was eine Frau will, ist, eine leere Stelle füllen.‘

‚Das stimmt. Das ist eine der richtigen Antworten. Die meisten Frauen leiden, weil sie in sich etwas Leeres haben, das ein Mann mit dem Penis ausfüllt. Du füllst einen Mangel in ihr aus. Umgekehrt ist dein Penis unvollständig ohne die Scheide. Im Akt der Vereinigung werdet ihr beide vollständig. Willst du jetzt eine Frau?‘

‚Noch nicht gleich.‘“

Von einfacheren Formen der Einsicht schreitet der junge Neophyt über eine Reihe von abgestuften *sadhanas* (wörtlich „Methoden“) fort, die man am besten beschreiben kann als eine Kombination aus gelenkter Phantasietätigkeit, meditativen Routineübungen und rituellen Vollzügen. Eine *sadhana* kann Meditationsverfahren und körperliche „Übungen“ aus anderen Yogaarten enthalten, doch die hauptsächlichen tantrischen Techniken, die in einer *sadhana* verwendet werden und auf die wir später noch etwas ausführlicher eingehen werden, sind die folgenden: (a) eine Abfolge von *Klang*-Einheiten bzw. Lauten (Mantra); (b) stilisierte *Gesten (mudra);* und (c) anschauliche *Bilder,* zu denen das ganze Spektrum der tantrischen Ikonographie *(pratima)* sowie der Gebrauch von „mystischen" Diagrammen (*yantra,* Mandala und *prastara*) gehören.

Wenn ich mir die tantrische Praxis anschaue, scheint es mir, daß Erkenntnis durch fromme Andacht, rationales Verstehen und ein „direktes" Erkennen durch Identifizierung die hauptsächlichen Verstehensweisen sind, die in einer tantrischen *sadhana* angestrebt werden; dabei nimmt die Identifizierung die vornehmste Stelle ein. Die im Tantra versuchte Identifizierung mit der Frau bezieht sich auf einen psychologischen Prozeß, in dem der Adept versucht, einen bestimmten weiblichen Aspekt zu assimilieren, um sich ganz oder teilweise nach dem weiblichen Vorbild zu wandeln. Das weibliche Vorbild liefert in den meisten Fällen die persönliche Göttin *(ishtadevi)* des Tantriks, die ihm der Guru als seine besondere göttliche Gefährtin zugeteilt hat – seine eigene Weiblichkeit.

Die Identifizierung mit dem Geschlechtserleben der Frau scheint das hauptsächliche Ziel in einer gewissen Art von *sadhana* zu sein. So beschrieb mir einer meiner Gewährsleute, der der Kali-kula-Tradition angehört, eine *sadhana,* in der der Adept, nach einer Zeit der vorbereitenden Übungen, bestrebt ist, während des rituellen Koitus die Empfindungen *in* seinem Penis zu erleben, da Tantra postuliert, daß das Innere des Penis der weiblichen Scheide entspricht und die hier verspürten Empfindungen diejenigen einer Frau sind.

Der Versuch, das Weibliche zu verstehen und sich mit ihm zu identifizieren, richtet sich nicht allein auf das weibliche Sexualerleben, sondern auch auf andere Aspekte der Weiblichkeit. Der Mann kann, wie Herbert Guenther in seiner Studie über buddhistischen Tantrismus feststellt, seine Weiblichkeit in allen weiblichen Mitgliedern seiner Familie erfahren, was zu einer Vielfalt von projektiven Bildern führt.[13] In der typischen Manier tantrischer Texte wird dieses „Wissen" um die weibliche Erfahrung von Mutterschaft, Schwesterschaft und Tochterschaft in unverblümt sexuellen Bildern ausgedrückt. So heißt es im *Guhyasamaja-tantra,* einem frühen buddhistischen Text des 4. Jahrhunderts: „Der Eingeweihte, der geschlechtlichen Verkehr mit seiner Mutter, seiner Schwester und seiner Tochter hat, geht der höchsten Vollkommenheit entgegen, die das Wesen des Mahayana ist."[14]

In der Praxis geht die „Überwindung" des Inzesttabus, das auf dem „Erkennen" von Mutter, Schwester und Tochter liegt, in den meisten tantrischen Schulen, die ich kenne, mit Hilfe der Ehefrau vor sich. Die Ehefrau (von den meisten Tantriks als *shakti* [Kraft oder Energie] bezeichnet) ist es, die der Tantrik mit Hilfe gewisser *sadhanas* beim rituellen Geschlechtsverkehr in die Mutter, Schwester oder Tochter zu verwandeln sucht. Wenn Tantriks das Erlangen von einzigartigen Kräften auf das erfolgreiche Praktizieren jener besonderen *sadhanas* zurückführen, die das „Inzesttabu“ brechen, so erinnert uns das einmal mehr daran, daß das Problem des Geschlechtsunterschiedes im Mittelpunkt tantrischer Theorie und Praxis steht. Als nachfreudianische Psychoanalytiker wissen wir, daß die unbewußten Inzestphantasien des Kindes im Anschluß an die Entdekkung der eigenen Geschlechtsidentität erhebliche Ängste hervorrufen, denen das unreife Ich des Kindes mit der Errichtung von Abwehrstrukturen in seiner Psyche zu begegnen sucht. Die tantrische Praxis versucht, ähnlich der Psychoanalyse, die elementaren Inzestphantasien sowie die sie begleitende Angst wieder aufleben zu lassen, um so eine neue Lösung für ein altes, aber quälendes Dilemma der menschlichen Entwicklung zu finden. Doch anders als die psychoanalytische Lösung, bei der man danach trachtet, die Inzestphantasie ein für allemal aufzugeben, zielt die tantrische Lösung darauf ab, diese Phantasie angstfrei nachzuvollziehen und symbolisch auszuleben. Die vom Tantrik erworbene „Kraft“ ist nur ein anderer Name für das Gefühl der Offenheit und Gelöstheit, das sich als Folge der verminderten Angst einstellt und seine Quelle in der Freisetzung von psychischer Energie hat, die zuvor in der Aufrechterhaltung unangemessener Abwehrstrukturen gebunden war.

Vom Tantrik, der bestrebt ist, zum Wesenskern des Weiblichen vorzudringen und es in seiner ganzen Mannigfaltigkeit zu erfassen, wird erwartet, daß er alles Äußerliche an der Frau, wie Alter, Aussehen oder soziale Schicht, ignoriert. In einem Text heißt es: „Er darf keine Frau verachten, auch wenn alle ihre Glieder vom Aussatz befallen sind. Ungeachtet ihres Ansehens mag er jede Frau anbeten, wenn sie im Besitz des Vajra ist.“[15] Unterschiedliche Schulen *(kulas)* mögen allerdings unterschiedliche Aspekte des Weiblichen hervorheben, die zu erfahren und mit denen sich zu identifizieren der dieser Schule angehörende Adept lernt. In der Kali-kula-Tradition, von der oben die Rede war, werden (nach der Aussage eines Gewährsmannes) vor allem die folgenden weiblichen Aspekte betont: „Die Frau als jemand, der dich geboren und dich genährt hat, die Frau als jemand, der dich geliebt hat, und die Frau als jemand, der dich am Ende verschlingen wird.“[16] Ramakrishna bewegte sich in dieser Tradition, als er durch tantrische *sadhana* die folgende Vision „erschuf“: „. . . er sah, wie eine weibliche Gestalt von großer Schönheit dem Ganga [Ganges] entstieg und in würdevoller Haltung auf den Panchavati zuschritt. Sie war hochschwanger und gebar bald ein wunderschönes Kind, dem sie mit zärtlicher Liebe die Brust gab.

Aber im nächsten Augenblick sah er, wie die Frau ein sehr grausames, furchterregendes Aussehen angenommen hatte und dabei war, ihr eigenes Kind zu verschlingen. Dann tauchte sie in die Fluten des Ganga zurück."[17]

Bevor wir uns der Frage zuwenden, wie „der" moderne Psychologe sich zu der tantrischen Suche nach Androgynie verhält, müssen wir zunächst die theoretische Schulung dieses Psychologen spezifizieren. Der Jungianer wird sich natürlich in der Welt des tantrischen Diskurses wie zu Hause fühlen. Tantrische Praktiken, so könnte er sagen, zielen offenkundig darauf ab, das ererbte, kollektive Bild der Frau bewußt zu machen, das im Unbewußten jedes Mannes schlummert und durch das er die Frau „kennt". Dieses präformierte Bild – die *anima* – hat sowohl eine reine und edle als auch eine dunkle Seite. Die edle Seite verkörpern in den tantrischen „zehn großen Zweigen des Wissens" *(mahavidya)* Göttinnen des Lichts und der Befreiung wie Tara und Kamala. Die *anima* hat aber auch ein dunkles Gesicht, das von anderen Göttinnen, wie etwa Dhumavati, Matangi und Bagla, entschleiert wird. Die tantrische *sadhana* versucht, die psychische Erfahrung, die jeder dieser Göttinnen-*imagines* entspricht, heraufzubeschwören, bis sie stark genug ist, um als geschaffene (und schöpferische) „Vision" ins Bewußtsein zu steigen. Viele werden sich, wie ich, unwohl fühlen bei Vorstellungen wie dem „ererbten, kollektiven Bild der Frau", das „präformiert" im Unbewußten existieren soll. Man wird – wie ich – eher an das Wirken lebensgeschichtlicher Faktoren als an Archetypen denken, wenn man liest, daß Ramakrishna im Verlauf seiner tantrischen Praxis die unerwartete, „abscheuliche Vision einer Prostituierten mittleren Alters" hatte, „die mit dem Rücken zu ihm dasaß und aus deren mächtigen Hüften ein Haufen Unrat hervorquoll".[18]

Wenn wir der menschlichen Kindheit und der Lebensgeschichte bei der Herausbildung persönlicher Bestrebungen und Ziele Bedeutung beimessen, müssen wir also einen Freudianer fragen, um eine psychoanalytische Perspektive zu bekommen. Mit Freudianer meine ich allerdings nicht den hartgesottenen Kliniker, der den ganzen Bereich des Tantra als kollektive Perversion abtut, sondern einen, der sensibel für die entwicklungsgeschichtlichen Aspekte der Bisexualität und ihre kulturellen Varianten ist. Ich bin überzeugt davon, daß es trotz unserer gegenwärtig noch ungenügenden Kenntnisse über die Anfänge der Geschlechtsidentität und die Entwicklung der Männlichkeit beim Manne bzw. der Weiblichkeit bei der Frau möglich ist, das tantrische Streben nach Androgynie zu diskutieren, ohne in den Fehler einer vorschnellen Etikettierung und des

Reduktionismus einerseits oder einer kulturellen Apologetik und eines grenzenlosen Relativismus andererseits zu verfallen.

Psychoanalytiker, die die Phantasie ihrer Patienten, beiden Geschlechtern anzugehören und sowohl männliche als auch weibliche Geschlechtsteile zu besitzen, untersucht haben, sind sich darin einig, daß diese Phantasie bei kleinen Kindern überall auf der Welt vorkommt.[19] Wir wissen auch, daß der männliche Säugling im psychologischen Sinne sein Leben nicht als Mann beginnt, dessen erstes heterosexuelles Liebesobjekt die Mutter ist, wie es noch Freud postulierte, sondern daß er eine noch frühere Phase durchmacht, in der er mit seiner Mutter „verschmilzt".[20] In dieser frühen, „symbiotischen" Periode der menschlichen Entwicklung muß der Knabe noch lernen, zwischen seinem eigenen Körper, seiner eigenen Psyche und dem weiblichen Körper, der weiblichen Psyche seiner Mutter zu unterscheiden; er muß sich erst von der Mutter trennen, bevor er beginnen kann, zum Mann zu werden. Die Männlichkeit im Manne ist, wie Robert Stoller bemerkt hat, kein natürlich auftretender Zustand; sie ist nichts Gegebenes; ein Rudiment der Weiblichkeit ist von Anfang an vorhanden.[21] In jedem Manne bleibt daher ein Rest der ursprünglichen Verschmelzung mit der Mutter erhalten, eine „Ur-Identifizierung" mit dem Weiblichen und Femininen an ihr und damit eine minimale, irreduzible Tendenz zur Bisexualität.

Wenn sich das Bild, das wir von uns selbst haben, aus vielen – bewußten und unbewußten – Facetten zusammensetzt, dann haben wir auch einen frühen weiblichen Aspekt, der nicht nur feminin gefärbt ist, sondern tatsächlich das Vorhandensein von Brüsten und Scheide einschließt. Dieses frühe Bild von uns selbst verschwindet – nicht in dem Sinne, daß es aufhörte zu exisiteren, sondern insofern, als es regungslos in den Tiefen der Seele begraben wird –, sobald sich die maskuline Identität ausbildet. Der Erwerb der Maskulinität, der auf die Identifizierung mit dem Vater und anderen Männern folgt, schließt auch den Verzicht auf die Phantasie der Zweigeschlechtlichkeit sowie die Anerkennung der Tatsache ein, daß man nur einem einzigen Geschlecht angehören kann. Das Akzeptieren dieser Begrenzung wie überhaupt jeder Begrenzung, die das Kind im Laufe seiner mentalen Entwicklung vom Zustand der Undifferenziertheit zum Zustand größerer Differenziertheit erlebt, ruft ein Gefühl des Verlustes hervor, da die kindliche Allmachtsphantasie aufgegeben werden muß, da Schranken gesetzt und Grenzen gezogen werden.

Wie selig die frühe Erfahrung des Einsseins mit der Mutter für den Knaben gewesen ist und wie magnetisch die Anziehungskraft des femininen Aspekts in seiner Psyche fortwirkt, um in ihm für immer die Sehnsucht nach Wiederholung dieser Erfahrung wachzuhalten, hängt vom Schicksal der individuellen Mutter-Sohn-Dyade ab und ist von Kultur zu Kultur verschieden. Ich habe an anderer Stelle ausgeführt, daß die Mutter-Sohn-Beziehung in Indien aufgrund zahlreicher sozialer und kultureller Faktoren länger und auch intensiver ist als in vielen anderen Gesellschaften.[22] Viele Jahre lang und viele Stunden täglich ist das Kleinkind umgeben von der lustvollen Erfahrung einer Mutter, deren Leib alles spendet und die engen körperlichen und seelischen Kontakt zu ihm zu halten sucht. Genährt von dem langen, seligen Zusammensein mit der Mutter, erhält in dem Bild, das der Sohn von sich selbst hat, der weibliche Aspekt großes Gewicht. Es sei daran erinnert, daß wir hier von konfliktfreien und nichtdefensiven Aspekten der Mutter-Sohn-Bindung sprechen. Da die indische Mutter das Kind nicht davon abhält, die Außenwelt zu erkunden, und das Erstarken seiner Ichfunktionen fördert, hat die größere Neigung des indischen Knaben, in seiner Mutter aufzugehen, kaum etwas mit jener psychotischen Einswerdung zu tun, die sich durch die mangelnde Differenzierung zwischen Ich und Nicht-Ich auszeichnet. Dem kleinen Sohn wird in der Tat dabei geholfen, alle Grenzen zwischen sich selbst und der Außenwelt zu definieren – bis auf eine: die Grenze zwischen sich und der Mutter.

Bei Männern, deren ursprüngliche Erfahrung von einer unterschwelligen Ablehnung durch die Mutter geprägt war, nimmt die innere Weiblichkeit ein feindseliges Gesicht an. Der maskuline Aspekt gewinnt übertriebene Bedeutung. Als einziges Bollwerk gegen die Gefahr, von einer bedrohlichen Weiblichkeit überwältigt zu werden, erscheint der Penis unendlich kostbar, aber auch unendlich gefährdet. Der Erwachsene greift zu defensiven, neurotischen Manövern, um das männliche Selbstbild abzustützen und zu verhindern, daß der weibliche Aspekt des Ichs Kontrolle über die Persönlichkeit und über vitale Ichfunktionen gewinnt. Viele solcher Männer bringen es nicht fertig, über einen längeren Zeitraum liebevoll mit einer Frau zusammenzuleben; häufig sind sie unfähig, ihr den gefährdeten Penis anzuvertrauen, und müssen sich, kaum hat der Geschlechtsverkehr begonnen, rasch wieder zurückziehen. Intensität und Dauer der Mutter-Sohn-Bindung in Indien sorgen dafür, daß es einerseits viele Männer gibt, die nach der einstigen Wonne suchen und daher für den femininen Aspekt in sich selbst offen sind, daß es andererseits aber auch viele gibt, für die jene kindliche Erfahrung mehr Leid als Freude barg und die sich daher verbissen an ihre Männlichkeit klammern müssen. Mit anderen Worten, das Problem der inneren Weiblichkeit – ob sie erwünscht ist oder verzweifelt abgewehrt wird – ist im indischen Zusammenhang in viel höherem Maße emotional belastet als anderswo; es bleibt dort eines der Hauptprobleme der menschlichen Entwicklung. Tantra nun bietet einen Kristallisationspunkt und zugleich ein „Laboratorium" für diese Probleme. Wie in vielen anderen Bereichen der menschlichen Phantasie findet das, was im Westen unterdrückt und ins Reich des Unbewußten verwiesen wird, in Indien eine kultische Heimat, in der es bewußt aufgenommen und rituell ausagiert werden kann. Wir verstehen nun auch besser, warum tantrische Texte sich ausschließlich an Männer zu wenden scheinen: Dieselbe Tendenz, in der Mutter aufzugehen, braucht bei einer Frau keine Gefährdung ihrer Geschlechtsidentität zu bedeuten, ja sie bereichert und trägt ihren femininen Aspekt.

Ich meine also, daß dem tantrischen Wunsch nach Androgynie, dem Versprechen, daß der Adept seine Männlichkeit behalten und trotzdem den *ananda* seiner frühen Weiblichkeit zurückgewinnen kann, im kulturellen Kontext Indiens eine besondere Bedeutung zukommt. Tantrische Praktiken, die auf die Identifizierung mit der *Mutter*-Göttin abzielen, versuchen natürlich zu verhindern, daß der Tantrik passiv von den Wellen seiner inneren Weiblichkeit fortgespült wird – mit all den Gefahren für seine Geschlechtsidentität, die das mit sich bringen würde. Die *sadhana* strebt eine graduelle, schrittweise, kontrollierte und vor allem *aktive* Integration des Femininen in die Psyche an.

Tantriks leugnen ihre Männlichkeit nicht (sie sind im Gegenteil sehr stolz auf sie); sie bestehen nur darauf, den unbewußten weiblichen Aspekt ihres Selbstbildes zu „verwirklichen". Dennoch hat der Tantrik aus der Sicht des freudianischen Psychoanalytikers den Wunsch, gleichzeitig männlich und weiblich zu sein, und der Glaube an die Realisierbarkeit dieses Wunsches deutet auf frühe Phantasien von Allmacht und totaler Wunscherfüllung sowie auf die kindliche Leugnung der Grenzen menschlicher Möglichkeiten hin. Tantriks würden dagegen behaupten, daß eine seelische Bisexualität – das Wiederaufleben des frühen femininen Aspektes des Ichs, wie der Psychoanalytiker sagen würde – in der Tat möglich und sogar für das Erleben der „Ganzheit" erwünscht ist. Eine solche Bisexualität, würden sie weiter sagen, paßt gut in den indischen Kontext, wo auch viele Nicht-Tantriks der Lehre von der „Ganzheit" durch psychische Androgynie anhängen. Diese Sympathisanten erkennen zwar die radikale Natur der tantrischen Praxis an, halten aber daran fest, daß das besondere tantrische Ziel der Persönlichkeitsformung nicht sehr verschieden ist von den Zielen anderer indischer Religionstraditionen.[23] So suchen beispielsweise Buddhismus, Vedanta und der fromme Theismus das sexuelle Bewußtsein zu überwinden und im tiefsten Inneren des Individuums eine nichtsexuelle Identität zu etablieren. Von diesem bestimmten Standpunkt aus betrachtet, ist das tantrische Streben nach Androgynie die konkrete Form eines abstrakten religiösen Ideals. Da sie im indischen Kulturzusammenhang „normal" ist, bedarf sie keiner besonderen psychologischen Ausarbeitung oder Kausalerklärung. Das Zurückführen eines Phänomens auf seine Wurzeln ist nur bei offenkundigen Absurditäten und evidenter Falschheit notwendig; einer psychologischen Exegese bedarf es im Falle der Krankheit, nicht aber der Gesundheit.[24]

Kulturen unterscheiden sich offenbar in bezug darauf, welches der großen menschlichen Probleme sie auswählen und in den Vordergrund stellen. In Indien wird Androgynie, und damit die Begegnung des Sohnes mit der Weiblichkeit der Mutter und seinem eigenen femininen Aspekt, in den Vordergrund gestellt. Moderne westliche Kulturen haben sich wohl eher „Ödipalität", die konfliktreiche Begegnung von Söhnen und Vätern, zum Thema erwählt. Der klassische Ödipuskomplex, der in hohem Maße die literarische Aufmerksamkeit des Westens gefunden und eine ausgezeichnete psychologische Deutung durch Freud erfahren hat, ist im indischen Kulturzusammenhang nicht der wesentliche „Kern"-Komplex. Die Vater-Sohn-Begegnung in Indien steht gerne im Schatten des früheren Ineinanderfließens von Mutter und Sohn und der drängenden Bedürfnisse, die dieses im Sohn hervorgerufen hat. Ich möchte dies durch zwei klinische Beispiele beleuchten.

M. war ein sechsundzwanzigjähriger Ingenieur, der in die Analyse gekommen war, weil er das Interesse an seiner Arbeit verloren hatte, unfähig zum Kontakt mit Menschen war und sich mit Selbstmordgedanken trug. Er war der älteste Sohn seiner Eltern und hatte die ersten drei Jahre seines Lebens mit seiner Mutter in der Wohnung seiner Großeltern mütterlicherseits verbracht, die Bauern waren und in einem Dorf in Uttar Pradesh lebten. Als er vier Jahre alt war, kam M. zusammen mit seiner Mutter in ein anderes Dorf, wo sein Vater Polizist war. M.s erste Erinnerungen an seinen Vater zeigten diesen als einen harten und autoritären Mann, der die traute Zweisamkeit zwischen Mutter und Sohn zerbrochen hatte, zum Glück aber selten zu Hause war. Mit fortschreitender Erinnerung begannen sich jedoch M.s Erinnerungen und Gefühle über die frühen Jahre seiner Kindheit zu ändern. Er entdeckte, daß unter der Feindseligkeit gegen den Vater erhebliche Gefühle der Zuneigung und Bewunderung verborgen lagen. Gleichzeitig begann das Bild der Mutter sich zu ändern: Aus der liebevollen Mutter, die im Wohlergehen ihres Sohnes aufging, wurde eine übermächtige Mutter, die sich an ihren Sohn klammerte und seine Bemühungen, selbständig zu werden, vereitelte. Sein Ressentiment gegen den Vater, entdeckte M., hatte weniger mit der sogenannten ödipalen Wut zu tun, sondern mehr mit dem Umstand, daß der Vater so oft fort war und dem Sohn keinen emotionalen Zugang zu sich gestattete. Nach seiner Heirat, als seine früheren Gefühle der Hilflosigkeit angesichts einer übermächtigen Weiblichkeit wieder aktiviert worden waren, hatte M. einmal den folgenden Traum:

„Ich bin daheim in unserem Dorf, als eine Räuberbande unter Führung eines Mädchens unser Haus überfällt. Die Anführerin der Bande jagt mich durch alle Zimmer des Hauses. In der Halle komme ich an meinem Vater vorbei. Er liegt auf dem Bett und hat ein Gewehr, das aber nicht funktioniert, und er kann mir nicht helfen, obwohl er es will. Ich habe große Angst, während die Räuberin hinter mir herläuft und mich auslacht, weil ich mich nicht selbst verteidigen kann."

Ein anderer Patient, ein Grenzfall mit schweren Identitätsstörungen, der mit seinen sehr ambivalenten Gefühlen gegenüber seiner Mutter zu kämpfen hatte, mit der er bis weit in die Kindheit hinein eine „symbiotische" Beziehung unterhalten hatte, träumte folgendes:

„Ich liege auf dem Bett, als ich meine Mutter kommen sehe. Sie ist fast nackt und weidet sich an meinem großen Schrecken. Dann sehe ich Sie [den Analytiker] in einer Ecke des Zimmers sitzen, und neben Ihrem Stuhl wächst ein riesiger Penis aus dem Boden und reicht bis zur Decke. Ich klammere mich an den Penis und fühle mich sicher."

Klinische Fragmente „beweisen" natürlich nichts, aber sie können doch aufschlußreich sein. In diesem Fall beleuchten sie die These, daß der Kampf des Sohnes mit der überwältigenden Mutter und ihrer Weiblichkeit ein Hauptthema der indischen Seele und Kultur ist. Der Sohn braucht den Vater, damit er ihm aus dieser Urgefahr heraushilft; d. h., die Notwendigkeit des ödipalen Bündnisses überwiegt die Feindseligkeiten des Ödipuskomplexes.

Wenden wir uns nun wieder von individuellen Fallgeschichten der breiteren Kultur zu, so stellen wir fest, daß Androgynie, d. h. der Versuch, mit einem allgegenwärtigen Wunsch und einer genauso allgegenwärtigen menschlichen Angst fertig zu werden, nicht auf Tantra beschränkt ist, obwohl der Tantrismus dies als sein Hauptan-

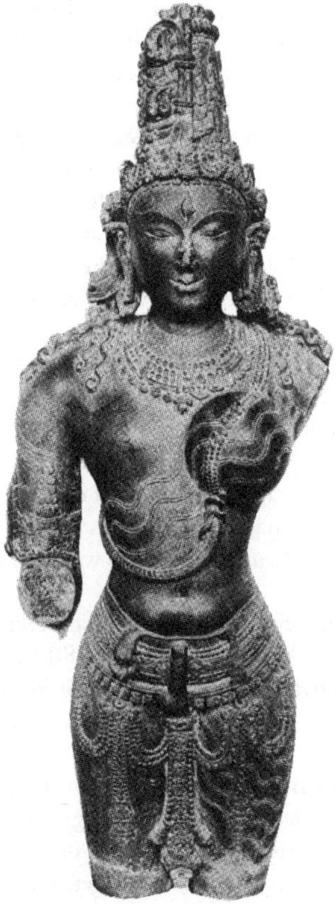

3. Ardha-narishwara. 12. Jh. Indian Museum, Kalkutta

liegen bezeichnet, sondern ein wesentliches Thema in der Kulturtradition Indiens gewesen ist. Wendy O'Flaherty hat eine Reihe von hinduistischen Mythen und viele Beispiele der indischen Kunst, in denen Androgynie das zentrale Thema ist, einsichtsvoll kommentiert.[25] In der vedischen Zeit ist Indra, der König der Götter, alternierend androgyn, ein Mann unter Männern und eine Frau unter Frauen, aber auch wirklich androgyn, wenn er, als Folge eines Fluches, von tausend Vulven gekennzeichnet ist. In den frühen puranischen Texten wird Prajapati, der Herr der Schöpfung, als ursprünglich androgyn geschildert; er brach aber in zwei Wesen auseinander, weil er den Wunsch verspürte, zu zeugen und zu erschaffen. Der oberste indische Zwitter ist natürlich Shiva. In einer Reihe von Mythen in den späteren Puranas werden die Ursprünge von Shivas Androgynie im einzelnen erklärt: sei es, daß er als *ardha-narishwara* („Halb-Mann-halb-Frau") auftritt, sei es, daß er ikonisch dargestellt wird als das phallische *linga,* das stets begleitet wird von *yoni,* dem Symbol für das Geschlechtsorgan der Göttin. Seine Androgynie wird in der Sanskrit-Hofdichtung gerühmt und verspottet, und viele künstlerische Traditionen stellen sie dar, angefangen bei den Chola-Bronzen bis zu den volkstümlichen Malereien der Künstlerinnen von Madhubani. Wie O'Flaherty bemerkt: „Die hinduistischen Mythen gehen davon aus, daß ein Mann eine Frau sein kann; das ist überhaupt kein Problem."[26]

Der Geschlechtsunterschied ist eines der Haupthindernisse beim Leben in *ananda.* Im tantrischen System besteht die zweite große Hürde in der Art und Weise, wie wir auf die äußere Welt zuzugehen und mit ihr zu interagieren pflegen. Der normale (und nach tantrischer Auffassung falsche) Leib-Seele-Zustand, in dem der „berechenbare Durchschnittsmensch" (um Heinz Hartmann zu paraphrasieren) lebt, wird von Wünschen gespeist und wirkt ständig auf die Umwelt ein, in der Absicht, diese zu verändern und die Welt nach den eigenen Wünschen auszurichten. Die tantrische Vorstellung vom „gesunden Menschen" ist eine radikal andere. Die gesunde Persönlichkeit im Tantra ist weder passiv noch begierdelos; sie hat lediglich eine Neudefinition der Bedingungen vorgenommen, unter denen der Kampf zwischen dem Wunsch und einer Welt, die oft unfähig oder nicht bereit ist, ihn zu befriedigen, ausgetragen wird.

An dieser Stelle sei mir die Wiedergabe von Auszügen aus einer Reihe von Gesprächen mit A., einem etwa vierzigjährigen Volkswirtschaftler aus Bengalen gestattet; er gehört einer Familie an, in der man seit drei Generationen Tantra praktiziert, und hat sich selbst seit mehr als zwanzig Jahren mit Tantrismus befaßt.

„Der wahre Tantrik ist stets in einem Zustand des Gewährenlassens und der Freude. Jeder einzelne Augenblick des Lebens hat den Zweck, *ananda* zu erfahren. *Ananda* ist die aktive Freude über alles, was dir begegnet. Wenn es eine Hitzewelle gibt, versuche ich nicht, sie dadurch erträglicher zu machen, daß ich einen Fächer oder eine Klimaanlage benutze. Ich versuche auch nicht, mit der Hitze dadurch fertig zu werden, daß ich nach Art der Stoiker meine Gedanken auf etwas anderes richte. Der wahre Tantrik versetzt sich in einen leib-seelischen Zustand oder, besser gesagt, befindet sich in einem solchen Zustand, wo er sich über die Hitze *freut* ... genauso, wie er sich über Kälte freut. Im Idealfall befindet sich der Tantrik in einem solchen Zustand des Eingestimmtseins auf seine Umgebung, auf das, was möglich ist, daß sein Wunsch genau in dem Augenblick wach wird, wo seine Umwelt bereit ist, ihn zu erfüllen. Wenn eine Frau ihn begehrt, ist sein Wunsch nach ihr schon zur Stelle; wenn Speise für ihn bereitsteht, läuft ihm schon das Wasser im Mund zusammen. Ein Tantrik hat nur solche Wünsche, die seine Umwelt erfüllen kann und will. Das liegt nicht daran, daß er seine Wünsche verleugnet oder sie später rationalisiert, sondern daran, daß er seine Fähigkeit zur Aufmerksamkeit entwickelt hat und in jedem einzelnen Augenblick ganz genau weiß, wo er ist und was er tut. Was beispielsweise mich selbst betrifft (und ich bin noch gar kein besonders fortgeschrittener Schüler), so kann ich dir sagen, daß ich immer gerade auf das Appetit habe, was mir vorgesetzt wird. Wenn es Fisch ist, entdecke ich mit Vergnügen, daß Fisch genau das ist, was ich haben will; wenn es Fleisch ist, kann ich mir nicht vorstellen, daß es irgend etwas anderes hätte sein können. Und so esse ich jeden Tag genau das, was ich essen möchte!"

Aber wie verträgt sich das mit dem in Indien weitverbreiteten Glauben, daß ein Tantrik „okkulte Kräfte" besitzt, daß er den Elementen gebieten, jedem Mann seinen Willen aufzwingen und jede Frau besitzen kann, die er will?

„Das sind lächerliche Vorstellungen. In Wahrheit ist es genau umgekehrt. Zum Teil beruhen solche Vorstellungen auf einem Mißverständnis tantrischer Texte. Sehen wir uns doch einmal diesen Abschnitt an." Hier las A. aus der *Panchastavi* vor, einem tantrischen Text des 9. Jahrhunderts aus Kaschmir, in den ich mit seiner Hilfe einzudringen versuchte.

„‚Liebliche Frauen, gepeinigt von den Flammen des *kama,* mit dem verängstigten Blick junger Rehe, erliegen in jeder Weise dem Zauber jener Männer des gesammelten Geistes, o Göttin, die auch nur für einen Augenblick meditieren über deinen Schimmer (von karmesinroter Färbung), der den Himmel mit Wolken zinnoberroten Staubs überzieht und die Erde eintaucht in Schichten von geschmolzenem Lack.'[27] Die ganze tantrische Literatur wimmelt von ähnlichen Passagen. Sie schildern Frauen, die einem Tantrik nachlaufen, auch wenn er noch so abstoßend ist. Wenn wir diesen Absatz hier als eine Beschreibung der objektiven Wirklichkeit verstehen, als eine Schilderung dessen, was geschieht, wenn sich ein Tantrik auf eine bestimmte Göttin konzentriert, dann wirken diese Sätze lächerlich, als kindliche Allmachtsphantasie. Aber vergiß nicht: Wir müssen tantrische Texte als Schilderung gewisser subjektiver Zustände, nicht als Beschreibung von objektiven Situationen lesen.

Der Text sagt einfach, was geschieht, wenn sich ein Tantrik auf das Gebiet der Sexualität konzentriert oder, besser gesagt, sich ihm *zuwendet*. Ich werde dir diese Stelle erklären.

In der tantrischen Ikonographie stellt eine karmesinrote oder zinnoberrote Göttin die Frau als Sexualpartner dar. Eine Göttin von karmesinroter Farbe und ‚geschmolzenem Lack' wird z. B. niemals die großen, schweren Brüste haben, die für eine blaue Göttin charakteristisch sind, die die Frau als Mutter darstellt; die karmesinrote Göttin ist in der klassischen indischen *padmini*-Form begehrenswert. Indem der Adept lernt, seine Aufmerksamkeit auf Sexualität zu richten, wird er sehr feinfühlig für sexuelles Verlangen in seiner Umwelt. Sein eigenes Begehren wird in dem Augenblick zur Stelle sein, in dem eine Frau ihn begehrt. Subjektiv erscheint es so, als ob jedesmal, wenn er Verlangen empfindet, sein Verlangen erfüllt wird. In Wirklichkeit merkt ein echter Tantrik in seinem Zustand des Gewährenlassens und der Einstimmung ein wenig früher als andere, wenn ein Sturm kommt oder eine Hitzewelle sich ankündigt, so daß er bereit ist, sich an beidem zu freuen. Und so bemerkt er auch, wenn er darauf achtet, das Verlangen einer Frau nach ihm, noch bevor sie selbst es an sich entdeckt hat.

Was unsere Textstelle also in unverblümter Weise ausdrückt, ist nicht der Wunsch nach Allmacht. Er beschreibt einen Zustand der Einstimmung, in dem man außerordentlich feinfühlig ist für die potentiellen Wünsche und Begierden, die in der eigenen Umwelt existieren. Keine Rede davon, daß man mit magischen Mitteln der Welt seinen Willen aufzwingt: Das ist kindisch und außerdem unmöglich."

Diese Erklärung ist geistreich, aber der tantrische Glaube an okkulte „Kräfte" ist weit verbreitet und kann nicht einfach mit dem Hinweis auf bloße Schilderungen subjektiver Zustände abgetan werden.

„Tantra kennt drei Hauptursachen dafür, daß man nicht in den Zustand des Gewährenlassens und der Einstimmung gelangt: unmögliche Wünsche, den Versuch, auf falsche Weise *ananda* zu bekommen (in erster Linie durch unzutreffende Wahrnehmung oder falschen Sprachgebrauch), und endlich unverarbeitetes Karma. Ein großer Teil der tantrischen Übung dient dazu, diese Faktoren zu überwinden. Es gibt eine altüberlieferte Liste von einhundertundacht unmöglichen Wünschen, die noch nicht erschöpfend ist, sondern nur Anhaltspunkte gibt. ‚Mein Sohn wird mir immer gehorchen'; ‚meine Frau wird mir treu bleiben, aber ich werde ihr nicht treu bleiben', das sind einige Beispiele für solche unmöglichen Wünsche. Unmögliche Wünsche können einem von der Umwelt eingepflanzt werden, etwa von den Eltern. Aus diesem Grunde sagt der Guru: ‚Packt eure Eltern auf den Scheiterhaufen und verbrennt sie.‘

Was den falschen Weg zum *ananda* betrifft, so lehrt Tantra, daß das, was man durch die Sinne aufnimmt, niemals täuscht; in die Irre gerät man nur dadurch, daß man die Sinneseindrücke falsch interpretiert; wenn man beispielsweise eine Frau erröten sieht und dies als Anzeichen dafür deutet, daß sie in einen verliebt ist. Tantriks lernen auch, sehr genau mit ihrer Sprache umzugehen, besonders vor Kindern. Wenn ich sage, ‚wir müssen das und das tun‘, fragt mein Sohn sofort zurück, wen ich mit diesem ‚wir‘ meine! Mein eigener Guru wandte sich sogar gegen den Gebrauch von Metaphern, weil er sagte, daß sie irreführend seien, indem sie einen Teil der Wirklichkeit als das Ganze erscheinen ließen.

Der größte Feind des Tantriks ist natürlich unverarbeitetes Karma; unverarbeitetes Karma ist schlechtes Karma, oder vielmehr, es ist genau umgekehrt, und es ist wichtig, daß man das nicht vergißt. Taten, Gedanken und Gefühle, die das Karma bilden, können nicht gut oder schlecht sein; sie können nur verarbeitet oder unverarbeitet sein. Ich spreche jetzt nicht von dem unverarbeiteten Karma des früheren Lebens; das hat bereits darüber entschieden, welche Eltern man wählt, welches Temperament sie haben, welcher gesellschaftlichen Schicht man angehört, aber auch, welche konstitutionelle Ausstattung man hat, und so fort. Es kann vorkommen, daß das unverarbeitete Karma eines früheren Lebens einem ein mangelhaftes Leib-Seele-Schema verschafft hat, so daß man beispielsweise mit einem schweren konstitutionellen Mangel oder einer angeborenen Krankheit zur Welt kommt; dagegen kann man dann nichts machen; es bleibt einem nichts anderes übrig, als sein Leben zu Ende zu leben und dann zu sterben. Wenn ich von unverarbeitetem Karma spreche, so spreche ich von jenen Leuten, die mit einem vernünftigen Leib-Seele-Zustand und einer erträglichen Umwelt anfangen und jenes Karma zu verarbeiten haben, das sie im Laufe dieses Lebens ansammeln. Um ein Beispiel zu geben: Als ich zehn war, hatte ich eine sehr hübsche Lehrerin, und ich stellte mir vor, daß ich mit ihr verheiratet wäre. Ich glaubte dann, daß dies sehr schlecht von mir sei, und ‚vergaß‘ es prompt. Das war ein Stück unverarbeitetes Karma. Sobald wir den Zustand erreicht haben, in dem wir ganz wir selbst sind, können wir Karma vermeiden, das uns beirrt und stört, aber wir tun nicht so, als ob es niemals geschehen wäre. Kannst du dir vorstellen, wie groß die Aufgabe ist, all das Karma zu verarbeiten, das wir ‚vergessen‘ haben?“

Bevor ich auf die wichtigsten tantrischen Techniken zu sprechen komme, die angewendet werden, um jenen mentalen Zustand herbeizuführen, für den A. Bezeichnungen wie ,,Konzentration", ,,Aufmerksamkeit" und ,,Einstimmung" gebraucht hatte, sollte ich erwähnen, daß tantrische Texte für verschiedene Arten von Aspiranten unterschiedliche Übungsmethoden *(acharas)* vorschreiben. Die Zuordnung des einzelnen Aspiranten zu der einen oder anderen Klasse gründet sich auf seine ,,Disposition" oder seinen ,,Charakter" *(bhava)*. Die in den Texten beschriebenen drei Hauptdispositionen sind die gottähnliche *(divya)*, die heldenmütige *(vira)* und die tierische *(pashu)*. Diese Dreiteilung entspricht ungefähr der gnostischen Unterscheidung zwischen dem geistigen, dem seelischen und dem stofflichen Menschen oder den drei Temperamenten der traditionellen hinduistischen Psychologie (*sattvik, rajasik* und *tamasik*), die durch die Bhagavad-Gita bekannt geworden sind.

Über die genaue Bedeutung dieser Dispositionen sind sich die tantrischen Texte nicht einig. Die meisten von ihnen gebrauchen die Einteilung in einem wertenden, urteilenden Sinn: Der gottähnliche Typus ist der beste, der heldenmütige die Mitte, und der tierische ist ausgesprochen fragwürdig.[28] So sind denn auch von den sieben Arten tantrischer Praxis, die die Texte unterscheiden – *vedachara, vaishnavachara, shaivachara, dakshinachara, vamachara, siddhantachara* und *kulachara* –, die ersten vier für die tierischen bestimmt, sie sind den nächsten beiden unterlegen, die den Weg für den heldenmütigen Menschen weisen, während die höchste Form tantrischer Praxis – *kulachara* – nur vom gottähnlichen Menschen gefunden werden kann.[29] Andere Texte, etwa das *Kalivilas-tantra,* sehen die Persönlichkeitsdispositionen verhältnismäßig wertfrei: ,,Höre die drei Veranlagungen, o Devi! Man unterscheidet das Göttliche *(divyabhava)*, das Heldenmütige *(virbhava)* und das Tierhafte *(pashubhava)*. Das erste ist gottähnlich, das andere in höchstem Maße erregend, das dritte stets rein und schimmernd weiß."[30] A.s Interpretation der Dispositionen hält sich mehr an die obige Unterscheidung: ,,Der tierische Mensch", sagt er, ,,ist jene Art Mensch, der in erster Linie reagiert, und zwar instinktiv reagiert. Wenn man ihn beschimpft, schimpft er zurück; wenn man ihn schlägt, schlägt er zurück. Ein Mann, den seine Umwelt zur Schnecke gemacht hat, kann nicht handeln wie ein *pashu*. Für ihn kommt es darauf an, daß er lernt, ein *pashu* zu sein. Es ist das Kennzeichen eines *pashu,* daß er weiß, was instinktiv in ihm selbst ist und wie er instinktiv reagiert. Wer das bis zur Vollkommenheit lernt, wird *pashupati* [Herr der *pashu*], und das ist ein anderer Name für Shiva selbst.

Der Held ist insofern über die *pashu*-Stufe hinaus, als er keine fehlangepaßten Instinktreaktionen kennt und beispielsweise nicht panisch im Kreise herumläuft. Heldenmütig sein heißt, daß man das Gefühl hat: ‚Ich brauche meiner Umwelt nicht nur rein reaktiv zu begegnen, sondern kann auch auf sie einwirken und sie verändern.‘

Der Gottähnliche *[divya]* ist dem tantrischen Ideal natürlich noch näher, da er über die Reaktivität des *pashu* und die Aktivität des *vira* hinausgeht und zu einer Einstimmung in seine Umwelt gelangt ist."

Die ganze Diskussion über die verschiedenen Dispositionen und die ihnen angemessenen Praktiken erscheint allerdings akademisch, wenn wir einen Blick auf die moderne tantrische Praxis werfen bzw. die mahnenden Worte mancher tantrischer Texte (wie etwa des *Kubjika-tantra*) beherzigen, nach denen im jetzigen Weltzeitalter des Kaliyuga die tierische und die gottähnliche Disposition selten anzutreffen sind und die tantrische Praxis einzig und allein auf die Bedürfnisse des heldenmütigen Typs zugeschnitten sein muß.[31] Der moderne Tantrismus unterscheidet denn auch hauptsächlich nur noch zwei Systeme tantrischer Praxis: die „rechtshändige" Methode *(dakshinachara)* und die „linkshändige" Methode *(vamachara)*. Auf der Grundlage der Texte unterscheidet Bharati diese beiden Methoden hauptsächlich nach der Art und Weise, wie sie das bekannte sexuelle Ritual vollziehen.[32] Bei der linkshändigen Methode, bei der die Partnerin links vom Adepten sitzt, werden die für dieses Ritual verwendeten Zutaten – Fleisch, Fisch, Wein usw. – tatsächlich verzehrt, und der Geschlechtsverkehr mit der Partnerin wird wirklich vollzogen. Bei der rechtshändigen Methode, bei der die Partnerin rechts sitzt, wird über die Zutaten entweder nur meditiert, oder es werden harmlose Ersatzsubstanzen verwendet. An die Stelle des wirklichen Geschlechtsverkehrs tritt ein mentaler Akt. Bharati erwähnt noch eine dritte Methode, *kulachara* (die Praxis einer Gruppe von tantrischen Eingeweihten), die die rechtshändige und linkshändige Tradition in einer Art von dialektischer Synthese zu vereinigen und aufzuheben scheint.[33]

Einer meiner Gewährsleute, der einem *kula* angehört, macht zu diesen Unterscheidungen noch weitere Angaben. Alle *kulas,* sagt er, gehören zur rechtshändigen Methode. Bei dem sexuellen Ritual, wie es in seiner Gruppe vollzogen wird, werden Fleisch, Fisch, Wein und andere Rauschmittel zwar verwendet, doch die Partnerin ist in jedem Falle die eigene Frau, die ebenfalls Tantrik ist. Tantriks der linkshändigen Methode bezeichnet er als radikal. Sie (die *vamacharis*) sind der Meinung, daß tantrische Ziele schon in der kurzen Zeitspanne von drei Jahren erreicht werden können, gegenüber den zwanzig bis fünfundzwanzig Jahren Praxis, die seine eigene Tradition als angemessenen Zeitraum zur Erreichung der höchsten Meisterschaft betrachtet. Die linkshändige Praxis bricht auch mit den meisten Regeln, die seine eigene, rechtshändige Tradition beherrschen, insbesondere mit der Regel, daß der rituelle Geschlechtsverkehr nur mit der eigenen Frau gestattet ist.

Tantrische Techniken

Ungeachtet des Pfades, den ein Tantrik wählt oder zu dem er – im Falle eines *kula* – geboren wird: die Verwendung des Mantras in der tantrischen *sadhana* ist allen Traditionen gemeinsam. Das Mantra ist für den Tantrismus so zentral, daß Tantriks auch oft als Mantriks bezeichnet werden und Tantra selbst als gleichbedeutend mit Mantra-*shastra,* der Wissenschaft vom Mantra, angesehen wird. Da ich in diesem Buch eine psychologische Würdigung des Tantrismus, insbesondere seines psychotherapeutischen Aspekts, vor Augen habe, will ich mich hier nicht in die formalen, rituellen und metaphysischen Aspekte des Mantra vertiefen; diese sind von anderen Gelehrten ausgiebig erörtert worden.[34]

In der hinduistischen Volkskultur gilt ein Mantra als heilige, aber trotzdem magische Formel, durch deren rhythmische Wiederholung *(japa)* man viele erwünschte Ziele erreichen kann. Mantras, so glaubt man, helfen einem Menschen, böse Geister abzuwehren, erzürnte Götter und Göttinnen wieder gnädig zu stimmen und sich religiöses Verdienst zu erwerben. Auch ist man überzeugt, daß man wohlgesinnte übernatürliche Mächte mit Hilfe von Mantras dazu bringen kann, sich im Interesse des Mantra-Benutzers auch für weltlichere Belange einzusetzen: etwa für den günstigen Ausgang eines Gerichtsverfahrens, für die Geburt eines Sohnes statt einer Tochter, für den Erwerb von Wohlstand ohne Arbeit und ähnliche erstrebenswerte Dinge. In der tantrischen Praxis hat der Gebrauch des Mantras einen weniger vordergründigen Stellenwert. Dem (schweigend oder anders geübten) Mantra-*japa* kommt eine herausragende Bedeutung bei der Verwirklichung des tantrischen Ziels zu, die Identität des Adepten mit einer Göttin herzustellen und dem Tantrik zu helfen, sich zu „konzentrieren" und in den erwünschten seelischen Zustand einzutreten.

Im wesentlichen ist ein Mantra eine Abfolge von Klangeinheiten oder *sphotas* (Bharati nennt sie Morpheme)[35] mit charakteristischer Aussprache und Intonation, die der Schüler normalerweise von seinem Guru lernt. In der Hauptsache besteht ein Mantra aus einer

Kombination von *bijas* (Samenkörnern). Ein *bija* ist eine Silbe ohne erkennbaren Sinn, die jedoch für den Eingeweihten die größte Bedeutung besitzt. Mir selbst kommen *bijas* wie hörbare Symbole für gewisse Formen der inneren psychologischen Erfahrung vor, die von einfachen Empfindungen bis zu komplexen emotionalen Zuständen reichen können. So ist das *bija* ,,Am" verbunden mit der Empfindung des Beginnens, des Bereitseins, des Werdens; ,,Ram" wird verbunden mit dem Brennen; ,,Ham" wird verbunden mit dem Wehen des Windes und der Empfindung, emporgetragen, weggewirbelt zu werden, usw. Andere, komplexe *bijas* versinnbildlichen besondere emotionale Zustände: Beispielsweise wird ,,Klim" als das *bija* des erotischen Begehrens angesehen; ,,Aim" ist das *bija* des Staunens, ,,Sauh" das *bija* der Erfüllung oder ,,dessen, was der Säugling von sich gibt, wenn er mit Milch gesättigt ist".

Meine tantrischen Gewährsleute (aber auch die Texte) behaupten nachdrücklich, daß der Zusammenhang zwischen einem *bija* und dem ihm entsprechenden seelischen Zustand kein rein symbolischer sei. Ein richtig intoniertes und nach den Anweisungen des Gurus wiederholtes *bija* erzeuge gewisse Vibrationen *(spanda),* die aufgrund eines unbekannten physiologischen Prozesses charakteristische emotionale Zustände hervorriefen. Mit anderen Worten, jeder seelische Zustand hat ein ihm entsprechendes Klangmuster, und die Aktivierung dieses Klangmusters kann den betreffenden seelischen Zustand hervorrufen. Meine eigene Vermutung, daß die Assoziation zwischen einem *bija* und einem seelischen Zustand erst durch die ehrfurchtheischende Autorität des Gurus gestiftet, dann durch den inbrünstigen Glauben der anderen Schüler gestärkt, vom kulturellen Netz der tantrischen Tradition und Lehre gestützt und endlich durch den hypnotisierenden Effekt des wiederholten Rezitierens gefördert würde: diese These stieß bei meinen Gesprächspartnern auf wenig Gegenliebe.

Außer dem unabdingbaren *bija* kann ein Mantra noch andere Elemente haben. Erstens kann es eine Eröffnungssilbe haben, die entweder ,,Aum" lautet (was bedeutet, daß das Mantra einen gelösten Zustand herbeiführen soll), ,,Kraum" (was bedeutet, daß der angestrebte seelische Zustand einer des ,,aktiven Kampfes" ist) oder ,,Vam" (was bedeutet, daß der angestrebte seelische Zustand der des ,,geöffneten Aufmerkens" ist). Zweitens kann das Mantra die Namen von einzelnen Göttern oder Göttinnen aufweisen, die symbolisch dem angestrebten Zustand bzw. der angestrebten Erfahrung entsprechen. Drittens können normale Wörter eingeschaltet sein, die das Mantra auffüllen, interpretieren oder lenken sollen. Und endlich kann es eine abschließende Silbe haben, die die Intention des Mantras anzeigt. Lautet sie „Hum", so bedeutet dies, daß der psychische Zustand bzw. die psychische Erfahrung Teil des Bewußtseins des Adepten werden soll. Lautet sie „Phat" (gesprochen in einer Art von verächtlichem Stakkato), so bedeutet dies, daß die psychologische Erfahrung in ihre Bestandteile zerlegt, analysiert und ihrer emotionalen Kraft entkleidet werden soll. Lautet sie „Svaha", so soll der seelische Zustand, nachdem er erlebt worden ist, wieder in den Bereich des Unbewußten zurückkehren. Ist *bija* ein Klangsymbol, so kann man das Mantra als ein autohypnotisches Kürzel für eine psychologische Erfahrung bezeichnen. Die Wahrscheinlichkeit, daß ein Adept durch die Wiederholung eines Mantras in einen erwünschten seelischen Zustand eintreten kann, wird noch dadurch erhöht, daß Mantra-*japa* nicht isoliert vollzogen wird, sondern oft mit der Kontemplation über entsprechende visuelle Symbole einhergeht. Jedes Mantra hat ein ihm zugeordnetes Bild, das gleichzeitig mit dem Mantra visualisiert wird. Nicht nur das innere Ohr, auch das innere Auge ist auf ein und denselben seelischen Zustand gerichtet, und in vielen *sadhanas* wird die suggestive Kraft der hörbaren und sichtbaren Symbolik durch die Verwendung entsprechender Gesten oder Haltungen *(mudra)* noch verstärkt.

In der Vorbereitungsphase der tantrischen Ausbildung verwendet der Neophyt Mantras, um sich auf gewöhnliche Handlungen des Alltags, wie Lernen, Musikhören oder den Liebesverkehr, vorzubereiten. Der Anfänger soll dabei lernen, sich mit Hilfe des Mantras zu konzentrieren und sich völlig der ihn erwartenden Erfahrung zu öffnen. Wenn er beispielsweise Musik hören will, geht er eine Sequenz durch, in der er x-mal „Vam" rezitiert, darauf y-mal „Aim", um zuletzt „Aim-Vam" zusammen zu wiederholen. Die Tantriks sagen, daß dies das innere Ohr des Zuhörers reinigt und seinen Sinn darauf vorbereitet, sich an der Musik zu erfreuen, so daß solche Mantras eine reinigende Funktion haben. Ist der Schüler weiter fortgeschritten, sind solche reinigenden Mantras nicht länger notwendig, da er ihre Wirkung verinnerlicht hat, so daß es keiner bewußten Anstrengung mehr bedarf. So benutzt, fungiert das Mantra als ein Ritual, das den emotionalen Pegel seines Benutzers auf ein Niveau hebt, wo die Signale der Außenwelt mit äußerster Klarheit empfangen und in der angemessensten Weise beantwortet werden.

Zwar ist Mantra-*japa* die Haupttechnik, mit der man lernt, sich zu konzentrieren und *auf Erfahrungen zu achten*, doch erzählt A. auch von anderen stützenden Methoden, die in den ersten Jahren seiner eigenen Ausbildung verwendet wurden:

„Eine Methode, um die Konzentration zu erhöhen, besteht darin, daß man lernt, zwei Gespräche gleichzeitig zu führen, indem der eine Satz über das eine Thema geht und der nächste Satz über ein völlig anderes Thema. Der Lernende hat sein Ziel erreicht, wenn er sieben Gespräche gleichzeitig führen kann.

Mein eigener Guru legte auch großen Wert auf Gedächtnisübungen als Konzentrationshilfe. Einmal ging ich, nach einem unserer Gespräche, am nächsten Samstag wieder zu ihm, und er forderte mich auf, wortwörtlich zu wiederholen, was in unserer vorangegangenen Konversation zwischen uns gesprochen worden war. Er wies mich auf Gedächtnislücken hin und korrigierte meine Fehler, und beim nächsten Mal mußte ich nicht nur unser erstes Gespräch wiederholen, sondern auch die Zusätze und Korrekturen, die der Guru beim zweiten Mal vorgenommen hatte! Das ging eine ganze Weile so weiter. Jedesmal, wenn wir zusammenkamen, mußte ich das erste Gespräch samt allen Zusätzen der folgenden Zusammenkünfte wiederholen. Solche Sachen sind nicht schwer zu lernen; es ist lediglich eine Sache der Übung, wie im Zirkus. Natürlich glauben die Leute, daß wir Tantriks außerordentliche Kräfte besitzen, bloß weil einige von uns ein so gutes Erinnerungsvermögen haben oder über eine Art der Konzentration verfügen, die alle anderen Sinneseindrücke ausschließt, mit Ausnahme des einen, auf den die Aufmerksamkeit sich in diesem besonderen Augenblick richtet."

Mantras werden aber nicht nur dazu verwendet, sich auf künftige Erfahrungen vorzubereiten, sondern auch dazu, in die Vergangenheit zurückzublicken und einiges von dem unverarbeiteten Karma „genießbarer" zu machen. Ich finde es eine faszinierende (und neuartige) therapeutische Vorstellung, daß man mit Hilfe eines Mantras in einen bestimmten Gefühlszustand eintreten kann, um dann auf die eigene Vergangenheit zurückzublicken und diejenigen Situationen zu beleuchten, in denen dieser besondere Gefühlszustand – z. B. Wut – eine entsprechende Rolle gespielt hat. Es ist, als ob man die Topographie des eigenen Lebens mit einer Art von emotionalem Licht beleuchtete – sei es Trauer, Furcht, sexuelle Begierde oder Scham –, um zu versuchen, einige der mit dieser besonderen Emotion verbundenen Erfahrungen wieder aufzufinden, die damals „unverarbeitet" geblieben sind und noch immer ihrer Integration ins Bewußtsein harren.

Man kann Mantras auf verschiedenartigste Weise klassifizieren. Eine Klasse von Mantras repräsentiert die besondere Göttin, mit der sich der Tantrik zu identifizieren sucht. Diese sogenannten *ishta*-Mantras werden dem Schüler erst nach einer langen Vorbereitungszeit vom Guru mitgeteilt. Diese Göttin *(ishta-devi)* repräsentiert den unvollständigen Teil des Ichs des Schülers, jenen Teil, der akzeptiert und in die Psyche integriert werden muß, bevor der Tantrik „ganz" werden kann. Da die *ishta-devi* (bei Frauen *devata*) in höchstem Maße ein persönliches Konzept ist, darf ihr (bzw. sein) Name niemals enthüllt werden, und auch das Mantra muß ein Geheimnis bleiben. Die *ishta-sadhana* hat mir A. wie folgt beschrieben:

„Diese *sadhana* hat drei Stufen. Auf der ersten Stufe ist die Göttin die Mutter, und wir versuchen, durch ihre äußere *[avarna]*, furchterregende und zerstörende Gestalt hindurchzudringen und ihr inneres und eigentliches *[mula]* nahrungspendendes Wesen zu erreichen. Die Form des *ishta*-Mantras auf dieser Stufe enthält eine Reihe von Silben, die vor der äußeren, schrecklichen Form der Göttin schützen, und eine weitere Reihe von Silben, die die Seele für die Erfahrung der nährenden Göttin öffnen. Das Mantra ist zwangsläufig ziemlich lang und zerfällt in zwei Reihen von Silben, Kraum ... Phat und Aum ... Svaha, wobei die erste Reihe sich gegen den destruktiven Aspekt und die zweite auf den wohlwollenden Aspekt der Göttin richtet.

Auf der zweiten Stufe bekommt das *ishta*-Mantra unter der Leitung des Gurus eine andere Form. Hier wird der seelische Vorgang so gedacht, daß man durch geschlechtliche Vereinigung mit der Göttin-als-Gemahlin eins wird. Nach dem *kula*, in dem ich unterwiesen worden bin, geschieht das am besten mit einer Partnerin, die ein das eigene Mantra-Muster ergänzendes Muster aufweist. Tantrische Ehen werden in der Tat von diesem Erfordernis bestimmt; die Frau, die der Guru aussucht, ist die einen selbst ergänzende *shakti*. Das *ishta*-Mantra auf dieser Stufe hat zwei Teile: Kraum ... hum und Aum ... hum, wobei sich der erste Teil auf die Vorstellung bezieht, die man selbst von sich hat, und der zweite Teil auf die Vorstellung, die man vom gewünschten Partner hat.

Auf der dritten Stufe wird die Göttin zur Tochter, und das *ishta*-Mantra ändert sich dementsprechend wieder. Der erste Teil des Mantras bezeichnet jetzt eine nahrungspendende Einstellung zu der Göttin, der zweite Teil eine Übergabe der Göttin an ihren natürlichen Gemahl.

Eine andere Klasse von Mantras nennt man das Grund- oder *mula*-Mantra; es kommt in allen tantrischen Traditionen vor und leitet eine vorprogrammierte Abfolge von seelischen Erfahrungen ein. Diese Grundmantras kann man zu den verschiedenartigsten Sammlungen zusammenstellen. Es gibt beispielsweise die Vierundsechzig-Yogini-Sammlung, die sich angeblich besonders für Tantriks eignet, deren Lebensorientierung hauptsächlich auf ‚Gleichgewicht' und ‚Harmonie' geht, d.h. auf ein normales menschliches Leben, aber auf einer höheren Bewußtseinsebene. Dann gibt es die Sammlung ‚Zehn große Zweige des Wissens' *(dasha mahavidya),* und zwar für die, die sich dem Leben hauptsächlich auf dem Wege der Erkenntnis und Reflexion nähern. Wir haben auch die Sammlung der acht *nayika;* sie taugt besonders für diejenigen, die das Leben vorwiegend künstlerisch und kreativ angehen."

Ich habe schon erwähnt, daß Mantras nicht isoliert verwendet werden, sondern Teil einer komplizierten Routine sind, zu der noch viele andere Techniken gehören. Die Mantras haben auch ihre visuellen Pendants, wobei die tantrische Ikonographie genauso komplex ist wie die mantrische „Aurologie", der sie exakt entspricht. Im visuellen Bereich gibt es außer den Bildern *(pratima)* der Göttinnen, die der Adept ‚erschafft', noch: (1.) diagrammartige Formen *(yantra),* die Symbole von göttlichen Manifestationen oder, in weltlicher Sprache ausgedrückt, von menschlichen Potentialen sind, die der Tantrik anstrebt; (2.) Symbole des Schutzes und der Unverletzlichkeit (Mandala), die der Tantrik verwendet, um die Angst einzudämmen, die während der *sadhana* freigesetzt werden kann; und (3.) symbolische Darstellungen zentraler Themen *(prastara),* über die der Tantrik nachsinnt, um bestimmte emotionale Zustände in sich zu erzeugen.[36]

Im Zusammenhang mit visuellen Techniken möchte ich auch *nyasa* erwähnen. Das ist eine Technik, bei der der Tantrik sich die Göttin vorstellt und sie dann in die verschiedenen Körperteile aufnimmt, indem er diese berührt. Überhaupt hat ein Psychoanalytiker den Eindruck, daß viele seelische Prozesse, wie beispielsweise Identifizierung und Introjektion, die automatisch und unbewußt ablaufen, im Tantra aktiv dramatisiert werden: Es ist, als ob manche tantrischen Techniken aus einem Drehbuch stammen, das Freud in Zusammenarbeit mit Céline verfaßt hat.

Ich habe nicht die Absicht, diese uralten Techniken in allen Einzelheiten zu beschreiben; ich möchte nur eine Vorstellung von den emotionalen Zuständen und psychologischen Erfahrungen geben, die sie zu erzeugen suchen. Die genaue Natur jener seelischen Erfahrung, die durch eine tantrische *sadhana* hervorgerufen wird, entzieht sich uns, da ihre halluzinationsartige Intensität über den Horizont unserer seelischen Alltagserfahrung und der mit dem gesunden Menschenverstand zu erfassenden Wirklichkeit hinausgeht. Man könnte spekulieren, daß die besondere Art von imaginativer Realität, die durch tantrische Übungen hervorgerufen werden soll, der künstlerischen Kreativität verwandt ist und ihre Quelle vielleicht in jener besonderen menschlichen Fähigkeit und Neigung hat, die im Wachzustand Metaphern hervorbringt und im Schlaf Traumbilder erzeugt.[37]

Die imaginative Realität des Tantriks ist nicht die persönliche, imaginäre Realität des Psychotikers, auch wenn sie manchmal in diese Richtung abrutschen kann. Die imaginative Realität, die durch tantrische Übungen erschaffen wird, ist etwas mit anderen Menschen Geteiltes und Öffentliches in dem Sinne, als sie ihre Grundlage, Richtung und Ausformung in jenem symbolisch-ikonischen Sinnzusammenhang der tantrischen Kultur findet, in der der Adept zu Hause ist. Mit anderen Worten, wenn tantrische Visualisierungen bewußte Traumschöpfungen sind, dann sind es Träume, die von anderen geträumt worden sind. Eine tantrische Vision scheint nicht von unbewußten Kräften aufgezwungen zu sein, auch ist sie nicht idiosynkratisch wie im Falle des Psychotikers, sondern sie ist bewußt gewählt und kontrolliert, wobei ihre Form und ihr Inhalt bis ins letzte vorherbestimmt worden sind.[38]

Als jemand, der den tantrischen Traditionen als Außenseiter gegenübersteht, zögere ich, noch weiter über die Bedeutung dieser seelischen Zustände und Erfahrungen zu spekulieren; auch möchte ich mich einer Meinung über ihren von den Tantriks behaupteten therapeutischen Erfolg enthalten. Mein Hauptinteresse gilt dem, was diese Übungstechniken über jene Fragen verraten, die Tantra als entscheidend für die Suche des Menschen nach seelischer Einheit und „Ganzheit" betrachtet.

Indem die tantrischen *sadhanas* einem Menschen helfen zu lernen, „sich zu konzentrieren", „aufmerksam zu sein", „eingestimmt zu werden", wie A. sagte, trachten sie, eine dauerhafte, seelische Verwandlung einzuleiten, deren Ergebnis ein Zustand *fokussierter Rezeptivität* ist. Mit fokussierter Rezeptivität meine ich die Umschreibung eines besonderen psychologischen Zustandes („Bewußtseinszustandes", wie der heute gängige modische Ausdruck lautet), der sich von unserem normalen, geistig aktiven und problemlösenden Denken unterscheidet, das das Erbteil unserer Entwicklung vom Säuglingsalter zum Erwachsenenalter ist. In mancher Hinsicht dem verwandt, was Keats die „negative Fähigkeit" des Künstlers genannt hat, ein Zustand, in dem es „kein nervöses Greifen nach Tatsache und Grund" gibt,[39] ist die Aufmerksamkeit eines Menschen im Zustande fokussierter Rezeptivität zwar konzentriert, aber nicht gerichtet. Die Art von Rezeptivität, die ich hier meine, ist auch nicht einfach gleichzusetzen mit einem passiven Zustand. Fokussierte Rezeptivität ist von einer angespannten Konzentration erfüllt, die jedoch nicht zu kategorisierendem Denken oder aktivem Erfassen von Wahrnehmungen benutzt wird, sondern zu wacher, nichtdiskursiver „Kontemplation". Psychoanalytiker werden in der fokussierten Rezeptivität Elemente der „freiflottierenden Aufmerksamkeit" wiedererkennen, die vom Analytiker verlangt wird: jener nichtselektiven, ungerichteten, gleichschwebenden Aufmerksamkeit, mit der er (im Idealfall) dem Patienten zuhört. Noch näher kommt die fokussierte Rezeptivität jenen Augenblicken im Verlauf einer Analyse, in denen die normale analytische Einfühlung in den Patienten unmerklich übergeht in eine Art unbewußten Einschwenkens auf die Linie seiner Psyche und seines Materials, und Einsichten, die durch die ihnen innewohnende Überzeugungskraft überraschend wirken, im Analytiker aufzusteigen beginnen, ohne daß sie bewußt angestrebt oder antizipiert worden wären. Wenn also tantrische Texte von einem Stillstellen des Samens, des Denkens und des Atmens sprechen, maskiert dieser sehnliche Wunsch nach Stillstand offenbar nicht frühkindliche Ängste vor sexueller Erregung, Emotionen oder dem Tod,[40] sondern bedeutet etwas Einfacheres. Die tantrische Formel vom dreifachen Stillstand drückt nach meiner Meinung die zugrundeliegende Idee aus, daß die körperliche und geistige Tätigkeit (des Mannes) aufhören und in jene Art von Rezeptivität übergehen möge, die ich eben erörtert habe. Der Tantrik strebt danach, sich selbst nicht als ein Ich zu denken, das der fremden Umwelt gegenübersteht, die durch das „nervöse Greifen nach Tatsache und Grund" gemeistert werden muß, sondern als ein Ich, das sich der Außenwelt dauerhaft „öffnet". Charles Rycrofts Eindruck von Individuen, die ein hohes Maß an „negativer Fähigkeit" besitzen, dürfte auch auf tantrische Adepten zutreffen: „... anders und psychoanalytisch ausgedrückt, ist ihre Beziehung zur äußeren Realität identifikatorisch, ohne daß undurchlässige ‚Ichgrenzen' gezogen wären zwischen ihnen selbst und anderen bzw. ihrem eigenen ‚Ich' und ihrem eigenen ‚Es'. Sie scheinen auch in erfrischendem Maße frei zu sein von der konventionellen Vorstellung, daß Aktivität männlich und Passivität weiblich ist, und können daher zwischen aktiven und passiven Seinszuständen, zwischen Objektivität und Subjektivität hin- und heroszillieren, ohne das Gefühl zu haben, daß ihre Identität hierdurch bedroht ist."[41]

Ich möchte hinzufügen, daß ich die tantrischen Ziele für die „gesunde" Person und ihre Entsprechungen in westlichen Systemen der Psychotherapie nicht in wertender Weise einander gegenüberstelle. Das tantrische Ideal einer androgynen Identität – im Gegensatz zu dem Ziel „wahrer“ Männlichkeit bzw. Weiblichkeit in den meisten westlichen Systemen – und die tantrische Vorbereitung auf ein Ich, das die Welt in „Konzentration“ in sich *aufnimmt* – im Gegensatz zur westlichen, faustischen Vorstellung vom Ich, das auf breiter Front gegen die Welt vorrückt, um sie zu verändern –: dies sind keine einfachen Alternativen im Sinne von richtig oder falsch. Die Bekanntschaft mit dem tantrischen System führt uns nur vor Augen, daß es ein breiteres Spektrum an menschlichen Möglichkeiten gibt, als wir normalerweise bereit sind zuzugeben. Gleichzeitig weist Tantra einen alten und mühsamen Weg zur Erlangung von *ananda* und zur Wiederherstellung des Wohlbefindens, der abseits der vielbegangenen Heerstraßen der westlichen Psychiatrie und Psychotherapie liegt.

Tantrische Psychotherapie

Bevor wir zur tantrischen Heilkunst im engeren Sinn einer Beseitigung spezifischer pathologischer Zustände kommen, müssen wir kurz den gesamten Komplex tantrischer „Kräfte“ *(siddhis)* behandeln, die eng mit tantrischem Heilen und tantrischen Heilern verknüpft sind. Abgesehen davon, daß Tantra in der Öffentlichkeit notorisch als orgiastischer Kult verschrien ist, gibt es eine enorme Zahl von Indern, darunter Angehörige der Geschäftswelt und der politischen Elite, die der Meinung sind, daß Tantriks okkulte Kräfte besitzen und Tantra solche Kräfte verheißt.

Viele tantrische Texte ähneln Handbüchern der Schwarzen Magie insofern, als sie bei der Beschreibung der *sadhanas,* die notwendig sind, um verschiedenartige wundertätige Kräfte zu erlangen, auch Zaubersprüche *(jadu-tona)* und das Erzeugen von Illusionen *(indrajala)* lehren.[42] Die hauptsächlichen Kräfte sind: die völlige Kontrolle *(vashikarana)* über „Frauen, Ehemänner und Könige“ durch okkulte Mittel, die Anziehungskraft *(mohana),* das Unbeweglichmachen *(stambhana),* das Befrieden *(shantikarna),* das Sterbenlassen *(marana)* und das Säen von Zwietracht *(videshana).* Natürlich ist jede dieser Kräfte die Domäne einer bestimmten Göttin, die der Adept zunächst umwerben muß, um sie sich anzueignen. So ist beispielsweise die *sadhana,* mit der man die Fähigkeit zum Unbeweglichmachen gewinnt – nicht nur von Menschen (das Unbeweglichmachen eines feindlichen Heeres wäre vom Standpunkt eines Königs eine besonders wünschenswerte Fähigkeit), sondern auch zum Anhalten von Naturerscheinungen, wie dem Fließen des Wassers oder dem Brennen des Feuers –, an die Göttin Rama gerichtet.

Das Phänomen okkulter tantrischer Kräfte und Wunder kann man auf unterschiedliche Weise betrachten. Die herrschende Betrachtungsweise wird diejenige sein, deren Vertreter im Schmelztiegel der psychologischen Revolution aufgewachsen sind, die den älteren, metaphysischen Horizont der Seele eingeengt hat auf die Seele als isolierte Insel eines individuellen Bewußtseins, das durchdrungen ist von der Erkenntnis seiner fast grenzenlosen Subjektivität und seiner infantilen Tendenz zu hemmungsloser Projektion und Illusion. Nach dieser Auffassung ist der weitverbreitete indische Glaube an tantrische „Kräfte" und Wunder Ausdruck einer (geschichtlich) alten und (lebensgeschichtlich) infantilen magischen Weltauffassung. Tantrische Behauptungen und Aussagen sind dann mentale Phänomene, deren Grundlage zu suchen ist in der unbewußten Disposition sowohl derjenigen, die sie hervorrufen, als auch derjenigen, die sie glauben; und es wäre für die Gesellschaft und die Menschen, die die Realität dieser Phänomene behaupten, besser, von dieser Wunderwelt Abschied zu nehmen, in der von der Seele erschaffene Dinge leben und sich bewegen. Diese Auffassung würde auch die tantrische Beschäftigung mit der Kontrolle der Umwelt durch „Kräfte" als die dunklere Seite des tantrischen Rezeptivitätsideals ansehen. Diese Beschäftigung mit „Kräften" ist dann Ausdruck der Abwehr gegen die Kontrolle durch das Bewußtsein und gegen das Unerwartete und das Unbekannte – eine Abwehr, die durch das „unnatürliche" tantrische Streben nach dem aktiviert wird, was ich weiter oben als fokussierte Rezeptivität bezeichnet habe.

Im wesentlichen ist dies die Einstellung des modernen „gesunden Menschenverstandes" (der gesunde Menschenverstand der Antike sah anders aus), der berechtigterweise dem Bereich ungezügelter Subjektivität vorsichtig gegenübersteht und dazu neigt, die Produkte der Imagination – das Imaginäre – mit dem Falschen gleichzusetzen. Auch die Seele als die Quelle von Subjektivität und privaten Bildern läuft hier Gefahr, mit einem gewissen Argwohn betrachtet zu werden. Wie Carl Gustav Jung vor etwa vierzig Jahren geschrieben hat:

„‚Psychische Wirklichkeit' ist ein umstrittener Begriff, ebenso wie ‚Psyche' oder ‚Geist'. Die letzteren Begriffe werden von den einen als das Bewußtsein und seine Inhalte verstanden, andere wieder geben die Existenz von ‚dunklen' oder ‚unterbewußten' Bildern zu. Die einen schließen die Instinkte in den psychischen Bereich ein, die anderen schließen sie davon aus. Die große Mehrzahl betrachtet die Seele als ein Resultat von biochemischen Prozessen in Hirnzellen.

Einige wenige mutmaßen, daß die Psyche die Funktion der corticalen Zellen verursache. Manche identifizieren ‚Leben' mit Psyche. Aber nur eine unbedeutende Minderheit betrachtet das psychische Phänomen als eine Kategorie des Seins an und für sich und zieht die notwendigen Schlüsse."[43]

Jungs Beobachtungen sind heute noch genauso richtig wie zu dem Zeitpunkt, als er sie anstellte; Ja, ich bin als Inder und als Asiate immer wieder erstaunt darüber, wie wenige westliche Psychologen an die Psyche als an eine Bedingung menschlicher Existenz glauben. Außerdem scheint die Zahl von Psychiatern, denen bei der Vorstellung einer seelischen Realität wirklich wohl ist, immer mehr abzunehmen, so daß nur noch einige übrig sind, die mehr als nur ein Lippenbekenntnis ablegen zu der Idee des Unbewußten, sei es bei ihren Patienten, sei es bei ihnen selbst.

Nach einer anderen Auffassung, die man der Einfachheit halber als traditionell indisch, südasiatisch oder vielleicht einfach östlich bezeichnen könnte, wird das Phänomen des Okkulten etwas anders betrachtet. Diese Auffassung nimmt das Vorhandensein der Seele und der seelischen Wirklichkeit als gegeben an und ist eher bereit, seelische Gegenstände wie die vom Geist erschaffenen Götter und Göttinnen zu akzeptieren.

Im großen und ganzen geht diese Auffassung nicht so weit wie die der buddhistischen Philosophen Indiens, die nach den Worten Stephan Beyers „die ‚Weichheit' der Realität schon lange zum Axiom erhoben und der Allmacht der Imagination einen ontologischen Status verliehen hatten: Sie machten sich daran, nicht etwa die Privatheit der Vorstellungswelt, sondern die Öffentlichkeit der Wirklichkeit zu erklären".[44] Wie O'Flaherty gezeigt hat, liegt die traditionelle indische Auffassung irgendwo in der Mitte zwischen der buddhistischen „weichen" Realität und der „harten" Linie der modernen westlichen Psychologie: Sie verfolgt „einen Mittelweg, bei dem die Realität einen Status hat, der an den der Gleichheit in *Animal Farm* erinnert: Einige Dinge sind wirklicher als andere."[45] Für die meisten Hindus sind die Geschichten über tantrische Wundertaten genau dies: vielleicht nicht gerade so wirklich wie der Zahnarzt, der einen Zahn zieht, aber doch wirklich genug. Tantriks selbst ordnen ihren „Kräften" unterschiedliche Grade der Realität zu. „Viele unserer Kräfte sind das Ergebnis von Praktiken, die denen eines Bühnenzauberers ähneln", sagte einer. „Andere sind ein wenig komplizierter, da sie die Kontrolle über die objetiven Wahrnehmungen anderer beinhalten. Wenn ich einer Frau schön erscheinen will, so kann ich das. Die ganze Idee der Objektivität ist etwas, was einen Tantrik nicht viel kümmert." Wenn ich für mich selbst eine private „Realität" erschaffen kann, schien er sagen zu wollen, und andere Menschen dazu bringen kann, sie zu verifizieren, indem ich ihre Wahrnehmung beeinflusse, dann ist das, was ich geschaffen habe, zweifellos real. Die Erzeugung solcher realen Illusionen, die die Mitwirkung des Patienten und anderer Menschen ermutigen und beinhalten – heilsamer Illusionen, wenn man will –, ist ein wesentlicher Teil im Repertoire des tantrischen Heilers.

Heilung im engeren Sinne ist dann ein Teil jener Unterwelt des Tantras, die voller Wunder steckt und von Meistern des Okkulten bevölkert wird. Es gibt viele bekannte Tantriks in dieser Welt, von denen man nur mit Scheu und Ehrfurcht spricht. Da gibt es den angeblich sechshundert Jahre alten Bhubhru Baba, der seinerseits wiederum nur ein Kümmerling ist, verglichen mit den Bewohnern des legendären Ashram in Siddha, eines Ashram, der angeblich irgendwo tief in den Weiten des Himalaja versteckt liegt. In dieser Welt, in der die normalen Gesetze von Zeit und Raum sowie von Ursache und Wirkung aufgehoben sind, hört man von Trijata Aghori, der die Kraft hat, einen Toten wieder zum Leben zu erwekken; Devahura Baba besitzt die *samharini-kritya*-Kraft, die auf der Stelle jeden tötet – einen einzelnen wie eine Menschenschar –, gegen den sie gerichtet wird. Pagla Baba und Baba Bhairavnath können nach Belieben durch die Luft fliegen oder in einen anderen Körper schlüpfen; Dhurjata Aghori hat die Kraft Brahmas, eine neue Schöpfung zu beginnen; und die weibliche Tantrik Debul Bhairavi herrscht über eine Heerschar von weiblichen Geistern, die ihr auf den leisesten Wink gehorchen.

Zu dieser okkulten Welt gehören auch tantrische Heiler; man nimmt allgemein an, daß sie Menschen mit „Kräften" sind. Diese Kräfte, die heilen, aber auch schaden können, werden durch schwierige und sogar gefährliche *sadhanas* erworben. Zur Veranschaulichung der volkstümlichen Vorstellung von der okkulten Welt, in der Heiler und andere Tantriks wohnen, und der Art von *sadhana,* die ein Heiler auf sich nehmen muß, möchte ich Auszüge aus einem „Brief" wiedergeben, der angeblich von einem Jünger an seinen Lehrer geschrieben worden ist. Der Jünger ist ein kleiner Astrologe, der das Geheimnis der Zeit ergründen möchte – zweifellos eine nützliche Kunde für einen Mann, der in die Vergangenheit seiner Kunden sehen muß und ihre Zukunft voraussagen soll. Die *sadhana* richtet sich auf die Dämonin *(pishachini)* Karna („die ins Ohr flüstert"), und der Jünger hat, entgegen dem Rat seines Gurus, darauf bestanden, die *sadhana* in der ,,linkshändigen" Weise zu vollziehen, da diese Methode schnelle Resultate verspricht.

,,Du hattest mir gesagt, daß diese *sadhana* drei Tage brauche. Es kann in jedem beliebigen Monat drei Tage vor Neumond begonnen werden, doch bedarf es einer zehntägigen Vorbereitungszeit und weiterer zehntägiger Rituale, die nach dem Abschluß der *sadhana* zu absolvieren sind.

Gemäß deinen Anweisungen hörte ich am dritten Tage des Monats Posh [der indische Mondmonat, der Mitte Januar beginnt] auf, mich zu baden. Zehn Tage reinigte ich nicht meine Zähne, schabte nicht meine Zunge und wechselte nicht mein Gewand. Ich setzte meine astrologische Arbeit fort, obgleich die Leute über mein ungepflegtes Äußeres erstaunt waren. Ich hörte auf, meine täglichen Gebete zu verrichten. Ich ging nicht in den Tempel und rezitierte auch nicht die Gayatri und die Veden. Denn du hattest mir gesagt, ich solle mich aller heiligen Handlungen enthalten, die für einen Brahmanen vorgeschrieben sind, da diese Rituale das Erscheinen der Karna Pishachini verhinderten. Zehn Tage lang machte ich nicht mein Bett. Nach dem Essen wusch ich nicht meinen Teller, und ich benutzte denselben, schmutzigen Teller für jede Mahlzeit.

Am dreizehnten Tage nach Vollmond nahm ich, gemäß deinen Anweisungen, etwas von meinem eigenen Kot aus dem Nachtgeschirr und aß es. Obgleich es mir ekelhaft war, wollte ich die *sadhana* in der linkshändigen Weise vollenden. In den drei Tagen der *sadhana* aß ich meinen Kot, wenn ich Hunger verspürte, und trank meinen Urin, wenn ich Durst verspürte.

In derselben Nacht verschloß ich die Türen meines Hauses von innen und entzündete in meinem Zimmer elf große Lampen. Jede Lampe enthielt mehr als einen halben Liter Öl. Ich breitete eine Wolldecke auf dem Boden aus und setzte mich nieder, das Gesicht nach Süden gewandt. Vom morgendlichen Kot hatte ich etwas gegessen. Ich schmierte den Rest über meinen nackten Körper und rieb mir auch ein wenig ins Haar.

Ich hatte mir zwei Ketten aus Knochen gemacht, jede aus vierundfünfzig Knochen bestehend. Die Knochen waren des Nachts aus Gräbern auf dem Friedhof ausgegraben worden. Ich hängte mir eine Kette von Knochen um den Hals, die andere hielt ich in der Hand.

Dann begann ich, das Mantra Karna Pishachinis zu rezitieren. Dieses Mantra lautet folgendermaßen:

,Aum hring Karna Pishachini
Amodha Satya Vadini mum Karne

Avatar-avatar satya Kathya-kathya atita anagata
Vartamana darshya-darshya ain hring hring
Karna Pishachini svaha.[6]

Ich fuhr fort, dieses Mantra zu rezitieren *[japa]*. Du hattest mir aufgetragen, diesen *japa* einhundertfünfzehnmal zu wiederholen. Wenn während des *japa* ein Harndrang entsteht, hattest du gesagt, so sollte ich im Sitzen urinieren. Wenn Stuhldrang entsteht, sollte ich auch das dort erledigen, wo ich gerade saß. Ohne den Rhythmus des *japa* zu unterbrechen, sollte ich den Urin verspritzen und mir den Kot über den ganzen Körper streichen. In dieser Nacht entleerte ich mich viele Male. Ich war verwundert, da dies früher niemals vorgekommen war. Der ganze Raum stank. Ich bekam kaum noch Luft, aber es gelang mir, den *japa* einhundertfünfzehnmal zu wiederholen, wie du es mir gesagt hattest. Es war fünf Uhr morgens, als der *japa* beendet war.

Wie befohlen, legte ich mich auf den Boden nieder, um zu schlafen. Gegen neun Uhr morgens verspürte ich Heißhunger, nachdem ich einen ganzen Monat lang nichts gegessen hatte. Tränen traten mir in die Augen. Ich wünschte, ich hätte auf dich gehört und diese *sadhana* nicht unternommen. Wenn ich nur deinen Rat befolgt hätte, säße ich jetzt nicht in diesem Dreck. Ich hatte meine Brahmanenschaft verloren und lag als jämmerliches Wesen, als *pishacha,* in meinem Zimmer.

Am Nachmittag spürte ich, während ich so dalag, daß die Tür aufging. Obwohl das Zimmer verschlossen war, merkte ich, daß jemand hereingekommen war. Ich kniff mich sogar selbst, um mich zu vergewissern, daß ich nicht träumte. Ich sah, daß eine attraktive Frau, fünfundzwanzig bis dreißig Jahre alt und vollständig nackt, neben mir stand. Sie legte sich nieder, ohne ein Wort zu sagen. Ich hatte Angst und versuchte aufzustehen, aber sie zwang mich, mich neben ihr auszustrecken, und begann, meinen Penis zu streicheln. Ich fürchtete mich und wußte nicht, was ich tun sollte. Ich konnte es nicht einmal ertragen, sie anzusehen, während sie schamlos fortfuhr, meinen Penis zu streicheln und mich zum ‚Akt' aufzureizen. Es kam aber nicht zum Geschlechtsverkehr, und gegen fünf Uhr abends verschwand sie. Ich fühlte mich völlig ausgelaugt und war schon fast entschlossen, die *sadhana* abzubrechen. Aber du hattest mir gesagt, daß jeder, der die *sadhana* unbeendet läßt, sicher sein kann, von der Pishachini getötet zu werden, und daß man, wenn man einmal angefangen hat, entweder die ersehnte Kraft erlangt ... oder den Tod findet.

In der Nacht wachte ich auf. Mein Kopf barst förmlich von dem Gestank in meinem Zimmer. Um elf Uhr nachts entzündete ich wiederum die Lampen und begann den *japa*. Nach ungefähr einer Stunde kam die Frau vom Nachmittag wieder und setzte sich neben mich. Sie hatte vorstehende Zähne. Ihr Haar war kurz und struppig, und um den Hals trug sie eine Kette aus Knochen. Ansonsten war sie nackt. Sie schien guter Dinge zu sein und liebkoste ständig meinen Penis. Manchmal streichelte sie ihn, manchmal küßte sie mich und legte mir den Arm um den Leib. Ich schwitzte vor Angst, unterbrach aber nicht meinen *japa*. Ich mußte mich fünf- oder sechsmal entleeren. Jedesmal beschmierte die Frau unsere beiden Körper mit dem Urin und dem Kot. Sie saß bis fünf Uhr morgens neben mir und ging in dem Augenblick weg, als der *japa* vorüber war. Wieder dachte ich daran, die *sadhana* zu beenden, aber die Todesangst ließ mich weitermachen.

Am dritten Tag, dem Tag des Neumonds, kam die Frau wieder und legte sich neben mich. Ich versuchte aufzustehen, aber sie stieß mich hart gegen den Leib und zwang mich, mich zu ihr zu legen. Wieder spielte sie mit meinem Körper und reizte mich zum Geschlechtsverkehr. Gegen drei Uhr nachmittags hatte sie endlich Erfolg, und sie verließ mich, sobald der Akt vorüber war. Ich blieb am Boden liegen, elend und voller Angst, Scham und Reue.

Als ich den *japa* in dieser Nacht begann, erschien die Frau sofort und setzte sich auf meinen Schoß. Ich fuhr fort, das Mantra zu singen, während sie sich über mir entleerte und meinen Körper mit ihrem Urin und Kot beschmierte. Um fünf Uhr morgens erhob sie sich von meinem Schoß und sagte: ‚Nun bin ich deine Geliebte und werde dein ganzes Leben lang bei dir bleiben. Ich werde deine Arbeit für dich tun, aber wenn du je daran denkst, mich zu verlassen, werde ich dich töten.‘ Dann nahm sie ihre Kette aus Knochen und tauschte sie wie eine gerade vermählte Braut mit der meinen aus. Ich blieb stumm, aber sie sagte: ‚Sei nicht scheu, du hast mich erlangt, und ich werde bei dir bleiben. Wann immer ich Verkehr mit dir haben will, werde ich zu dir kommen, und du wirst meinen Wunsch erfüllen. Immer wenn du mich etwas fragst, werde ich dir die Antwort ins Ohr flüstern. Aber erzähle niemandem von mir, oder ich werde dich erwürgen.‘ Nachdem sie das gesagt hatte, küßte sie meinen Penis und verschwand.“

Der Jünger vollzog dann die anderen vorgeschriebenen Rituale. Er befand sich in den nächsten zehn Tagen in einem Zustand großer seelischer Qual, da er weder zu einem der hinduistischen Götter beten noch die für einen Brahmanen vorgeschriebenen täglichen Rituale ausführen konnte. Aber seine wirtschaftliche Situation verbesserte sich bedeutend. ,,Die Pishachini sammelt Scharen von Menschen ein und treibt sie mir ins Haus. Jeden Tag kommen mehr als hundert Menschen zu mir, um mich um Rat zu fragen. Szenen aus ihrer Vergangenheit treten wie von selbst vor meine Augen. Immer wenn mir jemand eine Frage stellt, flüstert mir die Pishachini die Antwort ins Ohr. Der Fragesteller ist in der Regel verblüfft über meine Kenntnisse und fällt mir ehrerbietig zu Füßen."[46]

Dieser Brief ist aus vielen Gründen interessant. Erstens schildert er sehr genau die Vorstellungen, die sich das Volk von Tantra macht – besonders über dessen linkshändige Praxis und darüber, wie Tantriks ihre (astrologischen oder heilenden) ,,Kräfte" erwerben. Zweitens enthüllt er die soziale Funktion, die Tantra nicht nur für Tantriks, sondern für weite Teile der hinduistischen Gesellschaft hat: Es dient als Projektionsfläche für unbewußte Phantasien. So beleuchtet beispielsweise die Beschreibung der *sadhana* zur Beschwörung der Pishachini einige der verborgenen Aspekte des brahmanischen Ideals der rituellen Reinheit. Die Beschmutzungsphantasie hinter den strengen Regeln der hinduistischen Gesellschaft über das, was man wann, wo und mit wem berühren oder essen darf, bleibt nicht mehr in den Tiefen der einzelnen Privatseelen begraben, sondern wird in der (tatsächlichen oder vermeintlichen) Praxis des Tantras öffentlich erfahrbar. Wie ich bereits erwähnt habe, gibt es nur sehr wenige unbewußte Phantasien, die in Indien keinen öffentlichen Platz haben – sei es in einem ,,lebendigen" Mythos, sei es in einer kultischen Praxis; es ist ein sprechendes Charakteristikum der indischen Gesellschaft, daß in der Phantasie alles, in der Praxis aber nur sehr wenig erlaubt ist.

Doch zurück zum tantrischen Heilen! Da der Heiler als mit übermenschlichen Kräften begabt gilt, wird allgemein angenommen, daß er nichts weiter zu wissen braucht als das richtige Mantra für die jeweilige seelische Anfechtung, und der Erfolg ist ihm gewiß. Ein solcher Glaube an die Kräfte des Heilers ist, wie wir wissen, von unermeßlichem Wert, da er den Zustand des erwartungsvollen Vertrauens im Patienten stärkt, der für die Heilung von emotionalen Störungen unabdingbar ist. Jemandem, der zu Wutanfällen neigt, gibt der Heiler das Mantra ,,Hring thing thing krodhaprahmana hring hring ham kling sa sa svaha" und fordert ihn auf, dieses Mantra einundzwanzig Tage lang jeweils einhundertachtmal zu wiederholen. Für jemanden, der von einem Geist besessen ist, wird ein Opferfeuer entzündet, und der Heiler berührt verschiedene Teile des Körpers des Patienten mit dem Rauch von diesem Feuer, während er das Mantra „Aum hum ksham, sa svaha" rezitiert. Gelegentlich können die Heilbegegnungen auch viel dramatischer verlaufen. Oft gehört zu ihnen der Gebrauch von ungewöhnlichen Zutaten, wie etwa Menschenknochen, und sie ereignen sich mitten in der Nacht auf Friedhöfen oder Einäscherungsstätten. Das erhöht den Eindruck, daß der Tantrik enge Verbindung zu übernatürlichen Kräften hat und mit Wesen bekannt ist, die einer anderen Sphäre als der menschlichen angehören.

Nach Auskunft *mancher* Tantriks (es ist schwierig, in tantrischen Fragen eine allgemeine Übereinstimmung zu erzielen) ist diese Auffassung von tantrischem Heilen nicht so sehr falsch als vielmehr einseitig. Sie betonen, daß die „Schaueffekte" tantrischer Heilungsdramen – der Gebrauch brennender Asche von einem frischen Scheiterhaufen, um zur Heilung von Epilepsie Brot zu backen, der Gebrauch menschlicher Schädel als Trinkgefäße usw. – nicht die Tatsache verdunkeln sollten, daß es ein wohldefiniertes Modell des Leib-Seele-Systems gibt, auf dem tantrisches Heilen basiert.

Der Eckstein dieses kunstvollen und komplizierten Systems, das hier nur im Umriß skizziert werden kann und auf das wir später noch im einzelnen eingehen werden (siehe Kapitel 7), ist das, was die Tantriks (und andere Hindus) den „Feinkörper" mit seinen Tausenden von „Nerven" *(nadis)* oder Energieleitern und seinen sechs „Zentren" *(chakras)* nennen. Der Feinkörper ist weder Psyche noch Soma, sondern eine Art von Protopsyche-Soma. Er ist ein Konstrukt der Imagination, obgleich die meisten Hindus behaupten würden, daß er für einen fortgeschrittenen Yogi oder einen Adepten des Tantras deutlich „sichtbar" sei. Der Feinkörper ist das Bindeglied zwischen physiologischen und psychologischen Prozessen, denen er gleichzeitig zugrunde liegt. Er ist zentral lokalisiert entlang einer Linie, die von einer dem Steißgeflecht entsprechenden Stelle *(muladhara)* zwischen den Geschlechtsteilen und der Analöffnung entlang der Wirbelsäule zu einer Stelle auf dem Schädel verläuft. Das ist die Symmetrielinie, die den Körper in zwei gleichgewichtige Hälften teilt. Entlang dieser Linie gibt es drei Haupt-„Nerven", die die Kanäle von Feinenergie sind. Der wichtigste dieser Kanäle ist die *sushumna:* Er verläuft im Hohlraum der Gehirn- und Rückenmarksachse und reicht vom *muladhara* zur Gehirnregion. Seine Basis im *muladhara* ist normalerweise verschlossen. Nach links hin windet sich um die *sushumna* die „männliche" *ida,* die ihren Ausgang im linken Nasenloch hat. Entsprechend windet sich nach rechts hin um die *sushumna* die „weibliche" *pingala,* ein anderer Kanal für Feinenergie.

Entlang der Symmetrielinie auf der *sushumna* befinden sich sechs „Zentren" oder *chakras,* die verschiedene Bewußtseinszustände repräsentieren sollen. Grundsätzlich ist es das Ziel jeder indischen mystisch-spirituellen Praxis, angefangen von den mühsamen physischen bis zu den kontemplativen esoterischen, die Energie, die normalerweise durch *ida* und *pingala* fließt, zu sammeln und sie durch den zentralen Kanal, die *sushumna,* zu leiten. Während diese Energie – die berühmte Kundalini – nach oben wandert, regt sie jedes der sechs *chakras* nacheinander an und erfüllt es mit Energie. Die einzelnen „Lotusse", die mit diesen Zentren verbunden sind, „öffnen" sich dann, eine Metapher für seelische Transformation und die Öffnung der Psyche für bisher unzugängliche seelische Erfahrungen und unbekanntes „Wissen". Die Energie wandert nach oben, bis sie das *sahasrara* erreicht, den Sitz des „kosmischen Bewußtseins", das der Geburt vorangegangen ist und den Tod überleben wird und in dem sich die *unio mystica* vollzieht. Die „Nerven", „Zentren" und „Lotusse" sind selbstverständlich Metaphern, die vom Körper und der natürlichen Welt abgeleitet wurden, um wahrnehmbare (allerdings zugegebenermaßen ungewöhnliche) mentale Prozesse zu beschreiben, die andernfalls nicht nachvollziehbar sein würden. Jedes dieser sechs *chakras* soll nun mit gewissen natürlichen und kosmischen Phänomenen einerseits und bestimmten mentalen und physiologischen Funktionen andererseits zusammenhängen. Die Einzelheiten des Zusammenhangs zwischen den „Zentren" des menschlichen Körpers und dem Kosmos sollen uns hier nicht beschäftigen. Doch soll jedes *chakra* auch spezifischen physiologischen Prozessen und psychologischen Eigenschaften und Zuständen zugeordnet sein, von denen man sagen könnte, daß sie von diesem besonderen *chakra* kontrolliert werden. Die Fehlfunktion eines *chakra* führt dann zu typischen seelischen und körperlichen Störungen. Um nur einige Beispiele zu nennen: Die Fehlfunktion des *muladhara* soll Angst und Gelbsucht hervorrufen; die Fehlfunktion des *svadhisthan chakra,* das sich an der Basis des Penis (plexus sacralis, Kreuzgeflecht) befindet, ruft Wahn, Verblendung, sexuelle Störungen und Ohnmachtsanfälle hervor; die Fehlfunktion des *manipura,* das sich in der Lendengegend auf Höhe des Bauchnabels (plexus epigastrici) befindet, verursacht Wut, Augenprobleme, Schwellungen und Brustfellentzündungen; eine Störung im *anahata* führt zu Asthma und anderen Beschwerden der Atemorgane.[47]

Im tantrischen System werden die schweren Formen von seelischer Erkrankung, bei denen man vollständig den Kontakt zur Wirklichkeit verliert, einem ungeplanten und unvorbereiteten Aufstieg von Energie durch den zentralen Kanal zugeschrieben. Bei schwerer körperlicher oder seelischer Belastung, so heißt es, kann diese Energie zufällig in Berührung mit dem *sahasrara* im Gehirn kommen – mit katastrophalen Folgen. Ähnlich einer in vielen anderen Kulturen anzutreffenden uralten Tradition, die Wahnsinn in Verbindung bringt mit Heiligkeit und den Wahnsinnigen gleichsetzt mit dem Heiligen (aber auch mit dem Liebenden und dem Dichter), postuliert Tantra einen gemeinsamen „physiologischen" Mechanismus, der gleichermaßen dem Wahnsinn und mystischen Zuständen zugrunde liegt. Der Unterschied liegt in den außerordentlich verschiedenen Bedingungen, unter denen es zu den beiden Zuständen kommt; im einen Falle Kurzschluß und Herausfliegen der Sicherung, im anderen Falle Erleuchtung.

Wie kommt es nun zur Störung eines *chakra?* Die Hauptursache ist unverarbeitetes Karma. Wenn die Störung eines *chakra* einen gewissen Grad erreicht hat, wird ein *bhuta* erzeugt: wörtlich und interessanterweise ein „Gewesener". Der Ausdruck *bhuta* ist ein Gattungsbegriff für eine Vielzahl von männlichen und weiblichen Geistern, die von einem Menschen Besitz ergreifen können und gegen die sich die dramatischen Behandlungsrituale richten, die weiter oben beschrieben worden sind. Zwischen unverarbeitetem Karma und seelischer Erkrankung gibt es jedoch zwei Zwischenstationen der *chakra*-Fehlfunktion und *bhuta*-Erzeugung. Ein tantrischer Heiler muß die *chakras,* besonders seine eigenen, „kennen", aber auch ein Meister der *bhuta-vidya* sein, d.h. der „*bhuta*-Kunde" bzw. „Dämonologie". Es sei noch einmal daran erinnert, daß *bhuta* im indischen Kontext nicht den pejorativen Beiklang hat, den das Wort „Dämon" durch das Christentum bekommen hat. Der indische *bhuta* steht dem griechischen *daimon* näher, der sowohl ein guter (gehorsamer) als auch ein böser (ungehorsamer) Geist sein kann, stets aber eine Passion, eine Leidenschaft ist. Wie Coomaraswamy mit Recht bemerkt: „Wir sehen heute auf alle diese Dinge als auf ‚Aberglauben' zurück ...; aber daß wir nun die Dämonen in uns selbst ‚Instinkte' nennen, ändert nichts an der Natur der ‚beherrschenden Leidenschaften', denen wir unterworfen sind, bevor wir nicht gelernt haben, sie zu meistern und für uns selbst nutzbar zu machen ... Wie wir die ‚Pferde' auch nennen mögen, das Problem bleibt immer dasselbe: ob wir die Pferde treiben oder aber ob wir von ihnen getrieben werden."[48]

Bevor er zur Behandlung schreitet, versucht also ein tantrischer Heiler, das besondere, von einer Fehlfunktion betroffene *chakra* und die Natur des den Patienten kontrollierenden *bhuta* zu diagnostizieren. Diese Diagnose stützt sich auf das nach außen sichtbare Verhalten des Patienten *(achara)*, die Gedanken und Ideen *(vichara)*, die er ausdrückt, und seine spezielle Verhaltensstörung *(vikriya)*.

Die Fehlfunktion der *chakras* kann auch durch eine direktere Methode bestimmt werden, nämlich indem der Heiler sie „erspürt". Diese Methode setzt allerdings voraus, daß der Heiler seine eigenen *chakras* gründlich „kennt". Ein bekannter Schriftsteller aus Bengalen, Samaresh Bose, gibt ein Beispiel für diese Art von Diagnose. Sie ergab sich, als ein Tantrik Boses Tauglichkeit zum Tantra-Schüler untersuchte: „Dann legte er mir seine Hand zwischen Anus und Penis (auf den Punkt Mooladhara). Dann betastete er mich zwischen Anus und dem Beginn der Wirbelsäule und sagte fast unhörbar zu Pabitri Ma: ‚Ma, dieser Bursche hat das Zeug dazu! Wenn er es versucht, kann er einen guten Kampf liefern. Aber er hat kein großes Durchhaltevermögen. Er leidet das ganze Jahr an Husten und raucht zuviel.'

Ich war verblüfft. Ich weiß nicht, wie er dadurch, daß er einen Finger auf einen bestimmten Punkt meiner Anatomie legte, entdekken konnte, daß ich zuviel rauchte und an einem schlimmen Husten litt."[49]

Sobald die Diagnose getroffen worden ist, besteht die Behandlung nicht nur in den dramatischen Ritualen, durch die ein *bhuta* überwältigt wird, sondern richtet sich auch darauf, das gestörte *chakra* wieder zu einer normalen Tätigkeit anzuregen. Bei akut gestörten, hyperaktiven Patienten besteht der erste Schritt beispielsweise darin, das *ajnya chakra* zu neutralisieren oder „einzufrieren", den Punkt zwischen den Augenbrauen, der die Pforte zum *sahasrara* im Gehirn ist. Auch Mantra, Hypnose sowie Drogen auf Cannabisbasis können für diesen Zweck Verwendung finden. Zur Beruhigung anderer *chakras* wendet man Musik, Ölmassagen, Bäder in heißem Wasser, Gebete und andere fromme Rituale an, abgesehen von dem allgegenwärtigen Mantra. Tantrische Diagnostik und Behandlung seien hier durch eine kurze, zusammenfassende Fallgeschichte illustriert, die ein Tantrik berichtet hat.

Der Patient war dreißig Jahre alt und in einem Amt beschäftigt. Er hatte seit einiger Zeit Gewicht verloren, litt an allgemeinen Angstzuständen und war auch impotent geworden. Weder ayurvedische noch moderne Medizin hatte ihm geholfen, und so wurde er vom älteren Bruder seines Vaters zum tantrischen Heiler gebracht. Der Heiler verfuhr folgendermaßen:

1. Beobachtung des *achara:* Der Patient kommt nicht näher, verbeugt sich oberflächlich und setzt sich in verkrampfter Haltung hin.

Er vermeidet Augenkontakt und spricht mit leiser, nuschelnder Stimme.

2. Beobachtung des *vichara:* Auf die Frage, was ihm fehle, antwortet der Patient: „Nichts." Auf näheres Befragen gibt er zu, sich schwach und abgeschlagen zu fühlen, und äußert auch die Befürchtung, seine Stelle bei dem Amt zu verlieren. Vorsichtige Fragen nach den „Beziehungen zur Ehefrau" rufen Wut und die Bemerkung hervor, Frauen seien Tiger. Äußerlich sichtbare Verhaltensstörungen, d.h. *vikriya,* sind nicht zu beobachten.

3. Vorläufige Diagnose: Gewichtsverlust, Impotenz, Furcht vor Frauen deuten zweifelsohne auf eine Beeinträchtigung des *svadisthan chakra*. Das *ajnya chakra* ist ebenfalls geschwächt (der Verlust des Arbeitsplatzes wird befürchtet), und die verkrampfte Haltung sowie die nuschelnde Stimme deuten auf eine, freilich weniger gravierende Beeinträchtigung des *manipura*.

Der *bhuta,* von dem der Patient besessen war, wurde vom Heiler als böse Fee *(dakini)* eines schwachen Typs identifiziert. Zur Beruhigung der *chakras* wurde dem Patienten geraten, regelmäßige Ölbäder zu nehmen, alle zwei Tage gesüßten Milchreis *(payasa)* zu essen und das Kauen von Betelnüssen einzuschränken. Ferner wurde dem Patienten geraten, sich in den folgenden vier bis fünf Wochen des geschlechtlichen Genusses zu enthalten, selbst wenn ihm danach zumute sein sollte, bis die Beruhigung der *chakras* abgeschlossen war. Nach diesem Zeitpunkt plante der Heiler einen mit einem Opferfeuer verbundenen Exorzismus, um die *dakini* zu vertreiben, und war sich ziemlich sicher, damit Erfolg zu haben und den Patienten zu heilen.

7. Kühler Hauch: Der Kult der Mataji

Meine erste Begegnung mit Mataji und ihrem Kult kam unerwartet. Auf der Seite meiner Morgenzeitung, auf der Theaterstücke, Konzerte und andere Veranstaltungen in der indischen Hauptstadt angekündigt werden, fand ich die körnige Photographie einer Frau mittleren Alters von hoheitsvollem Aussehen. Sie hatte ein rundes Gesicht mit hohen Wangenknochen, in der Mitte der Stirn prangte ein großer runder Punkt *(tikka),* und schulterlange schwarze Haare umrahmten eindrucksvoll das Gesicht. In der dazugehörigen Anzeige hieß es, daß die Urkraft *(adishakti)* Mata Nirmala Devi aus London zurückgekehrt sei und sich für eine Woche in Delhi aufhalten werde. Sie werde jeden Abend von sieben bis neun Uhr Vorträge vor ihren

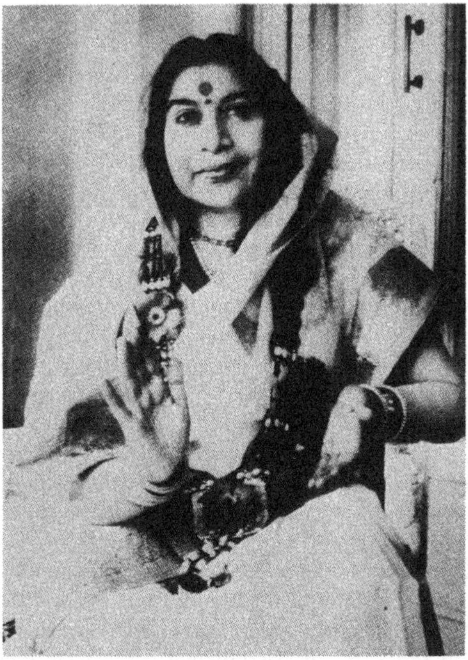

4. Mataji (offizielles Foto)

Anhängern halten und garantiere allen Neulingen eine Massenselbstverwirklichung – die spontane Erweckung ihrer Kundalini.

Das Angebot einer spontanen Erweckung der Kundalini war zweifellos frappierend: Schließlich ist sie seit unvordenklichen Zeiten das Ziel aller mystisch-spirituellen Praktiken Indiens – ein Ziel, das angeblich nur sehr wenige Menschen in der Spanne eines einzigen Lebens erreicht haben. Ich erinnerte mich vage, daß Mataji durch Wunderkuren und Schnell-*mokshas* von sich reden gemacht hatte, und hegte den Verdacht, daß sie mit derartigen Schaunummern auf dem zunehmend härter werdenden Markt für „Spiritualia" Fuß fassen wollte. Sie hatte zwar seit ihren Anfängen als Gesundbeterin einen langen Weg zurückgelegt, aber die höchsten Stufen der Guruschaft hatte sie doch noch nicht erklommen. Im spirituellen Geschäft, in dem Indien ein führender Hersteller und Exporteur und das Auftreten eines westlichen Gurus wie Werner Erhard vom „est" eine Seltenheit ist, war Matajis Kult zwar stets präsent, rangierte aber gegenüber den eingeführten, erstrangigen Unternehmen unter

„ferner liefen". Was Einfluß, Prestige, Zahl der Anhänger und Kapitalkräftigkeit betrifft, ist Matajis Kult noch immer ein mittelgroßes Unternehmen, das bei weitem zurückbleibt hinter führenden Multis wie der TM des Maharishi Mahesh Yogi, dem Oregon-Ashram des Bhagwan Rajneesh, dem Sathya-Sai-Kult Sai Babas und sogar dem Radha-Soami-Satsang des Maharaj Charan Singh. Dieses Außenseitertum machte mir Matajis Botschaft und Mission sympathischer, als es sonst wohl der Fall gewesen wäre.

Könnte ich doch berichten, daß ich als Skeptiker zu Mataji ging und als bekehrter Jünger wiederkam! So könnte ich jene Phantasie von einer plötzlichen, die Schranken des Ichs sprengenden Verwandlung bestätigen, die in vielen von uns lebt. In Wirklichkeit war meine erste Zusammenkunft mit Mataji eher von chaplinesker Komik als von mystischem Segen erfüllt. Meine späteren Erfahrungen mit dem Kult waren freilich ganz anderer Art.

Ich betrat den Saal in einem Schulgebäude New Delhis, in dem Matajis Vortragsabend stattfand, mit Verspätung, da ich durch ein ausgiebiges Abendessen bei Freunden aufgehalten worden war. Matajis Vortrag und die Gruppensitzung mit Kundalini-Erweckung waren vorüber, und die meisten Zuhörer waren bereits gegangen. Mataji saß auf einem mit überreichem Schnitzwerk verzierten, thronähnlichen Stuhl. Eine große, gutaussehende Frau, saß sie müde, aber entspannt da, das Gesicht von jenem charakteristischen Schimmer gerötet, den Massenanbetung mit sich bringt. Sie war umgeben von rund dreißig Anhängern verschiedenen Alters und beiderlei Geschlechts sowie einem halben Dutzend anderer Leute, die sich als Neulinge dadurch verrieten, daß sie scheu am Rande der Gruppe standen, bereit, die Flucht zu ergreifen, sobald das Übernatürliche, das sie erwarteten, unkonventionell zu werden drohte. Die meisten Kultmitglieder hockten vor Mataji auf dem Boden. Die Augen meditierend geschlossen, die offenen Hände gegen Mataji ausgestreckt in einer besonderen Geste, die Flehen und Greifen zugleich war, nahmen diese Jünger, wie ich später erfuhr, Matajis „göttliche Schwingungen" in sich auf, während sie auf den kühlen Hauch auf Fingerspitzen und Handflächen warteten, der das Aufsteigen der Kundalini ankündigen sollte. Zwei westliche Jünger, in der weißen *kurta-pajama*-Uniform, die von vielen jungen europäischen Okkultismustouristen bevorzugt wird, rezitierten laut Matajis Mantra „Om Shri Mataji Nirmala Ma!" Eine andere kleine Gruppe von vier bis fünf Kultmitgliedern, angeführt von einem streng dreinblikkenden jungen Sikh, bemühte sich darum, in zwei jungen Frauen die Kundalini zu erwecken. Die beiden lagen bäuchlings vor Mataji am

Boden und preßten jeweils einen von Matajis wohlgeformten Füßen mit beiden Händen gegen die Augen. Die Helfer hatten die linke Hand gegen Mataji ausgestreckt, während sie mit der rechten eigentümlich schiebende Bewegungen über dem Rückgrat der Mädchen vollführten. Diese Jünger versuchten, den Fluß der Kundalini in den Frauen zu fördern, und sahen dabei nicht wie verwirklichte Seelen aus, sondern wie überforderte Verkehrspolizisten an einer belebten Straßenkreuzung. Mataji legte hin und wieder mit abwesendem Blick einem Mädchen die Hand auf den Kopf, ignorierte aber im übrigen die Vorgänge um sich her ebenso wie das laute Rufen eines Jüngers, der versuchte, auf sich aufmerksam zu machen. Sie unterhielt sich vielmehr angeregt mit einem schlanken Jüngling, der, mit einem bunten Buschhemd und engen Röhrenhosen bekleidet, ihr zu Füßen saß, sie mit seelenvollem Blick anhimmelte und sanft ihre geschwollenen Knie massierte.

Plötzlich schien Mataji zu der Erkenntnis zu kommen, daß mit der Kundalini des einen Mädchens nichts zu machen war, jedenfalls nicht an diesem Abend. Sie zog den Fuß weg und verwies das verdutzte Mädchen an einen der Helfer, wobei sie die kryptische Bemerkung machte: „Du mußt als Kind über Friedhöfe gegangen sein, Tochter." Dann schweifte ihr Blick über die Schar der Neuankömmlinge und fiel zuletzt auf mich.

„Was ist mit dir?" fragte sie auf Hindi. „Willst du auch übersetzen [*par*]?" Damit meinte sie das Übersetzen über den Fluß von Leben und Tod in die Unsterblichkeit. Das Angebot kam unerwartet, und ich zweifelte daran, bereit zu sein für diese Reise; aber ich brachte es fertig, mit hinlänglicher Begeisterung „ja" zu sagen. Ich bahnte mir einen Weg zu dem leer gewordenen Platz vor ihr und wollte mich gerade niederlegen, als sie mich fragte: „Welchen Beruf hast du?"

„Ich bin Psychologe", antwortete ich.

„Was für einer? Freudianer?"

Ich nickte. „Das ist schlimm", sagte sie. „Bei Freudianern ist die linke Seite normalerweise sehr schwach. Jungianer sind besser."

Sie wandte sich zu dem jungen Sikh – seiner äußeren Erscheinung nach ein Collegestudent –, der nur darauf zu warten schien, meine Kundalini in Schwung zu bringen, und vertraute ihm mißbilligend an: „Freud war ein Tantrik, weißt du!"

Am Boden liegend, die geschlossenen Augen gegen Matajis Fuß gepreßt, der noch naß war vom Schweiß (oder den Tränen?) seiner vorigen Betasterin, fühlte ich mich eingesponnen in mich selbst – hilflos zwar, aber ganz ohne Angst. Die Gruppe über mir beratschlagte mit Mataji über den Zustand meiner *chakras* und meiner

Kundalini, und die Stimmen wehten wie aus großer Ferne zu mir her. Das Gespräch war esoterisch – „eine Sperre im *manipura*", „die nötige Reinigung des *ajna*" –, wie eine fast routinemäßige Konferenz von geschulten Chirurgen, die am Operationstisch über einen Patienten beraten, der schon dabei ist, in Bewußtlosigkeit zu versinken. Auf einmal verspürte ich einige feste Schläge gegen das Steißgeflecht am unteren Ende meiner Wirbelsäule, wo die Kundalini normalerweise sitzen soll. Ich merkte plötzlich, daß ich zuviel von dem köstlichen Hühnercurry bei meinem Freund gegessen und dann das aufgeblähte Gefühl in meinem Magen übersehen hatte. Der Versuch des jungen Sikhs, meine Kundalini in Schwung zu bringen, machte mir bewußt, daß jeder weitere unerwartete Klaps in dieser allgemeinen Region ein geräuschvolles Mißgeschick zur Folge haben konnte, das außerordentlich peinlich sein mußte, zumal in einem solch spirituellen Rahmen. Von nun an konzentrierte ich meine ganze Aufmerksamkeit auf meine Sphinktermuskeln, und mit meinem Interesse an Selbstverwirklichung war es für diesmal vorbei.

Glücklicherweise war die Sitzung bald darauf zu Ende. Die Kundalini, so erfuhr ich, hatte gute Fortschritte gemacht, konnte aber den „Ballon des Über-Ichs" in meinem Gehirn nicht durchdringen. Ich erhielt eine Photographie Matajis, die ich jeden Morgen und jeden Abend durch eine Kerzenflamme hindurch anschauen sollte, während ich meine Füße in warmem Salzwasser badete. Das würde die Unreinheiten von den „Nerven" und „Zentren" meines seelischen Feinkörpers wegnehmen. Ich ging nach Hause und schämte mich, daß ich durch den Zustand meines Magens eher die komischen Aspekte der Begegnung als ihren ernsthaften Kern wahrgenommen hatte.

Das nächste Mal begegnete ich Mataji in der Wohnung eines Freundes in Bombay. Es war eine private Zusammenkunft von einigen wenigen Anhängern, die alle entschlossen waren, mir noch an diesem Tage zur Selbstverwirklichung zu verhelfen. Während ich im Vorraum wartete und mit einigen anderen Aspiranten vor einem vergoldeten Thron saß, auf dem eine Photographie Matajis aufgestellt war, fuhren drei ihrer Jünger mit den Händen an meinem Rücken auf und ab und erkundeten den Fortschritt der Kundalini durch die Vibrationen, die sie in ihren Fingern verspürten. „Der dritte Finger meiner linken Hand zeigt eine Blockierung", sagte einer. „Ja, ja", erwiderten die anderen im Chor. „Der Mittelfinger meiner rechten Hand gibt heiße Schwingungen von sich", sagte ein anderer. „Ja, ja, ich kann es auch fühlen", wiederholten die anderen. Sie waren jedesmal einmütig verschiedener Meinung. Offenbar wies jedes einzelne meiner *chakras* einen kleinen, aber deutlich wahrnehmbaren Mangel auf. Bevor ich hierüber Befremden oder Enttäuschung verspüren konnte, wurde ich jedoch in den anderen Raum gerufen, in dem Mataji bereits mit einigen fortgeschrittenen Jüngern auf mich wartete. Sie deutete auf ihre Füße, und wieder lag ich bäuchlings auf dem Boden, die geschlossenen Augen an ihre Füße gepreßt.

Mataji schien in aufgeräumter Stimmung zu sein, als sie und ihre Jünger begannen, meine Kundalini zu wecken. Ich spürte, wie anonyme Hände mir sanft den Rücken massierten und in federleichter Berührung meine Wirbelsäule hinaufglitten. Allmählich spürte ich, wie sich mein Körper entspannte. Der kühle Hauch des Meeres, der durch die offenen Fenster hereinkam und mir durch das Haar wehte, schien ein Teil von Matajis Verrichtungen zu sein. Ich fühlte mich in eine längst vergessene, lustvolle Empfindung versinken, die allmählich von meinem ganzen Körper Besitz ergriff. Schließlich kommt es im Erwachsenenalter nicht oft vor, daß unser Körper von fremden Menschen liebkost wird, die nichts von uns erwarten oder wollen. Auch meine Gedanken verloren ihren diskursiven Zusammenhang, und Bilder meiner Mutter tauchten vor meinem geistigen Auge auf: wie sie dem Kind die tröstende Hand auf die erhitzte Stirn legte; wie sie es vom Boden aufnahm; und wie das Kind ihrer vollen Brüste gewahr wurde, die Mataji mit ihr gemein hatte. „Er denkt zuviel", sagte jemand über mir, gerade in dem Augenblick, als mein Denken sich abschaltete und eine regressive Bilderwelt in mir aufstieg. „Seht euch seine linke Seite an", sagte Mataji. „Sie ist schwach. Seht ihr diese Blockierung?" Ein Antwortchor erscholl: „Ja! Ja!" „Das kommt, weil er Freudianer ist", fuhrt sie fort. „Freud näherte sich der Psyche über die linke, verbotene Seite. Es gibt nur ein einziges Mantra gegen Freud: ‚Om Sakshat Mokshadaini Sakshat Nirmala Devi! [Om, wahrlich die Spenderin des *moksha,* wahrlich Nirmala Devi']." Die Jünger begannen, das Matra zu rezitieren, während sie mir Freud austrieben.

„Du mußt auch mitsingen, Sohn", sagte Mataji.

Mit einer stummen Entschuldigung gegen Freud und meine Kollegen von der Internationalen Psychoanalytischen Vereinigung sprach ich das Mantra nach.

„Es kommt schon ins Gleichgewicht", sagte sie. „Seht ihr?"

„O ja!" kam die Bestätigung im Chor.

„Vergebung, Vergebung", intonierte Mataji über mir, während sie mir die Hand auf den Kopf preßte. „Du mußt jedem Menschen vergeben. Das kommt in deiner Psychologie nicht vor, oder?"

Plötzlich begann sie zu rufen: „Han! Han! [Ja! Ja!]“. Sie sang aus voller Kehle, es klang wie aus den Tiefen ihres Brustkorbes, und bei jedem „Han“ schlug sie sich zur Bekräftigung mit der Hand auf die Schenkel. Jedes „Han!“, von den Zuschauern mit einem schnappenden Einziehen des Atems begleitet, sollte meine Kundalini anspornen, endlich zum *sahasrata* durchzubrechen. Nach einem letzten „Han“ verkündete Mataji großartig: „Er ist verwirklicht!“

„Bleib' noch eine Weile sitzen und meditiere“, sagte sie zu mir, während ich mich aufrichtete. „Fühlst du einen kühlen Hauch auf dem Kopf und auf den Handflächen?“ Ich fühlte ihn tatsächlich, aber ich konnte nicht unterscheiden, ob es die Kühle der aufgestiegenen Kundalini war oder die Brise, die vom Meer hereinwehte. Doch fühlte ich mich gut, innerlich ruhig und durch und durch entspannt. Als sie in den Vorraum hinausging, um die Heilung eines Patienten zu beschleunigen, der gerade, nach einer größeren Operation, aus dem Krankenhaus entlassen worden war, saß ich still in einer Ecke, entschlossen, mehr über Matajis System herauszufinden, bevor ich ihr wieder gegenübertrat.

Im wesentlichen besteht Matajis Modell der menschlichen Seele aus den traditionellen Vorstellungen des Tantra und des Hatha-Yoga vom Feinkörper mit seinen „Nerven“ und „Zentren“; der Feinkörper wird überall durchflossen von einer „Feinenergie“, die das Menschliche wie das Göttliche, den Körper und den Kosmos erfüllt. Matajis Zutaten zu diesem uralten Modell sind nicht besonders originell: Als frühere Medizinstudentin hat sie versucht, ihm einem wissenschaftlichen, neurologischen Anstrich zu geben; als ehemalige Gesundbeterin hat sie diejenigen Aspekte des Modells besonders herausgearbeitet, die mit Krankheit und Gesundheit zu tun haben; als jemand, der in eine indische christliche Familie hineingeboren worden ist, hat sie versucht, Vorstellungen der traditionellen christlichen Moral in eine ansonsten amoralische hinduistische Seelenvorstellung einzubringen.

Ich habe dieses Modell bereits in dem Kapitel über Tantra erwähnt; denn Tantra teilt diese Vorstellung von der menschlichen Seele und ihrer Entwicklung. In der Tat ist dieses Modell der Eckstein vieler hinduistischer Kulte und Schulen, die auf Selbstverwirklichung zielen, wobei das Heilen von Krankheiten ein wichtiges Nebenprodukt dieser Bemühungen ist. Das Modell selbst, das ich noch beschreiben werde, ist der Höhepunkt hinduistischer Psychologie und bietet die Grundlage für deren Psychotherapie. Doch ist ihr wissenschaftlicher Status noch unbestimmt. Dies ist hauptsächlich darauf zurückzuführen, daß im indischen Plan der Dinge der empirische Beweis – für modernes wissenschaftliches Denken der Prüfstein schlechthin – nur *eine* Art von zulässigem Beweis ist und in letzter Zeit (dabei denke ich an die vergangenen tausend Jahre) die Suche nach dieser Art von Beweis eher vernachlässigt worden ist. Nach indischer Vorstellung muß das Modell von „Zentren-Nerven-Energie" für wahr angesehen werden, da seine Richtigkeit durch die „innere Schau" wahrgenommen werden kann und wahrgenommen worden ist, die jeder erwerben kann, der die notwendige yogische Schulung mitgemacht hat. Außerdem wird ihre Wahrheit oder „Realität" von der *Autorität* der Tradition bestätigt, die in Indien der empirischen Verifizierung als einer Kategorie des Beweises nicht nachsteht.

Die hinduistische Psychologie verlegt die Geburt des menschlichen Bewußtseins auf den Zeitpunkt, an dem der Fötus zwei bis drei Monate alt ist. In der bildhaften Denkweise, die die alten Hindus bevorzugten, wenn sie Abstraktionen darstellen wollten, dringt eine Säule jener Urenergie, die das gesamte Universum erfüllt und die mit dem Bewußtsein identisch ist, durch die Oberseite des Kopfes – Mataji lokalisiert den Eintrittsort in der Kleinen Fontanelle – in den Fötus ein und teilt sich dort in die uns schon bekannten drei Hauptkanäle, nämlich *sushumna, ida* und *pingala.*[1] Die Hauptmasse dieser seelischen Energie fließt durch die *sushumna,* den zentralen Kanal innerhalb der Wirbelsäule, und versammelt sich in dem dreieckigen Knochen am Ende des Rückenmarks. Bildlich wird dieser Vorgang dargestellt durch die Schlange Kundalini, die, in dreieinhalb Windungen zusammengerollt, an der Basis des Rückgrats ruht. Auf dem Wege nach unten aktiviert die seelische Energie die sieben *chakras* oder „Zentren des psychospirituellen Bewußtseins", die an dem zentralen Kanal lokalisiert sind und unseren körperlichen, seelischen, geistigen und spirituellen „Leib" kontrollieren. So ist das ungeborene Kind durch die *sushumna* mit dem Unendlichen, dem universellen „göttlichen Bewußtsein" verbunden. Mataji, die hier den Theorien Vasant Reles folgt, setzt *sushumna* gleich mit dem parasympathischen System, *ida* mit der linken und *pingala* mit der rechten Seite des sympathischen Systems und die *chakras* mit dem Plexus.[2] Solche Bemühungen, physiologische Entsprechungen für die „Organe" und Vorgänge des Feinkörpers zu finden, erinnern an den Versuch Descartes', die Zirbeldrüse (die in der Sprache der *chakras* dem *sahasrara* entspricht) als Sitz der Seele und Vereinigungspunkt von Geist und Materie zu bestimmen. (Abgesehen davon, daß sie offensichtlich verwirrend und wahrscheinlich falsch sind, bezweifle ich, daß die Versuche, die mystischen Kanäle mit dem autonomen Nervensystem gleichzusetzen und eine neurologische Sprache einzuführen, irgendeine Verbesserung gegenüber den alten Metaphern darstellen.)

Mit der Geburt und dem Durchschneiden der Nabelschnur wird die Verbindung zwischen der ruhenden Kundalini und dem universellen Bewußtsein außerhalb des menschlichen Körpers unterbrochen. Es entsteht in der Gegend des Nabels eine Lücke innerhalb der *sushumna*. Die bekannte „Nabelschau" des Ostens ist dann im wörtlichen Sinne eine Kontemplation dieser Lücke, die im Zen-Buddhismus „Leere" und im hinduistischen Denken „Maya" heißt und die das Bewußtsein des Individuums von seinen universellen Wurzeln trennt. Nach der Geburt beginnt das Unterbewußtsein des Säuglings, die emotionalen Reaktionen auf Unlusterfahrungen, in erster Linie auf Entbehrung und Trennung, festzuhalten, was zur Herausbildung dessen führt, was Mataji das Über-Ich nennt. Dieses „Über-Ich" ist, ganz im Gegensatz zu seinem freudianischen Namensvetter, auf der linken Körperseite lokalisiert, und zwar am Ende des *ida*-Kanals an der hinteren Seite des Gehirns. Der Säugling speichert aber nicht nur passiv seine Reaktionen auf Unlusterfahrungen, sondern ist auch aktiv damit beschäftigt, sich von seiner Umwelt zu trennen und ein eigenes Individuum zu werden. Die Herausbildung einer eigenen Identität und der Aufbau eines individuellen „Ichs", das am Ende des *pingala*-Kanals auf der rechten Gehirnhälfte lokalisiert ist, wird durch die Entwicklung der mentalen Fähigkeiten beschleunigt. Der Protestschrei bei der Geburt, der eine Reaktion auf Unlust und gleichzeitig eine Bestätigung der keimenden Individualität ist, bezeichnet den Beginn sowohl der Über-Ich- als auch der Ich-Strukturen, in denen künftig passiv und aktiv erzeugtes Karma gespeichert wird. Im hinteren Teil des Gehirns wie Ballons aufsteigend, schneiden diese Strukturen die *sushumna* vom Eintrittspunkt des universellen Bewußtseins auf dem Scheitelpunkt des Kopfes ab. Die Fontanelle schließt sich, und ein neuer Mikrokosmos, abgeschlossen gegen den ihn umgebenden Makrokosmos, ist ins Dasein getreten (siehe S. 208). Hier findet der zentrale „Mythos" der hinduistischen Tradition, wonach die ursprüngliche Göttlichkeit in jedem Menschen durch dessen aktiven oder passiven Umgang mit einer „verunreinigenden" Welt von ihrer Quelle abgeschnitten wird, seinen Ausdruck als Symbolik des Leibes. Ich möchte noch einmal betonen, daß diese Konzeption eines geistig-spirituellen Körpers Teil eines im Volk weitverbreiteten Bewußtseins ist, das auch von der indischen Medizin und von den mystischen Traditionen geteilt wird.

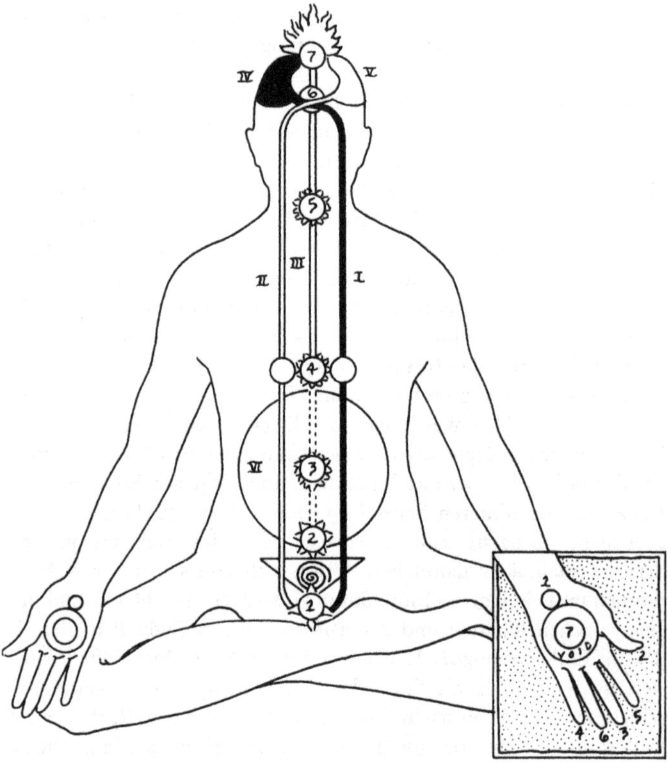

5. Die sieben *chakras* und das Modell des Feinkörpers

1. *Muladhara chakra*
2. *Svadhisthan chakra*
3. *Manipura chakra*
4. *Anahata chakra*
5. *Vishuddha chakra*
6. *Ajna chakra*
7. *Sahasrara chakra*

I. *Ida nadi*
II. *Pingala nadi*
III. *Sushumna*
IV. *Über-Ich*
V. *Ich*
VI. *Leere*

Solange die *sushumna* an beiden Enden verschlossen ist und die Kundalini am *muladhara* ruht, pulsiert die einzige seelische Energie, die dem menschlichen Organismus zur Verfügung steht, durch die *ida* und die *pingala,* durch die linke und rechte Körperseite. Wenn seelische Energie in Form von Aufmerksamkeit auf die linke Seite, zum Über-Ich, fließt, neigen wir dazu, von unseren Stimmungen und Affekten, vom ganzen Bereich der Gefühle und Emotionen und von den Erinnerungen an die Vergangenheit absorbiert zu werden. Inder, so meint Mataji, sind besonders empfänglich dafür, sich in dieser Weise der linken Seite hinzugeben. Die Betonung dieses Kanals baut eine Überlastung des „emotionalen Körpers" auf und macht einen Menschen für alle möglichen Arten der Psychopathologie anfällig, angefangen bei verhältnismäßig gutartigen Stimmungsschwankungen bis zu Fällen einer ausgewachsenen Geistbesessenheit. Zu einer Geistbesessenheit kommt es diesem Schema zufolge, weil das Über-Ich auf der linken Seite für einen „siebenschichtigen" Seinsbereich – die hinduistische „Hölle" – offen ist, den Mataji in ihrer Vorliebe für moderne Terminologie „das kollektive Unterbewußte" nennt. Dies ist die Heimat von verschiedenen Ordnungen dämonischer Wesen, unsere alten *bhuta-preta;* es sind für gewöhnlich die Geister jener, die in ihrem Leben ihre Emotionen übertrieben und eine lebenslange Affäre mit ihren Leidenschaften unterhalten haben. Jeder, der der linken Seite zuviel Aufmerksamkeit schenkt, läuft daher Gefahr, daß einer dieser Geister mit Hilfe seines Über-Ichs in seine Psyche eindringt.

Wenn die Aufmerksamkeit auf die rechte Seite übergeht, benutzt sie die Energie der *pingala.* Hier befinden wir uns im Bereich des „Ichs" – es hat zu tun mit Denken, Planen, Organisieren, Erschaffen und allen sonstigen Tätigkeiten, deren Ziel die Selbsterweiterung und Meisterung der Zukunft ist. Auch das Ich ist für einen anderen Seinsbereich offen – den hinduistischen „Himmel" –, den Mataji das „kollektive Überbewußte" nennt und der im Grunde ebensowenig erstrebenswert ist wie das kollektive Unterbewußte. Hier wohnen die kleineren Götter, die Geister von Yogis und andere „Ungeheuer des Egoismus", die die Meisterschaft über ihren Körper, ihre Seele oder ihre Umwelt gesucht haben. Wenn der Geist Freuds eine Heimat auf der linken Seite hat, dann schweift das umgetriebene Gespenst Adlers durch die Firmamente der rechten Seite. Selbstverständlich sind für einen Hindu Himmel und Hölle, die Seinsbereiche, denen man sich durch *pingala* und *ida* nähert, in gleicher Weise zu vermeiden. Es sind evolutionäre Sackgassen, die zu einer Reinkarnation hier auf Erden führen; nur „universelles Bewußtsein", dem man sich durch die zentrale *sushumna* nähert, stellt die ursprüngliche Natur des Menschen und die Erfüllung seines „eigentlichen" Potentials dar.

Aufgrund der Mühsal und Plage des Lebens oszilliert die vitale seelische Energie normalerweise in einem elliptischen Bogen zwischen der linken und der rechten Seite hin und her. Es ist selten, daß sich die Energie an dem ihr gemäßen Gleichgewichtspunkt sammelt, dem *ajna chakra* am zentralen Kanal, in der Mitte der Stirn. Die Sammlung der Energie am *ajna* stellt einen erwünschten Zustand seelischen Friedens und Gleichgewichts dar, der freilich, wie Mataji versichert, nur das natürliche Erbteil jener ist, die einfältig und unschuldigen Herzens sind. Wir übrigen müssen darum kämpfen, die Pendelausschläge der seelischen Energie zu verringern. Wenn die Ausschläge vom Ich zum Über-Ich und wieder zurück extrem sind, besteht die akute Gefahr, daß wir das seelische Gleichgewicht verlieren. Die psychische Energie am *ajna chakra* in einen relativen Ruhezustand zu bringen oder wenigstens den Bogen ihrer Pendelausschläge zu verringern bildet einen wesentlichen Bestandteil aller indischen Systeme der seelischen Hygiene und war ja auch ein vorbereitender Schritt bei der tantrischen Heilung.

In ihrem richtigen Zustand, d. h., wenn die Kundalini sie durchfließt, werden die sieben *chakras* als wirbelnde Räder vorgestellt, die im Uhrzeigersinn um ihre Achse auf der *sushumna* kreisen. Durch ein Netz feiner Kanäle, das den Körper durchzieht, gehen von den *chakras* Vibrationen derjenigen Götter aus, die über sie gebieten. Normalerweise stellt der Gott jedes *chakras* einen bestimmten Bewußtseinszustand dar; in Matajis System stehen die *chakra*-Gottheiten für bestimmte elementare Tugenden. Ganesha, die Gottheit, die über das *muladhara chakra* gebietet, versinnbildlicht die Unschuld und Weisheit des Kindes; das göttliche Paar Brahma und Sarasvati, das über das *svadhisthan chakra* gebietet, steht für das schöpferische und ästhetische Prinzip; Vishnu und Lakshmi am *manipura* senden die Vibrationen des *dharma* oder der Rechtschaffenheit aus. Shiva und Parvati auf der linken Seite des *anahata* repräsentieren das Dasein, Durga in der Mitte ist die Quelle mütterlichen Schutzes und mütterlicher Geborgenheit, während Rama und Sita auf der rechten Seite väterlichen Schutz und Verhaltensideale bieten. Radha und Krishna in der Mitte des *vishuddha chakra* senden die Vibrationen des Bewußtseins aus, während sie links und rechts von Mahavira und Buddha flankiert werden, die die Tugend der Gewaltlosigkeit darstellen. *Ajna chakra* in der Mitte der Stirn hat als seine gebietenden Gottheiten Jesus und Maria, die die Tugend der Vergebung darstellen, während Mataji das siebente *chakra,* das *sahasrara,* für sich selbst und für die letzte Reinkarnation, den künftigen Gott Kalki, reserviert hat; sowohl Mataji als auch Kalki stellen die Selbstverwirklichung und das Eingehen des Individuums in das universelle Bewußtsein dar.

Die *chakras* beginnen, ihre jeweilige Tugend in das menschliche Leib-Seele-System zu ergießen, wenn sie durch die durch den zentralen Kanal aufsteigende Kundalini mit Energie versorgt werden. Gestörte *chakras* sind dagegen für viel seelisches und körperliches Leid verantwortlich, und Mataji führt diese *chakra*-Pathologie im einzelnen aus.

Das erste *chakra, muladhara,* wird gestört, wenn die sexuellen Vorstellungen des einzelnen fehlerhaft oder beschränkt sind. Unterdrückte Sexualität und Puritanismus können dieses *chakra* ebensosehr durcheinanderbringen wie Promiskuität. Verstopfung ist eine der körperlichen Störungen, die mit dem *muladhara* zusammenhängen.

Svadhisthan wird belastet, wenn das Tun des einzelnen von seinem Ich beherrscht wird. Zuviel Denken, Planen usw. bringt dieses *chakra* durcheinander und verursacht Diabetes und Beschwerden in der Lendengegend. Auch sexuelle Perversionen können dieses *chakra* zerstören.

Manipura wird durch den Genuß von Alkohol und Drogen strapaziert. Es wird auch beeinflußt durch Mißgriffe im Zusammenhang mit Geld und einen verschwenderischen, aufwendigen Lebensstil. Aus einer Überbeanspruchung des *manipura* erwachsen, wie nicht anders zu erwarten, Probleme mit der Leber.

Anahata wird gestört auf der rechten Seite durch emotionale Probleme im Zusammenhang mit dem Vater und auf der linken Seite durch ähnliche Probleme im Zusammenhang mit der Mutter. Überaktivität und Mißachtung der idealen Verhaltensweisen, die für einen Sohn, Ehegatten, Vater und Staatsbürger vorgeschrieben sind, sind weitere Ursachen für eine Fehlfunktion des *anahata.* Übertriebene Beeinträchtigungen des *anahata* führen zu Herzproblemen und Brustkrebs.

Vishudhi wird durcheinandergebracht durch mangelnde Selbstachtung, durch Selbstverleugnung und dadurch, daß man andere beherrscht oder von ihnen beherrscht wird. Die körperlichen Symptome eines angegriffenen *vishuddha chakra* sind Schmerzen in der Kehle oder im Ohr. Als Einfallspforte zum *sahasrara* ist *ajna* ein besonders empfindliches Zentrum. Es wird in Mitleidenschaft gezogen durch den „falschen" Gebrauch der Augen, durch ruhelos schweifende Aufmerksamkeit, erratische Gedanken und – ein besonderes Anliegen Matajis – „durch dämonische Gurus". Ein dämonischer Guru wie Rajneesh (dem Mataji in ihrer Ausbildungszeit einst eng verbunden war) kann das *chakra* auf die linke Seite bringen, was den Betreffenden ins „kollektive Unterbewußte" versetzt und ihn anfällig macht für die Beherrschung durch tote Geister. Brennende Empfindungen auf der Stirn und bohrende Kopfschmerzen sind der körperliche Ausdruck eines gestörten *ajna*.

Sobald die Kanäle gereinigt und die Zentren von ihren „Sperren" befreit sind und die Aufmerksamkeit nicht mehr hin und her schweift, sondern sich um das *ajna* zentriert, ist alles bereit, und die Kundalini kann durch den zentralen Kanal emporsteigen. Mataji nennt diesen Vorgang, von dem die *unio mystica* ein Endergebnis ist, „die Mobilisierung der parasympathischen Nervenenergie". Konzentration, geistiges Streben oder irgendeine andere Betätigung des Willens, um die Kundalini emporzuzwingen, sind von geringem Wert, da sie mit der Energie des sympathischen Nervensystems arbeiten. Nur die traditionellen Vorstellungen der Gnade Gottes, des „Loslassens" und „Gewährenlassens" sowie die vollständige Unterwerfung unter Mataji und ihre „kosmischen Vibrationen" können die Kundalini veranlassen, die Kluft um den Nabel zu überqueren und zum *sahasrara* emporzusteigen. Während die Kundalini sacht emporsteigt, befriedigt sie die Bedürfnisse jedes *chakras,* dem sie begegnet, und heilt Krankheiten, die durch die Einschnürung des *chakras* und den dadurch ausgelösten Rückzug der Götter verursacht worden sind. Seelische Störungen so gut wie organische Fehlfunktionen, hysterische Lähmung ebenso wie Krebs, alles wird geheilt, während sich Kundalini ihren Weg nach oben sucht.

Mit seinen richtigen und falschen Kanälen und *chakras,* die sich wie alte Wasserräder drehen, um das Wasser in ein Netz von Kanälen zu pumpen, ist das hydraulische Modell der indischen Mystik auch die Grundlage für Matajis System der Heilkunst. Jedem, der Anhänger Matajis geworden ist und die Selbstverwirklichung erreicht hat, wird gleichzeitig das Potential zugeschrieben, selbst ein Heiler zu werden. Es heißt, daß ein Kultmitglied eine akute Sensibilität für die „Vibrationen" anderer Menschen und für den Zustand ihrer *chakras* und Kanäle entwickelt. Der Heiler achtet auf die Schmerzempfindung, das Brennen und andere unangenehme Gefühle in seinen Fingerspitzen (jede Fingerspitze entspricht einem besonderen *chakra)* oder in seinen eigenen *chakras* und kann dadurch feststellen, wo das Leiden seines Patienten lokalisiert ist und welche Ursache es wahrscheinlich hat. Hat der Heiler beispielsweise eine brennende Empfindung im rechten Daumen, so weist dies darauf hin, daß die rechte Seite des *svadisthana chakras* seines Patienten durch geistige oder körperliche Überanstrengung angegriffen ist; wenn der rechte Daumen zuckt, bedeutet dies, daß der Patient von einem bösen Geist besessen ist, usw.

Der Gedanke, daß der Heiler seine eigenen körperlichen und gefühlsmäßigen Reaktionen auf den Patienten als Informationsquelle für diagnostische Zwecke benutzt, ist nicht unbedingt abenteuerlich oder in sich unmöglich. Schließlich sind auch die Gefühle, die der Patient beim Erstinterview im Analytiker erregt – die sogenannte Gegenübertragung –, von Bedeutung, um den zentralen Konflikt des Patienten zu verstehen. Viele Psychiater lernen unter der Hand einige (nur halb scherzhaft gemeinte) Faustregeln für eine allererste Diagnose: Zwanghafte Patienten lassen den Arzt gähnen; ausgeprägt homosexuelle männliche Patienten verursachen ein Zusammenziehen der analen Sphinktermuskulatur; wenn ein junger Schizophrener seine seltsamen Körpergefühle schildert, sträuben sich dem Arzt oft die Haare im Nacken; und die sogenannten Hendrickschen Zeichen, nämlich wie der Penis des Arztes auf junge Hysterikerinnen reagiert, sind schon oft im Fallbericht eines verlegenen Studenten aufgetaucht. Es gibt denn auch eine einflußreiche Schule der indischen Medizin, die die Herausbildung einer geschärften Subjektivität, die auf innerer, yogischer Schau beruht, als die höchste Fertigkeit ansieht, die ein Arzt besitzen kann. Wie andere Elemente ihres Systems, bei denen es sich oft um Karikaturen und gelegentlich um Vulgarisierungen von traditionellen hinduistischen Ideen handelt, stammen auch Matajis diagnostische Vorstellungen aus einem Korpus von uralten „Wahrheiten", deren empirischer Status unbestimmt ist.

Es gibt viele Möglichkeiten, die *chakras* zu säubern und die Kanäle ins Gleichgewicht zu bringen. Ist der Patient agitiert oder erregt, so weckt der Heiler die Energie der *ida,* indem er mehrfach mit der Hand an der rechten Seite des Rückgrats emporstreicht; ist der Patient dagegen apathisch und depressiv, so weckt der Heiler auf ähnliche Weise mit der einen Hand die Energie in der *pingala,* während er mit der anderen Hand die *ida*-Energie nach unten drückt. Ein *chakra* kann befreit werden, indem man seine im Uhrzeigersinn rotierende Bewegung mit den Fingern einer Hand nachahmt und den Patienten auffordert, seine rechte Hand an eine Photographie Matajis und die linke Hand an das betroffene *chakra* zu halten, so daß die von Mataji ausgehende Energie direkt dorthin fließen kann, wo sie benötigt wird. Eine andere Methode, um eine „Sperre" zu beseitigen, ist die Anbetung derjenigen Gottheit, die zu diesem besonderen *chakra* gehört. Da sie beispielsweise wissen, daß Jesus im *ajna chakra* wohnt, wenden der Heiler und der Patient ihre Aufmerksamkeit Jesus zu und bitten ihn um Beistand und Vergebung. Elemente der Natur, die mit dem *chakra* in Beziehung stehen, spielen ebenfalls eine Rolle beim Heilungsprozeß. Auf dem Boden zu sitzen und die Erde zu betrachten, soll helfen, *muladhara*-Probleme zu klären; das Baden der Füße in Wasser – vorzugsweise Fluß- und Meerwasser – reinigt die drei unteren *chakras;* das Betrachten von Matajis Photographie durch eine Flamme hindurch hilft bei der Befreiung des *manipura* und des *ajna;* das Betrachten des Himmels macht es dem Heilungsuchenden leichter, die Fehlfunktion der *vishuddha*- und *ajna*-Zentren zu korrigieren.

Neben der Überaktivität des linken und des rechten Kanals, die geistige Verkrampfung hervorruft, psychopathologische Zustände entstehen läßt und den einzelnen mit der Welt verstorbener Seelen in Verbindung bringen kann, gelten also auch gestörte oder blockierte *chakras* als zweite Wurzel für seelisches und körperliches Leiden. Wenn die *chakras* nicht miteinander durch den Energiestrom verbunden sind, entsteht keine „integrierte" Persönlichkeit, während eine „Sperre" in einem *chakra* den für das *chakra* zuständigen Gott daran hindert, seine besondere „Tugend" in das Leib-Seele-System einzuspeisen. Das Ausgleichen und Reinigen der Kanäle und die Beseitigung von *chakra*-Hemmungen sind also die vorbereitenden Schritte bei der Selbstverwirklichung, aber auch bei jedem Heilungsvorgang. Nach Mataji können diese Bedingungen nur durch dharmisches Leben erfüllt werden, d. h. ein Leben, das nach den Geboten der traditionellen indischen Moral gelebt wird. Nicht nur, daß man „*Yes, sir*" zu Leuten sagt, die älter sind als man selbst, und ordentlich und ehrlich seine Steuern zahlt: Die Vision Matajis vom dharmischen Leben gründet sich auch auf die vertrauten Vorstellungen über die Unschuld von Kindern, die Keuschheit von Frauen und die Weisheit der Alten. Dharmisches Leben hat jene entschwundene, mythische Gesellschaft als Hintergrund, in der es keine Konflikte zwischen den Geschlechtern, Generationen oder gesellschaftlichen Klassen gab und in der jedermann mit dem ihm zugedachten karmischen Schicksal im Leben zufrieden war – die Reichen damit, Geld zu verdienen, und die Armen damit, es nicht zu verdienen. Eine zutiefst konservative Sexualmoral ist stets der Eckstein solcher Utopien, und Matajis „dharmisches Leben" ist davon keine Ausnahme. Sexuelle Beziehungen sind nur innerhalb des ehelichen Bandes gestattet, und es wird völlige Treue zwischen den Partnern erwartet, in Gedanken, Wort und Tat – letzteres nur in der Missionarsposition. Rama und Sita sind Matajis ideales Paar, und für ihre Anhänger ist es Pflicht, diesen blutleeren Tugenden nachzueifern. Für Mataji gehen die Amouren Krishnas und die virilen Männer, geistvollen Frauen und amoralischen Götter des Mahabharatha, ja sogar Ramas Vater

Dasharatha mit seinen vier Frauen über das hinaus, was einem Hindu erlaubt ist. Wie in den meisten utopischen Visionen ist auch Matajis „dharmischer Lebensweg" von einer tiefen Verschwörung bedroht und wird von subversiven Elementen gefährdet. Im Falle Indiens ist die Verschwörung religiöser, nicht politischer Natur, auch nichts Modernes, sondern etwas, was seit Hunderten von Jahren vor sich geht. Die Verschwörung gegen das Dharma geht vom Tantra aus, und so sind Tantriks die Kryptokommunisten Matajis, gegen die sie praktisch bei jeder Versammlung ihren Bannfluch schleudert. Wir werden auf dieses ausgesprochen paranoide Element in ihrem Kult später noch zu sprechen kommen.

Die Geschichten über Matajis Heilerfolge sind Legion. Berichte, wie sie unheilbare Fälle von Krebs geheilt, die Blinden sehen und die Lahmen gehen gemacht hat, werden unter ihren Anhängern eifrig kolportiert. Wie bei vielen anderen Gurus und Kulten ist auch bei Mataji die Hoffnung, Linderung von einer körperlichen Beschwerde oder einem leidvollen Gemütszustand zu finden, eines der beiden Hauptmotive dafür, Mitglied des Kults zu werden; das andere Motiv ist ein verborgener Wunsch nach *siddhis,* nach magischen Kräften, die im Kreise der Anhänger endlos diskutiert werden, auch wenn man offiziell nichts von ihnen wissen will: Die Gurus selbst würden das Heilen von Krankheiten als notwendigen Köder für ihre eigentliche Aufgabe betrachten, einen Menschen zur Selbstverwirklichung zu führen. Vielleicht bedauern sie die Tatsache, daß die Skepsis ein Kind des Wohlbefindens ist, und beklagen die verkehrte Natur des Menschen, der, wenn es ihm gutgeht, so wenig am mystischen Segen interessiert ist, auch wenn er so leicht und so schmerzlos zu erhalten ist wie bei Mataji.

Als Heilerin ist Mataji zweifellos erfolgreich, auch wenn es bei ihr, wie bei anderen Heilern, eine Reihe von Fällen gibt, in denen sie kaum mehr bewirkt hat als eine vorübergehende Linderung. Ein typisches Beispiel ist eine Frau, die an quälenden „Rückenschmerzen" litt. Nachdem sie die Möglichkeiten der modernen Medizin erschöpft hatte, suchte sie im Haus von Freunden Mataji auf. Damals war Mataji noch dabei, ihre mystische Technik der Kundalini-Erweckung zu entwickeln, und hatte den Übergang vom Heilen zur Heiligkeit noch nicht vollendet. Mataji gebot der Frau, den Kopf auf ihren (Matajis) Schoß zu legen und still zu sein. Nach einiger Zeit fühlte die Frau, wie der Schmerz von ihr wich, während gleichzeitig ein starker Geruch von Jasmin den Raum erfüllte. Der Schmerz kam allerdings wieder, als sie nach Hause ging, und obgleich sie in den nächsten Tagen getreulich die Vorträge Matajis besuchte, wiederholte sich das erste Erlebnis eines plötzlichen Verschwindens des Schmerzes nicht mehr.

Die Kultmitglieder betrachten natürlich solche nur vorübergehenden Heilungen als Beweis für einen Mangel an Vertrauen zu Mataji und ihrer Göttlichkeit. Geht man von der Voraussetzung aus, daß der Glaube an Mataji auch die schwerste Krankheit auf Dauer heilen kann, so „beweisen" die hartnäckigen Symptome eines Patienten, daß ihm der Glaube fehlt, was wiederum die Richtigkeit der Voraussetzung „beweist". Paul Watzlawick und Leon Festinger haben es, neben anderen, ausgeführt: Sobald sich einmal eine provisorische Erklärung in unserem Kopf festgesetzt hat, führen Informationen, die das Gegenteil besagen, nicht etwa zu Korrekturen, sondern zur weiteren Verfeinerung dieser Erklärung.[3] Die Erklärung besiegelt sich selbst, sie wird eine Konjektur, die nicht widerlegt werden kann, während wir in echt menschlicher Weise fortfahren, die Wirklichkeit zu verzerren, um sie unserer Erklärung anzupassen, statt die Erklärung zu opfern, die wir uns mit so beträchtlichen emotionalen Kosten zugelegt haben. Das soll nicht heißen, daß ich Matajis Behauptung vom Tisch wische, sie habe viele organische Krankheiten, darunter vielleicht sogar einige Fälle von Krebs, geheilt. Unerklärliche Heilungen von schweren organischen Krankheiten kommen in der medizinischen Praxis alle Tage vor, und es ist gut dokumentiert, daß es eine Reihe von fraglosen Fällen von Krebs gibt, die ohne angemessene Behandlung verschwunden sind.[4] Es bleibt festzustellen, daß gelegentliche Heilungen fortgeschrittener organischer Krankheiten nur einen winzigen Bruchteil jener Fälle darstellen, die bei Mataji um Hilfe suchen, und von ihnen bleibt die Mehrheit unverändert oder empfängt nur eine vorübergehende psychologische Linderung. Es ist durchaus anzunehmen, daß jeder Dorfheiler mit genauso vielen Heilungen wie Mataji prahlen könnte, wenn die Patienten in derselben großen Zahl zu ihm kämen und denselben Zustand erhöhter, durch Glaube und Hoffnung gefärbter psychologischer Erwartung mitbrächten.

Heilungen besagen natürlich wenig über die Wahrheit oder Falschheit jener Annahmen und Voraussetzungen, die einem Heilsystem zugrunde liegen. Jerome Frank bringt die ganze Angelegenheit in die richtige Perspektive, wenn er über die Wunderheilungen von Lourdes schreibt: „Ganze Ströme von Tinte sind in dem Streit darum vergossen worden, ob die Heilungen in Lourdes echt sind oder nicht. Dem liegt die irrige Annahme zugrunde, daß der Glaube oder Nichtglaube an diese Heilungen notwendig zusammenhänge mit dem Glauben oder Nichtglauben an Wunder oder an das katholische

Credo. In Wirklichkeit ist es durchaus möglich, manche Heilungen in Lourdes als echt anzuerkennen und doch gleichzeitig Skepsis über ihren Wundercharakter zu bewahren oder aber ein frommer Katholik zu sein, ohne an moderne Wunder zu glauben. Die Welt ist voller Erscheinungen, die nicht mit den zu einem bestimmten Zeitpunkt gängigen begrifflichen Schemata erklärt werden können. Hierzu gehören heute auch unerklärliche Heilungen von tödlichen Krankheiten, sei es im weltlichen, sei es im religiösen Bereich. Je nach den eigenen theoretischen Vorlieben kann man sich dazu entschließen zu glauben, daß alle, keine oder eine bestimmte Klasse dieser Fälle Wunder sind. Die bloße Tatsache, daß sie vorkommen, läßt die Frage nach ihrer Ursache vollständig offen."[5]

Der offenkundige Erfolg von unterschiedlichen Heilmethoden, die auf allen möglichen religiösen Überzeugungen und weltlichen Ideologien basieren, zwingt zu der nicht unwahrscheinlichen Schlußfolgerung, daß die heilenden Kräfte in erster Linie im Patienten selbst wohnen und nicht in den Geboten dieser Glaubensüberzeugungen und Ideologien verborgen sind. Es ist wie beim hypnotischen Zustand, der im Grunde als Ergebnis der Phantasietätigkeit und Erwartung des Subjekts eintritt und nicht durch das, was der Hypnotiseur tut: Was für dramatische Heilungen verantwortlich zu sein scheint, ist eher der ungeheure Gefühls- und Glaubensaufwand beim Patienten als die Person oder die Methode des Heilers.[6]

Es ist eine der Prämissen dieses Buches, daß der Glaube an spirituelle Heilung und die Empfänglichkeit für spirituelle Heiler in Indien besonders stark ausgeprägt sind; damit will ich aber nicht sagen, daß Inder besonders leichtgläubig oder „schwachen Geistes" seien. Ein wirklich suggestibler Inder zeigt wahrscheinlich dasselbe Persönlichkeitsmuster wie suggestible Menschen überall auf der Welt: überdurchschnittlich intelligent, auf starke Bildvorstellungen ansprechend, vertrauensvoll und konventionell, emotional offen, aber abhängig. Was ich hier meine, ist eher eine Sache der kulturellen Neigungen. Verglichen etwa mit der höheren Empfänglichkeit des Westens für alles, was als „wissenschaftlich" etikettiert und in ein wissenschaftlich aussehendes Mäntelchen gehüllt werden kann, richtet sich die indische Suggestibilität auf alles, was in das Idiom der Transzendenz übersetzt und auf seinen vedischen Ursprung zurückgeführt werden kann. Als ein Volk, das so stark von Zeremonie und Ritual bewegt wird – dem Rahmen, in dem sich die dramatischsten Heilungen ereignen –, neigen Inder nicht dazu, einen distanzierten, kritischen Intellekt zwischen sich selbst und die höheren Mächte zu schalten (besonders wenn diese Mächte auf einer Heilmission sind), wozu sie aber in anderen Lebensbereichen durchaus imstande sind, beispielsweise in ihrer Reaktion auf politische Ermahnungen oder die Verlockungen der Werbung.

Das eigentliche Wunder sind also nicht die Heilungen, sondern es ist die Fähigkeit dessen, was wir das Unbewußte nennen, außerordentlich komplexe und noch wenig verstandene physiologische Prozesse zu leiten und planvoll in sie einzugreifen. Lewis Thomas erfaßt prägnant dieses Gefühl des Staunens über das Potential des unbewußten Teils unseres Gehirns, wenn er die bekannte Erscheinung untersucht, daß Warzen, die so hart und dauerhaft aussehen, durch „einfache" Suggestion zum Verschwinden gebracht werden können.[7] Die Placebo-Behandlung von Warzen, die darin besteht, daß man sie mit einer unwirksamen Farbe überstreicht und dem Patienten erklärt, die Warze werde weggehen, sobald die Farbe sich abgenutzt habe, ist ebenso erfolgreich wie jede andere Form der Behandlung einschließlich des chirurgischen Eingriffs. Die „unbewußte Intelligenz" muß ziemlich komplizierte und recht präzise Operationen durchführen, nachdem sie die Suggestion empfangen hat (komme sie nun von Sai Baba, der heilige Asche auf die Warzen des Gläubigen streicht, oder vom Arzt im Krankenhaus). Falls immunologische Mechanismen im Spiel sind, müßten verschiedene Zellen in der richtigen Reihenfolge eingesetzt werden, um Gewebe abzustoßen; falls es sich um ein Unterbinden der lokalen Blutzufuhr handelt, so daß die Warze abstirbt, bedarf es eines selektiven Ausschaltens der präkapillaren Arteriolen. Beide Prozesse sind außerordentlich komplex, und wir wissen noch wenig über sie. Der Vollzug solcher unbewußten Operationen als Reaktion auf „bloße" Suggestion ist wahrhaft erstaunlich, und in diesem besonderen Sinne kann man die Heilungen, die durch die Mitwirkung Matajis (und anderer Heiler) bewirkt werden, in der Tat als Wunder bezeichnen. Gebieterische Suggestion spielt auch bei Matajis Veranstaltungen einer Massen-Kundalini-Erweckung eine hervorragende Rolle. Am Ende jeder öffentlichen Versammlung wird das Licht verdunkelt, und alle Anwesenden werden aufgefordert, die Augen zu schließen und beide Handflächen gegen Mataji auszustrecken, die vom Publikum ungeteilte und anhaltende Aufmerksamkeit fordert. Über Lautsprecher verstärkt, ertönt Matajis tiefe Stimme und beginnt das, was man ohne weiteres mit dem Prozeß einer hypnotischen Induktion vergleichen könnte.

„Ich bin deine Mutter", ertönt Matajis sonore Stimme aus dem Dunkel. „Wirf deine Sorgen und deine Probleme in meinen Schoß. Denke an nichts. Konzentriere all deine Aufmerksamkeit auf mich."

Dann wiederholt Mataji Techniken, die man vom typischen Hypnotiseur kennt, der die Aufmerksamkeit des Patienten auf seine ideosensorischen oder ideomotorischen Reaktionen lenkt, indem er Suggestionen gibt wie „Und nun konzentrieren Sie sich bitte auf Ihre Arme. Ihre Arme werden ganz schwer. Ihre Arme werden immer schwerer." Sie flüstert ins Mikrophon: „Jetzt fühlst du einen kühlen Hauch auf deinen Fingerspitzen und Handflächen", und dabei bläst sie auf das Mikrophon, um den Hauch der Brise nachzuahmen. „Entspanne dich, und es wird geschehen. Die Brise wird kommen. Eine kühle Brise bläst auf deine Handflächen." So wie der hypnotisierte Patient unfehlbar ein Schwererwerden seiner Arme bemerkt und zu der Überzeugung gelangt, daß die Suggestionen des Hypnotiseurs Veränderungen in seinem Körper bewirken, wodurch sich die Empfänglichkeit für weitere Suggestionen erhöht, so fühlen die meisten Zuhörer in Matajis Publikum tatsächlich eine kühle Brise auf ihren Handflächen und Fingerspitzen. Während die übrigen meditierend sitzen bleiben und die Augen geschlossen halten, werden die wenigen, die die kühle Brise nicht empfunden haben, aufgefordert, die Augen zu öffnen und Mataji anzusehen. Auf der verdunkelten Bühne hat Mataji eine Öllampe entzündet und vor sich hingestellt, und die „unverwirklichten Seelen" werden aufgefordert, in die Flamme zu starren – das ist Matajis Version der hypnotischen Augenfixierungstechnik –, während sie ihre früheren Suggestionen wiederholt. Es bedarf keiner Erwähnung, daß infolge des emotionalen Drucks, den eine Gruppensitzung erzeugt, der Tendenz, sich mit der Erfahrung anderer Gruppenmitglieder zu identifizieren, und des glühenden Wunsches, der Meisterin zu gefallen, nur eine Handvoll Menschen sich der Kraft dieser Massensuggestion entziehen kann. In dem Bewußtsein, daß eine kritische Einstellung der Suggestibilität entgegenwirkt, tut Mataji die Hartnäckigen mit Recht als Anhänger anderer Gurus ab, denen es beschieden sei, die Selbstverwirklichung erst zu erreichen, sobald sie dem „falschen" Guru abgeschworen und den „inneren Lärm", den dieser Guru erzeugt, überwunden haben.

Ich habe mich bis jetzt hin- und herbewegt zwischen dem *Verstehen* auf der einen Seite, wobei ich versucht habe, Matajis Heilsystem aus sich selbst heraus zu begreifen, und dem *Erklären* auf der anderen Seite, das seiner Natur nach außerhalb des untersuchten Phänomens liegt und in einer Sprache vor sich gehen muß, die sich von derjenigen Matajis und ihrer Anhänger unterscheidet. Während die Erklärung Distanz erzeugt und eine kritische Einstellung möglich macht, sucht das Verstehen eine Identifizierung mit der Erfahrung anderer, ohne die keine wahre Interpretation möglich ist. Diese Zickzackbewegung zwischen Erklären und Verstehen, zwischen einem von einer psychologisch-psychoanalytischen Theorie geleiteten kritischen Standpunkt und einem einfühlenden Verstehen (ohne Herablassung, Bewertung oder Urteil) ist das methodologische Leitmotiv dieser Studie. Ich bin mir absolut im klaren darüber, daß es aufgrund meiner begrenzten Einfühlungskraft und begrenzten kritischen Intelligenz unvermeidliche Verkürzungen auf beiden Seiten dieser Doppelstrategie geben wird. Es fällt mir besonders schwer, diesen einfühlenden Standpunkt beizubehalten, wenn ich einige andere Aspekte an Matajis Kult betrachte, besonders seinen messianischen Anspruch und sein Selbstverständnis als umkämpfter Vorposten des „Guten" in einer feindlichen, bösen Welt.

In einem Buch mit dem Titel *The Advent,* einer offiziellen Schilderung über Mataji, ihren Kult und ihre Lehren, das auf den Mataji-Versammlungen zusammen mit ihren Photographien und anderer Literatur verkauft wird, schreibt der Verfasser, ein junger Mataji-Schüler aus der Schweiz: „. . . Ich entdeckte, wie es den Kräften des Bösen möglich gewesen ist, sich unbemerkt auszubreiten. Wie sie die modernen Normen und Bezugsgrößen durchdringen, wie sie das Verhalten riesiger Mengen unschuldiger Menschen konditionieren. Ich war schockiert! Ich hatte Angst! Doch Ihre Heiligkeit Mataji trug mir auf, die Wahrheit ans Licht zu bringen. Und so möchte ich dich in diesem Kapitel mit mir in das Untergeschoß des Hauses der Menschen führen, um dir die Gefahr für unsere Rasse zu zeigen. Es ist eine Gefahr für unseren Körper, unsere Seele, unseren Geist, unsere Evolution. Jetzt gilt es, das Wesen dieser Gefahr ans Licht zu zerren."[8] Die Gefahr, die Mataji so leidenschaftlich anklagt, ist das, was sie „Tantrismus" nennt. „Die Tantriks haben durch okkulte Praktiken und Schwarze Magie die Fähigkeit erworben, Geister zu kontrollieren. Solche Geister sind begierig darauf, die Herrschaft des Tantriks über sich anzuerkennen, und sie frönen ihren unerfüllten Lüsten, indem sie vom Körper eines anderen Menschen Besitz ergreifen . . . zuerst senden sie ihre Heerscharen von Wesenheiten aus, um Informationen über die Geschichte und den Charakter der Menschen zu sammeln, die zu ihnen kommen. Dieses unsichtbare Netz von Spionen erspäht seine potentiellen Opfer: die Heuchler, die Zügellosen, die Genußmenschen, die Harmlosen und die Reichen . . ."[9]

Die tantrischen Kräfte sind nicht auf Indien beschränkt, doch sind sie in diesem Lande seit langer Zeit am Werk gewesen, und zwar, seitdem sie im Mittelalter die Welt der Kunst an sich gerissen haben, „wobei sie schlichte, unschuldige Handwerker dazu verblendeten, erotische Skulpturen zu schaffen", und es fertigbrachten, „die hinduistische Kosmologie und Mythologie in den Schmutz zu ziehen, indem sie sie mit sexuellen Konnotationen befrachteten ... eine teuflische Bedeutungsverschiebung, bei der alle Werte auf den Kopf gestellt werden".[10] Auch im Westen hat der Tantrismus um sich gegriffen, besonders seit Freud, der, wie die indischen Tantriks, „versuchte, Menschen in allen Aspekten des menschlichen Lebens auszubeuten, jedes menschliche Tun mit Geschlechtstätigkeit in Verbindung zu bringen und das menschliche Bewußtsein auf das des Tieres herabzubringen".[11]

Die Betonung von Sexualität und Erotik ist nur *ein,* wenngleich wichtiger Aspekt der tantrischen Verschwörung. In Wirklichkeit verkörpert der Tantrismus alle Kräfte der modernen Zeit und „nützt als Lebensstil so geschickt unsere Schwächen aus, daß er zum universellen Kennzeichen des gegenwärtigen Kali Yuga geworden ist". Tantrische Ideologen kommen einher im Gewande von „atheistischen Theoretikern, Wissenschaftlern, Psychologen ... sie infiltrieren die Welt der Zeitungen, der Unterhaltung, der Medien, der Künste und der Öffentlichkeit. Es können Filmemacher, Schauspielerinnen, Schriftsteller sein. Die moderne Medientechnologie hilft ihnen, ihre dämonischen Vibrationen unmittelbar über die ganze Welt zu verbreiten."[12] In dieser Zeit der Krise und der Hochblüte des Tantrismus in einer „geldgierigen, vergnügungssüchtigen, sexbesessenen großstädtischen Konsumgesellschaft" mit ihrer fluktuierenden Bevölkerung und ihren ins Wanken geratenen Traditionen bietet sich Mataji als Erlöserin an von „all den dämonischen Kräften, die sich miteinander verbündet haben".[13] Dank Matajis Bemühungen „gehen aber nicht wenigen Menschen heute die Augen auf, und sie erkennen das Bündnis, das die Kräfte der Toten, der Unzüchtigen und der Zauberer miteinander eingegangen sind",[14] und „unter Führung Ihrer Heiligkeit Mataji weisen Tag für Tag viele Sahaja-Yogis den Ansturm der Mächte der Finsternis mit Erfolg ab".[15]

Das Beschwören einer verzweifelten Krise und eines Kampfes gegen einen listenreichen Feind, der allenthalben lauert, trägt nicht nur zum paranoiden Potential des einzelnen Kultmitgliedes bei, sondern aktiviert dieses Potential auch. Wie verderblich diese Ermutigung einer paranoiden Haltung für den Realitätssinn des Mataji-Jüngers (und der Meisterin selbst) langfristig auch sein mag, sie läßt unzweifelhaft gemeinsame Triumph- und Euphoriegefühle aufkommen und ist zugleich eine vitale Kraftquelle für den Zusammenhalt und die Stärke der Gruppe. Wie Robert Waelder bemerkt hat: „Sie verleiht Stärke durch die Polarisierung aller Tendenzen in einer Richtung und eine fanatische geistige Überzeugung, die Zweifel und Mehrdeutigkeiten ausschließt; hier jedenfalls ist die angeborene Farbe der Entschließung *nicht* von des Gedankens Blässe angekränkelt."[16]

Das Drama der Bedrohung durch das Böse, das Erscheinen des Erlösers, die Eingliederung der Bedrohten in eine an ihre Sache hingegebene Armee des Guten – dies alles wird in Matajis öffentlichen Versammlungen rituell nachvollzogen. Eine Versammlung beginnt gewöhnlich damit, daß ein Schüler, häufig ein Ausländer, den Mangel an Spiritualität im modernen urbanen Indien beklagt, während er zugleich den spirituellen Reichtum der indischen Vergangenheit preist. Hat er die Zuhörer in eine hinreichend bußfertige Geisteshaltung gebracht, bietet er Erlösung von der Schuld, kulturelle Ideale verraten zu haben. Mataji, die Verkörperung der sorgenden Liebe und der Macht, die rächende Nemesis der bösen Kräfte und die Beschützerin aller, die Schutz bei ihr suchen, ist endlich gekommen, um sie zurückzubringen auf den Pfad des Dharma und sie wieder im Innersten empfinden zu lassen, was es heißt, Inder zu sein. Das mythologische Bild, das dem zugrunde liegt, ist Durga, jene Göttin, die nicht nur Dämonen erschlägt, sondern auch eine mitleidige, liebevolle Mutter ist. Wenn Mataji spricht, ist sie in der Tat Durga. Eine wilde Leidenschaft liegt in ihrer Stimme, wenn sie von den drohenden Kräften des Tantrismus spricht, die falschen Gurus entlarvt und jeden Zuhörer im Publikum auffordert, seinen oder ihren Guru „vorzuführen" und mit einem Stock zu schlagen. In der vordersten Reihe steht eine Frau auf, um zu gehen.[17] „Setz dich hin", donnert Mataji. „Die Leute wollen zuhören und nicht gestört werden. Du lenkst uns ab."

„Laß sie in Ruhe", sagt jemand aus dem Publikum. Mataji fährt auf diese neue Bedrohung ihrer Autorität los wie die Tigerin, auf der Durga reitet.

„Verschwindet doch alle, wenn ihr nicht bleiben wollt", dröhnt ihre zornige Stimme über das eingeschüchterte Publikum. „Ich werde alles sagen, was ich sagen will; denn ich spreche die Wahrheit. Man *wird* mich hören! Wißt ihr, daß Christus eine Geißel nahm, um Leute wie euch aus dem Tempel zu treiben? Was wißt denn ihr? Wißt ihr, daß man Halskrebs bekommen kann, wenn man das tut, was dieses Mädchen getan hat? Wer wird sie dann heilen? Nur ich. Ich habe schon Leukämie und andere Arten von Krebs geheilt. Dann wird niemand sagen: ‚Laß sie in Ruhe!' Dann werden sie alle zu mir gelaufen kommen.

Ach, meine Kinder", fährt sie mit milderer Stimme fort, „ich bin eure Mutter. Gebt euer Denken auf, gebt mir nur euren Glauben, und ich werde euch über das Wasser führen. Wer sonst wird das für euch tun? Wer sonst kann das für euch tun? Nur ich, eure Mutter."

Die Augen ihrer Jünger im Publikum glänzen vor Freude und Erregung. Sie sind ein Stück von Mataji geworden: nicht mehr bedroht von Gefühlen der Hilflosigkeit, sondern im Mitbesitz einer Allmacht, die anscheinend jede Bedrohung abzuwehren weiß. Indem sie sich mit Mataji identifizieren, haben sie das Stück eines Menschen in sich aufgenommen, der höchstes Selbstvertrauen und höchste Unabhängigkeit besitzt und frei ist von jenen menschlichen Bedürfnissen und sozialen Beschränkungen, die uns übrige in Fesseln halten.

Wenn ich die Gurus nach dem Stil ihrer „Elternschaft" einteilen sollte – der Kombination aus Liebe und Kontrolle, die für ein bestimmtes elterliches Verhalten typisch ist –, dann gehörte Mataji offensichtlich zum Typ der „possessiven" Mutter. Sie bietet ihren „Kindern" viel Wärme und Zuwendung, ist aber genauso fest entschlossen, Regeln aufzustellen und durchzusetzen, impulsive Regungen zu beschneiden und Verhaltsmaßstäbe festzusetzen. Maharaj Charan Singh erscheint demgegenüber als freundlich-liebevoller und trotzdem etwas distanzierter Patriarch, der weder überschwenglich liebt noch über die Maßen streng ist. Bhagwan Rajneesh dagegen ist grenzenlos nachsichtig, ermutigt eine Freiheit ohne irgendwelche Schranken und gibt dem Suchenden so das Gefühl, daß er endlich vorbehaltlos geliebt und bis ins Innerste hinein verstanden wird und nicht darauf abgerichtet werden soll, den von anderen vorgegebenen Zielen oder Maßstäben zu entsprechen. Mir scheint, daß ein verfeinertes Modell der elterlichen Stile dazu beitragen könnte, das irritierende Phänomen der Guru-Wahl zu verstehen, nämlich die Frage, warum der eine Guru einen Suchenden ziemlich kaltläßt, während ein anderer so intensive Gefühle weckt, daß sein ganzes Leben verändert wird. Ich will ein kurzes Beispiel geben:

Amita, eine dreißigjährige Frau, die an einem örtlichen College Hindi unterrichtet, gehört zu den engsten Schülerinnen Matajis. Aus einer orthodoxen Brahmanenfamilie der Mittelschicht stammend, ist sie seit ihrer Kindheit auf der „Suche" gewesen. „Meine Mutter hat jeden Tag zu 560 Millionen Göttern gebetet", sagt sie mit Bitterkeit und Verachtung in der Stimme, „aber geändert hat es sie kein bißchen. Sie war eine jähzornige, vertrocknete Frau, die wenig menschliche Sympathie oder Freundlichkeit in sich hatte. Was hat es genützt, daß sie all die Riten befolgt und zu den Göttern gebetet hat?" Während Amita von ihrer Vergangenheit spricht, wird deutlich, daß sie ihr ganzes Leben lang eine feindselige Beziehung zur Mutter gehabt hat. Amita versuchte es mit vielen Gurus, war aber von jedem einzelnen von ihnen enttäuscht, bis sie vor einigen Jahren eine der öffentlichen Versammlungen Matajis besuchte. Sie war auf der Stelle bekehrt und ist von Stund' an eine treue Jüngerin Matajis geblieben. „Mataji ist wie die Wolke, die jedem Menschen Regen spendet", sagt sie. Ich bin verblüfft vom Gegensatz der Bilder: Während die Mutter vertrocknet ist, strömt Mataji über vom Regen der Liebe. Für Amita hat Matajis elterlicher Stil Elemente des Altbekannten und des Fremden. Altbekannt ist Matajis Ungestüm, ihr „Jähzorn"; der Unterschied, und das ist das Entscheidende, liegt im Überwiegen von Wärme und Liebe in Mataji gegenüber der Gleichgültigkeit des mütterlichen „Stils", den Amita in ihrer Kindheit erfahren hatte. Ein Guru wie Charan Singh dürfte dem zentralen Konflikt Amitas zu fern sein, während Rajneesh für die Moralvorstellungen eines Mädchens, das in einer orthodoxen Brahmanenfamilie der Mittelschicht aufgewachsen ist, zu bedrohlich sein dürfte. Matajis elterlicher Stil dagegen paßt genau zu Amitas psychologischen Bedürfnissen und ihrer sozialen Erfahrung. Während also der Suchende durch Initiation in einen Kult „wiedergeboren" wird, gebiert er seinerseits ebenfalls einen neuen Vater bzw. eine neue Mutter, nämlich den Guru, dessen elterlicher Stil die Wunden heilen wird, die der Stil der leiblichen Eltern geschlagen hat, und ihn von der Bürde seiner Lebensgeschichte befreit – so wie die mystische Erfahrung selbst ihn von der bedingenden Prägung durch die Geschichte befreien soll.

Die Menschen, die Mataji hören wollen und zum Teil ihre Anhänger werden, gehören in der Regel der neu urbanisierten, aufstrebenden Mittelschicht an. Es sind Collegestudenten der ersten Generation, d. h. aus bisher verhältnismäßig ungebildeten Familien, mittlere und kleine Angestellte in Verwaltung, Industrie und Handel, Lehrer an Schulen und Colleges und andere Leute, die dem neuen Wind der sogenannten Moderne ausgesetzt sind. Dieser im Übergang befindliche Teil der Bevölkerung – eingebettet irgendwo zwischen der riesigen traditionellen Mehrheit der Inder und einer verschwindenden Minderheit von betont modern Eingestellten, die sich in allem am Westen orientieren – findet sich in den indischen Städten und Ballungsgebieten und ist das natürliche Reservoir der Kulte. Die Zugehörigkeit zu einem Kult bietet dem Individuum eine neue Gruppenidentität, die die alte Dorf- oder Kastengemeinschaft ablöst, der das Individuum psychologisch erst vor kurzem entwachsen ist. Zwischen dem Individuum und den unpersönlichen Institutionen einer urbanen Gesellschaft stehend, bieten die Kulte auch Ersatz für Zusammenschlüsse auf der Ebene der Gemeinschaft oder des Berufs. Die gegenseitigen Verpflichtungen, die mit der Zugehörigkeit zum Kult verbunden sind, sind nicht auf die Befreiung der beiderseitigen *chakras* beschränkt, sondern erstrecken sich beispielsweise auch darauf, daß man einem Sahaj-Yogi-Bruder bei der Einkommensteuererklärung hilft oder ihm einen Berechtigungsschein für Zementsäcke verschafft, die gerade knapp sind.

Der im Übergang befindliche Teil der Bevölkerung, von dem ich spreche, besteht aus vielen Leuten, die erst vor kurzem die Sprache der modernen Zeit gelernt haben und daher noch unsicher sind bei deren korrektem Gebrauch. Wenn Mataji uralte Theorien in ,,wissenschaftliche" Sprache kleidet und beispielsweise vom autonomen Nervensystem spricht anstatt von *nadis,* von Ich und Über-Ich anstatt von *ida* und *pingala,* vom kollektiven Unterbewußten anstatt von *preta-loka* (,,der Welt der Geister"), so wirkt das ermutigend auf ein Publikum, das verzweifelt versucht, die moderne Weltanschauung mit einem im Kern hinduistischen Ich zu versöhnen. Wenn der Zuhörer Sätze vernimmt wie: ,,Der Mensch ist einem Computer von ungeheurem Potential vergleichbar. Mit der Selbstverwirklichung ist der Computer ans Netz angeschlossen; das Telekommunikationssystem Gottes ist sehr dynamisch; das parasympathische Nervensystem ist ein System, das wie eine Erdölpumpe funktioniert, durch die das Öl der göttlichen Liebe heraufgeholt wird", so findet er in solchen Sätzen eine befriedigende moderne Terminologie für uralte Überlegungen. Wenn man sagt: ,,Am sechsten Wirbel ist ein UPI [Psychische Interferenz-Einheit] aktiv", anstatt festzustellen, daß im *manipura chakra* ein *bhuta* sein Wesen treibt, so hat man damit nicht nur alten Wein in neue Schläuche gegossen: Man trinkt auch den alten Wein, ohne das Gefühl zu haben, gegen die Tischsitten der modernen Zeit zu verstoßen. Diese Verbeugung vor der technischen Welt durch Nachahmung ihrer Sprache geht Hand in Hand mit einer Ablehnung und Anschwärzung des Westens: ,,Westen" nicht als geographische Einheit verstanden, sondern als Quelle der Modernität, zu der auch die Sowjetunion und Japan gehören. Mataji und ihre Anhänger verweisen auf Scheidungsstatistiken, Alkoholismus, Verbrechensraten und sexuelle Promiskuität im Westen, um sich schulterklopfend gegenseitig der Überlegenheit einer indischen ,,dharmischen" Lebensweise zu versichern, die Ausgewogenheit, Keuschheit, Weltentsagung und Gehorsam gegenüber den Traditionen betont. Für sie wie für viele andere Inder (einschließlich einer großen

Zahl, die selbst im Westen leben) ist der Westen ein einziges gigantisches Hurenhaus, „wahrhaftig das große Babylon, ein Nest der feilen Dirnen und der Unzucht".[18] Sie versuchen, die Herausforderung durch westliche Ideen in den Künsten, den Wissenschaften, dem sozialen und politischen Denken dadurch abzuwehren, daß sie sich defensiv an die ungewisse Überzeugung klammern, daß die ewigen hinduistischen Wahrheiten letztlich doch die Oberhand behalten werden gegenüber einer antimetaphysischen gottlosen Zivilisation. Mataji und andere Kultführer mögen recht haben, wenn sie, wie krude auch immer, die Wichtigkeit des Metaphysischen für die anhaltende Gesundheit einer Zivilisation unterstreichen; doch bringt ihre einseitige Betonung des Heiligen Probleme eigener Art mit sich. So kann echte Weltentsagung nur von jenen geleistet werden, die dazu in der Lage sind, die eine echte Alternative haben und wählen können. In Ermangelung von Produktionskapazitäten und ohne jene künstlerische und wissenschaftliche Kreativität, die gewiß auch die Konsumexzesse ermöglicht hat, kann die von Mataji propagierte Weltentsagung nur die Weltentsagung eines Bettlers sein. Solange lähmende Schranken und sexuelle Heucheleien nicht erkannt und überwunden werden (was gewiß auch zur Promiskuität führen kann), wird Keuschheit, so lobenswert sie als Ziel an sich sein mag, als Zumutung erlebt. Der Gehorsam gegenüber Normen und der Autorität ohne Bewußtsein von der Gleichheit der Menschen und eine kritische Haltung gegenüber überkommener Weisheit (was zugegebenermaßen auch in Anarchie umschlagen kann) ist kaum mehr als Ritualismus. Menschliche Freiheit und die Möglichkeit zu wählen sind ebensosehr Bedingungen der „Selbstverwirklichung" im Sakralen, wie sie Bedingungen der „Erfüllung" im Profanen sind.

Dritter Teil
Medizinische Traditionen

8. Indische Medizin und Psychiatrie
Kulturelle und theoretische Aspekte des Ayurveda

Es besteht aus einem U-förmig gebogenen Stück Silber. Die beiden Längsseiten des U sind gerundet und ca. zehn Zentimeter lang, während das kurze Stück dazwischen flach ist und glatte Kanten hat. Das Ganze ist ein Zungenschaber, wie ich ihn seit meiner Kindheit nach dem Zähneputzen benutze, um den Belag zu entfernen, der manchmal die Zunge überzieht. In keinem anderen Land, das ich kenne, benutzt man den silbernen Zungenschaber, und ich habe mich damit abgefunden, daß der Gebrauch dieses Geräts, vielleicht auch meine besondere Weise, das Haar zu ölen oder die Rektalöffnung mit Wasser und den Fingern der linken Hand zu säubern, spezifisch indische Techniken sind: ein Stück indischer Kultur, das mir wie anderen Indern anhaftet und keiner besonderen Reflexion hinsichtlich seines Ursprungs oder seiner Funktion bedarf. Erst vor kurzem bin ich dem silbernen Zungenschaber jenseits meiner morgendlichen Toilette wieder begegnet, nämlich bei der Lektüre der *Caraka Samhita,* einer der drei Hauptquellen des traditionellen indischen Medizinsystems Ayurveda. Dort, in den Versen 74 und 75 des Kapitels „Quantitative Diätetik“, eingezwängt zwischen anderen Versen über die richtige Art des Gurgelns, des Kauens, des Einölens der Haare und der Ohren und des Beschneidens der Nägel sowie über die Wichtigkeit der richtigen Fußbekleidung, las ich: „Zungenschaber sollten gebogen sein und dürfen keine scharfen Kanten haben; sie müssen aus Metallen wie Gold, Silber, Kupfer, Zinn oder Messing sein. Die Ablagerungen an der Wurzel der Zunge hindern die Atmung und verursachen üblen Mundgeruch; deshalb sollte die Zunge regelmäßig geschabt werden.“[1]

Als ich mich tiefer in die ayurvedische Literatur einarbeitete und durch Befragungen und Gespräche mit Ayurveda-Ärzten mit der Lehre besser bekannt wurde, begegnete mir der inzwischen zur Metapher gewordene Zungenschaber noch häufiger wieder. Im Ayurveda entdeckte ich den Grund für meinen unausgesprochenen Verdacht, daß der Zweig vom *Neem*-Baum, mit dem ich als Kind meine Zähne gereinigt und den ich später auf dem Altar der Modernisierung geopfert hatte, um zu Zahnbürste und Zahnpasta zu greifen, unendlich viel mehr geleistet hatte, als nur die Zähne zu säubern. Hier fand ich auch die Quelle für meine Abneigung gegen Rettich und Guaven als Abendessen, für meine Hochachtung vor den wohltätigen Eigenschaften des Honigs und der Butter und für meinen geheimen Respekt vor vielen Kräutern und Wurzeln, besonders wenn sie aus dem Himalaja kommen (oder angeblich kommen sollen). Wenn ich die ayurvedischen Texte lese, kann ich nur Bewunderung dafür hegen, daß die Anweisungen früher Ärzte über Pflege und Sorge des Leibes, über die richtige Ernährung in den verschiedenen Jahres- und Tageszeiten und über die rechte körperliche Bewegung und Lebensführung sich für zahllose Generationen von Männern und Frauen, die im Schoß der indischen Kultur geboren wurden, aufwuchsen und starben, zu unangezweifelten und nicht anzweifelbaren Glaubensartikeln entwickelt haben.

Ayurveda ist natürlich mehr als bloße Diätetik oder ein auf einer wunderlichen Theorie der Säfte beruhendes Heilverfahren. Die ayurvedischen Bücher sind ebensosehr Abhandlungen über richtiges Verhalten, wie sie Beschreibungen von pharmakologischen Kräften und physiologischen Gleichgewichten sind. Was eine Beschäftigung mit Ayurveda vom psychologischen Standpunkt aus so lohnend erscheinen läßt, ist der Umstand, daß sich in den ayurvedischen Texten die maßgeblichen Formulierungen über die Vorstellungen der indischen Kultur vom menschlichen Körper und vom Aufbau der Person finden. Wie wir noch sehen werden, unterscheiden sich diese Ideen über die menschliche Person häufig von denjenigen, die das westliche Bewußtsein beherrschen und das Fundament für die modernen Wissenschaften vom Menschen abgeben. Die ayurvedischen Überlegungen über die Bestandteile des Menschen, seine Grenzen und seine Ausdehnung in der Zeit, über die Art seines Zusammenhanges mit der natürlichen Umwelt auf der einen Seite und der Psyche (und Seele) auf der anderen Seite, über das Wesen der Beziehung des Körpers zur Psyche, aber auch zur Polis und zum Kosmos bei Fragen von Krankheit und Gesundheit – diese Überlegungen mögen nicht stets auf einer bewußten Ebene nachzuvollziehen sein. Trotzdem stellen sie aber das kulturelle Prisma dar, durch das Männer und Frauen in ganz Indien seit jeher den Menschen und sein Wohlbefinden betrachtet haben. Ja, auf der Ebene kultureller Vorstellungen über Mensch und Körper bietet uns Ayurveda ein einheitliches Muster im vielfarbigen Geflecht der indischen Gesellschaft.

Ayurveda hat die medizinischen Traditionen in ganz Südasien und, in geringerem Umfang, in Südostasien beeinflußt. Daher vertritt Gananath Obeyesekere die These, daß diese innere Einheit des Ayurveda vor den geographischen Grenzen Indiens nicht haltmacht: „Ohne eine gewisse Kenntnis der ayurvedischen Medizin kann man das, was in der südasiatischen Welt in den Köpfen der Menschen vor sich geht, nicht gut verstehen."[2]

Ayurveda ist nicht das einzige medizinische System, das in engstem Zusammenhang mit der Kultur und der Gesellschaft steht, aus denen es erwachsen ist. Medizinische Theorien, Meinungen und Praktiken erzählen uns in jeder Gesellschaft viel über soziale Vorstellungen und über die Kunst und Wissenschaft des Heilens. Operationen am offenen Herzen bei Herz- und Gefäßerkrankungen oder Bestrahlung und Chemotherapie bei Krebs vorzunehmen, *nachdem* diese Krankheiten ihren verderblichen Lauf vollendet haben, verrät uns manches über die hohe Wertschätzung der Technik bei der Lösung von Problemen, deren Ursache unbekannt ist, über die Wichtigkeit des Individuums im Vergleich zur Gemeinschaft (besonders wenn die Therapie die Familie des Kranken in den finanziellen Ruin gestürzt hat), die mechanistische Auffassung vom Körper usw.[3] Im Gegensatz zur westlichen Medizin ist Ayurveda jedoch weniger ein *Spiegel* des kulturellen Glaubenssystems gewesen als vielmehr einer seiner Haupt*architekten*. Sein Beitrag zur Prägung des indischen Bewußtseins rührt von der beherrschenden Monopolstellung her, die die ayurvedische Theorie und Praxis der Heilkunst jahrehundertelang innehatten, bevor sie in jüngster Zeit von der westlichen Medizin erschüttert wurden. Seine Bedeutung entspringt dem von zahllosen Generationen akzeptierten Anspruch, daß Ayurveda, die Wissenschaft vom langen Leben, keinen Anfang und keine Quelle habe, sondern die dem Leben und dem Lebewesen selbst innewohnenden Naturgesetze verkörpere und reflektiere und daher deren unveränderliches Wesen widerspiegele.[4]

Die Überzeugung, daß der Speicher des wahren Wissens in einer fernen, goldenen Vergangenheit liege, wurde von fast allen ayurvedischen Ärzten geteilt, mit denen wir sprachen. Die „Diskussion" ihres ayurvedischen Systems bedeutete häufig nur ein leeres Behaupten; den „Beweis" für ihre Behauptungen erbrachten sie für gewöhnlich dadurch, daß sie einen Sanskritvers aus irgendeinem alten Text rezitierten, und unter „Forschung" verstanden sie, Verse in obskuren Texten zu lokalisieren, die ihren Standpunkt stützten. Ein berühmter *vaid* (wie der ayurvedische Arzt genannt wird) beantwortete meine Frage nach der Grundlage des ayurvedischen Wissens, indem er bezeichnenderweise einen Vorfall aus der Mythologie heranzog: „Parvati richtete an Shankar [Shiva] dieselbe Frage. ‚O Herr', sagte sie, ‚das Kali-yuga [das letzte, dunkle Zeitalter im Zyklus der Schöpfung] steht bevor. In diesem Zeitalter wird man keine wahren Gurus mehr finden. Daher werden die falschen Gurus regieren. Was soll jemand, der danach begehrt, wahres Wissen zu erwerben, unter diesen Umständen tun?' ‚Solche Suchenden', erwiderte Shankar, ‚sollten sich an die alten Texte halten; denn im dunklen Zeitalter kann man nur diese alten Texte als die wahren Lehrer betrachten.'" Die Patienten und ihre Angehörigen, die um den gelehrten Arzt herumsaßen, nickten eifrig mit den Köpfen.

Im Gegensatz zum Ayurveda in Indien hat es im Westen kein einzelnes medizinisches System gegeben, das ein vergleichbares Gewicht und die Autorität der Vergangenheit auf seiner Seite hätte. Die westliche Medizin ist gekennzeichnet von dem raschen Wandel ihrer Krankheitstheorien: Am Anfang stand die griechische Theorie der Körpersäfte; dann waren bösartige Geister die hauptsächlichen Krankheitsverursacher; darauf war Krankheit die Folge einer fehlerhaften Verteilung der Körperflüssigkeiten; es folgte die Theorie der Autointoxikation (Selbstvergiftung); dann kam der Begriff der Fokalinfektion (Herdinfektion) auf; und heute glaubt man an den bakteriellen und viralen Krankheitsursprung. Aus diesem Grund konnte die westliche Medizin nicht jenen unvergleichlichen Einfluß auf die Herausbildung des Körper- und Menschenbildes der westlichen Kultur haben, wie ihn Ayurveda in Indien gehabt hat.

Mit einer gewissen Beschämung muß ich gestehen, daß meine Erkundung des Ayurveda längst überfällig gewesen war. Ausgebildet in der therapeutischen Tradition des Westens, hatte ich deren stillschweigende Prämisse übernommen, daß andere Heiltraditionen lediglich antiquierte Überbleibsel magischer Weltanschauungen seien, von Interesse nur noch für den Medizinhistoriker oder den Anthropologen, und brachte daher nicht die nötige wissenschaftliche Haltung mit, die vielleicht für jede ernsthafte Forschung unerläßlich ist und sich dadurch auszeichnet, daß sie Respekt *und* Skepsis, naives Staunen *und* kritischen Zweifel miteinander verbindet. Viele moderne Schriften über Ayurveda, besonders wenn sie von den *vaids* waren, erschienen mir in aggressiver Weise defensiv: im wesentlichen nur die Fortsetzung eines Kapitels im Drama des neunzehn Jahrhunderte währenden indischen *revivalism.* Mit ihren gequälten Versuchen, moderne Äquivalente zu finden und ayurvedische Begriffe in die Begriffe der westlichen Physiologie und Psychologie[5] zu übersetzen, um damit zu „beweisen", daß die Weisen des Altertums schon

„alles gewußt" hätten – ähnlich den Bemühungen vieler indischer Mystiker, eine physiologische Lokalisierung der mystischen *chakras* vorzunehmen –, schienen mir die Revivalisten Gefangene einer Geisteshaltung zu sein, die letztlich von der Kolonialerfahrung herrührt. Die defensive Haltung in bezug auf die geistige und wissenschaftliche Tradition des Westens ist jedoch nur *ein* Aspekt der Kolonisierung des Geistes. Ich muß gestehen, daß ich zwar den Splitter im Auge der Revivalisten sah, nicht aber den Balken in meinem eigenen; ich verkannte, daß die Identifizierung mit der Tradition des Westens, auch wenn sie noch so gut begründet ist, nur eine andere Form der Abwehr desselben tiefsitzenden Gefühls der kulturellen Minderwertigkeit ist. Es scheint, daß ich Ayurveda erst dann erforschen konnte, ohne es a priori zu idealisieren oder in Grund und Boden zu verdammen, als ein Wandel in den westlichen Theorien des Heilens eintrat, der mir in gewissem Sinne die „Erlaubnis" gab, eine objektive Untersuchung vorzunehmen. Ich spiele natürlich auf das an, was Lewis Thomas die Wiederkehr der „Magie in der Medizin" genannt hat: die Überzeugung, daß – abgesehen von mikrobischen Infektionen – die meisten unserer heutigen Krankheiten ihrer Natur nach „multifaktoriell" sind und von zwei großen Gruppen von Verursachungsmechanismen ausgelöst werden: dem Einfluß von Dingen aus der Umwelt und der persönlichen Lebensweise.[6] Dies läßt natürlich die verschiedensten Heilverfahren ins Kraut schießen, die auf eine „Änderung der Lebensweise" abzielen. Alle möglichen Diäten, Jogging, Yoga, Biofeedback, Transaktion und Urschrei: alles ringt um eine gesunde Position auf einem Markt, auf dem die importierten Heilverfahren aus nichtwestlichen Kulturen mittlerweile besonderes Interesse erregen. Wenn wir ferner lesen, daß die medizinische Wissenschaft heute verspricht, das menschliche Leben um elf Jahre zu verlängern, und uns empfiehlt, gut zu frühstücken, regelmäßig Sport oder Gymnastik zu treiben, nicht zwischen den Mahlzeiten zu essen, keine Zigaretten zu rauchen, maßvoll zu trinken und jede Nacht acht Stunden zu schlafen, dann stehen wir schon fest auf dem Boden des Ayurveda. In den persönlichen Verhaltensmaßregeln für ein langes Leben erscheint Ayurveda allerdings unendlich viel differenzierter; die Beobachtungen altindischer Ärzte stecken voller subtiler Unterscheidungen.

Nehmen wir beispielsweise die Frage des Schlafs. Es gibt Verse über die siebenfache Einteilung des Schlafs, die Rolle des Schlafs bei Fettleibigkeit, guten und schlechten Schlaf, Methoden und Maßnahmen, um besser zu schlafen, sowie Indikationen und Kontraindikationen für den Schlaf bei Tage. „Das Schlafen bei Tage und zu allen

Jahreszeiten", so lautet der Text, „ist angezeigt für jene, die erschöpft sind vom Singen, vom Lernen, von alkoholischen Getränken, vom Geschlechtsverkehr, von einer Entschlackungskur, vom Lastentragen, vom langen Gehen; für jene, die an Schwindsucht, Auszehrung, Durst, Durchfall, Koliken, Kurzatmigkeit, Schluckauf, Umnachtung leiden; für jene, die zu alt, zu jung, schwach und gebrechlich sind; für jene, die durch Sturz oder tätlichen Angriff verletzt sind, für jene, die von einer Reise, Nachtwache, von Wut, Kummer und Angst erschöpft sind; und für jene, die gewohnt sind, am Tage zu schlafen."[7] Im allgemeinen ist jedoch der Schlaf während des Tages in anderen Jahreszeiten als dem Sommer nicht ratsam, und der Text fährt fort, diejenigen Leute aufzuzählen, für die der Schlaf bei Tage ausdrücklich verboten ist, wobei er verschiedene Krankheiten anführt, die bei Nichtbeachtung dieses Verbotes auftreten können. Der Text schließt: „So sollten wir die Vorteile und Nachteile des Schlafs zu verschiedenen Jahreszeiten und in verschiedenen Situationen im Auge behalten, auf daß er gedeihlich sein möge."[8]

Ich habe weiter oben die These vertreten, daß Ayurveda maßgeblich daran beteiligt gewesen ist, die indische Auffassung vom Menschen und vom menschlichen Körper zu prägen. Es erhebt sich nun die Frage, wie diese von der medizinischen Wissenschaft abgeleitete Konstruktion zu anderen Bausteinen der hinduistischen Weltanschauung paßt, zumal zu dem metaphysischen Ideensystem um die Theorie der Befreiung, d.h. zu dem Komplex Moksha/Dharma/Karma. Die Begegnung von Medizin und Metaphysik in den ayurvedischen Texten kann man nur als „korrekt" bezeichnen; manchmal ist das Verhältnis, aufgrund unausgesprochener Vorbehalte auf beiden Seiten, formell und gespannt. Wie Debiprasad Chattopadhyaya in seiner gelehrten Studie über die *Caraka Samhita* ausgeführt hat, erklärt sich der manchmal verwirrende und merkwürdige Eindruck des überlieferten Textes der *Samhita* daraus, daß die metaphysischen und religiösen Anschauungen, die in den Text eingeführt wurden – einschließlich der Ideen über Karma und *adrishta* (unsichtbare Ursachen) –, im großen und ganzen einem genuin wissenschaftlichen Inhalt übergestülpt worden sind.[9] Die Ärzte legen oft eine Haltung gegenüber der konventionellen hinduistischen Frömmigkeit an den Tag, die versöhnlich scheint, in Wirklichkeit aber kaum irgendwelche Auswirkungen auf die Theorien hat, die sie für ihr ärztliches Handeln benötigen. Gute Gesundheit sei das Sinnen und Trachten ihres Berufsstandes, schreiben sie; sie ist aber auch das einzige Mittel, um die von den heiligen Schriften gesetzten vier

„Ziele" *(purushartha)* des Lebens zu erreichen, nämlich Tugend *(dharma);* materielle Güter *(artha);* sinnliches Vergnügen *(kama);* und Selbstverwirklichung *(moksha).*[10] Deshalb ist Ayurveda der heiligste aller Veden, der der Menschheit nicht nur in bezug auf das jenseitige Leben guttut, sondern schon im diesseitigen.[11]

Doch die Begeisterung für die Tugend *(dharma)* und die Befreiung/Selbstverwirklichung *(Moksha)* wirkt gedämpft, verglichen mit der überschwenglichen Ausmalung der diesseitigen Ziele, Reichtum zu erwerben und die sinnlichen Lüste zu befriedigen. So lesen wir in dem Kapitel über die drei hauptsächlichen Wünsche des Menschen im Leben: „Ein Mensch von normaler geistiger Fähigkeit, Intelligenz und Energie, dem sein Wohlergehen in dieser wie in der jenseitigen Welt am Herzen liegt, muß nach drei Hauptwünschen trachten, nämlich dem Wunsch zu leben, dem Wunsch, Geld zu verdienen, und dem Wunsch, tugendhaft zu handeln."[12] An dieser Stelle versichert uns der Kommentator, daß die Sinnlichkeit nur deshalb ausgelassen worden ist, weil „der Wunsch, seine Leidenschaft zu befriedigen, den natürlichen Instinkt der ganzen Menschheit darstellt und als solcher zu axiomatisch ist, um erörtert werden zu müssen".[13] Dann heißt es im Text weiter: „Von allen diesen Wünschen sollte man dem Wunsch nach langem Leben den Vorrang einräumen." Warum? Weil „mit dem Leben alles zu Ende ist" und „man den Wunsch haben muß, gesund zu sein, weil es nichts Jämmerlicheres gibt als ein langes Leben ohne Gesundheit. Deshalb muß man versuchen, aus den verschiedenen Quellen der Gesundheit zu schöpfen."[14] Über den dritten Wunsch, ein Leben in „Tugend" zu führen, um im künftigen Leben Glück zu erlangen, sagt der Text: „Dieser Wunsch ist in der Tat mit manchen Zweifeln behaftet. Es besteht Zweifel, ob man nach seinem Tode ein Leben [Wiedergeburt] haben wird. Aber warum zweifeln? Es gibt Menschen, die glauben nur an das, was sie mit ihren Sinnen wahrnehmen können, und so glauben sie nicht an die Wiedergeburt, weil man diese nicht wahrnehmen kann. Auf der anderen Seite gibt es Menschen, die an die Wiedergeburt glauben und sich einfach auf das Zeugnis der heiligen Schriften verlassen. Es gibt auch widersprüchliche Meinungen: ‚Eltern', ‚Natur', ‚unpersönliche Seele' und ‚freier Wille' werden von verschiedenen Schulen als Ursachen der Geburt betrachtet. Und so bleibt die Frage bestehen, ob es eine Wiedergeburt nach dem Tode gibt."[15] Es folgt eine Reihe von Versen über das „Zeugnis" zugunsten der Wiedergeburt; man hat den Eindruck, daß es ein schweres Stück Arbeit war, skeptische Medizinstudenten in einer zweifelhaften Frage zu überzeugen.

Der Kampf der antiken Ärzte gegen die traditionelle hinduistische Metaphysik mag uns Heutigen rührend erscheinen; doch dürfen wir nicht vergessen, daß dieser Kampf oder, besser gesagt: diese Dialektik die indische Gesellschaft seit unvordenklichen Zeiten gekennzeichnet hat. Im Ritual wie in der Kunst hat diese Dialektik die Form „Askese kontra Erotik" angenommen; dieses konfliktträchtige Thema hat so manchen Hindu-Lebenslauf bestimmt, wobei Gandhi das prominenteste Beispiel aus jüngerer Zeit ist. Die antiken Ärzte waren ebenfalls Hindus, und wenn sie oft an den Lehrsätzen der hinduistischen Weltanschauung zu ersticken scheinen, die sie weder ausspeien noch herunterschlucken konnten, so verdienen sie eher unsere Sympathie als unseren Tadel. Man kann sich vorstellen, daß es ihnen besonders schwer wurde, die Lehre vom Karma zu akzeptieren, und wie Chattopadhyaya gezeigt hat, ist dies, was die medizinischen Texte angeht, in der Tat der Fall gewesen.[16] In manchen Abschnitten der *Caraka Samhita* wird von Krankheiten gesprochen, die von den Taten und Handlungen früherer Leben herrühren, und es wird gesagt, daß es vergeblich sei, sie zu behandeln, bevor die Auswirkungen des individuellen Karmas sich erschöpft hätten, nachdem sie den ihnen vorbestimmten Weg genommen haben. Auf der anderen Seite gibt es ein ganzes Kapitel in der *Caraka Samhita,* das sich zwar über das Karma früherer Leben ausschweigt, aber nachdrücklich die Vorstellung vertritt, daß eine erfolgreiche ärztliche Behandlung von vier und *nur* vier Faktoren abhängt: vom Arzt, vom Medikament (Droge oder Diät), von der Pflege und von gewissen Eigenschaften des Patienten.[17] Die *vaids* zählen unbefangen eine Reihe von Krankheiten auf, die unheilbar sind, und erheben also nicht den haltlosen Anspruch, alle Krankheiten heilen zu können. Sie betonen aber, daß bei richtiger Pflege eine heilbare Krankheit vom rechten Arzt mit der rechten Therapie immer geheilt werden kann, und sie hätten hinzufügen können: „und zum Teufel mit der karmischen Bilanz des Patienten!" Nur ein selbstbewußter Wissenschaftler, der sich der Wirksamkeit seiner Kenntnisse und Techniken sicher ist, die dem Zufall oder dem Glück wenig Raum lassen, kann die Zeilen schreiben: „Die Behauptung, daß Patienten trotz der Anwendung der therapeutischen Maßnahmen mit den sechzehn Qualitäten [der vier Faktoren der Medizin] sterben, wird von den Tatsachen nicht gestützt; therapeutische Maßnahmen können bei heilbaren Krankheiten niemals wirkungslos bleiben. ... So wie ein Bogenschütze, der Wissen und Übung mitbringt, die Pfeile mit Hilfe seines Bogens abschießen und ein massives Ziel in seiner Nähe unfehlbar treffen wird, so wird ein Arzt, der seine eigenen Qualitäten mitbringt sowie sonstige Erfordernisse erfüllt und nach gründlicher Untersuchung zur Behandlung schreitet, einen heilbaren Patienten unfehlbar heilen. Deshalb ist es nicht zutreffend, wenn man sagt, es gäbe keinen Unterschied zwischen der Anwendung und der Nichtanwendung von therapeutischen Maßnahmen."[18]

Die ungläubige oder zumindest widersprüchliche Einstellung des Ayurveda zur hinduistischen Metaphysik erstreckt sich auch auf andere Facetten der hinduistischen Orthodoxie. In der ehrwürdigen Gesellschaft von Göttern, Brahmanen und Ahnengeistern wird etwa die Kuh nur selten erwähnt; über sie wird dort gesprochen, wo sie tatsächlich hingehört: bei der Klasse von Tieren namens *prasaha,* die ihr Futter mit dem Maul ausrupfen. Dann fährt der Text unbekümmert fort, die Vorteile des Genusses von Rindfleisch zu erörtern, besonders für Patienten mit „Schnupfen, unregelmäßigem Fieber, trockenem Husten, Ermüdung, erhöhter Verdauung und erhöhtem Stoffwechsel *[atyagni]* und Muskelschwund".[19] Genauso ist es mit dem Genuß von Alkohol. Hinduistische Gesetzgeber haben Alkohol oft entschieden mißbilligt;[20] und wie wir gesehen haben, wird der Alkohol von den meisten mystischen Kulten, die eine individuelle Selbstverwirklichung anstreben, mit Mißtrauen betrachtet. Ayurveda tanzt hier aus der Reihe. Zwar wird vor alkoholischen Exzessen gewarnt, doch ist die Einstellung gegenüber geistigen Getränken in der Regel positiv, gelegentlich sogar lyrisch: „(Der Wein ist) ein Helfer bei der zärtlichen Umarmung einer Frau voll jugendlichem Feuer, bei der warmen Berührung ihres Leibes, ihrer Hüften und ihren prallen Brüste."[24] Es gibt einen ganzen Abschnitt, der die wohltätigen Aspekte der verschiedenen Arten geistiger Getränke preist und mit der wohlabgewogenen Schlußfolgerung endet: „Der Wein ist grundsätzlich aufheiternd und nahrhaft. Er beseitigt Angst, Kummer und Erschöpfung. Er fördert das Selbstvertrauen, die Energie, die Intelligenz, die Zufriedenheit, die Ernährung und die Körperkraft. Wird er von guten Menschen genossen, die alle Regeln befolgen, so wirkt er als Elixier."[22]

Ich behaupte nicht, daß die antiken Ärzte eingefleischte Hedonisten waren, die darauf achteten, daß die Religion ihrer Patienten niemals ihren Vergnügungen im Wege stand. Ich bezweifle, daß Hindus jemals dem Hedonismus so unentwegt hätten anhängen können oder angehangen haben wie beispielsweise die alten Ägypter oder auch die Römer. Aber als moderner Kliniker komme ich aufs engste mit Patienten in Berührung, die – von ihren individuellen Konflikten einmal ganz abgesehen – in die psychotherapeutische Situation mit all den unzähligen Hemmungen einer Gesellschaft eintreten, deren kollektive Psyche unter dem lähmenden Bann von Mystikern und Heiligen zu stehen scheint, und so schaffe ich mir über die „indische Vergangenheit" gerne meine Privatmythologie. Wenn ich durch den Schleier der Jahrhunderte in diese Vergangenheit zurückblicke, um über das Tun und Lassen meiner Kollegen im Altertum nachzudenken, so sehe ich wenig von der sprichwörtlichen Frömmigkeit und Spiritualität des Satyuga – des goldenen Zeitalters der Spiritualität –, von der so viele meiner heutigen Landsleute betört sind. Statt dessen erblicke ich die Hindus als fröhliches, tatkräftiges und erotisches Volk. Sie respektieren den Tod – jawohl; sie befassen sich mit den metaphysischen Fragen, die der Tod aufwirft – gewiß. Aber sie lassen von der Suche nach Antwort auf diese Fragen nicht ihr Leben beherrschen; und sie entziehen sich nicht den möglichen Freuden des Lebens, bloß weil es Leiden gibt.

Der Mensch im Ayurveda

Ayurveda besteht unbeirrbar darauf, daß die Medizin stets um den Menschen kreisen solle, nicht um die Krankheit. Ayurveda ist überzeugt, daß die beiden Ziele – Gesundheit zu erhalten und von Leiden zu befreien – nur erreicht werden können, wenn der Arzt den Menschen gründlich kennt. Der Mensch in seiner Ganzheit heißt daș „Asyl" *(asrya)* der Krankheit und bildet den Hauptgegenstand der medizinischen Wissenschaft. Wie es in einem vielzitierten Vers heißt: „Geist, Seele und Körper – diese drei sind wie ein Dreifuß; die Welt ruht auf ihrem Zusammenwirken: Sie stellen das Substrat für alles dar. Dieses (Zusammenwirken) ist der Mensch *(purusa):* Dieses ist empfindend und dieses das Thema dieses Veda (Ayurveda): Um dieses willen wird dieser Veda (Ayurveda) ans Licht gebracht."[23]

Die philosophische Betonung der *Ganzheit* des Menschen spiegelt sich in dem *Umfang* der diagnostischen Untersuchung wider, die dem ayurvedischen Arzt vorgeschrieben ist. Neben der gründlichen körperlichen Durchleuchtung des Patienten, durch welche etwaige krankhafte Zustände, der Tonus des Systems, Alter, Festigkeit, Proportionen, Verdauungstätigkeit und Arbeitsfähigkeit festgestellt werden sollen, gehört zur ärztlichen Untersuchung auch die emotionale und soziale Sphäre des Patienten. Der Arzt wird angewiesen, aus der Eigenart der Handlungen seines Patienten auf dessen Einsicht zu schließen, „aus der Intensität seiner Bindungen auf seine Leidenschaft, aus seinem mangelnden Verständnis auf seine Verblendungen, aus der Heftigkeit seiner Handlungen auf den Grad seiner Wut, aus seiner niedergeschlagenen Miene auf seinen Kummer, aus seinem Überschwang auf seine Freude ..."[24] Nicht nur der gegenwärtige seelische Zustand des Patienten und seine typischen Persönlichkeitszüge müssen festgestellt werden; der Arzt muß sich auch mit dem familiären, sozialen, geographischen und kulturellen Kontext des Patienten gründlich vertraut machen, seine Kaste und Abstammung feststellen und überdies eine „Landprüfung" *(bhumiparikshá)* vornehmen. Hierbei „muß der Arzt die Gegend kennen, in der der Patient geboren oder aufgewachsen ist oder in der er sich die Krankheit zugezogen hat. Der Arzt sollte die Eigenart dieses Landes, die Speisegewohnheiten seiner Einwohner, ihre Lebensweise, körperliche Vitalität und ihren Charakter feststellen. Der Arzt muß auch den allgemeinen Gesundheitszustand der Bewohner jener Gegend, die besonderen Eigentümlichkeiten ihrer Umwelt, ihre Neigungen und Vorlieben sowie die Art der Krankheiten eruieren, an denen sie am häufigsten leiden, aber auch herausfinden, was man in jener Gegend im allgemeinen als gesund oder ungesund ansieht."[25]

Eine so große Zahl von Fakten wird nicht zusammengetragen, um irgendeine zwanghafte Gründlichkeit zu befriedigen. Bevor der Arzt seine Diagnose stellt, eine Therapie verordnet oder eine Prognose wagt, wird von ihm erwartet (wiederum im Idealfall: Die moderne ayurvedische Praxis sieht ganz anders aus), daß er die gewonnenen Informationen vergleicht mit den ihm bekannten verschiedenen Seinsordnungen (der körperlichen, der seelischen, der sozialen), in denen ein Mensch lebt und die seine Ganzheit ausmachen und umgrenzen. Manches von diesem ärztlichen Grundwissen, besonders insoweit es nichtphysiologischer Art ist, ist in die Form begrifflicher Triaden gefaßt: Es gibt die drei Arten von Land (trocken, sumpfig und normal); drei Temperamentstypen *(sattva, rajas, tamas)* mit sechzehn Untertypen; drei Grundlagen der körperlichen Differenzierung mit zwanzig Untertypen; die drei Menschenalter – Kindheit/Mannesalter *(bala)*, mittlere Jahre *(madhya)* und Alter *(jirna)* – mit ihren weiteren Unterteilungen usw. Mögen solche Kategorien und ein auf Kategorisierung gründendes Denken auch ihre Grenzen haben: Der Versuch, diverse Wissensgebiete zu kategorisieren, beweist, daß die altindischen Ärzte gewillt waren, den ansonsten vagen Begriff „Ganzheit" mit konkretem Inhalt zu erfüllen.

Nach der Vorstellung des Ayurveda lebt also der Mensch in und aus verschiedenen Ordnungen des Seins: der körperlichen, der seelischen, der sozialen und, wie man hinzufügen muß, der metaphysischen. Eine systematische Kenntnis aller Ordnungen und ihrer Zusammenhänge untereinander wird als unerläßlich für die Ausbildung eines Arztes betrachtet. Ich sollte noch hinzufügen, daß die Grenzen zwischen diesen Ordnungen bemerkenswert flüssig sind; oder, mit anderen Worten, der Trennungsstrich zwischen Psyche und Soma oder zwischen Soma und Natura ist viel unschärfer – sofern er überhaupt gezogen wird –, als es bei modernen westlichen Vorstellungen über den Menschen der Fall ist. Das ist eine zwangsläufige Folge der Tatsache, daß in der monistischen indischen Weltanschauung der Mensch als Mikrokosmos aufgefaßt wird; alles, was Bestandteil des Kosmos ist, hat seine homologe Entsprechung im Menschen.[26]

Diese Äquivalenz von Mensch und Schöpfung führt zu einem Hauptpostulat des Ayurveda: daß nämlich der physische Teil des Menschen – sein Körper – mit dem physischen Teil des Kosmos – der Natur – identisch ist. Der Ort dieser Identität sind „die fünf Wurzelformen der Materie" *(pancha-bhuta)*, und die Theorie der *pancha-bhuta* ist ein Eckstein des ayurvedischen Systems.

Leib, Natur, Gesundheit

Nach der Theorie der *pancha-bhuta* ist alles, was es im Universum gibt, sei es belebt oder unbelebt, aus fünf Formen der Materie gemacht – Erde, Feuer, Wind, Wasser und *akasa* (in etwa mit „Äther" zu übersetzen). Unter gewissen günstigen Bedingungen organisiert sich die Materie zu lebendigen Geschöpfen. Diese lebendigen Geschöpfe absorbieren ständig die fünf Elemente aus der sie umgebenden Materie (Ernährung); die Feuer im Körper verarbeiten diese Materie zu einem edlen Teil *(prasada)* und zu Ausscheidungen (*kitta* oder *mala*). Weitere Verarbeitungen des edlen Teils der Nahrung erzeugen die sieben physiologischen Elemente des „organischen Safts" *(rasa)*, nämlich Blut, Fleisch, Fett, Knochen, Mark, Samen sowie die Substanz, aus der Sinnesorgane, die Gelenke, Bänder, Sehnen usw. bestehen. Die Ernährung ist also von entscheidender Bedeutung. „Nahrung erhält das Leben von Lebewesen. Alle Lebewesen im Universum brauchen Nahrung. Hautfarbe, Klarheit, gute Stimme, langes Leben, Genie, Glück, Befriedigung, Ernährungszustand, Stärke und Geist, alle sind durch Nahrung bedingt. Berufstätigkeit, die zum Glück in dieser Welt führt; vedische Rituale, die zu einem Wohnsitz im Himmel und der Beobachtung der Wahrheit führen; *brahmacharya*, das zur Erlösung führt: alle gründen auf Nahrung."[27] Der Körper, wie die Natur mit ihren unablässigen Veränderungen der Materie, befindet sich in einem Zustand des ununterbrochenen Flusses: „Nichts am Körper bleibt dasselbe. Alles an ihm befindet sich in einem Zustand der unablässigen Veränderung. Obwohl der Körper in Wirklichkeit in jedem Augenblick neu hervorgebracht wird, erweckt die Ähnlichkeit zwischen dem alten Körper und dem neuen Körper den Anschein der Beständigkeit ein und desselben Körpers."[28] Was den Körper betrifft, ist der Tod die Rückkehr der Materie, aus der der Organismus besteht, in ihren ursprünglichen Zustand; der Ausdruck Tod – *dehanta* (Ende des Körpers) – ist gleichbedeutend mit „Ende der Tätigkeiten", „Ende der Dauer", „Aufhören".

Die ayurvedische Grundvoraussetzung, daß Körper und Natur identisch sind, ist eine logische Konsequenz aus dem Leitmotiv der indischen Weltanschauung, die eine grundsätzliche Einheit in der scheinbaren Vielfalt der Schöpfung annimmt und die Überwindung von Dualitäten, Gegensätzen und Widersprüchen anstrebt. Seit unvordenklichen Zeiten hat der Sirenengesang dieses „mystischen" Leitmotivs die geistige und wissenschaftliche Phantasie der Inder in seinem Bann gehalten. So spricht aus dem Pflanzenphysiologen Jagdish Chandra Bose die Wissenschaftstheorie ayurvedischer Ärzte, wenn er schreibt: „Es gibt keinen Bruch in den Lebensprozessen, die die beseelte und die unbeseelte Welt charakterisieren. Es ist schwierig, eine Scheidelinie zwischen diesen beiden Aspekten des Lebens zu ziehen. Natürlich kann man eine Reihe von imaginären Unterschieden abgrenzen, so wie man Ähnlichkeiten aufgrund gewisser anderer allgemeiner Kriterien finden kann. Dieses Vorgehen ist durch die natürliche Tendenz der Wissenschaft gerechtfertigt, die Einheit in der Vielfalt aufzusuchen."[29]

In diesem Kontext eines unablässigen Fließens von Körper und Natur glaubten die alten Ärzte, daß die Gesundheit ein Zustand des dynamischen Gleichgewichts der Körperelemente sei. Die ayurvedische Theorie betont besonders das Gleichgewicht der drei Körpersäfte *(tridosha)* – Wind, Galle und Schleim. Eine herausragende Stellung nimmt dabei der Wind ein. Durch die Kraft des *prana*-Windes, so heißt es, wird die Nahrung in den Magen befördert und zirkuliert das Blut durch alle Teile des Körpers. Der *apana*-Wind in der Analregion wirkt nach unten, um Körperwinde, Urin, Kot, Samen und Föten auszustoßen. Der *samana*-Wind in der Gegend des Bauchnabels hilft bei der Verdauung der Nahrung und verwandelt sie in Blut, Samen, Kot usw. Der *udana*-Wind in der Kehle, der nach oben wirkt, erzeugt Rede und Gesang (aber auch Rülpser), während der *vyana*-Wind, der alle Teile des Körpers durchdringt, den Umlauf der Nahrungssäfte bewirkt. Galle und Schleim sind ebenfalls von fünffacher Art und unterscheiden sich nach ihren spezifischen Funktionen im Körpersystem. So ist die *pachaka*-Galle im Magen eine Quelle der körperlichen Stärke, indem sie die Verdauung von vier Arten von

Nahrung bewirkt, während die *alochaka*-Galle in den Augen das Sehen ermöglicht. Der Geschmack auf der Zunge wird mit Hilfe des *bodhaka*-Schleims erlebt, während der *sleshmaka*-Schleim den Zusammenhalt der Gelenke begünstigt.

Zu einer Krankheit kommt es, wenn einer der drei Körpersäfte besonders stark „erregt" wird und gegenüber den anderen unverhältnismäßig zunimmt. Das Ungleichgewicht der Körpersäfte entsteht (und das ist die generelle Theorie des Ayurveda über die Verursachung von Krankheiten) durch *übertriebenen* Gebrauch, *mangelhaften* Gebrauch oder *Mißbrauch* (1.) von Sinnesobjekten, (2.) des Handelns (gemeint sind Handlungen des Körpers und des Geistes sowie das Sprechen) und (3.) der Zeit, d.h. der verschiedenen Jahreszeiten.[30]

Die Wiederherstellung des Gleichgewichts der Körperelemente und damit der Gesundheit beruht darauf, daß der Patient befähigt wird, die ihn umgebende Materie in der rechten Form, Menge, Zusammensetzung und Zeit in sich aufzunehmen. Nachdem der Arzt die Natur irgendeines Ungleichgewichts im Körper festgestellt hat, bestimmt er eine Substanz (oder eine Kombination von Substanzen) in der Natur – Droge oder Diät –, die, sobald der Körper sie sich anverwandelt hat, das Ungleichgewicht der Säfte korrigiert. Das ist der Grund, weshalb „es nichts in der Natur gibt, was für die Medizin ohne Belang wäre", und weshalb Ayurveda eine ungeheure Menge von Daten über die therapeutische Wirkung aller möglichen natürlichen Substanzen gesammelt hat. In ihr sind Jahreszeiten, Pflanzen, natürliche Stoffe und Bestandteile des Körpers zu einer komplexen, gleichzeitig aber ästhetisch eleganten Theorie der körperlichen Gesundheit als eines Gleichgewichts somatischer und umweltlicher Elemente integriert.

Das Körperbild

Der menschliche Körper nimmt insofern eine einzigartige Stellung in der Schöpfung ein, als er das einzige Objekt ist, das sowohl unserer Innen- als auch unserer Außenwelt angehört.[31] Der Körper unterscheidet sich von anderen Bestandteilen des Universums durch den Umstand, daß er gleichzeitig durch zwei verschiedene Arten der Empfindung wahrgenommen wird. Auf der einen Seite nehmen wir unseren Körper durch die innere, „propriozeptive" Empfindung der Tiefensensibilität wahr, während er andererseits auch durch äußerliche, „sensorisch-perzeptive" Empfindungen wahrgenommen wird, hauptsächlich solche taktiler und visueller Art. Unsere frühesten inneren Empfindungen: das Schlagen des Herzens, das Sichzusammenziehen und Sichausdehnen der Lunge beim Atmen, die Empfindungen im Unterleib bei der Nahrungsaufnahme und der Entleerung, sind der zentrale Kristallisationspunkt für das „Ichgefühl", um das sich später ein Gefühl der „Identität" bildet. Die äußerliche Wahrnehmung der zentralen und peripheren Teile des Körpers hilft dem Säugling, nach und nach die Unterscheidung zwischen Ich und Nicht-Ich zu entwickeln, und trägt zur Ausgrenzung des Ichs aus der Welt der Objekte bei. Die Vereinigung unserer Körpergefühle und unbewußten Phantasien über die Vorgänge und Inhalte in unserem Körper mit den relevanten visuellen, auditorischen und kinästhetischen Daten ergibt unser individuelles *Körperbild.* Am Beginn unseres Lebens schimmernd verschwommen, verändern sich die Umrisse des Körperbildes in unserer „Vorgeschichte" unablässig, wie das Bett eines launischen Flusses im Monsunregen. Manchmal sind die einzelnen Teile surrealistisch verzerrt, dann wieder verschwindet ein Teil völlig, wie bei der Cheshire-Katze in „Alice im Wunderland", von deren Anatomie nur noch das Grinsen zu sehen ist. Erst nach dem quasikörperlichen Experimentieren, das am Ende des ersten Lebensjahres einsetzt, wenn das Berühren und Mit-den-Augen-Erfassen eigener und fremder Körperteile dem Kind hilft, eine zentrale *Gestalt* seines Körpers zu entwerfen, stabilisiert sich das Körperbild allmählich, und seine Grenzen differenzieren sich klarer gegen alles, was „Nicht-Ich" ist.

Selbstverständlich fällt dieses Körperbild, der Kern der Identität eines Individuums und Garant seiner Abgrenzung gegen die Welt der Objekte, nicht mit dem objektiven Körper zusammen. Die Proportionen verschiedener Gliedmaßen werden gerne verzerrt gesehen, während die Vorstellungen von Prozessen, die im Inneren des Körpers ablaufen, geradezu abenteuerlich sein können. Bei gewissen psychotischen Erkrankungen kann es vorkommen, daß das regredierte Individuum das Gefühl hat, sein Körper habe sich erweitert (oder zusammengezogen), oder sein Gesicht sei „anders" geworden; manchmal hat der Patient auch das Gefühl, eines seiner Organe gehöre nicht zu ihm oder sei sogar auf unerklärliche Weise abhanden gekommen. In anderen, „normaleren" Fällen kann sich das Körperbild auch auf Kleidungsstücke oder sogar ein amputiertes Glied erstrecken. Es gibt reife Frauen, deren Körperbild aus der Scheide eines kleinen Mädchens besteht, die beim Geschlechtsakt beschädigt oder zerrissen wird. Der korpulente Mann mit dem Körperbild eines Adonis ist in der Literatur ein bekanntes, bald tragisches, bald komisches Thema.

Phyllis Greenacre hat vielleicht recht, wenn sie die These vertritt, daß jeder Mensch sein eigenes Körpergefühl ständig bestätigen muß, indem er mit anderen Menschen von grundsätzlich ähnlichem Aussehen wie er selbst zusammen ist.[32] Auch in reifem Alter braucht das Individuum zumindest einen anderen Menschen, der ihm ähnlich ist und mit dem es sprechen, den es ansehen und „in sich aufnehmen" kann, um sein eigenes Körperbild zu akzentuieren und so den Kern seines Identitätsgefühls zu sichern. Wenn viele Aspiranten und Adepten des Yoga die Isolation suchen und den Umgang mit Menschen meiden – das „Rückzug-in-den-Himalaja" -Syndrom –, so mag dem der Versuch zugrunde liegen, die Klarheit des eigenen Körperbildes systematisch zu mindern. Diese Verwischung des Körperbildes löst zeitweilig das mühsam aufgebaute Identitätsgefühl auf und macht die Differenzierung des Ichs vom Nicht-Ich rückgängig. Kein Wunder also, daß der Körper – „der Tempel des lebendigen Gottes" – von so entscheidender Bedeutung in mystischen Ritualen, Praktiken und Symbolen ist; ist es doch vorzüglich unser Körper (oder genauer gesagt: unser Körperbild), was uns hindert, die mystischen Ziele der Nichtdualität, der All-Einheit und des Aufgehens der individuellen Identität in einer größeren, „kosmischen" Identität zu erreichen.

Ich habe das Körperbild aus dem Blickwinkel der individuellen Entwicklung erörtert und seine universellen wie individuellen Elemente betont. Doch hat das Körperbild jedes Menschen auch eine stark kulturelle Komponente. Ich würde sogar sagen, daß angesichts der zentralen Stellung des Körpers im menschlichen Leben die kulturellen Verschiedenheiten des Körperbildes zu radikal verschiedenen Weisen führen, die Welt zu erfahren und diese Erfahrung zu organisieren. Ich möchte dies veranschaulichen, indem ich einige Aspekte des indischen Körperbildes vergleiche mit meinen Eindrükken vom „modalen" Körperbild westlicher Gesellschaften, namentlich Nordamerikas und Nord- und Mitteleuropas.

Das indische Bild vom Körper betont, wie gesagt, den innigen Zusammenhang zwischen Körper und Kosmos. Wie es ein aus dem 19. Jahrhundert stammender bengalischer Text über den Körper ausdrückt: „In diesem Universum gibt es ein großes Rad der verwandelnden Kraft *(maya-chakra)*, das sich unablässig dreht. Die kleinen, einzelnen Räder der verwandelnden Kraft in den Körpern von Lebewesen sind mit diesem Rad verbunden. Wenn sich ein großes, dampfgetriebenes Rad als Antriebskraft bewegt, bewegen sich alle Teile der Maschine mit und erfüllen reibungslos ihre Aufgaben. Ähnlich ist es mit den kleinen Rädern der verwandelnden Kraft, die sich, durch die Verbindung zum großen Rad, im Körper der einzelnen Lebewesen bewegen: Sie helfen mit bei der Erfüllung von Körperfunktionen wie der Regulierung des Blutkreislaufs, der Verdauung der Nahrung, dem Einatmen und Ausatmen, der Vorwärts- und Rückwärtsbewegung."[33] Das indische Körperbild betont einen unablässigen Austausch des Körpers mit der Umwelt, der gleichzeitig mit unablässiger Veränderung innerhalb des Körpers einhergeht. Wie Francis Zimmermann schreibt: „Es gibt keine Landkarte, keine Topographie des Körpers, sondern nur eine *Ökonomie,* d. h. Ströme, die hereinkommen oder hinausgehen, in irgendeinem *asrya* (Empfänger) verweilen oder durch irgendwelche *srotas* (Kanäle) fließen."[34] Modelle für das Körperbild im Ayurveda bietet die Bilderwelt des Pflanzenreichs – die Aufnahme der Nahrung durch die Wurzeln, das Aufsteigen des Saftes und die milchige Absonderung bei harzigen Bäumen. Wie Wendy O'Flaherty in ihrer Erörterung über einige vedische und nachvedische Mythen gezeigt hat, sind denn auch Ströme und die Transaktion von Strömen – zwischen Menschen untereinander, zwischen Göttern untereinander und zwischen Menschen und Göttern – zentrale hinduistische Problemstellungen.[35]

Das hinduistische Körperbild läßt eine ganze Klasse von Krankheiten entstehen, die Obeyesekere *kulturelle Krankheiten* genannt hat: Dabei wird ein Mensch krank, weil er überzeugt ist, den irregulären Verlust einer körperlichen Substanz – im wesentlichen einer Flüssigkeit – erlitten zu haben. Das beste Beispiel für eine solche kulturelle Krankheit ist *svapanadosha* (wörtlich: „Traumfehler"), wobei junge Männer über Leibschmerzen und Kopfweh, zunehmende Entkräftung und das Gefühl der Unwirklichkeit ihres Körperschemas klagen, weil nachts ihr Samen abgegangen ist. Im klinischen Sinn mag die Klage über solchen Substanzverlust Ähnlichkeit haben mit den hypochondrischen Empfindungen bei Ausbruch der Schizophrenie: Das Körperbild wird als verändert wahrgenommen, und der Eindruck besteht, daß der Körper oder einige seiner Teile nicht mehr ganz dieselben sind wie gewohnt. Die Angst vor Substanzverlust ist jedoch eindeutig nicht schizophren, sondern das natürliche (wenngleich pathologische) Ergebnis der kulturellen Vorstellung, daß der Körper sich in unablässigem Fluß befindet.

Eine solche kulturelle Vorstellung schützt freilich die Angehörigen dieser Kultur nicht vor der Angst, die die Gefahr des Verlustes der Ich-Grenzen und der eigenen Identität heraufbeschwört. Das eben beschriebene kulturelle Körperbild erhöht zwar die Toleranz gegenüber der Angst vor Identitätsauflösung, hält diese Angst aber auch näher an der Oberfläche des Bewußtseins. Die traditionelle Vorliebe der hinduistischen Kultur für die Frage der Identität, für das ,,Wer bin ich?", ist vor diesem Hintergrund zu sehen. Die hinduistische Idee eines unveränderlichen menschlichen Kerns – des *atman* – mag dann auch die kulturelle Abwehr jener elementaren Angst sein, die der Gedanke eines in unermüdlicher Verwandlung befindlichen Körpers hervorruft.

Die westliche Vorstellung ist die eines Körpers, der sich deutlich gegen die übrigen Objekte in der Welt abhebt und sich klar von ihnen unterscheidet. Diese Betrachtungsweise, bei der der Körper als eine uneinnehmbare Festung angesehen wird, die nur eine begrenzte Zahl von Zugbrücken hat, die einen lockeren Kontakt zur Außenwelt aufrechterhalten, hat ihre eigenen kulturellen Konsequenzen. Mir scheint, daß man sich im wissenschaftlichen und künstlerischen Diskurs des Westens mit deutlicher Vorliebe mit dem beschäftigt, was *innerhalb* der Festung des individuellen Körpers vor sich geht. Vorzugsweise sucht man Verhaltensprozesse durch Psychologien zu erklären, die aus der Biologie stammen, wobei die natürliche und metanatürliche Umwelt mehr oder weniger ausgeschlossen bleibt. Ich möchte dafür ein Beispiel geben.

Viele Jahre lang haben sich die Forschungen über die Entwicklung des Kindes auf das konzentriert, was im Kind selbst während des Erwachsenwerdens vor sich geht. Man hat viele interessante Arbeiten über die ,,Entfaltung" der kindlichen Anlagen geschrieben und eine ganze Reihe von raffinierten Tests und Anhaltspunkten für den geistigen und kognitiven Entwicklungsstand des Kindes erdacht. Dagegen gibt es nur wenige Arbeiten, die sich systematisch mit der *Umwelt* befassen, in der die kindliche Entwicklung stattfindet. Bestenfalls hat man unter ,,Umwelt" die ,,Bezugspersonen" in der Umgebung des Kindes verstanden, beispielsweise, indem man untersuchte, welche Auswirkungen die Vernachlässigung durch die Mutter auf die Entwicklung des Kindes hat. Die natürlichen Aspekte der Umwelt – die Qualität der Luft, die Menge des Sonnenscheins, das Vorhandensein von Vögeln und Tieren, die Pflanzen und die Bäume – werden, sofern man sie überhaupt in Betracht zieht, als bedeutungslos für die geistige und emotionale Entwicklung des Kindes angesehen. Angesichts des westlichen Körperbildes ist es begreiflich, daß die ,,kurioseren" indischen Vorstellungen über die Auswirkungen der natürlichen Welt auf Körper und Seele des Menschen, z. B. über die Auswirkungen von Planetenkonstellationen, Erdböden, Magnetfeldern, Jahreszeiten- und Tagesrhythmen, Edelsteinen und Edelmetallen, summarisch ins Reich der Phantasie verwiesen werden, wo sie nur für die kleine Gruppe der „Spinner" in der westlichen Gesellschaft von Interesse sind.

Das indische Körperbild birgt die Gefahr einer Auflösung der individuellen Identität in sich und begünstigt dadurch eine kulturelle Voreingenommenheit für Fragen der Identität und für den unveränderlichen Teil des Ichs. In ähnlicher Weise birgt aber auch das westliche Körperbild eine innere Gefahr. Sie liegt darin, daß das Ich vollständig isoliert und von der Verankerung in Mitmenschen und Natur abgeschnitten wird. Dies wiederum ermutigt eine (defensive) kulturelle Voreingenommenheit für die Frage der menschlichen „Entfremdung" und das ökologische Problem der Beziehung des Menschen zu seiner Umwelt.

Ein anderer zentraler Aspekt des indischen Körperbildes ist das sehr hohe Maß an emotionaler Investition in den Körper. Die Aufmerksamkeit für den eigenen Körper, die die Texte von einem Menschen erwarten, scheint dem Westler mehr der liebevollen Sorge einer Mutter für ihr neugeborenes Kind angemessen zu sein als der Beziehung eines Erwachsenen zu seinem Körper. Die Anstrengungen, die der Inder unternimmt, um seinen Körper kräftig, schön und geschmeidig zu erhalten und ihn vor dem Ansturm des Alters zu bewahren, mögen sogar als Ausdruck eines „körperlichen Narzißmus" gewertet werden – diesen Begriff in einem neutralen und relativistischen Sinne verstanden, da die jahrhundertelange Ablehnung des Körpers im Westen das Wort „Narzißmus" negativ besetzt hat.

Um mit den Augen zu beginnen: Die *Caraka Samhita* empfiehlt alle fünf Nächte die Anwendung eines Augenwassers aus Kupfer, ferner täglich die Anwendung eines Augenwassers aus Antimon, um die Augen zu beruhigen und ihren natürlichen Glanz aufzufrischen.[36] Im Herbst und im Frühling sowie in der Regenzeit soll man eine Woche lang dreimal täglich Nasentropfen aus *anu taila* gebrauchen, einem Öl, das durch das Aufkochen von vierundzwanzig verschiedenen Kräutern und Pflanzen mit Regenwasser und anschließend mit Ziegenmilch und Öl gewonnen wird. Damit sorgt man dafür, daß „Haar und Bart niemals grau oder weiß werden; die Haare werden nicht ausfallen; sie wachsen üppig ... Das Gesicht wird fröhlich und rundlich; die Stimme süß, fest und kraftvoll."[37]

Den Zungenschaber als Bestandteil der Mundhygiene habe ich schon erwähnt. Das Kauen von verschiedenen Gewürzen und Nüssen wird empfohlen, um den Mund frisch und wohlriechend zu machen; das Gurgeln mit *til*-Öl soll die Stärkung der Kiefer, die Tiefe der Stimme und – als besonderes hinduistisches Ideal männlicher Schönheit – „die Rundlichkeit des Gesichts" bewirken.[38] Regelmäßiges Einölen der Haare und der Ohren sowie regelmäßige Ölmassagen sind Bestandteil der normalen Körperpflege; die Ölmassage wird empfohlen, um den Körper glatt, stark und angenehm zu machen und den Begleiterscheinungen des Alterns entgegenzuwirken.[39] Parfüms und Blumenketten „regen die Libido an, erzeugen Wohlgeruch des Körpers, fördern langes Leben und Attraktivität"; „das Tragen von Edelsteinen und Schmuck begünstigt Wohlergehen, Glück, langes Leben und Anmut, wehrt Schlangen und böse Geister ab usw."[40] Selbst die Sexualität wird in den Dienst des körperlichen Narzißmus gestellt; häufiger Geschlechtsverkehr wird im Winter empfohlen, um die Spannkraft des Körpers aufrechtzuerhalten, während für die Dauer des Sommers völlige sexuelle Enthaltung vorgeschrieben ist.[41] Irgendwie ist es ganz passend, daß das indische Wappentier der Pfau ist!

Im Gegensatz hierzu besteht die Erbschaft der westlichen Körperfeindlichkeit in der unbewußten Phantasie, daß der Körper eine Unrat produzierende Fabrik ist. Wie Lawrence Kubie in einer originellen und anregenden Arbeit ausgeführt hat, gibt es im Westen das unbewußte Bild vom „Körper als einer Art beseelter, mobiler Unrat-Fabrik, die aus jeder Körperöffnung Schmutz absondert; um irgend etwas in Unrat zu verwandeln, ist nichts weiter erforderlich, als daß es, und sei es nur für Augenblicke, durch eine dieser Öffnungen in den Körper gelangt."[42] Kubies Bemerkungen gelten vielleicht mehr für die nordamerikanische sowie für nord- und mitteleuropäische Gesellschaften als für mittelmeerische. Es dürfte zutreffen, wenn er im Westen die verbreitete Tendenz feststellt, das Innere des Körpers als Abfallgrube zu betrachten, alle Körperöffnungen als schmutzige Einfallspforten, als schmutzige Löcher, die in schmutzige Räume führen, und alles, was den Körper verläßt, schon allein deshalb als unrein anzusehen, vielleicht mit der einzigen Ausnahme der Tränen.

Als Inder muß ich gestehen, daß auch mich das Tabu, mit dem in Nordamerika und Europa die Körperöffnungen belegt sind, frappiert hat: ein Tabu, das allenfalls das Schlenkern mit einem juckenden Ohr, aber nicht das Hineinfahren mit dem Finger erlaubt; Verrenkungen mit der Nase, aber nicht das Nasebohren mit dem Finger, um einen störend plazierten Schleimpfropfen zu entfernen. Im Gegensatz zu der relativen Gleichgültigkeit, mit der in Indien das Räuspern, Rülpsen und Ablassen von Darmwinden in der Öffentlichkeit behandelt wird, verbietet das westliche Tabu alle Geräusche oder Gerüche aus einer Körperöffnung, die die Aufmerksamkeit auf diese Öffnung und damit auf die hinter ihr arbeitende Unratfabrik lenken könnten. Konsequenterweise besteht bei jedem Spalt oder jeder Höhle im Körper der Verdacht auf Schmutz, dessen Geruch übertäubt werden muß – zu Nutz und Frommen der Deodorantindustrie und der Medien, die aus der Schmutzphantasie Kapital schlagen. Damit soll nicht gesagt sein, daß die Schmutzphantasie im indischen Kontext fehlt. Es gibt auch in Indien den Abscheu vor dem Unrat anderer (wenngleich vielleicht eine größere Toleranz gegenüber dem eigenen Unrat), der sich in der Präokkupation mit Reinheit und Unreinheit ausdrückt. Was die Schmutzphantasie in Indien von der des Westens unterscheidet, ist die Tatsache, daß sie dem Bewußtsein verhältnismäßig leichter zugänglich ist; die Faszination des Schmutzes und der Ekel vor ihm werden, wie wir im Kapitel über Tantra gesehen haben, weder bemäntelt noch in dem Umfange verschoben, wie dies im Westen der Fall ist.

Psyche und Soma

In einem früheren Abschnitt habe ich versucht, die ayurvedische Auffassung von den Transaktionen zwischen dem Körper und der Umwelt – in Krankheit und Gesundheit – und das Prinzip der Identität von Soma und *natura,* das diese Transaktionen leitet, zu skizzieren. Wir müssen uns daran erinnern, daß nach hinduistischer Vorstellung der Mensch außer seinem normalen physischen Körper noch zwei andere Körper besitzt, nämlich den „Feinkörper" *(linga sharira)* und den „Kausalkörper" *(karana sharira).* Der Kausalkörper ist ein rein metaphysisches Konstrukt, das „reine Ich" der hinduistischen Philosophie, und daher von begrenztem Interesse, was die Medizin betrifft. Dagegen müssen wir den Feinkörper und sein Verhältnis zum groben Körper *(sthula sharira)* genauer betrachten, und zwar wiederum in Krankheit und Gesundheit; einen guten Ausgangspunkt hierfür bietet die ayurvedische Embryologie.

Die physische Entwicklung des Fötus hängt von drei Hauptfaktoren ab: der „Saat" des Vaters, der „Saat" der Mutter und dem *rasa* oder „organischen Saft", der den Embryo nährt. Der „Vaterfaktor" ist verantwortlich für das Wachstum von Haaren, Nägeln, Zähnen, Knochen, Blutgefäßen, Bändern und Sperma; der „Mutterfaktor" für Haut, Blut, Muskeln, Fett, Herz, Bauchspeicheldrüse, Leber, Milz, Niere, Blase, Magen, Eingeweide, Grimmdarm, Rektum und Anus. Neben diesen Determinanten des physischen Körpers erörtert Ayurveda – im Anschluß an die führenden Schulen der hinduistischen Philosophie – auch die Rolle des Feinkörpers bei der Konstitution und Entwicklung des Menschen.

Der Feinkörper, der nur der yogischen Schau sichtbar ist, kann als Kern des Menschen gedacht werden, der der individuellen Seele „anhaftet". Da Geburt und Tod, wie wir gesehen haben, nicht als Anfang und Ende des Menschen angesehen werden, sondern lediglich als Zustandsveränderungen, ist es der Feinkörper, der „Kern des Menschen", der die Kontinuität der persönlichen Identität durch viele Zyklen von Geburt und Tod bis zum Zeitpunkt der endgültigen Befreiung sicherstellt. Im wesentlichen besteht der Feinkörper aus folgenden Teilen: (1.) *buddhi,* wörtlich „Intelligenz", das individuelle Gegenstück zur kosmischen Intelligenz; (2.) *ahamkara* oder „Ichheit", das individuierende Prinzip, das für die Manifestation der Individualität im Menschen und für Begrenzung, Scheidung und Vielfalt im Kosmos verantwortlich ist; (3.) *manas,* was man ungefähr, aber unzulänglich mit „Geist" übersetzen kann und wozu auch das „Herz" gehört; (4.) die *indriyas,* die fünf potentiellen Sinnesorgane Ohr, Haut, Auge, Zunge und Nase sowie die potentiellen motorischen Organe Sprechen, Berühren, Gehen, Entleeren und Fortpflanzen; und (5.) die *tanmatras,* das sind Formen von Feinmaterie oder potentielle Energien, nämlich die Potentiale Klang, Berührung, Farbe, Geschmack und Geruch, die sich später zu den fünf Wurzelformen der Materie weiterentwickeln, aus denen der grobe, physische Körper besteht. Körper und Seele sind also zwei unterschiedliche Aspekte ein und desselben Feinkörpers. Die Identität von somatischer und mentaler Ebene drückt sich auch in der Vorstellung aus, daß sich die von einem Menschen verzehrte Nahrung in grobe und feine Elemente scheidet; die groben Elemente ernähren den Körper, während der feine Teil der Nahrung die Seele aufbaut und mentale Prozesse speist.

Der Feinkörper, der in den Conceptus im Augenblick der Befruchtung einzieht, bringt die Fähigkeit zur Wanderung durch verschiedene Ordnungen *(yonis)* von Lebewesen sowie die Potentiale für Bewußtsein und Selbstverwirklichung mit sich. Er verkörpert wesentliche Lebensprozesse, die durch die verschiedenen Formen von *vayu* beherrscht werden. Er enthält die vorbestimmte Lebensspanne des Individuums, seine Fähigkeit zur Individuierung, zum Verstehen und zum Erinnern sowie eine Vielzahl emotionaler und verhaltensmäßiger Dispositionen, die den psychischen Zustand am Ende des vorangegangenen Lebens widerspiegeln. Es ist schwer, das Wesen des Feinkörpers (ohne die *tanmatras)* in eine der westlichen Vorstellungen vom Menschen zu übersetzen; am nächsten kommt ihm noch die altgriechische Bedeutung von „Psyche". Als beseelendes Prinzip im Menschen und in anderen Lebewesen galt auch die

Psyche als die Quelle aller Lebensbekundungen und seelischen Prozesse – rationaler wie irrationaler Art –, und man glaubte, daß sie in der Lage sei, in körperlosem Zustand sogar den Tod zu überdauern.

Da aber im Feinkörper die *tanmatras* mit einbegriffen sind, ist er mehr als die Psyche und wird in Wirklichkeit zum Ort der Identität von Körper und Seele, zum Subjekt sowohl physiologischer als auch psychologischer Prädikate. Der Begriff des Feinkörpers bildet – im Geiste eines durchgängigen psychophysischen Monismus – die indische Lösung des Leib-Seele-Problems. Der metaphysische Streit der westlichen Philosophie um die Natur der Beziehung zwischen dem Leib (d. h. dem Gehirn und dem Nervensystem) und der Seele (d. h. bestimmten mentalen Ereignissen) hat zwar eine lange Geschichte und scheint gewaltig zu sein, doch die Zahl der Lösungsvorschläge ist klein. Der erste geht dahin, daß Leib und Seele ontologisch verschieden sind und einander nicht affizieren können, d. h., die Antwort liegt in einem psychophysischen Parallelismus. Damit gibt man jedoch die Hypothese von der ,,Einheit der Wissenschaft" von vornherein auf, was für viele Gelehrte unerträglich ist. Der zweite Lösungsvorschlag ist der Interaktionismus, der (wie der Dualismus Descartes') die These vertritt, daß Leib und Seele zwar verschieden sind, aber einander affizieren können. Diese These dürfte im derzeitigen westlichen Denken die herrschende sein. Obgleich nicht genau bekannt ist, auf welche Weise Gehirn und Seele miteinander interagieren, gilt die interaktionistische Position doch in methodologischer Hinsicht als die fruchtbarste.[43] Die dritte Hypothese, daß nämlich Leib und Seele identisch sind, sei es als unterschiedliche Modi ein und desselben *x*, sei es, daß *x* von zwei verschiedenen Standpunkten in zwei verschiedenen Sprachen geschrieben wird, steht in der westlichen Philosophie im Mittelpunkt der Kontroverse, ist aber ein anerkannter Teil des indischen Denkens.[44]

Die indische These von der Identität von Psyche und Soma wird auch durch die Lokalisierung der Seele im Herzen unterstrichen. Im Ayurveda wird das Herz *(hridaya)* nicht als Organ aufgefaßt, sondern als Mittelpunkt eines Netzes von Kanälen im Körper, durch die die lebenswichtigen Körperflüssigkeiten transportiert werden. Die Lokalisierung von Bewußtsein und Denken an diesem Knotenpunkt somatischer, vitaler Aktivität betont das psychosomatische Seinskontinuum, das den Beginn des Lebens markiert. Ich möchte hier einflechten, daß die verschiedenen Lokalisierungen der Seele vom Standpunkt einer vergleichenden Kulturpsychologie von erheblichem Interesse sein können.[45] So führt beispielsweise die generelle westliche Lokalisierung der Seele und damit des *bewußten* Denkens im Kopf zwangsläufig dazu, daß Träume, Phantasien und andere seelische Aktivitäten irgendwo „unten" im Körper plaziert werden – im „Unterbewußtsein", was wiederum zur Vorstellung einer *somatischen* Basis für solche Aktivitäten führt, wie etwa in der Theorie Freuds. Sie bewirkt auch (oder reflektiert) eine Distanz (wo nicht einen Gegensatz) zwischen Seele und Psyche-Soma. In der hinduistischen Bilderwelt wird der Quell der unbewußten seelischen Aktivität – die *chitta* – unterhalb des Herzens lokalisiert, in der Gegend des Perineums. Da es sich unterhalb des Zentrums der somatischen Aktivität befindet, hat die unbewußte *chitta* keine somatische, sondern eine metaphysische Basis in den seelischen Spuren, dem *samskara,* aus einem früheren Leben. Der Kopf dagegen wird zum Behälter eines potentiellen „Überbewußtseins", für das es im westlichen Körperschema keinen Platz gibt, da der Kopf bereits anderweitig besetzt ist.

Die Identitätsthese, die traditionelle indische Lösung des Leib-Seele-Problems (das natürlich niemals ein *indisches* Problem gewesen ist!), unterstreicht auch die ayurvedische Theorie über „psychosomatische" Krankheiten. Die psychosomatische Medizin im Ayurveda unterscheidet sich in signifikanter Weise von ihrem Gegenstück in der westlichen Medizin, die mit einer bestimmten Art des Interaktionismus befaßt war, nämlich dem „mysteriösen Sprung von der Seele in den Leib" oder, prosaischer ausgedrückt, mit dem Problem des Somatisierens.

Wir wissen, daß Freuds frühe Formulierungen die Rolle von emotionalen Faktoren bei gewissen somatischen *Konversionsreaktionen* betonten, namentlich bei hysterischen Konversionen. Eng verbunden mit den hysterischen Konversionen sind Beeinträchtigungen gewisser Körperfunktionen wie beispielsweise Verstopfung, Impotenz, Frigidität, psychogene Sterilität, Anorexie und Schlaflosigkeit: Beschwerden, deren Symptome gleichzeitig Symbole sind. In jedem einzelnen Fall erzählt das Symbol eine Geschichte, meistens, wie Joyce McDougall es ausdrückt, die Geschichte „vom heldenmütig Leidenden, der das schuldige Opfer verbotener Wünsche ist und auf dem Weg zur Wunscherfüllung Rückschläge hinnehmen mußte".[46] Die Konversionsstörungen sind psychogener Natur ohne irgendeine nachweisbare physiologische Schädigung oder Infektion und können im wesentlichen psychodynamisch verstanden werden – vielleicht eine einzigartige moderne Leistung, die weder im Ayurveda noch in irgendeinem anderen traditionellen Medizinsystem ihresgleichen hat.

Die anderen Arten körperlicher Störungen, bei denen die Seele beteiligt zu sein scheint – u. a. Bronchialasthma, essentielle Hypertonie, Magengeschwür, Colitis ulcerosa und Neurodermatitis –, zeigen eine deutlich physiologische Funktionsstörung. Hier sind Symptome *Zeichen:* ohne symbolische Bedeutung, aber nichtsdestoweniger in Zusammenhang stehend mit der Persönlichkeitsstruktur, den Lebensumständen und der Lebensgeschichte des Patienten. Dies sind die *psychosomatischen* Krankheiten: geheimnisvoller und gewiß schwerer erforschbar als die Konversionsstörungen, obgleich viele interessante Versuche gemacht wurden, in ihrer Ätiologie die Seele mit dem Körper zu verbinden. Der bekannteste Versuch ist wohl der von Franz Alexander, der das Aufstauen von spezifischen Emotionen mit spezifischen Zell- und Gewebsschäden in Verbindung brachte.[47] So sah Alexander den aufgestauten Wunsch, nach der Mutter zu rufen, mit dem Asthma in Zusammenhang, und das Magengeschwür als Ergebnis des chronischen Wunsches, gefüttert zu werden – eines Wunsches, dem Scham und Schuld im Wege standen. Diese ersten Formulierungen sind mittlerweile zu Theorien ausgeweitet worden, die die ganze Persönlichkeit und nicht nur eine spezifische Emotion berücksichtigen. Es gibt den leistungsorientierten, rastlosen, gehetzten sogenannten Typ A, der angeblich für eine Erkrankung der Herzkranzgefäße anfällig ist; ferner gibt es die krebsanfällige Persönlichkeit, die emotionale Belastungen und Depressionen verdrängt und verleugnet. Die meisten dieser Theorien sind zwar noch umstritten, befinden sich aber dennoch im Hauptstrom der gegenwärtigen psychosomatischen Medizin des Westens.

Die ayurvedische Psychosomatik hat einen anderen und verhältnismäßig wenig begangenen Weg eingeschlagen. Ayurveda stellt die These auf, daß sich jede Störung, gleichgültig, ob körperlicher oder seelischer Natur, sowohl in der somatischen als auch in der psychischen Sphäre manifestieren muß, und zwar durch den vermittelnden Prozeß einer Beeinträchtigung der „Säfte". Betrachten wir einige verstreute Beispiele aus der Literatur.[48] Wollust und Furcht vermehren den Wind, und Zorn vermehrt die Galle. Wenn der Wind, der in jeder körperlichen Substanz aktiv ist, gestört wird, vernichtet er die Kraft der „geistigen Organe" [*indriya*] und läßt Furcht, Kummer und Verblendung entstehen. Galle klärt den Geist und macht ihn handlungsbereit. Die Schwäche des Schleims induziert Lethargie, Verblendung, Gier und Kritiklosigkeit.

Körperliche und seelische Störungen können sowohl die Säfte durcheinanderbringen als auch ihrerseits verschiedene Krankheiten erzeugen, die entweder (und meistens) seelische oder aber körperliche Symptome haben, je nach der Art und Weise, in der die zwischengeschalteten Säfte gestört worden sind. So unterscheidet Ayurveda neben Krankheiten von primär körperlichem Ursprung mit überwiegend körperlichen Symptomen drei weitere Klassen von Krankheiten. Es sind dies: (1.) Krankheiten von primär seelischem Ursprung mit überwiegend seelischen Symptomen wie beispielsweise *unmada*, ein Gattungsbegriff für alle seelischen Störungen, bei denen ein Individuum die Kraft verliert, seine Handlungen und sein Verhalten nach den Regeln der Gesellschaft auszurichten: *unmada* umfaßt alle psychotischen Störungen sowie das, was wir heute Zwangsneurosen und Obsessionen nennen würden; (2.) Krankheiten von primär seelischem Ursprung mit überwiegend körperlichen Symptomen wie beispielsweise Epilepsie *(apasmara)*, hysterische Anfälle *(apatantraka)*, Durchfall infolge Kummers und Furcht *(sokaja* und *bhaya atisara)*, Schlaflosigkeit *(nidranasa)*, „Fieber infolge Kummers und sexuellen Begehrens" (*sokaja* und *kamaja jvara*); und (3.) Krankheiten von primär körperlichem Ursprung mit überwiegend seelischen Symptomen, z. B. gewisse Zustände von Wahnvorstellungen *(attatvabhinivesa)* sowie Alkohol- oder Drogenvergiftung *(mada)*.

Im Prinzip kann die ayurvedische Therapie für diese – und für *alle* – Krankheiten nichts anderes sein als eine Mischung des Psychologischen mit dem Physiologischen. In der Praxis geht jedoch der psychologische Teil der Behandlung selten über Anregungen, Ermahnungen, Tröstungen und die Empfehlung von Meditationsübungen hinaus. Die Sprache der Emotionen ist primitiv geblieben, die Grammatik der Gefühle rudimentär. Ayurvedische Behandlung ist, wie wir noch sehen werden, auch für Krankheiten von primär seelischem Ursprung und mit überwiegend seelischen Symptomen in überwiegendem Maße eine physiologische Therapie für die Psyche. Ihr Wert für den modernen Kliniker kann nicht in einer ausgeklügelten psychologischen Theorie liegen, sondern in ihren Methoden der physischen Behandlung der Psyche sowie in ihren faszinierenden Vorstellungen über den Zusammenhang zwischen Nahrung und Emotionen.

Seele und seelische Krankheit

Als Teil des Feinkörpers ist *manas*, zusammen mit der „Intelligenz" *(buddhi)* und der „Ichheit" *(ahamkara)*, Bestandteil des „Systems der inneren Organe" – des *antahamkarna* –, im Gegensatz zum System äußerer Organe *(bahamkarna)*, d. h. der fünf Sinnesorgane der Wahrnehmung und der fünf motorischen Organe.

Aber auch in anderer Hinsicht unterscheidet sich *manas* von der Seele. Es ist eine „atomare", feinstoffliche Größe, die nur durch die Macht des zugrundeliegenden *atman* bewußt und fähig wird, die ihr zugeteilten Aufgaben zu erfüllen. So scheint die Bilderwelt des *manas* konkreter zu sein als die der Seele. In psychologischer Hinsicht ein Vermittler zwischen dem „Innen" und dem „Außen", ist *manas* in metaphysischer Hinsicht auch die Barriere zwischen beidem, die Decke, die die „wahre" Natur der Wirklichkeit verhüllt.

Die Funktionen des *manas* sind folgendermaßen beschrieben worden: (1.) Aktivierung, Lenkung und Koordinierung der Sinne und der motorischen Organe *(indriya bhigraha)*; (2.) Selbstregulierung *(svasya nigraha)*; (3.) Vernunft *(uha)*; (4.) Entschlußkraft, Urteil und Unterscheidung *(vicara)*. „Seelische Krankheit" bezieht sich in erster Linie auf die Schädigung dieser Funktionen. Angesichts der Natur der seelischen Funktionen dürfte das beste Gegenstück zum *manas* in der westlichen Psychologie das Ich der psychoanalytischen Theorie mit seiner sehr ähnlichen Liste von Funktionen und Prozessen sein, nicht aber der psychische Apparat, den wir „Seele" nennen.

In Anbetracht der ayurvedischen These einer Identität von Psyche und Soma wird *manas* natürlich auch von dem Ungleichgewicht der Säfte beeinflußt, das den groben Körper stört. Es gibt, wie wir noch sehen werden, verschiedene Arten von Geisteskrankheit, die mit den Störungen des Windes, der Galle und des Schleims zusammenhängen. Von den Säften soll dem *manas* besonders der Wind entsprechen, während er enge kosmische Beziehungen zum Mond hat, dem Gegenstück des *manas* in der Schöpfung. Doch wird das *manas* nicht nur von Störungen in den Körpersäften beeinträchtigt; es wird auch durchdrungen von den drei „Qualitäten" *(gunas)*: Reinheit, Licht *(sattva)*, Aktivität, Leidenschaft *(rajas)* und Trägheit, Dunkelheit *(tamas)*. Diese Qualitäten liegen miteinander in einem ständigen Kampf um die Vormachtstellung und halten *manas* daher in einem sich ständig verändernden Zustand der Ruhelosigkeit. Von den drei „Qualitäten" heißen *rajas* und *tamas* die Säfte des *manas*. Sie sind sozusagen die seelischen Säfte, deren Erregung und Störung zu seelischer Krankheit führt, genauer gesagt – eingedenk des Prinzips der Identität von Psyche und Soma – zu Krankheiten, deren Ursprünge in erster Linie seelischer Art sind. Selbstverständlich wird die Beeinträchtigung der seelischen Säfte auch in der körperlichen Sphäre widergespiegelt und ausgedrückt. In der Ätiologie der Epilepsie *(apasmara)* wird etwa darauf hingewiesen, daß die Beeinträchtigung des Herzens und der Sinnesorgane durch die seelischen Säfte zu einer

Hemmung der Körpersäfte führt, die nun nicht länger durch ihre gewohnten Kanäle fließen können, was Anlaß zu der für die Epilepsie typischen Morbidität gibt.

Welche Gründe hat nun aber die störende Zunahme der seelischen Säfte *rajas* und *tamas?* Die Antwort, die die ayurvedischen Texte geben, ist mit der der traditionellen psychologischen Theorie verträglich und nennt als Zwillingsursachen Begehren *(ichha)* und Abneigung *(dvesha).* Als Kategorie ist das Begehren definiert als der Wunsch, ein Objekt zu erlangen, das dem Körper oder der „Seele" gefallen hat, und umfaßt die Emotionen Wollust, freudige Erregung und Begierde. Bestimmte Objekte zu begehren ist selbstverständlich natürlich. Nur wenn das Begehren die Grenzen der Schicklichkeit *(maryada)* überschreitet, die dem *Objekt* innewohnen, und sich selbst zum Sklaven macht, werden die Säfte erregt. Die zweite Kategorie, die Abneigung, wird als Vermeiden eines Objekts definiert, das dem Körper oder der „Seele" Schmerz verursacht hat, und hängt mit den Emotionen Wut, Furcht und Neid zusammen. Hemmnisse auf den Pfaden des Begehrens und Sperren auf den Umgehungsstraßen des Schmerzes erregen zwangsläufig die seelischen Säfte und führen zu seelischen und körperlichen Symptomen.

Bis hierher sind das alles auch mehr oder weniger direkte Freudsche Aussagen. Der Unterschied zwischen der hinduistischen Psychologie und der Psychoanalyse liegt darin, daß dem Begehren und der Abneigung eine Kraft und eine Art zeitloser Beständigkeit in den menschlichen Angelegenheiten zugeschrieben werden, denen selbst der hartgesottenste Psychoanalytiker, wenn er über die menschlichen Zustände nachdenkt, kaum zustimmen könnte. Denn in der hinduistischen psychologischen Theorie sind Begehren und Abneigung nicht nur die Produkte der individuellen Lebenserfahrung seit der Geburt, sondern sie haben noch zwei andere Wurzeln. Die eine geht auf das pränatale Stadium zurück, besonders auf das *dauhridaya* („mit zwei Herzen – des Fötus und der Mutter – versehen"), eine Periode der Schwangerschaft um den dritten und vierten Monat. In dieser Zeit sollen sich die unerfüllten Sehnsüchte der Mutter und ihre unterdrückten Ängste auf die eben aktivierte Psyche des Fötus übertragen, wo sie gespeichert werden und so die Quelle künftigen Leidens bilden. In einem gewissen Sinne ist dies die einfachste und doch tiefste der psychologischen Aussagen, die ganz kraß zum Ausdruck bringt, daß jeder Mensch in sich selbst die Wünsche und Ängste der Mutter als wesentlichen Kern seiner Psyche trägt. Die andere Wurzel von Begehren und Abneigung reicht zeitlich noch weiter zurück, und zwar in eine frühere Existenz. Es wird postuliert, daß die unerfüllten Sehnsüchte und ungelösten Traumata am Ende eines früheren Lebens in den Conceptus als „Erinnerungsspur" *(samskara)* des Feinkörpers einziehen, die zu gegebener Zeit an die Oberfläche kommen und Erfüllung und Abschluß fordern werden, was zur Vermehrung von *rajas* und *tamas* führt.

Eine der Möglichkeiten des Arztes, Kenntnis von den seelischen Säften eines Menschen zu erlangen, führt über eine Prüfung seiner Träume. Ayurveda kennt verschiedene Kategorien von Träumen: Träume, die wiederholen, was man im Wachzustand gesehen hat, Träume, die nachvollziehen, was man gehört hat, Träume, die das dramatisieren, was man erlebt hat, Träume, die die Zukunft künden, und Träume, die im Zusammenhang mit der Störung eines besonderen Körpersaftes vorkommen und daher diagnostische Bedeutung haben. Doch zählt Ayurveda noch zwei weitere Arten von Träumen auf, die für die Einschätzung des seelischen Zustandes eines Menschen wichtig sind. Es sind dies (1.) die *prarthita*-Träume, die diejenigen Begierden erfüllen, die im Wachzustand nicht erfüllt werden konnten, und (2.) die *kalpita*-Träume, die die Inszenierung, die Dramatisierung der individuellen Phantasie sind.[49] Die beiden letztgenannten Arten von Träumen verraten die ayurvedische Sorge um die „Maske des Begehrens" in der menschlichen Psyche. Natürlich ist das auch die Sorge, die zu Beginn unseres Jahrhunderts das psychoanalytische Unternehmen in Gang gesetzt und bewegt hat.

Die ayurvedische Traumtheorie ist noch in vieler anderer Hinsicht bemerkenswert. Die *vaids* behaupten, daß die verbreitete Überzeugung, wonach wir uns während des Tages im Wachzustand („Bewußtsein") befinden, ein Irrglauben sei. In Wirklichkeit ist auch, während wir wach sind, das Träumen die vorherrschende psychische Tätigkeit. Hiermit scheinen sie Jungs wesentliche Einsicht vorwegzunehmen, daß wir ununterbrochen träumen, daß jedoch das Bewußtsein, während wir wach sind, einen solchen Lärm macht, daß wir den Traum nicht „hören". Eine andere wichtige ayurvedische Idee, die weiter zu erforschen sich als fruchtbar erweisen könnte, ist der Zusammenhang der Träume nicht nur mit dem psychischen Leben oder dem Hellsehen, sondern auch mit den physiologischen Abläufen im Körper. Einige Vignetten aus der klinischen Praxis mögen dies veranschaulichen. Eine Frau kam zu einem bekannten *vaid* in Delhi und hoffte, er werde bestätigen, daß sie schwanger sei. Es handelte sich jedoch um einen Fall von verzögerter Menstruation. Sie erzählte, daß sie in der Nacht zuvor von einer Braut geträumt habe, die im traditionellen roten Brautgewand vor ihr stand, ohne sich zu rühren. Der *vaid* sagte zu ihr, daß sie am nächsten Tag ihre Periode bekommen werde und daß die Periode ohne Schmerzen oder Unwohlsein vorübergehen werde. Wenn sie mit Schmerz verbunden wäre, sagte der *vaid,* hätte die Frau im Traum getanzt oder sich in irgendeiner anderen Weise bewegt. In einem anderen Falle wurden den verschiedenen Schlangen, die ein Mann im Traum gesehen hatte, keine besondere symbolische Bedeutung beigemessen, sondern sie wurden als Anzeichen für Blutdruckschwankungen gewertet, die entsprechend behandelt wurden.

Die ayurvedischen Einsichten in die Funktionsweise der menschlichen Psyche und in die Ursachen seelischer Krankheit wären in jedem Jahrhundert bemerkenswerte Leistungen. Bedauerlicherweise beschränkt sich der genuine psychologische Gehalt des Ayurveda hierauf; er bleibt bestenfalls ein skeletthaftes Gerüst. Dieses Gerüst ist niemals mit jenen konkreten Einzelheiten ausgefüllt worden, die aus einer Sammlung verstreuter Einsichten ein Korpus fachlichen Wissens gemacht hätten. Mir scheint, daß der Grund für diesen Mangel teilweise in der hinduistischen Neigung zur *Ganzheit* liegt, die eine Beschäftigung mit nur *einem* Aspekt eines Phänomens ausschließt, was dazu führt, daß Spezialisierung gescheut und die experimentelle Methode scheel angesehen wird, deren Kennzeichen die Isolierung von Variablen ist. Bei der Erklärung seelischer Krankheit wollte (oder konnte) Ayurveda keine detaillierten Forschungen über die Rolle der Psyche (oder auch des Körpers) bei der Ätiologie der seelischen Erkrankung anstellen. Es mußte im Rahmen seiner Theorie soziale und auch metaphysische Aspekte berücksichtigen, wodurch es seinen klinischen Impuls abschwächte und seine psychologischen Einsichten ihrer zwingenden Kraft beraubte. Die seelische Krankheit wurde zur Domäne von vielen Arten von Heilern, von Schamanen und Exorzisten, Mystikern und Astrologen. Wie ein *vaid* über den gegenwärtigen Status der Behandlung seelischer Störungen bemerkt hat: „Die Wissenschaft von der seelischen Krankheit ist bei den *ojhas, sayanas,* Tantriks, *saddhus* und Analphabeten der unteren Kasten verstreut zu finden. Es gibt kein einzelnes Buch, in dem das gesamte antike Wissen greifbar wäre. Die Methoden der Behandlung von gewissen Arten seelischer Störungen werden dem Schüler vom Lehrer mündlich weitergegeben, und da sie nicht wissenschaftlich gesammelt werden, gehen auch sie verloren."[50]

Der Kosmos in der seelischen Erkrankung

Die Art und Weise, wie Ayurveda den metaphysischen Faktor einsetzt, läßt sich an den diagnostischen Verfahren, aber auch an der

Ätiologie gewisser Arten des Wahnsinns erkennen, die durch Geistbesessenheit verursacht sein sollen. Wir betrachten zunächst die diagnostischen Aspekte.

Eines der Hauptinstrumente bei der Diagnose der seelischen Säfte, aber auch bei der Diagnose von Körpersäften ist die Überwachung der *nadi,* ein Wort, das sowohl den Puls als auch die Nerven bezeichnet. In der „Wissenschaft" von der *nadi* wird der materielle Körper des traditionellen Ayurveda ergänzt oder sogar ersetzt durch den symbolischen Körper der tantrischen Tradition. Der erfahrene Arzt, so heißt es, kann die Stärke und Gleichmäßigkeit der Schleim-*nadi,* die das Vorherrschen von Trägheit oder *tamas* anzeigen, an der Spitze des Mittelfingers erkennen; ein *manas,* das von Aktivität oder *rajas* durchflutet wird, kann er an der Galle-*nadi* des Mittelfingers erfühlen.[51] Die Kenntnis der *nadis* soll ebensosehr eine spirituelle *(adhyatmic)* Wissenschaft als eine materielle sein – der Adept muß sowohl ein Yogi als auch ein Kliniker sein. Mit der rechten spirituellen Vorstellungskraft, die man entwickelt, indem man sich einer inneren Askeseschau bedient, anstatt sich auf die normale Schau des Auges *(netra-chaksu)* zu verlassen, kann der Adept den Zustand der fünf *bhutas,* der drei Säfte und der drei seelischen Qualitäten eines Patienten „sehen", indem er eine einzige *nadi* untersucht.

Der metaphysische Faktor drückt sich auch aus in einer ganzen Klasse von Verrücktheiten *(unmada),* die auf die Besessenheit durch die Götter, Ahnengeister und verschiedene himmlische und dämonische Wesen wie etwa die *gandharva, yaksha, rakshasa* und *pishacha* zurückgehen. Geistbesessenheit als Ursache seelischer Krankheit und deren Behandlung durch verschiedene magische Mittel und Exorzismusrituale stehen natürlich in einer viel älteren Tradition, die auf den *Atharva Veda* zurückgeht und die, wie wir in den früheren Kapiteln gesehen haben, noch heute in allen Teilen Indiens in Blüte steht. Unverbunden mit der ayurvedischen Theorie des Körpers oder der Seele, wirken die Beschreibungen eines durch Geistbesessenheit verursachten *unmada* und seiner Behandlung gleichsam als Fremdkörper im Text der medizinischen Abhandlungen, wo sie von einer lustlosen Verquickung ärztlicher und priesterlicher Aufgaben zeugen. Dies steht im Gegensatz zur tibetanischen Medizin, die, wie wir gesehen haben, zwar ursprünglich vom Ayurveda abstammt, aber die metaphysischen, kosmischen Aspekte der Krankheit auf stärkste Weise betont und ihnen eine zentrale Stellung bei allen seelischen Störungen zuweist.

Die Polis und die seelische Erkrankung

Man kann Träume deuten und die *nadi* prüfen, um Aufschluß über den Zustand der seelischen Säfte eines Menschen zu gewinnen. Das Überwiegen der einen oder der anderen der drei seelischen Qualitäten kann aber auch aus der Diät, dem Charakter und dem Verhalten des Menschen erschlossen werden. Ein Mensch, dessen *manas* beispielsweise von Trägheit beherrscht wird, bevorzugt abgestandene, übelriechende, halbgare Speisen sowie Speisen, die ihrer natürlichen Säfte beraubt sind. Faulheit, Dumpfheit und seelische Unstetigkeit kennzeichnen seine Persönlichkeit. Ein „aktiver" *rajasic manas* dagegen bevorzugt scharf gewürzte, saure und bittere Speisen: Seine vorzüglichen psychologischen Kennzeichen sind Ungeduld, Stolz, Sinnlichkeit und Zorn. Der Mensch, der von der Reinheit des *sattva* beherrscht wird, bevorzugt süße und angenehm schmeckende Speisen, die „Geist und Verstand aufhellen". Die Liste von *sattvic*-Zügen ist lang – Reinheit, Hingabe an die Wahrheit, Selbstkontrolle, Freiheit von Zorn, Arglist, Gier, Verblendung, Neid usw. wären hier zu nennen.

Es liegt auf der Hand, daß diese Persönlichkeitstypen, die auf dem Vorherrschen der einen oder anderen seelischen Qualität basieren, wenig zu tun haben mit den Komplexitäten der menschlichen Psyche oder den verschiedenen Verhaltensschattierungen und der Ambivalenz der Gefühle, die normalerweise ein Individuum charakterisieren. Die Typen sind mehr der Ausdruck dessen, was die brahmanische Tradition als sozial erwünschte oder unerwünschte Qualitäten in einem Menschen betrachtet. In ihrer Hierarchie vom Reinen zum Unreinen sind sie den Kasten (im *varna*-Sinne) verwandt – der *sattvic*-Typ ist der brahmanische, der die Ideale der traditionellen Sittlichkeit in sich vereinigt, der *rajasic*-Typ ist der leidenschaftliche und impulsive *kshatriya,* während der träge *tamasic*-Typ den *shudra* und alle übrigen unteren Ordnungen repräsentiert, die den herrschenden Eliten stets als dumpf und stumpf erschienen sind. Seelische Krankheit bedeutet im Ayurveda also eine Abweichung vom sozialen *sattvic*-Ideal seelischer Gesundheit – der *tamasic* weicht von diesem Ideal durch seine Unreinheit ab und der *rajasic* durch seine ungezügelten Impulse. Noch deutlicher bringt ein moderner *vaid* die soziale Definition seelischer Krankheit zum Ausdruck: „Wenn wir gewisse Bedingungen als seelische Krankheit bezeichnen, meinen wir nur, daß Denken, Sprechen und Tun des Betreffenden für die Gesellschaft unnütz oder schädlich geworden sind."[52]

Die Gleichsetzung des gesellschaftlich Erwünschten mit dem „Gesunden" spiegelt sich auch wider in ayurvedischen Vorschriften zur Aufrechterhaltung seelischer Gesundheit und zur Verhütung seelischer Störungen. Es gibt nicht nur über dreihundert „vornehme Handlungen", die in bezug auf Essen, natürliche Bedürfnisse, Lernen, soziale Beziehungen, Geschlechtsverkehr und gesellschaftliche Manieren vorgeschrieben sind („man soll nicht laut lachen, man soll nicht geräuschvoll Wind lassen; man soll sich nicht dem Gähnen, dem Niesen oder dem Gelächter hingeben, ohne den Mund zu bedecken; nicht die Nase kratzen und nicht in den Zähnen bohren"); es gibt auch eine allgemeine Verhaltensvorschrift, um die ideale, „gesunde" Persönlichkeit zu erreichen.[53] Ein solcher Mensch darf weder ungeduldig noch tollkühn sein. Er darf sich weder vertrauensselig auf jedermann verlassen, noch darf er überargwöhnisch gegen andere sein. Er darf nicht zuviel von seinem Geist oder seinen Sinnen verlangen. Er darf sich weder etwas auf seine Verdienste einbilden noch niedergeschlagen sein über Verluste. Er darf weder in einem Anfall von Zorn noch aus einem Überschwang der Freude handeln ... und so weiter und so fort.[54] Im Hauptstrom der hinduistischen Moraltraditionen liegend, ist die ayurvedische Vorstellung von der gesunden Persönlichkeit durchdrungen von den Idealen der Mäßigung, der Kontrolle und der Verantwortlichkeit und vom Überwiegen der apollinischen „goldenen Mitte". Ihr leitendes Prinzip für seelische Gesundheit drückt sich vielleicht am besten in dem lateinischen Hexameter aus: *Quidquid agis prudenter agas et respice finem* („Was immer du tust, handele klug und bedenke das Ende") – ein Grundsatz, der auch die seelischen Hygienemaßregeln vieler psychotherapeutischer Systeme des Westens zu bestimmen scheint.[55]

Therapie

Ich habe bereits erwähnt, daß es keine spezifisch ayurvedische Psychotherapie für Krankheiten überwiegend seelischen Ursprungs gibt. Die in den Texten erwähnte *satavavajaya*-Therapie bezieht sich in Wirklichkeit auf die Methoden der seelischen Selbstkontrolle und die „Enthaltung der Seele von ungesunden Gegenständen"[56] in den verschiedenen Schulen des Yoga. Das, was der durchschnittliche *vaid* von diesen Techniken und ihrer Grundlage weiß, unterscheidet sich nicht von dem, was der durchschnittliche westliche Arzt von der Psychoanalyse weiß, d.h., es existiert auf der Ebene dessen, was man „das Gerücht über die Psychoanalyse" nennen kann. Die *daivavyapasra*-Behandlung umfaßt rituelle und magische Elemente – das

Rezitieren geeigneter Mantras, die Verwendung von Edelsteinen und Juwelen, Bußen und Sühneopfer, das Tragen von Zaubern und Amuletten, den Besuch von heiligen Stätten oder Pilgerfahrten – und hat ihre Wurzeln im *Atharva Veda* (besonders dem *Kausika Sutra)*; sie leitet sich nicht von irgendeiner systematischen Theorie der Seele und der seelischen Prozesse her. Die Behandlung seelischer Störungen im Ayurveda folgt daher denselben Grundsätzen wie die Behandlung körperlicher Krankheiten, nämlich nach dem bekannten und präzisen Diktum der *Caraka:* „Reinigen, Beschwichtigen und die Ursache beheben". Der einzelne *vaid* wählt im allgemeinen Elemente aus jenem therapeutischen Standardrepertoire aus, das den Vorschriften seiner Schule oder den in seiner besonderen Gegend herrschenden Praktiken entspricht. Dieses therapeutische Repertoire besteht, kurz gesagt, in folgenden Behandlungen:

Reinigung: Die „reinigenden" Behandlungen bestehen traditionellerweise aus Abführmitteln, Brechmitteln, Klistieren und Aderlässen. Die Reinigungsbehandlungen sind in letzter Zeit ungebräuchlich geworden, mit Ausnahme gewisser Landesteile wie Kerala.

Hier dauert die Reinigungsbehandlung sieben Tage und oft auch mehrere Wochen; sie wird eingeleitet und abgeschlossen von zwei vorbereitenden Maßnahmen, nämlich Ölmassagen und schweißtreibenden Mitteln. In Kerala haben diese beiden vorbereitenden Behandlungen den Status selbständiger Therapien erlangt. Besondere Techniken der Ölmassage, des Ölgusses, der schweißtreibenden und kräftigenden Massage mit Reisklumpen usw.[57] sollen verjüngende Eigenschaften haben und werden in Fällen streßbedingter Störungen und allgemeiner körperlicher und seelischer Erschöpfung praktiziert. Selbst in Kerala werden Abführmittel und Brechmittel wegen ihrer „Heftigkeit" nur selten verwendet. Die Hauptmethode der Reinigung sind Klistiere, und zwar besonders das „Ölklistier". Das einzige Reinigungsmittel, das bei der Behandlung seelischer Störungen im ganzen Lande noch weit verbreitet ist, ist die „Reinigung des Kopfes", die durch besonders zubereitete Nasen- und Augentropfen bewirkt wird.

Beschwichtigung: Die Beschwichtigungsbehandlung besteht äußerlich in der Anwendung von Salben oder innerlich in der Einnahme von Pflanzen- und Metallauszügen. Neben einer Reihe von Zusammensetzungen, die als Beruhigungsmittel und Antidepressiva verwendet werden, gibt es spezifische Beschwichtigungsmedizinen, die im Falle von Epilepsie, hysterischen Zuckungen und einigen Arten von *unmada* durch die „Stärkung der Nerven" beschwichtigend wirken.[58]

Beheben der Ursache: Da eine der Hauptursachen jeder Krankheit in einem verkehrten Gebrauch der Leib-Seele-Sprache-Einheit besteht, spielt die Diät- und Verhaltenstherapie eine wichtige Rolle in der gesamten Behandlung. Bei der Behandlung seelischer Störungen übernimmt der *vaid* eine aktive Rolle im Leben des Patienten: Er versucht, ihn zur Befolgung der Regeln des „schicklichen Verhaltens" (im sozial erwünschten Sinne) zu bewegen, indem er eine Unmenge von Ratschlägen, Anregungen und Ermahnungen gibt, ein besonders schädliches Verhalten einzustellen oder ein besonders wünschenswertes aufzunehmen.

Im folgenden Kapitel werden wir sehen, wie ein hervorragender Fachmann die ayurvedische Theorie der seelischen Erkrankung und ihre Therapie in konkreten Fällen anwendet.

9. Der gute Doktor von Jharsetli

Jharsetli ist ein mittelgroßes Dorf vierzig Kilometer nordwestlich von Delhi und liegt im Herzen des wohlhabenden Farmgürtels von Haryana. Es ähnelt den anderen Dörfern der Gegend, doch hat ein Teil Jharsetlis wegen der Nähe der großen Durchgangsstraße ein halbindustrielles Aussehen angenommen. Links und rechts von dieser Straße gibt es winzige Reparaturwerkstätten, deren ganzer Stolz eine antiquierte Drehbank oder Schleifmaschine ist, die unter allerhand Gerümpel in einem Hinterhof thront; alte, abgefahrene LKW-Reifen sind an der Straße aufgetürmt und künden vom Eintritt des Dorfes ins Industriezeitalter. In schäbig aussehenden Imbißbuden – den *dhabas* – stärken sich die Fernfahrer mit heißem Tee und scharf gewürzten Samosas, während sie auf Sitzen aus dickem Seil hocken und eifrig über die Bezugsmöglichkeiten für Dieselöl, den Alkoholismus eines Kollegen, die Hochnäsigkeit eines Steuerbeamten oder den neuesten politischen Skandal in der Hauptstadt diskutieren. Im Gegensatz zur ländlichen Verschlafenheit des übrigen Jharsetli herrscht in diesem Teil des Dorfes eine reizvolle Atmosphäre schmuddeliger Vitalität, das Chaos nicht des Verfalls, sondern des bevorstehenden Aufbruchs.

Die *dharmashala,* in der der Doktor – Guruji, wie er allgemein und respektvoll genannt wird – arbeitet und wohnt, ist vor vielen Jahren von reichen, frommen Leuten errichtet worden, und zwar als Herberge und Unterkunft für arme Reisende und Pilger. Mit der ursprünglichen Bestimmung des Gebäudes ist es schon lange vorbei, genauer gesagt seit 1963. In diesem Jahr übernahm Guruji das Anwesen und hängte vor den Eingang eine einfache Dachschindel mit der Aufschrift: *Manasik Chikitsa Kendra* – „Zentrum für die Behandlung seelischer Krankheiten".

Die zum Hospital umfunktionierte Herberge ist ein baufälliges, eingeschossiges Gebäude; die kleinen, schlechtgelüfteten und nicht möblierten Zimmer sind in einem L-förmigen Komplex angeordnet. Am Rande des Dorfes gelegen, ein paar hundert Meter von der großen Straße entfernt, ist Gurujis Reich isoliert vom übrigen Jharsetli und verbreitet eine Aura der Selbstgenügsamkeit um sich. Vor dem Hauptkomplex steht ein verwachsener, aber stämmiger heiliger Bodhibaum; und ein paar Meter weiter hinten erhebt sich ein kleiner Tempel, der viel älter als die Herberge und in entsprechend schlechterem Zustand ist. Ein schmaler, unbefestigter Pfad führt vom Tempel hinunter zu einem großen Teich. Hinter dem Teich blickt man kilometerweit über saftige, grüne Felder (zumindest waren sie bei unseren ersten Besuchen im Winter saftig), die sich in der Ferne verlieren und mit ihrem schimmernden Grasgrün dem Auge unendlich wohltun. Wenn man das schwache Geräusch des LKW-Verkehrs auf der großen Straße überhört und sich den leichten Geruch von Auspuffgasen, der in der Luft liegt, wegdenkt, dann wirkt diese Herberge mit ihrem Tempel, den beiden undefinierbaren Hunden, die unter dem Bodhibaum schlafen, dem Teich mit dem badenden Wasserbüffel und den grünen Feldern wie eine Theaterkulisse – eine

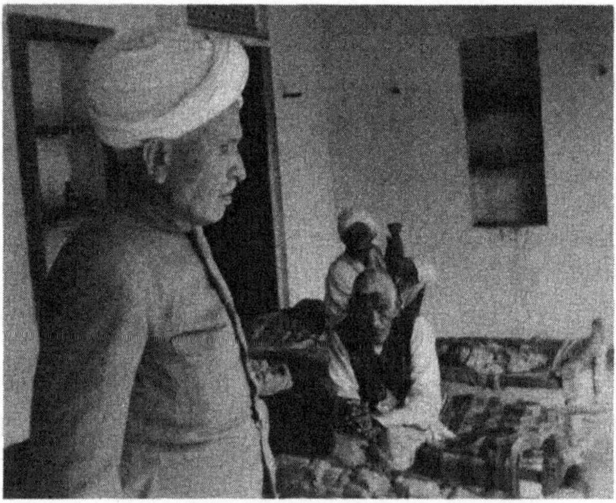

6. Guruji mit Patienten in seinem „Hospital"

farbige Ansichtspostkarte, die den Touristen von der ,,unvergänglichen Schönheit des ländlichen Indiens" vorschwärmt.

Guruji scheint sich in dieser Umgebung sehr wohl zu fühlen. Er ist ein Mann um die Sechzig und hat schalkhafte Augen, die sein scheinbar strenges Gebaren Lügen strafen. Mit dem frischgebügelten *dhoti,* dem sauberen, weißen Turban, der ordentlich um den Kopf gewickelt ist, und dem groben *khadi*-Rock, den er bis zum obersten Kragenknopf geschlossen hat, bewegt sich Guruji mit der strammen Haltung und dem selbstsicheren, gemessenen Gang eines Mannes, der gewohnt ist, Respekt einzuflößen und Unterordnung zu fordern; fast kommt er mir vor wie der Klinikchef eines deutschen Provinzkrankenhauses in der Zeit vor den Studentenunruhen der sechziger Jahre, als der Glaube an alle Chefs und Halbgötter in Weiß noch nicht so gründlich erschüttert war ... Wenn er nicht gerade auf seinem Stuhl sitzt, um Patienten zu untersuchen und Päckchen mit medizinischem Puder auszuteilen, sieht Guruji immer wieder in seinem kleinen Krankenhaus nach dem Rechten. Oft kann man ihn auf der Veranda sehen, wie er, die Arme hinter dem Rücken verschränkt, seine fröhlich schwatzenden Assistenten und die Angehörigen von Patienten beobachtet, die damit beschäftigt sind, Heilkräuter zu zerstoßen und Arzneien zu mischen. Zwei- oder dreimal am Tag begibt er sich in den Tempel, um persönlich die teureren Arzneien zuzubereiten; bei ihnen werden Edelmetalle und Metallbestandteile verarbeitet, und es kann drei bis sechs Monate dauern, bevor sie fertig sind. Häufig sieht man Guruji auch im Gespräch mit den etwa zehn schwer gestörten Patienten und ihren Angehörigen, die mit ihm zusammen in der einstigen Herberge wohnen. Guruji löst medizinische Probleme, ermahnt diejenigen, die gegen Regeln verstoßen haben, schlichtet Streitigkeiten, macht mit todernstem Gesicht seine Scherze und ist unverkennbar der Mittelpunkt dieser kleinen Gemeinschaft, die Kraft, die alles zusammenhält.

Guruji wird gelegentlich auch von Patienten mit weniger schweren körperlichen Gebrechen konsultiert, doch im wesentlichen widmet er sich psychotischen Patienten aus nahegelegenen Dörfern und Städten. Beobachtet man Guruji im Gespräch mit diesen Patienten, so beobachtet man einen Meister bei der Arbeit. Mit bemerkenswerter Ökonomie der Worte und Gesten und mit einem überlegenen Sinn für den richtigen Zeitpunkt gelingt es Guruji oft schon im ersten Interview, den Kontakt zu einem Patienten herzustellen. Dies geschieht ohne eine Spur von berufsmäßiger ,,Zuwendung" in seinen Worten und ohne den Mißton einer erheuchelten Anteilnahme in der Stimme. Zur Veranschaulichung möchte ich beschreiben, wie sich die erste Begegnung zwischen Guruji und einigen seiner Patienten abspielte.

Zwei Männer kommen auf Guruji zu; sie führen den Patienten in ihrer Mitte. Es ist ein Mann mittleren Alters, der beim Gehen die Füße nachschleift; die Arme hat er um die Schultern seiner Gefährten gelegt. Sein Haar ist ungekämmt, die Augen sind blutunterlaufen, das Gesicht ist verhärmt und gezeichnet von Schwäche und Erschöpfung.

Guruji: „Wo kommt ihr her?"

Die Männer murmeln den Namen eines Dorfes bei Rohtak.

Guruji: „Wo fehlt es?" Er richtet die Frage an den Patienten. Alle drei fangen gleichzeitig an zu reden. Der Patient hat große Schwierigkeiten, seine Gedanken zu ordnen. Beim Sprechen gestikuliert er mit den Händen; es sieht aus, als ob seine gespreizten Finger einzelne Silben zu ganzen Wörtern zusammenstricken, um dann die Wörter wieder voneinander zu trennen. Guruji hört aufmerksam zu und versucht, aus den Satzfetzen klug zu werden. Einer der Gefährten unterbricht: „Glaub nicht, was er sagt, Guruji!" Guruji fährt mit zornigem Gesichtsausdruck herum: „Warum soll ich *ihm* nicht glauben? Weil du glaubst, du bist normal und er ist verrückt? ‚Glaub nicht, was er sagt, Guruji'", äfft er den Mann nach. Dann wendet er sich wieder dem Patienten zu, und seine Miene ist freundlich. „Ja, wo fehlt es dir?"

Patient: „Beschimpf mich nicht. Ich ..." Dann wird seine Rede wieder verworren.

Guruji: „Bruder, ich habe dich nicht verstanden. Hast du eine trockene Kehle?" Der Patient nickt. Guruji bittet einen der Begleiter, ihm ein Glas Wasser zu bringen. Der Mann trinkt das Wasser, ist aber immer noch unfähig zu sprechen. Fragend blickt Guruji die Begleiter des Patienten an. Sie erläutern, daß er in einen Prozeß gegen seinen Bruder verwickelt ist; es geht um ein Stückchen Land. Neuerdings ist er vor Gericht in unkontrollierbare Erregungszustände verfallen, hat geschrien und getobt und jeden bedroht, der sich ihm entgegenstellte.

Guruji (lächelnd zu dem Patienten): „Und jetzt bist du zu mir gekommen, nachdem du so viel geschrien hast!" Dann, mit scheinbar tadelnder Stimme: „Ich kann dich nicht hierbehalten. Morgen fängst du an, auch mit mir zu schreien. Oder?" Der Patient ist jetzt sichtlich entspannt. Er nickt zustimmend und dann, als er seinen Fehler bemerkt, schüttelt er, heftig verneinend, den Kopf. Guruji (zu allen): „Geht jetzt hinein und legt euch schlafen. Morgen früh werde ich seinen Puls messen."

Ich habe viele ähnliche Szenen erlebt; sie machen deutlich, daß es Guruji als seine (wie Szasz sagt) ,,moralische Pflicht“[1] ansieht, dem Patienten nicht nur bei seinem Kampf gegen die Krankheit, sondern auch im Kampf gegen diejenigen Menschen beizustehen, die durch ihr Verhalten die Krankheit entweder ,,verursachen“ oder perpetuieren. In dieser Hinsicht ist Guruji ein radikal Moderner; gehörte es doch zu den entscheidenden Abweichungen Freuds von der psychiatrischen Tradition seiner Zeit, daß er sich einzig und allein als Beauftragter seines Patienten verstand und daher im Zweifelsfalle jede Verpflichtung gegenüber der Familie des Patienten und der Gesellschaft ablehnte. Diese radikale Strömung in der Psychoanalyse wird in der Bewegung der ,,Antipsychiatrie“, die mit den Namen R.D. Laing und David Cooper verbunden ist, zu ihrem logischen (manche würden sagen: unlogischen) Extrem geführt; in der Zunft der Psychiater ist sie noch selten anzutreffen. Die meisten Therapeuten legen zwar ein Lippenbekenntnis zum ,,wohlverstandenen Interesse des Patienten“ ab, betrachten sich in Wirklichkeit aber nicht als Beauftragte des Patienten, sondern als Beauftragte der Familie und der Gesellschaft, da es für sie in wirtschaftlicher und beruflicher Hinsicht unklug wäre, anders zu handeln. Guruji, der viele Patienten zu sehen bekommt, die schon durch die Mühle psychiatrischer Abteilungen gedreht worden sind, weiß über diese Facette der westlichen Psychiatrie nur zu gut Bescheid. ,,Bei euch“, sagte er einmal zu mir, ,,gibt man Largactyl, und der Patient wird in Schlaf versetzt. [Largactyl ist ein wichtiges Beruhigungsmittel, das in Fällen von Schizophrenie verschrieben wird; man nennt es häufig die ,chemische Zwangsjacke‘.] Solange er schläft, stört er niemanden. Die Familie des Patienten ist zufrieden, und der Arzt ist es auch. Und was den Patienten betrifft, so ist er zu vollgestopft mit Drogen, als daß er sich beschweren könnte. Wie praktisch für alle!“ Werfen wir einen Blick auf weitere Szenen, die andere Aspekte von Gurujis therapeutischem Stil verdeutlichen.

Der nächste Patient ist ein *Gurka* aus Nepal von ungefähr vierzig Jahren; ihn hat sein Vetter zu Guruji gebracht. Die Bewegungen des Patienten sind schwerfällig und verlangsamt; das Gesicht verzerrt sich oft zu unwillkürlichen Grimassen. Er scheint seine Umgebung nicht wahrzunehmen und läßt sich willig von seinem Begleiter führen. Der Vetter erzählt Guruji, wie es zu der Erkrankung des Patienten gekommen ist. Er war neunzehn Jahre lang in der nahegelegenen Stadt Faridabad als Nachtwächter in einer Fabrik beschäftigt. Vor zwei Monaten wurde ihm abrupt gekündigt. Der Patient versank daraufhin in tiefe Zurückgezogenheit, vernachlässigte sein Äußeres und sprach nur noch in einem unzusammenhängenden Gebrabbel. Er hatte im Krankenhaus „Elektrizität bekommen" (was in der örtlichen Ausdruckweise ‚Elektrokrampftherapie' bedeutet), doch hatte sich sein Zustand nicht gebessert. Guruji mustert den Patienten nachdenklich; dann beugt er sich plötzlich vor und schreit ihn an: „Du bist also ein Dieb, wie? Du hast gestohlen!"

Der Patient sieht erstaunt zu Guruji hoch. Er ist erregt und schluckt krampfhaft, und aus seiner Brust dringen Würgegeräusche. Ich bewundere den psychologischen Scharfsinn Gurujis; denn in der gegenwärtigen Arbeitsmarktsituation wird ein Fabrikdirektor einen alten und bewährten Nachtwächter kaum wegen einer Bagatelle entlassen.

„Wenn du nicht selbst gestohlen hast, dann hast du den Dieben geholfen einzubrechen", beharrt Guruji; aber jetzt lächelt er, und seine freundliche Stimme mildert den in seinen Worten enthaltenen Vorwurf.

„Aber, mein Sohn, in diesen Tagen der großen Diebe bist du nur ein kleiner Fisch; also, warum machst du es dir so schwer?" sagt Guruji und blickt beifallheischend um sich. Die Männer und Frauen lächeln und nicken zustimmend; sie haben seine Anspielung auf die Finanzmoral der indischen Führung verstanden. Guruji ist jetzt ganz der verzeihende Vater, als er das rechte Handgelenk des Patienten für die diagnostische Untersuchung zwischen den Daumen und die Finger seiner rechten Hand nimmt. Der Gesichtsausdruck des Patienten hat sich deutlich aufgehellt, und er blickt zu Guruji auf – ein menschlicher Kontakt ist hergestellt worden, auch wenn er noch sehr brüchig ist.

Ein anderer Patient ist ein junger Bauer, der von seinem Vater begleitet wird. Der junge Mann wirkt gespannt; er macht den Eindruck einer Feder, die von einem starken Druck zusammengehalten wird. Als die beiden an die Reihe kommen, faßt der Vater den Sohn leicht am Ellbogen an, um ihm zu bedeuten, näher an den Doktor heranzutreten. Der Sohn reißt seinen Arm los und starrt haßerfüllt den Vater an – eine Interaktion, die Guruji entgeht. Dann setzt sich der Patient auf die Bank, vergräbt die Arme tiefer in die Decke, die er sich um die Schultern gelegt hat, und sieht Guruji mit steinernem Ausdruck ins Gesicht.

Guruji: „So, mein Sohn. Bist du hierhergekommen, um mir ins Gesicht zu sehen? Was ist los?"

Der Vater: „Die ganze Zeit ist er so. Wenn ihm jemand nahekommt und mit ihm reden will, wird er wild und schlägt um sich. Tu etwas, Guruji! Er ist unser ganzes Kapital!"

Guruji läßt sich von diesem Appell nicht beeindrucken und wendet sich an den Patienten: „Komm, steh auf."

Der junge Mann rührt sich nicht.

Guruji: „Nein, mein Freund, so geht das nicht! Ich habe noch so viel anderes zu tun, und im Gegensatz zu dir habe ich auch keinen Vater mehr, der meine schlechte Laune erträgt. Mein Sohn" – seine Stimme ist jetzt freundlicher –, „ich bin froh, daß du rechtzeitig zu mir gekommen bist. Ich möchte deinen Puls fühlen."

Diesmal tut der junge Mann, was ihm gesagt wird.

Guruji (liebevoll): „Was ist los mit dir, Sohn?"

Der Patient: „Sie lassen mich nicht arbeiten! Immer wenn ich arbeite, kommt jemand und sagt mir, ich soll aufhören, und dann werde ich wütend." Er ist den Tränen nahe.

Guruji (zum Vater): „Tu das nicht. Laß ihn arbeiten, so viel er will. Wieviel Land hast du denn?"

Der Patient: „Hundertzehn Morgen."

Guruji: „Ach, dann bist du ja ein richtiger Grundbesitzer! Wo kommst du her?"

Der Patient (jetzt recht zugänglich): „Aus Rohtak."

Der Vater fällt ihm ins Wort: „Wir haben den Eindruck, daß ihm jemand etwas angetan hat." Er spielt auf Hexerei an.

Guruji (sarkastisch): „Ja, natürlich! Die Leute haben ja alle nichts Besseres zu tun! Sie sitzen nur alle da und warten darauf, daß sie ihre Hexerei anbringen können. Nein, Bruder, das hier ist eine Art Krankheit. Der Blutdruck in der Schläfenschlagader steigt, und deshalb steigt auch die Wut. Das hat nichts mit Hexerei oder Schwarzer Magie zu tun." Er gibt dem Vater die Arzneien und fordert ihn auf, mit dem Sohn nach drei Monaten wiederzukommen. „Laß ihn so hart arbeiten, wie er will, und am Morgen soll er lange Spaziergänge machen", sagt Guruji zum Vater. „Aber besser nicht mit dir, sondern mit jemand anderem!"

Diese Szenen aus Interviews sollen die Kunst Gurujis beleuchten, den Kontakt zum Patienten herzustellen und zu handhaben. Viele Psychotherapeuten würden vielleicht der Behauptung Szasz' zustimmen, daß die Handhabung der Begegnung mit dem Patienten die einzige spezielle Fähigkeit ist, die ein Therapeut benötigt.[2] Wenn wir Psychotherapeuten auch noch die Selbsterkenntnis und Selbstdisziplin des Therapeuten hinzurechnen, seine kritische und fragende Haltung, die Fähigkeit, die Kommunikation des Patienten und den „Sinn" seiner Krankheit zu verstehen, dann beschreiben diese Zusätze nur die „Werkzeuge" des psychotherapeutischen Geschäfts; sie sind gewissermaßen der Überbau über dem grundlegenden Primat der menschlichen Begegnung. Natürlich sind viele der übrigen psychotherapeutischen Utensilien – z. B. diverse diagnostische Tests, Verabreichung von Drogen zur ,,Erleichterung" der Psychotherapie – nichts anderes als Hokuspokus. Es sind matte Imitationen des ärztlichen Tuns, darauf angelegt, am Prestige des Arztes zu partizipieren und einer Situation der menschlichen Begegnung – die andernfalls vielleicht nicht als ,,wissenschaftlich" genug gelten würde – zu wissenschaftlicher Glaubwürdigkeit zu verhelfen. In diesem Sinne unterscheiden sich die besagten Utensilien nur wenig von den Hühnereingeweiden, Wahrsagestäbchen und mystischen Quadraten und Kreisen, die der Begegnung zwischen einem traditionellen Heiler und *seinem* Patienten metaphysische Respektabilität verleihen sollen.

Wenn ich auf Gurujis Interaktionen mit seinen Patienten zurückblicke, würde ich sagen, daß sein therapeutischer Stil mich oft an das erinnert hat, was Watzlawick ,,das Spielen von Kommunikationsspielen" genannt hat, mit der Absicht, die interpersonelle Situation des Patienten zu verändern und seine Beziehungen aus dem Geleise zu befreien, in dem sie sich festgefahren haben.[3] Diese Form der Psychotherapie betont im wesentlichen die Kunst der *Umdeutung*. Bei einer Umdeutung wird der begriffliche und emotionale Rahmen, in dem eine Situation vom Patienten erfahren wird, durch einen anderen Rahmen ersetzt, der den ,,Tatsachen" genausogut oder womöglich noch besser entspricht; die Therapie verändert dann den gesamten Sinn einer bestehenden Situation. Eine erfolgreiche Umdeutung zieht fast immer die Meinungen, Erwartungen und Voraussetzungen des Patienten in Rechnung, d. h., der Therapeut benutzt des Patienten eigenen Begriffsrahmen, um alten Situationen neue Bedeutungen zu geben. Umdeutungen versuchen nicht, dem Patienten eine neue Sprache beizubringen, in der er seine Probleme formulieren, ausdrücken und dann lösen könnte; sie vermitteln ihm auch keine neuen Einsichten. Was eine Umdeutung dagegen bewirkt, ist, daß sie dem Patienten ein anderes ,,Spiel" beibringt, das es ihm unmöglich macht, sein altes ,,Spiel" weiterzuspielen. Watzlawick gibt das Beispiel eines Pessimisten, der in der Regel ein interpersonelles Spiel spielt, das darin besteht, zunächst den Optimismus eines anderen Menschen zu mobilisieren, um dann auf diesen Optimismus mit zunehmendem Pessimismus reagieren zu können.[4] Wenn der Gegenspieler in die Falle geht, fährt er entweder fort, verstärkt seinen Optimismus zum Ausdruck zu bringen, oder er gibt die Bemühungen auf, den Pessimisten aufzuheitern, woraufhin dieser einen weiteren Pyrrhussieg verbuchen kann. Das Spiel ändert sich dramatisch in dem Augenblick, wo der Gegenspieler sich entschließt, noch pessimistischer zu reagieren als der Pessimist selbst. Die neue Interaktion ist nun nicht mehr ein Beispiel für *plus ça change, plus c'est la même chose,* da ein Element der Situation (der Pessimismus) nicht mehr mit seinem Gegenteil (Optimismus) verknüpft werden kann, um die erwünschte Invarianz der Situation aufrechtzuerhalten. Es ist ein völlig neues Spiel – mit der Aussicht auf Verhaltensänderung – eingeführt worden, für das die Verwendung der Pessimistensprache, d. h. sein Pessimismus, von entscheidender Bedeutung war. Ich möchte ein Beispiel geben für Gurujis intuitive Kunst der Umdeutung.

Surinder, ein dreiundzwanzigjähriger Uhrmacher aus einer kleinen Stadt unweit Jharsetlis, hält sich seit drei Monaten zusammen mit seinen Eltern in der *dharmashala* auf. Gurujis Diagnose lautet *kamonmada – unmada* oder Wahnsinn aufgrund von *kama* oder sexueller Begierde. Surinder hatte schon immer an Stimmungsschwankungen und erhöhter Reizbarkeit gelitten, doch zu dem gegenwärtigen „Zusammenbruch" kam es erst in seiner Hochzeitsnacht. „Hör zu, Doktor", sagte er, indem er auf eine Frage antwortete, die weitere Einzelheiten zutage fördern sollte, „wann wird ein Mensch verrückt? Ein Mensch ist wie ein Ballon. Wenn man ihn drückt, dann wird er nach einiger Zeit platzen. So ist es bei mir gewesen. Meine Eltern haben mich so sehr eingezwickt, daß mein Gehirn geplatzt ist. Ich habe geheiratet, aber in der ersten Nacht habe ich entdeckt, daß das Jungfernhäutchen meiner Frau zerrissen war. Ich weiß, daß das Häutchen durch körperliche Überanstrengung zerreißen kann, aber ich war mir sicher, daß vor mir schon jemand meine Frau gevögelt hatte. Ich bin aus dem Zimmer gelaufen und habe angefangen zu schreien und konnte nicht mehr aufhören. Ich schere mich einen Dreck um intakte oder zerrissene Häutchen; das einzige, was ich will, ist vögeln. Aber das Schwein von meinem Vater wollte sie mir von ihren Eltern nicht mehr zurückholen!"

An dieser Stelle wurde Surinder von seinem Vater unterbrochen, der mit einem Stock in der Hand drohend auf ihn losging. Wenn er in einen seiner Erregungszustände verfällt, bekommt Surinder oft Schläge von seinem Vater. Viele Krankenhausinsassen sind der Meinung, daß der Vater noch verrückter ist als der Sohn und dringend Gurujis Behandlung nötig hätte. Surinder versuchte es zunächst mit Trotz: „Wenn du mich anrührst, schlag ich dir die Zähne ein!" Der Vater ignorierte die Drohung, packte Surinder im Genick und schleifte ihn in das Zimmer an der Rückseite des Herbergsgebäudes. Nach wenigen Minuten hörten wir Rufen und Schreien; dann kam

Surinder angelaufen und warf sich Guruji zu Füßen. Der Vater lief hinter ihm her, den Stock hoch erhoben, und überhäufte den Sohn mit einer Sturzflut von zornigen Beschimpfungen. Surinder schluchzte. „Guruji, rette mich! Die bringen mich noch um! Schick sie fort, oder ich gehe auf und davon."

„Was ist denn passiert?" fragte Guruji.

„Nichts", erwiderte Surinder. „Das alte Arschloch hat einfach angefangen, mich zu prügeln."

„Dieser Hund hat mitten ins Zimmer geschissen", schäumte der Vater. „Der Kerl kann seine Frau wiederhaben, wenn er gesund ist. In diesem Zustand hält es ja nicht einmal eine Nutte bei ihm aus!"

„Was kann ich denn dafür, wenn sich meine Eingeweide selbständig machen?" fragte Surinder rhetorisch.

Guruji brach in schallendes Gelächter aus.

„Gratuliere, mein Sohn! Da hast du wirklich eine gute Lösung gefunden!" sagte er. „Wer hat dir denn diesen Trick verraten, um deine Eltern loszuwerden?"

Die Leute, die um uns herumstanden, begannen zu lachen, und auch Surinder lächelte unter Tränen.

„Nächstes Mal scheißt du in die Küche!" fuhr Guruji fort. „Sollst mal sehen, wie schnell dein Alter und die Frau die Beine in die Hand nehmen." Surinder, der mittlerweile ebenfalls herzlich lachte, erspähte den Obstkorb in einer Ecke und bat Guruji um einen Apfel. „Ich gebe dir nur einen Apfel, wenn du in die Küche scheißt", sagte Guruji. „Jetzt mach, daß du wegkommst!" Die Umdeutung von Surinders interpersoneller Situation war zu einem eleganten Abschluß gebracht.

Im allgemeinen leben immer acht bis zehn Patienten in der *dharmashala;* dazu kommen noch die betreuenden Familienangehörigen. Diese Patienten sind schwer gestört; am häufigsten ist (in der Sprache des westlichen Psychiaters) die Katatonie, eine schizophrene Störung, die sich in Gestikulieren, Mutismus, Gesichtsgrimassen und bizarren Bewegungen äußert. Im akuten Erregungsstadium, in dem Größenwahn, Geschwätzigkeit und Überaktivität vorherrschen, sind Zwangsmittel erforderlich. Dann legen die beiden Assistenten Gurujis (zwei seiner ehemaligen Patienten) dem Patienten Handschellen an oder binden ihn mit Hilfe seiner Verwandten an seinem Bett fest, bis er sich beruhigt hat. Obwohl gelegentlich auch einmal eine spezielle Medizin gegeben wird, ist der Medikamentenplan in der Regel für alle Patienten gleich. Er beginnt am Morgen mit einer „Reinigung des Kopfes". Diese *nasya*- („Nasen-")Behandlung, bei der die Medizin durch Nase und Augen verabreicht wird, ist außerordentlich schmerzhaft; die Patienten berichten, daß die Augen und der Nasengang wie Feuer brennen. Das *nasya* soll die blockierten *dhamanis* und *siras* – Kanäle und Gänge – öffnen, die zum Gehirn führen. Vor dem Frühstück trinkt der Patient ein Glas *thandai,* ein Beruhigungsmittel aus Kräutern, das aus Rosenblättern, Lotosblüten, Sandelholz, Anissamen und den Blättern bestimmter Bäume gewonnen wird. Nach jeder Mahlzeit erhält der Patient einen Löffel Verdauungspulver *(churna),* und vor der Nachtruhe bekommt er Schlaftabletten zusammen mit einem Glas Milch. Alle Arzneien – die Nasenreinigung, das Beruhigungsmittel, das Pulver und die Tabletten – werden unter Aufsicht von Gurujis Assistenten an Ort und Stelle von den Patienten (sofern es ihnen gutgeht) und deren Verwandten zubereitet; so wirken die Patienten und ihre Familien am Prozeß der Heilung mit.

Ein wichtiger Bestandteil des Tagesablaufs in der Klinik sind die morgendlichen und abendlichen Spaziergänge mit Guruji. Ein Kollege von mir, der viele Tage in Jharsetli zugebracht hat, gibt folgende Beschreibung eines solchen Spaziergangs:

„Eines Tages, nachdem Guruji mit seinen Konsultationen fertig war, lud er mich zum Abendspaziergang mit seinen Patienten ein. Auf dem Weg zum Hauptgebäude der *dharmashala,* wo die Patienten und Gurujis Assistenten auf uns warteten, machte ein junger Mann durch Winken auf sich aufmerksam, der auf einer Pritsche lag; seine Beine waren zusammengebunden, die Hände mit einem Seil gefesselt. Guruji zog einen Schlüssel aus der Tasche und rief zu dem Mann hinüber: ‚Ich komme, ich komme! Sei nicht so ungeduldig!‘ Nachdem man ihn befreit hatte, stand Sanjay (das war der Name des Mannes) auf, wobei er sich seine wunden Hand- und Fußgelenke rieb, und sprach mich in gebrochenem Englisch an. ‚Du was? Ich Sanjay. Ich nicht verrückt, mein Vater verrückt.‘ Dann versuchte er, mich zu umarmen, eine Geste, der ich mich durch einen flinken Schritt zur Seite entzog. ‚Wann wirst du jemals vernünftig!‘ seufzte Guruji verdrossen. ‚Hast du heute deine Medikamente genommen?‘ Sanjay überhörte diese Frage. ‚Er mein Bruder‘, sagte er, wobei er auf mich zeigte. Guruji war bereits vorausgegangen, um die anderen zu holen. Sanjay holte ihn ein und sagte zu ihm auf hindi: ‚Bitte binde mich nicht mehr an. Ich werde über dich predigen, ich werde dich zum Geistlichen machen. Ich bin kein Geringerer als Sanjay Gandhi.‘ ‚Schon gut, schon gut‘, sagte Guruji mit einer Spur von Ungeduld in der Stimme. ‚Wenn du während des ganzen Spaziergangs Ruhe gibst, werde ich sehen, was sich machen läßt.‘ Zu unserer kleinen Gruppe zählten jetzt außer Guruji und mir noch drei

Patienten – Sanjay, Surinder und ein stiller, zurückhaltender Mann mittleren Alters, dessen Name nicht fiel –, ferner Gurujis zwei Assistenten und sein fünfjähriger Enkel, der um die Gruppe herumtobte und durch die Wiesen streifte, stumm in seine eigenen, geheimnisvollen Spiele vertieft.

Guruji schien an diesem Abend in seine Erinnerungen versunken. Oder vielleicht wollte er sich meine Gegenwart zunutze machen und nur etwas über westliche Medizin und westliche Ärzte herausfinden. Jedenfalls erzählte er uns, wie er selber vor vielen Jahren krank gewesen war, nachts nicht schlafen konnte, schwere Verdauungsstörungen hatte und sich über völlig unwichtige Dinge Sorgen machte. Er hatte den Verdacht, daß die Umhüllung seiner Leber dicker wurde, doch einer seiner Patienten-Schüler bestand darauf, ihn nach Delhi zu bringen und von einem bekannten Internisten untersuchen zu lassen. Der Doktor untersuchte ihn und schrieb dann ein Rezept aus. ‚Ich war ja nicht blöd', sagte Guruji, ‚denn ich hatte gesehen, daß all die Medikamente, die er mir verschrieb, für einen Geisteskranken waren. Da habe ich das Rezept auf der Stelle zerrissen und den Arzt gefragt, ob er mich für verrückt hält.' Aus unserer Gruppe erscholl beifälliges Gelächter, dem sich Guruji anschloß. Dann sagte Sanjay: ‚Du warst also auch einmal verrückt! Sag, haben sie dir auch Handschellen angelegt?' Guruji überhörte die Frage und erzählte weiter. ‚Als ich nach Hause kam, habe ich mich mit ayurvedischen Medikamenten behandelt, und jetzt seht mich heute an! Wenn ihr einen Wettlauf mit mir macht, werdet ihr nur meinen Rücken zu sehen bekommen.' ‚Guruji', unterbrach Sanjay, ‚läufst du mit mir um die Wette? Du wirst mich nicht zu fassen kriegen.' ‚Du bist gar nichts', erwiderte Guruji. ‚Ich lasse sogar noch deine Söhne weit hinter mir.'

‚Bevor es soweit ist, bist du längst tot', sagte Sanjay. ‚Sag mir, wo soll ich dir eine Gedenkstätte errichten, hier oder in Delhi?' Dann, als ob er sich seines Gedankens schäme, fügte Sanjay in verhaltenerem Ton hinzu: ‚Jeder muß ja einmal sterben.' Guruji lächelte bloß.

Als wir auf dem Rückweg in die *dharmashala* kamen, sah ich einen anderen Patienten, der seitlich auf seiner Pritsche lag, die Hände auf dem Rücken gefesselt. ‚Wie geht es dir?' fragte ihn Guruji. ‚Wer hat dir die Hände gefesselt?' Der Patient deutete mit dem Kopf auf seine Eltern, die neben der Pritsche auf dem Boden saßen.

‚Binde ihn los!' befahl Guruji dem Vater, dann fragte er: ‚Hast du die Milch gebracht?'

‚Ja', sagte der Vater.

‚Wieviel?'

‚Dreihundert Gramm.'

Guruji war verärgert. ‚So wenig! Wenn du nicht genug Geld hattest, hättest du mich fragen können. Im Kopf mag dein Sohn nicht ganz richtig sein, aber sein Körper ist noch ganz in Ordnung. Er braucht ordentliche Pflege.' Und wütend zog er sich auf seinen Stammplatz auf der äußeren Veranda zurück.

Ich folgte ihm aber nicht, sondern ließ mich von Sanjay und Surinder in ihre Zimmer führen, wohin sie mich zu einer Tasse Tee eingeladen hatten, die von Sanjays Mutter zubereitet wurde.

‚Das größte Problem heutzutage ist die Sexualität', sagte Sanjay, während wir uns auf der Pritsche niederließen. ‚Sie verdirbt unser Denken.' Sein Freund Surinder überhörte diesen Versuch, eine ernsthafte Unterhaltung in Gang zu setzen, und fragte mich rundheraus: ‚Na, und zu welchen Schlußfolgerungen bist du gekommen, Doktor Sahib? Nimm es mir nicht übel, aber du bist eine Fotze [*chutia*]. Guruji ist ein ganz Schlauer. Der verrät niemandem seine Geheimnisse. Du solltest dich an die Assistenten wenden oder an mich. Bring mir morgen etwas Quecksilber, und ich mache dir eine so gute Arznei, daß du niemals verrückt wirst.'

‚Niemand kann ihn vom Wahnsinn retten, Kind', unterbrach Sanjay. ‚Meine geheimen Kräfte sagen mir, daß er auch eines Tages hier gefesselt liegen wird. Niemand, der heutzutage ehrlich leben will, kann sich vor dem Wahnsinn retten. Dieser Surinder hier will nichts weiter als mit einer Frau bumsen, und statt dessen stopfen sie ihn mit Medikamenten voll.' Sanjays Mutter hatte sich zu uns gesetzt. Während wir unseren Tee tranken, sagte sie zu mir: ‚Seit der Elektrizität im Krankenhaus ist es mit ihm [Sanjay] schlimmer geworden. Bitte besuch uns weiter. Er betrachtet dich als seinen Bruder. In Wirklichkeit kommt er mit seinem älteren Bruder überhaupt nicht aus.' Als ich aufstand, um zu gehen, hörte ich, wie Sanjay in sachlichem Ton zu Surinder sagte: ‚Mein Bruder geht jetzt. Wie ähnlich er mir ist mit seinen Ideen! Er wird auch verrückt werden.' Surinder schien ihm beizupflichten, und ich hörte ihr Lachen noch lange hinter mir, während ich mich auf die äußere Veranda zu Guruji begab.

‚Besessenheit [*dhun*], was denn sonst?' erwiderte Guruji auf meine Frage, was Sanjay fehle. ‚Bei der letzten Wahl hatte er an allen Kundgebungen teilgenommen und jede Menge Parolen gebrüllt, ohne zu essen oder zu schlafen. Da hat er den Bogen eben überspannt. Zum Teil ist er auch erblich belastet. Sein Vater war schon dreimal hier in Behandlung. Das letzte Mal war der Vater hier, als Indira Gandhi die Wahl verloren hatte und er eine Art *aghatonmanda*

[Wahnsinn durch Schock] erlitt. Sanjays eigenes *unmada* hat keinen Namen.' In der Zwischenzeit war Sanjay nach draußen gekommen.

‚Guruji', sagte er, ‚sage mir, bist du verrückt oder nicht?' Guruji tat so, als ob er wütend sei. ‚Gib mir meinen Stock. Habe ich dir nicht gesagt, du sollst Ruhe geben?'

‚Aber ich habe es satt', sagte Sanjay. ‚Ich möchte nach Hause. Ich muß meine politische Arbeit wieder aufnehmen.' Guruji begann, mit ihm zu scherzen. ‚Ja, ja, ohne dich steht die ganze Politik still.'

‚Du bist der Guru von Irren', sagte Sanjay. ‚Das heißt, daß du selber der größte Irre bist. Dieser Doktor hier wird auch bald eingeliefert werden. Behalte doch diesen Doktor statt mir, oder soll ich dir lieber meinen Onkel schicken?'

‚Komm, mach, daß du wegkommst', sagte Guruji.

‚Ich gehe ja schon', sagte Sanjay, und dann fügte er hinzu: ‚Wer sich um Irre kümmert, muß selber irre sein.'"

Man wird bemerkt haben, daß ich Gurujis Heilerfolge auf zwei Gruppen von psychotherapeutischen Faktoren zurückführe. Die erste Faktorengruppe würde ich in dem lokalisieren, was man, in Ermangelung eines besseren Wortes, nur als Gurujis „Persönlichkeit" bezeichnen kann. Es ist unverkennbar, daß Guruji eine klar umrissene berufliche Identität besitzt, die nicht an einer Rollendiffusion leidet. Die Art und Weise, wie er seine Reizbarkeit, seinen ironischen Humor, seine echte Sorge und Anteilnahme für den Patienten in seinen therapeutischen Stil integriert hat, spiegelt sehr genau seine eigene Persönlichkeit wider; dasselbe gilt für sein Bedürfnis, eine enge persönliche Beziehung zu seinen Patienten herzustellen und Patienten als Mitarbeiter zu „benutzen". Gurujis therapeutischer Stil hat sich offenkundig aus seinen persönlichen Bedürfnissen entwickelt, was ihm jene besondere „Echtheit" verleiht, die oft entscheidend zum Erfolg der psychotherapeutischen Begegnung beiträgt.

Gurujis klar umrissene berufliche Identität und Authentizität scheinen mir ihre Wurzeln aber auch darin zu haben, daß er strikt an seiner eigenen therapeutischen Tradition festhält. Denn während viele Therapeuten im Westen unter dem Einfluß eines medizinischen Modells ihre „Flexibilität" und ihren Eklektizismus betonen, hat der traditionelle indische Ansatz stets daran festgehalten, daß das klare Engagement für eine bestimmte Schule und die vorbehaltlose Identifizierung mit ihren Lehrsätzen für jede erfolgreiche Ausbildung oder Praxis unabdingbar sind. Ob es sich um die verschiedenen Schulen des Yoga oder der Medizin handelt, der Erfolg – sei es bei der Erlangung einer vollen Ichheit, sei es beim Heilen – ist nur möglich, wenn der Schüler (nachdem er sich für ein System oder eine Schule entschieden hat, die seinen eigenen persönlichen Neigungen und Bedürfnissen entspricht) dem besonderen *gurukula* und *gurusthana* treu bleibt – d.h. den Traditionen seiner Schule und den Lehren seines Präzeptors in dieser Schule.

Zweitens erfüllt Gurujis Behandlung von psychotischen Patienten die meisten Kriterien für eine ideale Milieutherapie. Gurujis therapeutisches Institut ist klein und befindet sich in der Nähe der Bevölkerung, für die es da ist. Das Haus ist offen, und es gibt ein beträchtliches Maß an Kommunikation und Bewegung zwischen dem Drinnen und dem Draußen. Die Patienten können über einen großen Teil ihrer persönlichen Habseligkeiten und ihre eigene Kleidung verfügen. Kleine Gruppen von Patienten und deren Familienangehörige kommen mit den Stabsmitgliedern zu sinnvoller Tätigkeit (Vorbereitung von Arzneien) und sozialer Interaktion (z.B. Spaziergang) zusammen. Wir wissen, daß eine solche humane therapeutische Gemeinde, die Berechenbarkeit, Gewißheit und Kontinuität der Erfahrung bietet, allmählich die Pseudorealität des Patienten durch eine neue Realität ersetzen kann, was die Lösung leidvoller Spannungen fördert und die Selbstachtung hebt.

Guruji selbst betont mehr die physiologische als die psychologische Erklärung für seine therapeutischen Erfolge. „Gespräch ist zwecklos, solange die *nadis* [Nerven], die den Geist zu den *indriyas* [den sensorischen und motorischen Organen] bringen, trocken sind", sagt er. „Beim Wahnsinn ist die Verbindung des Geistes zu den äußeren Organen unterbrochen, oder sie ist dünn und schwach geworden. Die *indriyas* sind von der Kontrolle durch den Geist frei und verhalten sich ungehemmt. Wie kann man durch Gespräch die Trockenheit der Nerven beseitigen oder sie so stärken, daß der Geist die Sinne wieder informiert und durchdringt? Das ist unmöglich!"

„Im Ayurveda", fährt er fort, „vollzieht sich die Heilung der Geisteskrankheit in erster Linie auf der Ebene des Körpers. Als erstes versuchen wir, diejenigen Körperfunktionen zu bestimmen, die aus den Fugen geraten sind. Bei *unmada* sehen wir z.B. nach, ob der Blutdruck des Patienten nicht vielleicht so hoch geworden ist, daß sich der Patient nicht einmal mehr hinlegen kann. Wir prüfen seinen Herzschlag und andere Körpersignale, um zu sehen, wie man den gestörten Funktionen ihre Harmonie wiedergeben kann.

Die wichtigsten Gebiete, auf die wir uns konzentrieren, sind: Der Patient sollte nachts gut schlafen, er sollte vernünftig essen, und er sollte regelmäßig Stuhlgang haben. Wenn diese drei Funktionen [*kriyas*] wieder in Ordnung gebracht werden, ist der Patient schon halb geheilt. Ja, und danach muß man ihn um jeden Preis dazu bringen, daß er spazierengeht, und so viel Zeit wie möglich für ihn haben."

Von Gurujis Standpunkt aus hat sein ayurvedisches Behandlungssystem mehr zu tun mit der Schlaftherapie der älteren europäischen Psychiatrie und dem durch Rauwolfia verursachten Schlaf, den Yoruba-Heiler für die Behandlung von Psychosen benutzen,[5] als mit irgendeiner Form von Psychotherapie. So, wie es in der bekannten Klinik in Kerala praktiziert wird, wo Ölmassagen, besondere Diäten und verlängerter Schlaf bis zu fünfzehn Stunden pro Tag für die Behandlung von „nervösen Störungen" im Mittelpunkt stehen, kommt Ayurveda auch zwei anderen gut entwickelten Systemen der Therapie nahe, nämlich der „Ruhekur" des 19. Jahrhunderts, die der amerikanische Neurologe Weir Mitchell entwickelt hat, und der japanischen Morita-Therapie.[6]

Indem sich Guruji auf die Wiederherstellung der drei Körperfunktionen Schlafen, Essen und Stuhlgang konzentriert, läßt er sich gleichzeitig auch auf eine Therapie der Seele ein, die über seine Konzeption einer „Stärkung der Nerven" zur Erreichung eines ununterbrochenen seelischen Flusses hinausgeht. Im Sinne meines eigenen psychoanalytischen *gurukula* erschafft Guruji auch die Geborgenheit des Säuglingsalters und der frühen Kindheit neu, indem er sich dem Patienten symbolisch als die gute Mutter präsentiert, die sich so angelegentlich um sein Essen und Schlafen, seine Blase und seinen Stuhlgang kümmert. Da ich aber Gurujis spöttische Einstellung zu meinem *gurukula* kenne und auch schon einige Bekanntschaft mit seiner scharfen Zunge gemacht habe, behalte ich diese Überlegungen wohlweislich für mich.

Entsprechend der Bedeutung, die Guruji der Physiologie der Geisteskrankheit beilegt, beginnt er seine diagnostische Untersuchung, indem er den Patienten über die Regelmäßigkeit und Güte seines Schlafes, seines Appetits und seiner Darmentleerung befragt. Im Anschluß an diese Fragen fühlt er dem Patienten den Puls. Er nennt das das „Lesen" der *nadi* – das Wort *nadi* steht sowohl für Nerven als auch für Arterien. Laut Guruji kann ein guter *vaid* das Bild jedes wichtigen Körperorgans im Schlagen, der Bewegung und der Temperatur der *nadi* wiedererkennen – eine Fähigkeit, die wie das Tanzen oder Musizieren nur durch persönliche Unterweisung in Verbindung mit systematischem Üben erreicht werden kann. Indem er die *nadi*-Untersuchung zu einem wesentlichen Bestandteil seiner Diagnostik macht, folgt Guruji der zeitgenössischen ayurvedischen Praxis, bei der die meisten *vaids* ihre diagnostischen Bemühungen mit der Untersuchung des Pulses beginnen und beenden. Diese Praxis weicht deutlich von der umfassenden Untersuchung ab, die die alten Texte vorschreiben und die ich im vorigen Kapitel skizziert habe. In der Regel verteidigen viele *vaids* ihr Abweichen von der herrschenden Textauffassung, indem sie irgendeinen obskuren Vers zitieren, der ihre Praxis stützt. Wie funktioniert nun die *nadi*-Untersuchung?

In dem vielleicht ältesten erhaltenen Text über die Wissenschaft der *nadi,* Kanadas *Nadi-Vijana,* werden dem menschlichen Körper 35 Millionen *nadis* zugeschrieben – diese besondere Zahl ist eine indische Metapher für das Unerrechenbare.[7] Von dieser enormen Zahl übermitteln 72000 grobe *nadis* die „Qualitäten" (Berührung, Geschmack usw.) der Sinnesorgane, während 700 feinere *nadis* die Bahnen für den „organischen Saft" *(rasa)* sind, der aus der Nahrung bezogen wird und mit dem sie den ganzen Körper „bewässern". Es gibt zwar 24 „klare" *nadis,* die der Untersuchung wert sind, doch die am meisten untersuchten *nadis* sind die Schlagader im rechten Handgelenk, gefolgt von den *nadis* in den Fingern und im Daumen. Sofern kein Notfall vorliegt, muß die Untersuchung am Morgen vorgenommen werden – daher Gurujis morgendliche Konsultationsstunden. Der Grund hierfür ist die Überzeugung, daß der Schlag der *nadi* sich am Morgen, nach der Nachtruhe, in seinem „reinen", natürlichen Zustand befindet; dagegen ist zu erwarten, daß der natürliche Pulsschlag am Nachmittag wegen der Hitze und am Abend wegen der den Tag über angesammelten Körperspannungen getrübt ist. Was die drei Körpersäfte angeht, so macht vermehrter Wind die *nadi* unstet; ihre Bewegungen gleichen dem „Gleiten einer Schlange"; vermehrte Galle spiegelt sich in einem „froschartigen Hüpfen"; vermehrter Schleim macht die *nadi* langsam und stetig „wie den Gang einer Taube oder eines Huhns". Die Texte beschreiben verschiedene Kombinationen von Schlag und Bewegung der *nadi* – die Kennzeichen des Pulses für unterschiedliche Krankheiten und Gemütszustände. Bei einer schon lange bestehenden, ernsthaften Krankheit soll der Zustand der *nadi* den Todeszeitpunkt des Patienten auf Stunden oder gar Tage genau angeben.[8]

Nach der *nadi*-Untersuchung der Schlagader im Handgelenk bittet Guruji im allgemeinen den Patienten aufzustehen; dann legt er seine Handflächen auf die Schultern des Patienten, am Ansatz des Halses, und drückt mit dem Daumen seitlich gegen den Hals. Hier ertastet er in erster Linie die beiden *nadis,* die den *prana*-Wind zu einer Stelle bringen, die „Lebenszentrum" *(jiva kendra)* heißt und an der Hinterseite des Kopfes liegt. Die *nadis* ziehen sich am Körper herab und verbinden sich unterhalb der Rippen, direkt über der Leber, an einer

Stelle, die Guruji ebenfalls untersucht, indem er seine Finger dagegen drückt. Da der *prana*-Wind für die Blutzirkulation wie auch für die Seele verantwortlich ist, spricht Guruji abwechselnd von der Steigerung der Blutzirkulation zum Kopf und von der Vermehrung des *prana*-Windes. Nach seinem System führt jede seelische Störung oder jeder Schock zu einer Erregung des „Lebenszentrums" und stört die normale Zirkulation des *prana*-Windes, was wiederum zu einer Desorganisation der Körperfunktionen führt. Bei seiner weiteren Erklärung von Störungen im *prana*-Wind bedient sich Guruji der modernen Sprechweise, indem er sagt, daß schwerer Schock und erhöhter Blutdruck ebenfalls die gelbe Substanz in den Nerven zerbrechen können (wahrscheinlich meint er die Myelinscheide), so daß die Leitung von elektrischen Impulsen *(vidyut tarang)* des *prana* ebenfalls gestört wird.

Während sich beim Wahnsinn *(unmada)* die Blutzirkulation beschleunigt, wird bei der Epilepsie *(apasmara)* die Blutzirkulation zum „Lebenszentrum" deutlich verringert, was zur Unterbrechung der Verbindung zwischen den *indriyas* und dem Geist und damit zu den typischen epileptischen Anfällen führt. In Fällen von *unmada* zielen die verschriebenen Arzneien darauf ab, die Blutzirkulation zu verlangsamen, und gelegentlich nimmt Guruji auch eine Phlebotomie an einer Schläfenader vor. Die Hauptdroge, die bei schwierigen Fällen von *unmada* Verwendung findet, wird aus Schwefel, Quecksilber und Gold von Guruji an bestimmten Tagen und auf rituelle Weise im Umkreis des Tempels zubereitet, den Guruji auch als iatrochemisches Labor benutzt. Die Medizin, die bei Epilepsie verabreicht wird, ist aus Kupfersulfat und soll angeblich die Blutzirkulation beschleunigen. Zusätzlich gibt Guruji auch eine gelbliche Flüssigkeit, die während des epileptischen Anfalls als Nasenreinigungsmittel verwendet wird.

Zur Erklärung von hysterischen Anfällen oder *yosh-apasmara* – der „Epilepsie" junger Frauen – sagt Guruji, daß von den beiden Haupt-*nadis,* die sich unter den Rippen treffen, ein Zweig zum Uterus abgeht. Eine Zunahme der Blutzirkulation in diesem Zweig, d. h. der vermehrte *prana*-Wind im Uterus, führt zu hysterischen Anfällen. Das ist laut Guruji der Grund dafür, daß bei Frauen, die an Hysterie leiden, der Fluß des Menstruationsblutes größer ist und länger dauert als bei Gesunden. In diagnostischer Hinsicht unterscheidet er hysterische Anfälle von epileptischen durch zwei Merkmale: Erstens entsteht bei der Hysterie kein Schaum vor dem Mund, und zweitens zeigen hysterische Anfälle nicht die Regelmäßigkeit von epileptischen Anfällen.

Speisevorschriften sind ein weiteres wichtiges Element in der Behandlung aller seelischen Störungen. Guruji verbietet ausdrücklich den Genuß von Jagrezucker, Chilis und allen sauren Substanzen. Jagre, sagt er, ist nur für die Zunge süß; hinter der Zunge wirkt es als Gift, das das Blut aufreizt und Hitze im Körper erzeugt, so daß der Mensch zu Akten der Wut oder Sexualität getrieben wird. Saure Speisen fördern die Promiskuität, besonders bei Frauen, während rote Chilis und Pfeffer die Herrschsucht fördern. Statt dessen empfiehlt er eine „reine", überwiegend reizarme Kost. Diese Anweisungen basieren auf der ayurvedischen Vorstellung, daß es eine wechselseitige Beziehung zwischen Nahrung und der „Seele" gibt. Nicht nur, daß bestimmte Arten der „Seele" (oder Persönlichkeit) bestimmte Arten von Nahrung bevorzugen – wie bereits erörtert –; jede einzelne Speise, die verzehrt wird, fördert auch die eine oder andere seelische „Qualität" des *sattva, rajas* oder *tamas*. *Sattvic*-Speisen, wie Kuhmilch, Reis und grüne Linsen, rufen keine unangebrachte Vermehrung eines der Körpersäfte hervor, fördern die Reinheit des Geistes und werden ausnahmslos bei allen seelischen Störungen empfohlen. *Rajasic*-Speisen wie Tee und Gewürze vermehren die Galle und machen den Geist ruhelos, während *tamasic*-Speisen wie Fleisch und Eier gerne ein unwillkürliches Sichzurückziehen hervorrufen.

Diese Dreiteilung der Speisen, die den drei Körpersäften und den drei Qualitäten der Seele entspricht, hat Ähnlichkeit mit der symbolischen Zweiteilung der Speisen in die Kategorien heiß und kalt in der chinesischen (und der zeitgenössischen hispano-amerikanischen) Medizin, in der eine „kalte" Krankheit durch eine heiße Speise behandelt wird und umgekehrt.[9] Ob *sattvic-*, *rajasic-* und *tamasic*-Speisen irgendeinen pragmatischen, instrumentellen Wert und einen nachweisbaren, psychophysiologischen Effekt haben, ist unbekannt; es gibt jedoch kaum einen Zweifel, daß sie durch die Verbindung von Krankheitsbildern mit Behandlungsmethoden dem Patienten und der Familie Zuversicht einflößen und einen definitiven Placeboeffekt haben. Eine der ersten Fragen, die ein Patient und seine Familie an den Doktor richten, bezieht sich darauf, was er essen und was er nicht essen soll – eine Frage, die mich verblüfft hat, sooft sie von einem Patienten an mich gerichtet wurde, der eine Psychotherapie begann oder ins Auge faßte. So überrascht es uns nicht, wenn wir hören, daß zu den zehn Techniken, in denen sich der traditionelle ayurvedische Arzt auszeichnen soll, auch – das Kochen gehört.

Welche Verdienste die vorgeschriebene *sattvic*-Diät auch haben mag, der kulturelle Glaube an ihre reinigende Kraft – eine symbolische Reinigung des Inneren von schlechten Gedanken, Gefühlen und Phantasien – übt eine starke suggestive Wirkung auf den Patienten aus. Über die therapeutischen Implikationen hinaus scheint mir jedoch, daß die Beschäftigung mit den Qualitäten von verschiedenen Speisen die eine Seite eines durchgängigen kulturellen Themas in Indien darstellt, dessen andere Seite die nicht minder große Beschäftigung mit den Angelegenheiten der Defäkation ist. Wie Margaret Egnor feststellt, eine Anthropologin, die medizinische Vorstellungen und Praktiken im südindischen Staat Tamil Nadu untersucht: „Verstopfung wird in Indien als eine viel ernstere Krankheit betrachtet als bei uns. Der Stuhl soll weich, ja dünnflüssig sein; Abführmittel erfreuen sich großer Beliebtheit. Wenn jemand einen Tag lang keinen Stuhlgang hatte, gilt dies als genauso bedenklich wie Fieber."[10] In psychologischer Hinsicht verweist diese besondere Beschäftigung mit Essen und Defäkation auf das kulturelle Vorherrschen dessen, was Winnicott die „elementare orale Phantasie" genannt hat: „Wenn ich hungrig bin, denke ich an Nahrung, wenn ich esse, denke ich an Nahrungsaufnahme. Ich denke an das, was ich in mir behalten möchte, ich denke an das, was ich ausscheiden möchte, ich denke daran, es auszuscheiden."[11] Indem sie sich diese kulturelle Phantasie zunutze machen, zeigen Gurujis Speisevorschriften, wie sehr die ayurvedische Therapie in die zentralen symbolischen Strukturen des indischen Universums eingebettet ist und wie sehr sie ihnen entspricht.

10. Epilog: Heilkunst und Kultur

Dieses Buch ist die Schilderung einer Reise durch die Welt der indischen Heilkunst gewesen, bei der ich beschrieben und reflektiert habe, was ich bei meinen Reisen gesehen und erlebt habe. Die Welt, die ich durch die Augen indischer Heiler und in der Sprache ihrer Traditionen kennenlernte, war auf den ersten Blick so verschieden von meiner normalen Welt, wie sie es von der Alltagswelt der meisten meiner Leser sein wird. Sobald ich jedoch meine persönlichen und beruflichen Voraussetzungen und Annahmen neu zu bewerten vermochte, verlor die Begegnung mit Theorie und Praxis indischer Heilkunst alles Fremdartige. Mir wurde bewußt, daß alle medizinischen Ansätze relativ sind, während ich zugleich erkannte, daß sie alle dasselbe Ziel verfolgen; dies half mir, den Sprung zu verringern, den die Phantasie tun muß, um in die „Geheimnisse" dieser anderen Welt einzudringen.

Die Reise hatte aber auch in anderer Hinsicht ihren Wert. Sie öffnete mir die Augen für die alten und modernen, religiösen und säkularen „Gesundheits- und Reife-Moralen" (um Heinz Kohuts glückliche Prägung zu gebrauchen),[1] die der psychologischen Heilkunst zugrunde liegen und die Arbeit von Psychotherapeuten ebenso wie die Rituale von Schamanen und die Lebensweise von Gurus bestimmen. Gleichzeitig erkannte ich auch, wie sehr jede Gesundheits- und Reife-Moral das Verständnis für andere verstellen kann – seien diese anderen nun Individuen, Gruppen oder ganze Kulturen. Ein dauerndes „Hinterfragen" der hartnäckigen Spuren dieser Moral im eigenen Ich scheint eine notwendige Vorbedingung für jede Forschung und jedes Verstehen zu sein. Jetzt, am Ende meiner Reise, möchte ich auf eine Zusammenfassung dessen, was bereits erörtert worden ist, verzichten; statt dessen möchte ich einige persönliche Bemerkungen über den Gegensatz zwischen indischer und westlicher Auffassung vom Menschen und über das Wesen der Psychotherapie sowohl in traditioneller als auch in moderner Hinsicht machen. Beginnen möchte ich mit der Frage der menschlichen Freiheit.

Wir haben gesehen, daß es eines der Ziele tantrischer Übungen ist, durch die Identifizierung mit verschiedenen Göttern und Göttinnen unterschiedliche innere Bewußtseinszustände zu erfahren. Auch der Radha-Soami-Satsang betont das Erleben unterschiedlicher seelischer Zustände – die er das „Haus der Seele" nennt – als Hauptziel seiner meditativen Praktiken. In den volkstümlichen und lokalen Heiltraditionen sind die Dissoziationszustände für indische Patienten weder fremdartig noch erschreckend, ja die Patienten mögen diese Erfahrung, wie im Falle Ashas im Tempel von Balaji, ausdrücklich begrüßen. Menschliche Freiheit scheint also im traditionellen indischen Kontext eine Zunahme der Möglichkeit zu bedeuten, unterschiedliche innere Zustände zu erfahren, während sie gleichzeitig das Handeln in der äußeren Welt auf Stereotype und fraglose Anpassung beschränkt. In Indien betont man das Streben nach innerer Differenzierung, während die Außenwelt konstant gehalten wird. Im Gegensatz hierzu hängt die Vorstellung von Freiheit im Westen mit einer Zunahme des Handlungspotentials in der Außenwelt und einer Erweiterung der Auswahlmöglichkeiten zusammen, während der innere Zustand des Menschen konstant gehalten wird, nämlich im Zustand eines rationalen Wachbewußtseins, von dem andere Weisen der inneren Erfahrung als Abweichungen ausgeschlossen sind. Indes hat jede Kultur die Stärke und Anziehungskraft des Freiheitsideals der anderen konsequent unterschätzt.

Bei meinen Reisen war ich immer wieder frappiert von der überwältigenden Rolle, die das „Therapeutische" in der indischen Kultur und Gesellschaft spielt, wobei die schiere Zahl von Heilern und die Vielfalt der von ihnen angebotenen Heilmöglichkeiten nur *eine* Manifestation dieser traditionellen indischen Vorliebe ist. An anderer Stelle habe ich die Meinung vertreten, daß die indische Gesellschaft um den Primat des Therapeutischen in dem Sinne organisiert ist, als Inder in ihren sozialen (und politischen) Beziehungen Schutz und Fürsorge höher zu stellen scheinen als die Werte der Leistung oder Gleichheit.[2] Diese Betonung des Therapeutischen spiegelt sich in vielen Facetten der indischen Kultur, u. a. in ihren Myriaden von Göttern und Göttinnen (bei der letzten Berechnung waren es 330 Millionen, was der Gesamtbevölkerung des Landes zum Zeitpunkt dieser „Berechnung" entsprach) und in der Unmenge von Mythen und Legenden, die sich um sie ranken. Es gibt einen Gott für jede seelische Jahreszeit, einen Mythos für jeden verborgenen Wunsch, eine Legende für jede versteckte Angst. Ist das Unbewußte eines Menschen beispielsweise mit der „Geburtsphantasie" beschäftigt, dann hat der Betreffende die Wahl zwischen verschiedenen Mythen – sogar über ein und denselben Gott –, die die Phantasie kanalisieren und sie zu verschiedenen und manchmal überraschenden Lösungen bringen. In einem Mythos wird der elefantenköpfige Gott Ganesh allein durch das Wirken seines Vaters Shiva geboren, was „beweist", daß seine Existenz fraglos männlich ist, während er in einer anderen Version aus den Unreinheiten, die dem Körper seiner Mutter entstammen, ohne väterliches Zutun erschaffen wird.[3] Indische Mythen verkörpern alle möglichen Phantasien um zentrale menschliche Themen – Geburt, Liebe und Tod, Körper und Körperfunktionen, Beziehung zu Eltern, Geschwistern und Kindern –, und durch einen Prozeß des „kreativen" Hörens, Lesens oder Betrachtens von Volksstücken und Tanzdramen begleiten sie den Menschen ein Leben lang, stärken seine seelische Integration und erhalten die Kontinuität des Ichs aufrecht. Es gibt noch andere Aspekte der indischen Kultur, darunter viele indische Rituale (besonders diejenigen, die mit Tod und Trauer zusammenhängen), die ebenfalls das Therapeutische in einer Weise beinhalten, die aus dem Alltagsleben der meisten westlichen Gesellschaften größtenteils verschwunden ist.

Ein dritter kultureller Unterschied zwischen Indien und dem Westen liegt in dem jeweiligen Ideal seelischer Gesundheit. Im Westen scheint es im wesentlichen zwei Ansätze zur Lösung dieses Problems gegeben zu haben. Im traditionellen psychophysischen Ansatz wird seelische Gesundheit verstanden als Analogon zu Gesundheit des

Körpers, nämlich als „derjenige Zustand, bei dem die Körperfunktionen pünktlich und wirksam erfüllt werden". Soweit sie den Körper betrifft, ist eine solche Definition klar genug. Es kann kaum einen Streit geben über das Schlagen des Herzens, die von der Leber abgesonderte Galle, die Arbeit der Nieren bei der Produktion von Urin und die Verantwortung der Bauchspeicheldrüse für die Aufrechterhaltung des Blutzuckers. Die Vorstellung darüber, was die effiziente Erfüllung *seelischer* Funktionen bedeutet, ist dagegen viel verschwommener als das entsprechende Wissen über Körperfunktionen – eine Tatsache, die nicht allzu überraschend ist, da die Seele selbst eine viel weniger eindeutige Größe ist; wir sprechen noch immer von *Theorien* der Seele im Plural und erörtern verschiedene *Modelle* der Seele. Angesichts der Schwierigkeit bei der Bestimmung dessen, was die wirksame Erfüllung von seelischen Funktionen wie Geist und Gedanken, Wahrnehmung und Phantasie, Gefühl und Affekt, Wille und Lernen darstellt, hat sich der medizinische Ansatz auf eine Minimalperspektive zurückgezogen, bei der seelische Gesundheit als das Fehlen beeinträchtigender Symptome angesehen wird, die das vernünftige Funktionieren des Menschen stören.

Der zweite Ansatz, ein Ideal seelischer Gesundheit aufzustellen, ist von der Psychotherapie gekommen. Zwar hat die Psychoanalyse in ihren Anfangsjahren keine expliziten Kriterien für seelische Gesundheit vorgelegt, vielleicht auch deshalb nicht, weil die psychoanalytische Behandlung anfangs in einer sozialen Situation stattfand, die von unausgesprochenem Konsens und einer Homogenität in bezug auf Werte gekennzeichnet war;[4] aber später haben Analytiker und Psychotherapeuten anderer Schulen dem westlichen Bild der „gesunden Persönlichkeit" verschiedene Einzelheiten hinzugefügt. Die meisten westlichen Psychotherapeuten würden heute der Aussage beipflichten, daß ein gesunder Erwachsener die Fähigkeit hat, Angst zu ertragen, ohne sich von ihr lähmen zu lassen. Er hat die Fähigkeit, Lust ohne Schuldgefühle zu erleben, und kann zwischen seinen Phantasien und der objektiven Wirklichkeit unterscheiden, unabhängig davon, wie schmerzlich die Wirklichkeit ist und wie stark seine eigenen Bedürfnisse sind. Er hat Einblick in seine eigenen Konflikte, akzeptiert seine Stärken und Schwächen und kann seine aggressiven Energien für Leistung, Konkurrenz und die Verteidigung seiner Rechte einsetzen. Diese und ähnliche Vorstellungen von seelischer Gesundheit sind durchdrungen von den humanistischen Idealen der Mäßigung und Verantwortlichkeit, mit einem Wort des Gleichgewichts – eines Gleichgewichts zwischen inneren Bedürfnissen und den Anforderungen der äußeren Wirklichkeit.

Gleichgewicht kennzeichnet, wie wir gesehen haben, auch das Ideal vieler indischer therapeutischer Ansätze: das Gleichgewicht zwischen den drei Körpersäften (Guruji), das Gleichgewicht zwischen Gefühlen und Intellekt, *ida* und *pingala* (Mataji). Selbst das tantrische Bemühen, Rezeptivität und Weiblichkeit des Mannes zu fördern, kann als Versuch angesehen werden, das Gleichgewicht zwischen Aktivität und Rezeptivität, Männlichkeit und Weiblichkeit wiederherzustellen. Was jedoch die Mehrheit der indischen Methoden zur Wiedererlangung der seelischen Gesundheit vom herrschenden westlichen Standpunkt unterscheidet, ist die Betonung des *Relationalen*. In den indischen Listen von Handlungsanweisungen (beispielsweise im Ayurveda) ist man verblüfft über die Zahl von Idealen seelischer Gesundheit, die das Verhalten des Menschen in bezug auf andere, besonders die Familie und die Gemeinschaft, vorschreiben. Die Wiederherstellung der verlorenen Harmonie zwischen dem einzelnen Menschen und seiner Gruppe war, wie wir gesehen haben, eines der Hauptziele der Heilbemühungen in den lokalen und volkstümlichen Traditionen.

Eine faszinierende Erklärung für diesen Unterschied findet sich in den Arbeiten des Anthropologen McKim Marriott, der die These vertreten hat, daß die herrschenden indischen bzw. westlichen Vorstellungen vom Menschen ganz verschieden voneinander, ja antithetisch sind.[5] Die modernen westlichen Wissenschaften vom Menschen konzipieren den Menschen als eine *individuelle* (unteilbare) Natur, die sich selbst gleichbleibt, geschlossen ist und eine innerlich homogene Struktur hat. Dagegen vertreten indische Theoretiker (beispielsweise in astrologischen, biologischen, moralischen und rituellen Texten) die Meinung, daß der Mensch ein „*Dividuum*", d.h. teilbar ist. Nach Marriott ist das hinduistische Dividuum offen, mehr oder weniger flüssig und nur zeitweilig integriert; es ist keine Monade, sondern (mindestens) eine Dyade, die ihre persönliche Natur aus zwischenmenschlichen Beziehungen ableitet. Hinduistische Menschen bestehen also aus Beziehungen; alle Affekte, Bedürfnisse und Motive sind relational, und ihre Leiden sind Störungen von Beziehungen.[6] Diese Dichotomie zwischen der hinduistischen Vorstellung einer dividualen, interpersonalen und transpersonalen Natur des Menschen und der westlichen Vorstellung einer individuellen, instinktmäßigen und tierischen Natur des Menschen ist zwar eine anregende und fruchtbare Überlegung, die viele kulturelle Unterschiede verstehen hilft, sollte aber nicht überbewertet werden. Aus meiner eigenen Erfahrung mit Hindu-Patienten (und anderen) sehe ich, daß die indische Kultur zwar das Dividuelle und das Relationale betont, daß die Patienten in ihrem Unbewußten aber individueller sind, als sie selbst wissen, und häufig eine Psychotherapie nach westlichem Muster suchen, um mit ihren individuellen Bestrebungen und Bedürfnissen zu Rande zu kommen. Umgekehrt ist es durchaus denkbar, daß die westlichen Patienten, obwohl die westliche Kultur die autonome Individualität betont, in ihrem Unbewußten relationaler sind, als *sie* wissen.

Freud stand allen Psychotherapien, alten wie modernen, tolerant gegenüber („Es gibt viele Arten und Wege der Psychotherapie. Alle sind gut, die zum Ziel der Heilung führen"). Bezeichnenderweise bediente er sich der Unterscheidung, die Leonardo da Vinci zwischen Skulptur und Malerei getroffen hatte, um die von ihm ausgegangene Therapie – die Psychoanalyse – gegen alle anderen Arten seelischer Heilung abzusetzen.[7] Die Psychoanalyse arbeite *per via di levare,* indem sie von der Oberfläche wegnehme, bis die im Stein enthaltene Statue zutage trete; sie lege nichts auf und füge nichts hinzu, sondern nehme weg, um aufzudecken und herauszustellen. Die anderen Psychotherapien arbeiteten wie die Malerei, *per via di porre,* indem sie Farbe (d. h. die Suggestion) auf eine zuvor blanke Leinwand auflegten. Andere haben sich Freud angeschlossen und seine Unterscheidung zwischen aufdeckenden und stützend-suggestiven Therapien fortgeführt,[8] doch wenn wir diese Unterscheidung (zumindest im Augenblick) durchdenken, ist nicht zu leugnen, daß die indischen psychotherapeutischen Traditionen (vielleicht mit Ausnahme der tantrischen *sadhana,* wiewohl nicht der tantrischen Heilkunst) in den Bereich der stützenden Psychotherapie fallen. Dies wird ganz deutlich, wenn wir uns beispielsweise die therapeutischen Elemente der Heilung ins Gedächtnis zurückrufen, die sich im Heiltempel des Herrn der Geisterwelt abspielt. Zunächst wird dem Patienten versichert, daß man sich um ihn kümmert und daß sein erhöhtes Bedürfnis nach Abhängigkeit von anderen, sei es von den höheren Kräften der Götter oder den begleitenden Familienmitgliedern und der Tempelgemeinschaft, erfüllt werden wird. Zweitens wird ihm geholfen, seinem Leiden (den *bhutas,* die von ihm Besitz ergriffen haben) ins Gesicht zu sehen, wodurch sie allmählich vertraut, ja familiär werden und das Leiden seinen Schrecken verliert. Drittens kommt es zu einer Katharsis, der Reinigung von pathogenen Affekten, im Dissoziationszustand des *peshi* (im Falle der Patienten des *pir* in der Erzählung von Träumen), wobei inakzeptable Rollen oder Impulse ausagiert werden. Viertens wird der Patient, unter dem Beistand eines großen und parteilichen Teils der Zuschauer, die ihn anfeuern, ermutigt, die Abwehrmechanismen der

Verleugnung, Projektion und Spaltung in Gang zu setzen, um seine Konflikte zu unterdrücken und zu verdrängen. Fünftens wird versucht, die belastenden Lebensumstände zu lindern, wobei die Belastung im Falle junger Männer und Frauen entweder durch eine bevorstehende oder eben erfolgte Heirat zutage tritt oder sich in einer Störung der Familienbeziehungen äußert, indem man die Familienangehörigen mit dem Konflikt des Patienten (und ihrer eigenen Rolle in diesem Konflikt) konfrontiert und damit eine Neuordnung dieser belastenden Beziehungen fördert. Hüllt man diese fünf Elemente in ein Gewand, das den symbolischen Universa der westlichen Kultur und den konkreten Belastungen des Lebens in westlichen Gesellschaften besser entspricht, so kennzeichnen sie auch die meisten modernen Psychotherapien. Wenn Lebensschwierigkeiten vorübergehender Art sind und es zu einer echten Veränderung in Familien- und Gemeinschaftsbeziehungen kommt, dann reicht die Tempelheilung (so wie Kuren des *pir* und des *bhagat*) – nicht anders als die meisten modernen Psychotherapien – aus, um das seelische Gleichgewicht wiederherzustellen. Sitzen die Probleme tiefer, dann erfordern diese Heilsysteme, wiederum ähnlich wie die modernen Psychotherapien, ein immer neues Engagement auf seiten des Patienten. Im Tempel von Balaji war dieses Engagement an Expatienten zu beobachten, die den Tempel in regelmäßigen Abständen aufsuchen, während die wenigen Patienten, die sich dauernd im Tempel aufhalten und in gewissem Sinne süchtig nach seinem Heilsystem sind, ihr Gegenstück in vielen Patienten der modernen Psychotherapien haben.

Der psychotherapeutische Inhalt der „mystischen" Ansätze Maharajjis und Matajis gehört ebenfalls in die Kategorie der stützenden Therapie; allerdings mögen manche Elemente der stützenden Konstellation, die die Gurus in den Vordergrund rücken, in den schamanischen Bemühungen eher in den Hintergrund treten. Natürlich verwenden die meisten „mystischen" Traditionen nicht die kathartischen Techniken der Besessenheitstrance oder der Traumerzählung; die Technik, die verwendet wird, um mit pathogenen Aspekten fertig zu werden, ist vielmehr die eine oder andere Form der Meditation. Allerdings ist ein wesentlicher psychotherapeutischer Faktor bei der Heilung durch die Gurus, wie bereits erwähnt, die emotionale Beziehung des Patienten (sofern man einen Suchenden oder Schüler als Patienten bezeichnen will) zum Guru. „Gesundheit durch Identifizierung", wie Jerome D. Oremland dies nennt (und es gegen die klassische Übertragungsheilung abgrenzt),[9] ist das durchgängige Bild dieser Heilungen. In der Identifizierung mit dem Guru nimmt der Patient idealisierte Bilder des Gurus in sich hinein, die er als echte und wertvolle Ergänzungen seiner eigenen Persönlichkeit empfindet. Indem er sich selbst, andere Menschen und seine Probleme mit neuen Augen (nämlich den Augen des Gurus) sehen lernt, scheinen seine Probleme nicht mehr so unlösbar zu sein wie zuvor. Es kann zu einer besseren Anpassung an die Situation des realen Lebens kommen, wobei die Veränderungen oft lange Zeit vorhalten. Die Psychoanalyse mit ihren charakteristischen Vorstellungen von Individualität und persönlicher Autonomie wird die Grenzen dieser Ansätze darin sehen, daß diese Identifizierungen und Vereinnahmungen (und daher die persönlichen Veränderungen) letztlich die Abwehr einer unterschwelligen *Furcht* sind: der Furcht, den Guru zu verlieren. Das Höchste, was ein Patient erhoffen kann, ist, eine armselige Imitation, eine schäbige Kopie des idealisierten Bildes vom Guru zu werden. In der indischen Kultur wird jedoch die Angst vor Trennung und Verlust als die legitimste der menschlichen Ängste betrachtet,[10] und das Idealmodell des Lernens und der persönlichen Verwandlung betont die Identifizierung: Der Schüler ist *stolz*, eine, wenn auch armselige Kopie seines Mentors zu sein. So sind es genau die Grenzen des Guru-Schüler-Modells, die in Indien als Tugenden angesehen werden. Es ist daher nicht überraschend, daß manche indischen Psychiater die Guru-Schüler-Beziehung als das akzeptabelste Modell von Psychotherapie in der indischen Situation ansehen.[11]

Die Unterschiede zwischen dem stützend-suggestiven Charakter der indischen Traditionen und dem *per via di levare* der psychoanalytischen Therapie sind natürlich nicht so scharf, wie sie auf den ersten Blick durch die Verwendung dieser Unterscheidung erscheinen mögen. Denn selbst die „reinste" der aufdeckenden Therapien – die klassische Psychoanalyse –, die darauf insistiert, daß nur das Akzeptieren der Wahrheit mit all ihren affektiven und kognitiven Aspekten zu einer echten Heilung führen könne, hat nichtsdestoweniger einige unterstützende, mutmachende Komponenten. Sie kennt auch, trotz der anhaltenden und ängstlichen Bemühung des Analytikers, sich gegen diese Gefahr zu wappnen, Gelegenheiten, wo dem Patienten in der Tat verdeckte Suggestionen übermittelt werden. Umgekehrt wenden sich die indischen Psychotherapien durchaus auch dem Ursprung der Krankheit zu, selbst wenn die Aufdeckung dieser Ursprünge auf der Ebene einer Gruppenphantasie und nicht einer individuellen Phantasie liegt. Das System des *pir* beispielsweise orientiert sich an den unterdrückten sexuellen Phantasien seiner jungen muslimischen Patientinnen und an der Phantasie vom verschlingenden Weib (und der bedrohlichen Mutter mit ihrer vergifteten Milch) bei seinen männlichen Patienten. Ähnlich ist es bei der Arbeit Ayatas, der die Oraon-Stammesbewohner betreut: Hier stehen der Neid und die Abwehr des Neides im Mittelpunkt. Gurujis ayurvedische Verrichtungen „erkennen" die elementare orale Phantasie seiner Patienten an; Matajis System wiederum spezialisiert sich auf die paranoide Phantasie vom offenen Körper, der nach Belieben von bösen Geistern betreten wird. Anstelle der schmerzlichen Aufdeckung der unbewußten Phantasien des Individuums, die sich in der Psychoanalyse ereignet, scheint ein traditionelles psychotherapeutisches System von einer Urphantasie auszugehen, von der angenommen wird, daß sie dem unbewußten Kernkonflikt *aller* Patienten gerecht wird, die bei diesem speziellen System Heilung suchen. Man geht mit anderen Worten von der Voraussetzung aus, daß angesichts der Homogenität unterschiedlicher Gruppen in einer traditionellen Gesellschaft, in der die individuelle Abweichung innerhalb der Gruppe minimal ist, die „Maske der Begierde", die von der Gruppenkultur geschaffen wurde, auch einer Mehrheit ihrer Mitglieder paßt.

Traditionelle Psychotherapien berücksichtigen also genauso wie ihre modernen westlichen Entsprechungen in der einen oder anderen Weise, an der Peripherie oder näher am Zentrum, das menschliche Kernproblem der biologischen Bestimmung des Menschen und seinen Beziehungen zu signifikant Anderen. Für mich gehörte die Begegnung mit dem schon Bekannten, freilich in neuem Gewand und seiner Bekanntheit entkleidet, nicht minder zu meiner Reise wie die Begegnung mit dem Fremden.

Danksagung

Die diesem Buch zugrundeliegenden Forschungsarbeiten wurden mir durch eine Homi Bhabha Fellowship ermöglicht. Ich danke dem Fellowship Council und seinem Ehrendirektor Narayana Menon für ihre großzügige Unterstützung. Mein Schüler und Freund Ashok Nagpal, der meine Begeisterung für das Projekt teilte und in allen Phasen eng mit mir zusammenarbeitete, war mir eine unschätzbare Hilfe bei der Feldarbeit, besonders bei den Heilern, die im ersten Teil des Buches vorgestellt werden. Er ist der Kollege und andere Teil jenes „wir", von dem im Text gesprochen wird, und ich stehe tief in seiner Schuld.

Einblick in Teile des Manuskripts hatten: das Mind-and-Society-Seminar des Centre for the Study of Developing Societies, die Forschungsseminare des Department of Indian Studies und die Psychosocial Group der Universität Melbourne; das Südasienseminar der Universität Chicago; Seminare der psychiatrischen Abteilung des Children's Hospital San Francisco; das Parkville Psychiatry Unit, Melbourne; und das Royal Children's Hospital Melbourne. Ich bedanke mich bei allen Diskussionsteilnehmern dafür, daß sie manchen heiklen Punkt klären halfen.

Namentlich erwähnen möchte ich Wendy O'Flaherty und Kim Marriott von der Universität Chicago und Don Miller von der Universität Melbourne. Sie opferten viel Zeit, um das Manuskript durchzugehen, äußerten großzügig Lob und Freude, wenn sie auf Stellen stießen, die ihnen gefielen, und waren freundlich, aber bestimmt in ihrer Kritik. Es gibt kaum ein anderes Vergnügen bei dem ansonsten einsamen Geschäft des Bücherschreibens, das diesem Gedankenaustausch mit so verständigen und interessierten Freunden vergleichbar wäre.

Meinen wärmsten Dank auch an Lee Goerner vom Verlag Alfred A. Knopf: nicht nur für die Begeisterung, mit der er dieses Buch betreute, sondern auch für seine geschickte Redaktion, die mir vor Augen führte, daß mitunter weniger mehr ist.

Und endlich gilt mein Dank Apeksha, Kamla und meinem Vater Sardarilal Kakar; sie alle waren mir jahrelang eine nie versiegende Quelle der Liebe und Ermutigung.

Anmerkungen

1. *Einleitung*

1. Eine ausführliche Darstellung dieser dreifachen Funktion des Individuums bietet Erik H. Erikson: *Childhood and Society*. New York: W. W. Norton 1952, Kapitel 1.
2. Siehe Erwin Ackerknecht: ,,Problems of Primitive Medicine". *Bulletin of the History of Medicine* 11 (1942). Vgl. ferner Ari Kiev (Hrsg.): *Magic, Faith, and Healing*. Glencoe: The Free Press 1964.
3. Michel Foucault: *Wahnsinn und Gesellschaft*. Eine Geschichte des Wahns im Zeitalter der Vernunft. Aus dem Französischen von Ulrich Köppen. Frankfurt/M.: Suhrkamp 1969.
4. Clifford Geertz: ,,The Growth of Culture and the Evolution of Mind". In: J. M. Scher (Hrsg.): *Theories of the Mind*. Glencoe: The Free Press 1962, S. 724.
5. Siehe Bennett Simon und Herbert Weiner: ,,Models of Mind and Mental Illness in Ancient Greece". *Journal of the History of Behavioural Sciences* 2 (1966), S. 308. Siehe auch Georg Misch: *A History of Autobiography in Antiquity*. Cambridge, Mass.: Harvard University Press 1951.
6. Ein Beispiel hierfür bietet U. R. Anantamurthys vielgelobtes Buch *Samskara*. Ich danke A. K. Ramanujan für diesen Hinweis.
7. John Woodroffe: *The Garland of Letters*. Madras: Ganesh and Co. 1955, S. X.
8. Maurice Merleau-Ponty: *Phänomenologie der Wahrnehmung*. Berlin: de Gruyter 1976.
9. Lionel Trilling: *Sincerity and Authenticity*. London: Oxford University Press 1972, S. 1–2.
10. Wendy O'Flaherty: *Asceticism and Eroticism in the Mythology of Siva*. London: Oxford University Press 1973, S. 317–318.

2. *Seelenkenntnis und Seelenkraft: Der Pir der Patteshah Dargah*

1. Siehe Wayland D. Hand: ,,The Folk Healer: Calling and Endowment". *Journal of the History of Medicine* 26 (1971), S. 263–275.
2. Sigmund Freud: ,,Aus der Geschichte einer infantilen Neurose [,Der Wolfsmann']". (1918) In: *Sigmund Freud: Studienausgabe*. Frankfurt/M.: S. Fischer Verlag 1969, Band VIII, S. 125–231.
3. Richard A. Scheweder und Edmund Bourne: ,,Does the Concept of the Person Vary Cross-Culturally?" Unveröffentlichtes Manu-

skript. Committee on Human Development, University of Chicago 1980.
4. *Ebd.*
5. T. K. Oesterreich: *Die Besessenheit.* Langensalzach: Wendt und Klauswell 1922.
6. Erika Bourguignon: „Spirit Possession Belief and Social Structure". In: Agehananda Bharati (Hrsg.): *The Realm of the Extra-Human.* Den Haag und Paris: Mouton 1976, S. 19.
7. Der Glaube an Jinns und die Kunde von ihnen ist altarabischen Ursprungs und wurde durch den Islam modifiziert und in andere Länder getragen. Siehe J. Hastings (Hrsg.): *Encyclopaedia of Religion and Ethics.* 13 Bände. Edinburgh 1908–1926, Band I, S. 669ff., über die altarabischen Glaubensüberzeugungen, und Band 4, S. 615ff., mit einer Beschreibung muslimischer Dämonen und Geister.
8. Sudhir Kakar: *The Inner World: A Psychoanalytic Study of Childhood and Society in India.* Delhi und New York: Oxford University Press 1978, S. 87–103.
9. Katherine P. Ewing: *The Pir or Sufi Saint in Pakistani Islam.* Unveröffentlichte Ph.-D.-Dissertation. Department of Anthropology, University of Chicago 1980, S. 53–56.
10. Siehe Debiprasad Chattopadhyaya: *Science and Society in Ancient India.* Calcutta: Research India Publications 1977.
11. Koran, II, 96.
12. Siehe Ja'far Sharif: *Islam in India* (1832). Englische Übersetzung von G. A. Herklots. New Delhi: Oriental Reprints 1972, S. 218.
13. *Ebd.*, S. 228–229. Die wesentlichen Grundzüge dieses Rituals sind heute noch dieselben wie zu Zeiten Ja'far Sharifs vor gut hundertfünfzig Jahren.
14. *Ebd.*, S. 228.
15. *Ebd.*, S. 235.
16. *Ebd.*, S. 231.
17. Zitiert von Auden in „The Act of Healing". In: *W. H. Auden: Collected Poems.* Hrsg. von E. Mendelson. New York: Random House 1976, S. 627.
18. Ebd.
19. Die Existenz dieses „Erwartungseffekts" – daß nämlich die Erwartungen des Patienten (und des Therapeuten) das Ergebnis einer Psychotherapie signifikant beeinflussen – ist in einer Reihe von Untersuchungen einwandfrei dokumentiert worden. Eine Zusammenfassung der einschlägigen Befunde bietet Jerome D. Frank: „The Role of Hope in Psychotherapy". *International Journal of Psychiatry* 5:5 (1968), S. 383–395.
20. Erna M. Hoch: „Pir, Fakir and Psychotherapist". *The Human Context* 6:3 (1974), S. 668–676; Gananath Obeyesekere: „The Idiom of

Demonic Possession: A Case Study". *Social Science and Medicine* 4 (1970), S. 97–111.

21. Siehe auch Obeyesekere: *op. cit.*, S. 104.
22. Ich bin Alan Roland für diese Einsicht zu Dank verpflichtet. Siehe seinen Beitrag ,,The Familial Self, the Individualised Self, and the Transcendent Self: Psychoanalytic Reflections on India and America". Vorauss. in: *The Psychoanalytic Review*.
23. Ewing: *op. cit.*, S. 48.
24. Siehe J. E. Cirlot: *A Dictionary of Symbols*. New York: Philosophical Library 1962, S. 347.

3. Der Herr der Geisterwelt

1. Eine eingehende Beschreibung der verschiedenen Arten von indischen Geistern bietet J. Hastings (Hrsg.): *Encyclopaedia of Religion and Ethics*. 13 Bände. Edinburgh 1908–1926. Band 4, S. 602ff.
2. Die lokale Legende des Tempels und seiner Gottheiten findet sich in der anonym erschienenen Schrift *Shri-Balaji-dhammahatmya*. Vrindavan: Matrapith o.J.
3. *Ebd.*, S. 48.
4. Das klassische Werk über den Asklepioskult ist C. A. Meier: *Ancient Incubation and Modern Psychotherapy*. Evanston, Ill.: Northwestern University Press 1967.
5. Siehe beispielsweise John A. Sanford: *Healing and Wholeness*. New York: Paulist Press 1977, S. 49–51.
6. Psychiatrische und soziologische Aspekte der Geistbesessenheit in Indien bieten Stanley S. Freed und Ruth S. Freed: ,,Spirit Possession as Illness in a North Indian Village". *Ethnology* 3 (1964), S. 152–171; Edward B. Harper: ,,Spirit Possession and Social Structure". In: B. Ratnam (Hrsg.): *Anthropology on the March*. Madras: The Book Centre 1963, S. 165–197; J. S. Teja, B. S. Khanna und T. B. Subhramanyam: ,,Possession States in Indian Patients". *Indian Journal of Psychiatry* 12 (1970), S. 71–87. Eine kulturelle Perspektive hat Peter Claus: ,,Spirit Possession and Spirit Mediumship from the Perspective of Tulu Oral Traditions". *Culture, Medicine and Psychiatry* 3:1 (1979), S. 29–52.
   Von den 28 Patienten, mit denen ich in Balaji sprechen konnte, waren zehn männlichen und 18 weiblichen Geschlechts. Sie waren zwischen 16 und 65 Jahre alt; das Durchschnittsalter betrug 27 Jahre. Sie kamen zu fast gleichen Teilen aus Großstadtgebieten, Kleinstädten und Dörfern. Alle gehörten den oberen Kasten an; überwiegend kamen sie aus der Mittel- und unteren Mittelschicht. Fast alle hatten einige Jahre Schulbildung genossen, sieben besaßen sogar etwas Collegeausbildung.

7. Zum Begriff der negativen Identität vgl. Erik H. Erikson: *Jugend und Krise: Die Psychodynamik im sozialen Wandel*. Stuttgart: Ernst Klett Verlag 1970, S. 179ff.
8. Siehe Colleen Ward: „Spirit Possession and Mental Health: A Psycho-anthropological Perspective". *Human Relations* 33:1 (1980), S. 149–163.
9. Sigmund Freud: *Studien über Hysterie (1895)*. Neuausgabe Frankfurt/M.: Fischer Taschenbuch Verlag 1970, Kapitel 2.
10. Alan Krohn: *Hysteria: The Elusive Neurosis*. New York: International University Press 1978.
11. *Ebd.*, S. 188.
12. Erik H. Erikson: *Kindheit und Gesellschaft*. Stuttgart: Pan-Verlag 1957, S. 49.
13. Die Verbindung zwischen Geistbesessenheit bei Frauen und der gesellschaftlichen Ohnmacht der Frau betonen auch Harper, *op. cit.*, und Teja *et al.*, *op. cit.*
14. Thomas S. Szasz: *The Myth of Mental Illness*. New York: Harper and Row 1974, S. 230.
15. Hastings: *op. cit.*, S. 604.
16. Siehe Kapitel 4.
17. Gananath Obeyesekere: „Psychocultural Exegesis of a Case of Spirit Possession in Sri Lanka". In: V. Crapanzano (Hrsg.): *Case Studies in Spirit Possession*. New York: John Wiley 1976, S. 289.
18. Man mag es bewerten, wie man will: Elf der 28 Patienten (und ihrer Verwandten) bekundeten eine „erhebliche Besserung" ihres Zustandes bei Beendigung ihres Aufenthaltes in Balaji. Die Aufschlüsselung dieser Patienten, die eine Besserung ihres Zustandes bekundeten, sieht so aus: Hysterie – 8; Manisch-Depressive – 1; Zwangsneurotische – 1; ohne Diagnose (klagte über Flecken auf der Haut) – 1.
19. Zitiert bei Virginia Adams: „Freud's Work Thrives as Theory, Not Therapy". *The New York Times*, 14. August 1979.

4. Andere Schamanen

1. W. G. Jilek: „From Crazy Witch Doctor to Auxiliary Psychotherapist – The Changing Image of the Medicine Man". *Psychiatria Clinica* 4 (1971), S. 200–220.
2. G. Wissler: *The American Indian*. New York: Oxford University Press 1931, S. 204.
3. P. Radin: *The Trickster*. New York: Schocken Books 1972, und *Primitive Religion – Its Nature and Origin*. New York: Dover Press 1957, S. 131ff.
4. Siehe beispielsweise A. Metraux: *Voodoo in Haiti*. New York: Oxford University Press 1959, S. 64; W. D. Hambly: *Origins of Educa-*

tion Among Primitive Peoples. London: Macmillan 1926, S. 219ff.; R. E. S. Tanner: „The Magician in Northern Sukumaland, Tanganyika". *South-West Journal of Anthropology* 13 (1957), S. 344–351; alle zitiert bei Jilek: *op. cit.*, S. 201–202.

5. G. Devereux: *Mohave Ethnopsychiatry and Suicide*. Washington: U. S. Government Printing Office 1961, S. 285.
6. L. Bryce Boyer: „Notes on the Personality Structure of a North American Indian Shaman". *Journal of Hillside Hospital* 10 (1961), S. 14–33.
7. Siehe Mircea Eliade: *Shamanism: Archaic Techniques of Ecstasy*. Princeton: Bollingen Foundation 1964; B. Myerhoff: „Shamanic Equilibrium: Balance and Meditation in Known and Unknown Worlds". In: W. D. Hand (Hrsg.): *American Folk Medicine*. Berkeley: University of California Press 1976.
8. R. H. Lowrie: „Shamans and Priests Among the Plains Indians". In: W. A. Lessa und E. Z. Vogt (Hrsg.): *Reader in Comparative Religion*. New York: Harper and Row 1965.
9. Siehe etwa J. Halifax: *Shamanic Voices: A Survey of Visionary Narratives*. New York: E. P. Dutton 1979; J. M. Murphy: „Psychotherapeutic Aspects of Shamanism on St. Lawrence Island, Alaska". In: A. Kiev (Hrsg.): *Magic, Faith and Healing*. New York: The Free Press 1964; D. Sharon: *Wizard of the Four Winds: A Shaman's Story*. New York: The Free Press 1978.
10. A. H. Leighton und J. H. Hughes: „Cultures as Causative of Mental Disorder". *Causes of Mental Disorder: Review of Epidemiological Knowledge*. New York: Milbank Memorial Fund 1961.
11. Siehe Claude Lévi-Strauss: „Der Zauberer und seine Magie" und „Die Wirksamkeit der Symbole", in *Strukturale Anthropologie*. Deutsch von Hans Naumann. Frankfurt/M.: Suhrkamp 1967, S. 183–203 und S. 204–225.
12. *Ebd.*, S. 225.
13. Die Verklärung des Schamanen findet sich in den Schriften der Schule der „Antipsychiatrie", deren bekannteste Vertreter R. D. Laing und David Cooper sind. Siehe etwa David Cooper: *The Language of Madness*. London: Penguin Books 1980.
14. Einen kurzen geschichtlichen und anthropologischen Überblick über die Oraon bietet R. O. Dhan: *These Are My Tribesmen – The Oraons*. Ranchi: G. E. L. Church Press 1967; siehe auch N. Prasad u. a. (Hrsg.): *Land and People of Tribal Bihar*. Ranchi: Bihar Tribal Research Institute 1961.
15. Ein Beispiel für das Beschwichtigungsritual ist *shringara* („Ausschmückung"), das gewöhnlich an weiblichen Patienten vorgenommen wird. Man benötigt dazu ein Päckchen Schlamm, sieben Blumen, drei rote Armreifen, eine Kurkumawurzel, eine Silber- und

eine Kupfermünze und einen irdenen Topf. „Mit *shringara*", erläutert Ayata, „bezeugen wir dem *shaitan* unseren Respekt und geben ihm gleichzeitig das Abschiedsgeleit. Wir sagen ihm, daß wir nichts gegen ihn vorzubringen hätten, und bitten ihn, Vergessen zu üben, falls er irgendeinen Groll gegen uns hegen sollte."

16. A. F. Davies: *Skills, Outlooks and Passions*. Cambridge: Cambridge University Press 1980, S. 347.
17. George Foster: „The Anatomy of Envy". *Current Anthropology* (1972), S. 166–182.
18. *Ebd.*, S. 175–182.
19. Helmut Schoeck: *Der Neid. Eine Theorie der Gesellschaft*. Freiburg/München: Alber [2]1968.
20. Davies: *op. cit.*, S. 359–360.
21. O. Pfister: „Instinctive Psychoanalysis Among the Navahos". *Journal of Nervous and Mental Disease* 76 (1932), S. 234–254.
22. Raymond Prince: „Variations in Psychotherapeutic Procedures". In: H. C. Triandis und J. G. Draguns (Hrsg.): *Handbook of Cross-Cultural Psychology*. Boston: Allyn and Bacon 1980, Band 6, S. 314–321.
23. Die relevanten Untersuchungen sind: (für Ghana) M. Kilson: „Possession in Ga-Ritual". *Transcultural Psychiatric Research Review* 5 (1968), S. 67–69; (für Japan) T. Yoshida: „Mystical Retribution, Spirit Possession and Social Structure in Japanese Village". *Ethnology* 6 (1967), S. 237–262; M. H. Herskovits: *Dahomey: An Ancient West African Kingdom*. New York: Augustine 1938; (für Nigeria) R. H. Prince: „The Problem of Spirit Possession as a Treatment for Psychiatric Disorder". *Ethnos* (1974), S. 314–333; (für Pazifisch-Mikronesien) A. P. Leonard: „Spirit Mediums in Paulau: Transformations in a Traditional System". In: E. Bourguignon (Hrsg.): *Religion, Altered State of Consciousness and Social Change*. Columbus: Ohio State University Press 1973; (für den Mittleren Osten) J. K. Kennedy: „Nubian Zar Ceremonies as Psychotherapy". *Human Organisation* 26 (1967), S. 185–194; N. Kline: „Psychiatry in Kuwait". *British Journal of Psychiatry* 109 (1963), S. 766–774; T. A. Bassher: „Traditional Psychotherapeutic Practices in Sudan". *Transcultural Psychiatric Research Review* 4 (1967), S. 158–160; W. Bazzoui und I. Al-issa: „Psychiatry in Iraq". *British Journal of Psychiatry* 112 (1966), S. 827–832; (für den amerikanischen Südosten) W. La Barre: *They Shall Take Up Serpents: Psychology of the Southern Snake-Handling Cult*. Minneapolis: University of Minnesota Press 1962.
24. Prince: *op. cit.*, S. 316.
25. W. Sargant: *Battle for the Mind*. New York: Doubleday 1957.
26. Prince: *op. cit.*, S. 330–331.
27. Alexandra David-Neel: *Magic and Mystery in Tibet*. London: Souvenir Press 1965, Vorwort.

28. Rechung Rinpoche (Übs.): *Tibetan Medicine*. Berkeley: University of California Press 1967, S. 49–51; siehe auch Theodore Burang: *Tibetan Art of Healing*. London: Robinson and Watkins 1957. Das aus dem Ayurveda übernommene System der Körpersäfte in der tibetanischen Medizin wird in Kapitel 8 genauer dargestellt.
29. Robert B. Ekwall: *Religious Observances in Tibet*. Chicago: University of Chicago Press 1964, S. 24.
30. *Ebd.*, S. 26.
31. Vielleicht vermittelt Rainer Maria Rilke am besten die tibetanische Erfahrung des Mantras als eines Zentrums von Kraft und Wirklichkeit, nicht bloß als eines konventionellen Ausdrucksmittels, wenn er schreibt:

    Wo sich langsam aus dem Schon-Vergessen
    Einst Erfahrenes sich uns entgegenhebt,
    Rein gemeistert, milde, unermessen
    Und im Unantastbaren erlebt:
    Dort beginnt das Wort, wie wir es meinen,
    Seine Geltung übertrifft uns still –
    Denn der Geist, der uns vereinsamt, will
    Völlig sicher sein, uns zu vereinen.

32. Lévi-Strauss: „Die Wirksamkeit der Symbole", *op. cit.*
33. *Ebd.*, S. 223–225.

5. Der Pfad der Heiligen

1. Franz Alexander: „Buddhistic Training as an Artificial Catatonia (The Biological Meaning of Psychic Recurrence)". *Psychoanalysis* 19 (1931), S. 129–145.
2. Nathaniel Ross: „Affect as Cognition: With Observations on the Meanings of Mystical States". *The International Review of Psychoanalysis* 2:1 (1975), S. 90.
3. Einer der beredtesten Verfechter dieser Position ist Sayeed Hossein Nasr: Er protestiert gegen „den monolithisch-monopolistischen Charakter westlicher Wissenschaften vom Menschen", die er als „Pseudowissenschaften" bezeichnet. Siehe sein Buch *Islam and the Plight of Modern Man*. London: Longmans 1975; siehe auch Ashis Nandy: „Subjects and Subjecthood in Contemporary Psychology: Politics, Ethics and Culture of a Science". Unveröffentlichter Vortrag vor dem Department of Psychology der Universität Allahabad, März 1978.
4. Sri Aurobindo: *Bases of Yoga*, zitiert bei E. Servadio: „A Psychodynamic Approach to Yoga Experience". *International Journal of Parapsychology* 9 (1966), S. 181.

5. Maharaj Charan Singh: *Light on Santmat.* Beas: Radhasoami Satsang 1958, S. 238–239.
6. Siehe Agehananda Bharati: *The Light at the Center.* Santa Barbara: Ross-Erikson 1976, S. 119.
7. *Ebd.,* S. 91–92.
8. Die historischen Angaben entstammen dem Standardwerk über dieses Thema von Agam Prasad Mathur: *Radhasoami Faith.* Delhi: Vikas Publishing House 1974.
9. *Ebd.,* S. 119–133.
10. Diese Auffassung hat einzelne Satsangis, aber auch ihre Gurus dazu bewogen, die Botschaft anderer heiliger Texte wie etwa der Bibel als identisch mit ihrer eigenen hinzustellen – unbekümmert um Wissenschaftlichkeit, aber mit leidenschaftlicher Überzeugung. Siehe z. B. Randolph Stone: *The Mystic Bible.* Beas: Radhasoami Satsang 1966; Shanti Sethi: *Message Divine.* Beas: Radhasoami Satsang 1972; Maharaj Charan Singh: *St. John, the Great Mystic.* Beas: Radhasoami Satsang 1975.
11. Mathur: *op. cit.,* S. 120.
12. Eine Schilderung der Expansion der Beas-Gruppe bieten Katerine Wason: *The Living Master.* Beas: Radhasoami Satsang 1966, S. 52–84, und *Radha Soami Satsang Beas, Teachings and Brief History.* Beas: Radhasoami Satsang 1977.
13. Phyllis Greenacre: „Crowds and Crisis". *The Psychoanalytic Study of the Child* 27 (1927), S. 143; siehe auch Andrew Peto: „On Crowd Violence: The Role of Archaic Superego and Body Image". *The International Review of Psychoanalysis* 2:4 (1975), S. 449–466. Anders als Greenacre und Peto, die in dieser Regression das Aggressionspotential der Masse betonen, habe ich die Erfahrung gemacht, daß die psychologische Regression bei Massen, die von einer zentralen spirituellen Idee und einem Führer geeint werden, in ungeheurem Maße das libidinöse Potential freisetzt. Das ist natürlich auch die ursprüngliche Auffassung von Freud gewesen: „Massenpsychologie und Ich-Analyse". (1921) Sigmund Freud: Studienausgabe. Band IX. Frankfurt/M.: S. Fischer Verlag 1974, S. 61–134.
14. Die folgende, gedrängte Wiedergabe von Maharajjis Ansprache stützt sich teilweise auf meine Aufzeichnungen, im wesentlichen aber auf eine publizierte Fassung: *Truth Eternal.* Beas: Radhasoami Satsang 1977.
15. Die Literatur über die dritte Kategorie hat Graham Little ausführlich rezensiert, der auch eine faszinierende Theorie der Führung auf der Basis dieser drei Kategorien vorgelegt hat: siehe „Leaders and Followers: A Psychosocial Perspective". *Melbourne Journal of Politics* 12 (1980), S. 3–29.
16. *Ebd.,* S. 8.

17. Eine eingehende Erörterung der Ursprünge dieser archaisch-narzißtischen Konfiguration bietet Heinz Kohut: *The Analysis of Self*. New York: International University Press 1971, S. 83–84.
18. Die Literatur über die Physiologie und Psychologie der Meditation ist enorm. Einen ausgezeichneten Überblick von psychoanalytischer Warte bietet M. Shafii: „Adaptive and Therapeutic Aspects of Meditation“. *International Journal of Psychoanalytic Psychotherapy* 1 (1973), und „Silence in Service of the Ego: Psychoanalytic Study of Meditation“. *International Journal of Psychoanalysis* 54 (1973), S. 431–443.
19. Siehe *Light on Santmat, op. cit.*, S. 120, S. 163–164, und Maharaj Charan Singh: *The Master Answers*. Beas: Radhasoami Satsang 1966, S. 276.
20. *The Master Answers, op. cit.*, S. 41–45. Siehe auch: *Thus Saith the Master*. Beas: Radhasoami Satsang 1971, S. 191.
21. *Ebd.*, S. 205.
22. *Ebd.*, S. 57 und 252–253.
23. McKim Marriott, persönliche Mitteilung.
24. *The Living Master, op. cit.*, S. 20.
25. *Ebd.*, S. 33.
26. *Ebd.*, S. 43, 46.
27. Diese Formulierung geht auf eine persönliche Mitteilung McKim Marriotts zurück.

6. *Tantra und tantrische Heilkunst*

1. Edward C. Dimock, Jr.: *The Place of the Hidden Moon*. Chicago: University of Chicago Press 1966, S. 106.
2. *Ebd.*, S. 246.
3. Es ist allgemein bekannt, daß die Zahl tantrischer Texte und Kommentare in die Tausende geht und daß kaum ein Wissenschaftler auch nur einen größeren Teil dieser Literatur überblickt. Der beschlagenste moderne Tantra-Forscher dürfte der verstorbene Gopinath Kaviraj gewesen sein; sein Buch *Tantrik Sahitya* (auf hindi geschrieben; Lucknow: Hindi Samiti 1972) verzeichnet mehr als 5000 Manuskripte und gibt bei vielen dieser Werke eine summarische Inhaltsangabe. Eine gute Einführung in Tantra (ebenfalls auf hindi) bietet Devadatta Shastri: *Tantra Sidhanta aur Sadhana*. Allahabad: Smriti Prakashan 1976. Als Ergänzung empfehlenswert ist ein anspruchsvollerer Text von Gopinath Kaviraj: *Tantrik Vadmaya main Shaktadrishti*. Patna: Bihar Rashtrabasha Parishad 1963. Auf englisch sind die Arbeiten des unter dem Pseudonym Arthur Avalon schreibenden Sir John Woodroffe der beste Ausgangspunkt; siehe besonders *Shakti und Shakta*. Madras: Ganesh and Co. 1956; *Tantra of the Great Liberation (Mahanirvana Tantra)*. New York: Dover

Publications 1972, vor allem S. I–CXLVI; *The Garland of Letters (Varnamala)*. Madras: Ganesh and Co. 1955.
Modernere Schilderungen findet man u. a. in dem Kapitel über Tantrismus in Mircea Eliade: *Yoga: Immortality and Freedom*. Princeton: Princeton University Press 1958, S. 200–273; Agehananda Bharati: *The Tantric Tradition*. London: Rider 1965; Herbert V. Guenther: *Yuganaddha: The Tantric View of Life*. Varanasi: Chowkhamba Sanskrit Series Office 1976.

4. Prägnante Äußerungen zu den historischen Ursprüngen des Tantras und zu seiner Beziehung zu anderen religiösen Traditionen Indiens finden sich bei Mircea Eliade, *op. cit.*, S. 200–207.
5. A. Bharati: *op. cit.*, S. 10.
6. *Ebd.*, S. 19.
7. Die ,,Frankfurter Schule", in erster Linie mit den Namen Theodor W. Adorno und Jürgen Habermas verbunden, hat die sozial emanzipative Funktion der Psychoanalyse herausgearbeitet. Siehe Klaus Horn: ,,Die gesellschaftliche Funktion der Psychoanalyse." In: E. H. Englert (Hrsg.): *Die Verarmung der Psyche*. Frankfurt: Campus 1979, S. 47–48.
8. Ananda K. Coomaraswamy: ,,On the Indian and Traditional Psychology, or Rather Pneumatology". In: *Selected Papers*. (Hrsg. von R. Lipsey.) Band 2. Princeton: Princeton University Press 1977, S. 335.
9. Joyce McDougall spricht von ,,Absenz" und ,,Differenz"; siehe ,,The Psyche-soma and the Psychoanalytic Process". *The International Review of Psychoanalysis* 1:4 (1974), S. 437–460.
10. Siehe Melanie Klein: *The Psychoanalysis of Children*. London: Hogarth Press 1932; *Contributions to Psychoanalysis, 1921–1945*. London: Hogarth Press 1948; Klein et. al.: *Developments in Psychoanalysis*. London: Hogarth Press 1952.
11. A. Coomaraswamy: ,,The Tantric Doctrine of Divine Bi-unity". In: *Selected Papers, op. cit.*, S. 234–240.
12. Sowohl hinduistische als auch buddhistische tantrische Texte sind überreich an Stellen wie den folgenden: ,,Bald, nachdem er seine Gefährtin *(mudra)* umarmt und sein männliches Organ in ihre Scheide *(vajra-vesapravartna)* eingeführt hat, von ihren mit Milch benetzten Lippen trinkt, ihre Sprache gurrend macht, reiche Wonne genießt und ihre Lenden beben macht, wird König Cupido, (des Mannes) diamantene Natur *(vajra-sattva)*, sich offenbaren." Der Abschnitt stammt aus einem buddhistischen tantrischen Text, *Prajnopayaviniscayasiddhi of Anangavajra*, zitiert und übersetzt von Guenther: *op. cit.*, S. 57. Siehe auch Mircea Eliade: *op. cit.*, S. 249, wo die in tantrischen Texten benutzte ,,intentionale" Sprache *(sandhabhasha)* diskutiert wird.

12.a. Das zweite von sechs (oder sieben) ,,Zentren des Bewußtseins", die entlang der zentralen Achse (dem Rückenmark) des tantrischen ,,Feinkörpers" angeordnet sind; *chakra* ist, mit anderen Worten, ein Element im tantrischen Modell der menschlichen Psyche. Vgl. die späteren Ausführungen, S. 210–214.

13. Guenther: *op. cit.,* S. 118.

14. *Guhyasamaja-tantra,* zitiert bei Guenther: *op. cit.,* S. 119. Ähnlich stellt ein anderer tantrischer Text, *Prajnopayaviniscayasiddhi,* fest: ,,Der Adept, der fleischlichen Verkehr mit seiner Mutter, seiner Schwester, seiner Tochter und seiner Schwester Tochter hat, wird keine Mühe haben, das letzte Ziel *(Tattvayoga)* zu erreichen"; siehe Guenther: *op. cit.,* S. 119.

15. *Jnanasiddhi,* I. 80–81, zitiert bei Guenther: *op. cit.,* S. 59.

16. Persönliche Mitteilung von Amritananda Das, der im weiteren als A. bezeichnet wird.

17. Swami Yogeshananda: *The Visions of Ramakrishna.* Madras: Sri Ramakrishna Math 1973, S. 41–42. Sri Ramakrishna war natürlich ein visionärer Mystiker *par excellence,* der in seinem Leben eine Reihe von Visionen hatte. In seiner tantrischen Phase hatten seine Visionen übrigens einen ausgeprägt sexuellen Inhalt.

18. Yogeshananda: *op. cit.,* S. 43.

19. Siehe etwa Lawrence Kubie: ,,The Drive to Become Both Sexes". *Psychoanalytic Quarterly* 43 (1974), S. 349–426.

20. Das einschlägige Material ist durch die Arbeiten Robert Stollers sorgfältig gesichtet und entscheidend bereichert worden: siehe R. Stoller: *Sex and Gender.* Band I. New York: Science House 1968; Band II. New York: Jason Aronson 1975; *Perversion: The Erotic Form of Hatred.* New York: Pantheon Books 1975; siehe auch J. Kestenberg: ,,Outside and Inside, Male and Female". *Journal of the American Psychoanalytic Association* 16 (1968), S. 457–520; J. Morey and A. Ehrhardt: *Man and Woman, Boy and Girl.* Baltimore: Johns Hopkins University Press 1972; I. Fast: ,,Developments in Gender Identity: The Original Matrix". *The International Review of Psychoanalysis* 5 (1978), S. 443–453.

21. Eine ältere Anschauung über die Weiblichkeit im Mann findet sich bei R. Boehm: ,,The Feminity Complex in Men". *International Journal of Psychoanalysis* 11 (1930), S. 444–469.

22. Sudhir Kakar: *The Inner World: A Psychoanalytic Study of Childhood and Society in India.* Delhi und New York: Oxford University Press 1978, Kapitel 3.

23. Eine brillante, provozierende Behandlung dieses Problems bietet Ramchandra Gandhi: *Brahmacharya.* Department of Philosophy: University of Hyderabad 1981. Persönlich halte ich es mehr mit Thomas Mann, der in *Joseph und seine Brüder* schreibt:

Es ist unnütz zu leugnen, daß die Menschenwürde sich in den beiden geschlechtlichen Abwandlungen des Männlichen und Weiblichen verwirklicht, so daß man, wenn man keines von beiden darstellt, zugleich auch außerhalb des Menschlichen steht – und woher soll da die Menschenwürde kommen! Die Stützungsversuche, die ihr gelten, sind freilich darum höchst achtbar, weil es sich dabei um Geistiges und also – es sei ehrenhalber zugegeben – doch auch immerhin und unbezweifelt um etwas vorzüglich Menschliches handelt. Die Wahrheit jedoch, bitter wie sie sei, verlangt das Eingeständnis, daß alles Geistig-Gedankliche nur schlecht, nur mühsam und kaum je auf Dauer aufkommt gegen das Ewig-Natürliche. Wie wenig die Ehrenannahmen der Sitte, die gesellschaftlichen Übereinkünfte auszurichten vermögen gegen das tiefe, dunkle und schweigende Gewissen des Fleisches; wie schwerlich sich dieses vom Geiste und vom Gedanken betrügen läßt (. . .)

(*Joseph in Ägypten*. Sechstes Hauptstück: Die Berührte. „In Schlangennot".)

24. *Ebd.*
25. Siehe Wendy O'Flaherty: *Women, Androgynes and Other Mythical Beasts*. Chicago: University of Chicago Press 1980, S. 310–334. Siehe auch David Shulman: „Imperfect Paradise: Some Uses of the Androgyne". Unveröffentlichter Beitrag zu einer Diskussion 1981 über den Zwitter in südindischen Tempelmythen.
26. O'Flaherty: *op. cit.*, S. 331.

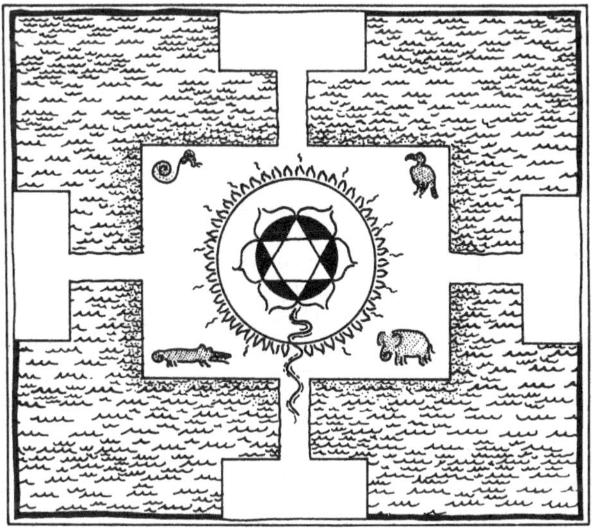

7. Ein *prastara*

27. Goprikrishna: *Secrets of Kundalini in Panchastavi*. New Delhi: Kundalini Research and Publication Trust 1978, S. 203.
28. John Woodroffe zitiert zur Stützung dieser Hierarchie aus dem *Kubjika-tantra, Nitya-tantra* und *Pichchhila-tantra:* siehe sein Buch *Tantra of the Great Liberation, op. cit.*, S. LXVI–LXVII; siehe auch *Kalitatvamrita* in *Tantrik Sahitya, op. cit.*, S. 125, und Bharati: *op. cit.*, S. 231, der einen Vers aus dem *Bhavachudamani* zitiert, um diesen Standpunkt zu bekräftigen.
29. *Tantra Sidhanta aur Sadhana, op. cit.*, S. 29; siehe auch *Tantra of the Great Liberation, op. cit.*, S. LXXVIII–LXXXIII über die *acharas*.
30. *Kalivilasa-tantra,* 6:4–10, zitiert bei Bharati: *op. cit.*, S. 231.
31. Zitiert in *Tantra of the Great Liberation, op. cit.*, S. 231. Siehe auch *Kulasamhita,* zitiert in *Tantrik Sahitya, op. cit.*, S. 146, wo derselbe Standpunkt vertreten wird.
32. Bharati: *op. cit.*, S. 228–231.
33. *Ebd.*, S. 231.
34. Siehe beispielsweise das Kapitel „On Mantra" bei Bharati: *op. cit.*, S. 101–163; Karl G. Diehl: *Instrument and Purpose: Studies on Rites and Rituals in South India*. Lund: Gleerups 1956; Eliade: *op. cit.*, S. 212–216; Gopinath Kaviraj: *Tantrik Vadmaya main Shakta-drishti, op. cit.*, S. 300–335.
35. Bharati: *op. cit.*, S. 231.
36. Ich möchte ein Beispiel für ein *prastara* geben (siehe Abbildung 7). Eine Aufschlüsselung dieses speziellen *prastara* lautet folgendermaßen: An einem von Wasser (dem Unbewußten) umgebenen Platz gibt es auf einer Insel eine Stadt mit vier Toren – Mantra-Rezitation *(japa),* asketische Entbehrungen *(tapa),* Unterscheidung *(vichara)* und Intelligenz *(buddhi)*. Den Mittelpunkt der Insel bildet ein strahlendes Sonnenrad mit dem *yantra* der Göttin der Weisheit und des Wissens; der Lotus des *yantra* bedeutet das Sich-der-Welt-Öffnen, das aus zwei Dreiecken gebildete Sechseck versinnbildlicht das „Zusammenfallen der Gegensätze". Das Rad zerschneidet den Uneingeweihten in Stücke, und es lauern auch die vier Gefahren – Geier (Alter und Tod), Schlange (verborgene Triebe), Krokodil (verborgene Schwächen) und Elefant (Egoismus) –, die den Tantrik daran hindern können, eins mit der Göttin zu werden. Nach einer Zeit der Kontemplation über dem Diagramm und des entsprechenden Mantra-*japa* hat der Adept „tatsächlich" das Gefühl, das Gewässer zu überqueren, die Stadt zu betreten, die lauernden Gefahren zu überwinden und das sausende Rad zu überspringen, um sich mit der Göttin der Weisheit zu vereinen.
37. Eine psychoanalytische Formulierung dieser Auffassung vom Traum bietet Charles Rycroft: *The Innocence of Dreams*. New York: Pantheon Books 1979.

38. Eliade: *op. cit.*, S. 208, zitiert einen Abschnitt aus dem *Satantra-tantra*, wo die Erscheinung Durgas genau beschrieben wird, und sagt dazu: „Die Göttin gleicht einem schwarzen Berg, ihr Gesicht ist furchterregend, sie wird von Siva umarmt und trägt um den Hals Ketten aus aufgereihten Schädeln; ihr Haar hängt lose herab, und sie lächelt. Kein einziges Detail wird ausgelassen – weder die Schlange *(naga)*, die ihr als heiliger Faden dient, noch der Mond auf ihrer Stirn, die Tausende toter Hände um ihre Lippen, der blutende Mund und der blutbefleckte Leib, die Säuglingsleichen anstelle der Ohrringe usw."
39. Zitiert bei Rycroft: *op. cit.*, S. 50.
40. Das ist der Standpunkt, den der Psychoanalytiker und Sanskritist J. M. Masson vertritt: *The Oceanic Feeling: The Origins of Religious Sentiment in Ancient India*. Dordrecht: D. Reidel 1980.
41. Rycroft: *op. cit.*, S. 166.
42. Zu diesen Texten gehören u. a. *Kakshaputa, Kamaratna, Kothulvidya* und *Kotukrahasya, Dattareyatantra* und *Bhutadamaratantra;* eine inhaltliche Zusammenfassung dieser Texte findet sich bei Gopinath Kaviraj: *Tantrik Sahitya, op. cit.*, S. 87, 105, 115, 293 bzw. 444.
43. C. G. Jung: „Psychological Commentary". In: W. Y. Evans-Wentz (Hrsg.): *The Tibetan Book of Great Liberation*. London: Oxford University Press 1977. S. XXXIV.
44. Stephan Beyer: *The Cult of Tara: Magic and Ritual in Tibet*. Berkeley: University of California Press 1973, S. 92.
45. Wendy O'Flaherty: „Illusion and Reality in the *Yogavashistha*". *Journal of the Royal Society of Art* 129:5294 (Januar 1981), S. 104–123.
46. Narayandutt Shirmali: *Tantrik Siddhian*. Delhi: Hind Pustak Bhandar 1980, S. 150–156.
47. *Tantra Sidhanta aur Sadhana, op. cit.*, S. 52–53.
48. Coomaraswamy: „On the Indian and Traditional Psychology, or Rather Pneumatology". *Op. cit.*, S. 365–366.
49. Samaresh Bose: „The Tantrik Quest". *Sunday* (25. Januar 1981), S. 17.

7. *Kühler Hauch: Der Kult der Mataji*

1. Matajis Beschreibung dieses Modells findet sich verstreut in ihren vielen Vorträgen und Briefen, die in der Zeitschrift *Ananta Jeevan* sowie in verschiedenen Broschüren erscheinen: *Sahaja Yoga and Its Practice, The Life Eternal, Sahaja Yoga: A Unique Discovery*, alle bei Life Eternal Trust, Bombay.
2. Vasant Rele: *Mysterious Kundalini*. Bombay: Taraporevala 1931.
3. Paul Watzlawick: *How Real Is Real?* New York: Vintage Books 1977, S. 81–82; Leon Festinger et al.: *When Prophecy Fails*. Minneapolis: University of Minnesota Press 1956.

4. T. C. Everson: „Spontaneous Regression of Cancer". *Connecticut Medical Journal* 22 (1958), S. 637–643, zitiert in: Jerome D. Frank: *Persuasion and Healing*. Baltimore: Johns Hopkins Press 1961, S. 57.
5. Frank: *op. cit.*, S. 58.
6. Das ist verschiedentlich experimentell nachgewiesen worden, am schlagendsten vielleicht in dem von Rehder berichteten Versuch. Drei schwerkranke, bettlägerige Patienten – einer mit einer chronischen Entzündung der Gallenblase mit Steinen, der zweite mit Krebs im fortgeschrittenen Stadium und ein dritter, der sich nach einer schweren Unterleibsoperation nicht wieder erholt hatte und zu einem Skelett abgemagert war – wurden zunächst ohne ihr Wissen von einem Gesundbeter behandelt. Es geschah nichts. Dann baute der Arzt über mehrere Tage hin in ihnen die Erwartung und den Glauben auf, daß ein Gesundbeter sie an einem bestimmten Tag aus der Ferne behandeln werde. An diesem Tag zeigten alle drei Patienten eine dramatische Verbesserung ihres Zustandes, und der dritte wurde für immer geheilt: ein Beweis für die Macht des Glaubens, selbst wenn er objektiv falsch ist. Siehe H. Rehder: „Wunderheilungen, ein Experiment". *Hippokrates* 26 (1955), zitiert bei Frank: *op. cit.*, S. 60–61.
7. Lewis Thomas: *The Medusa and the Snail: More Notes of a Biology Watcher*. New York: Viking Press 1979, S. 76–81.
8. G. de Kalbermattern: *The Advent*. Bombay: Life Eternal Trust Publishers 1979, S. 197.
9. *Ebd.*, S. 213.
10. *Ebd.*, S. 201.
11. *Ebd.*
12. *Ebd.*, S. 222.
13. *Ebd.*, S. 224.
14. *Ebd.*
15. *Ebd.*, S. 218.
16. Robert Waelder: „Characteristics of Totalitarianism". In: W. Muensterberger und S. Axelrad (Hrsg.): *The Psychoanalytic Study of Society*. Band I. New York: International Universities Press 1960.
17. Dieser Vorfall ereignete sich bei einer Versammlung, die am 8. Februar 1980 im Constitution Club in New Delhi abgehalten wurde.
18. Kalbermattern: *op. cit.*, S. 221.

8. Indische Medizin und Psychiatrie: Kulturelle und theoretische Aspekte des Ayurveda

1. *Caraka Samhita*. I. Vers 74–75. Übersetzung nach der von Ram Karan Sharma und Vaidya Bhagwan Dash herausgegebenen englischen Version: Varanasi: Chowkhamba Sanskrit Office 1976.

2. Gananath Obeyesekere: „The Theory and Practice of Psychological Medicine in the Ayurvedic Tradition". *Culture, Medicine and Psychiatry* 1 (1977), S. 155.
3. Siehe hierzu David McQueen: „The History of Science and Medicine as Theoretical Sources for the Comparative Study of Contemporary Medical Systems". *Social Science and Medicine* 12 (1978), S. 70–71.
4. Diese Auffassung kommt bewunderungswürdig in dem indignierten Befremden ayurvedischer Ärzte zum Ausdruck, die in den zwanziger Jahren einen Fragebogen beantworten sollten, den ein Regierungsausschuß verschickt hatte, um den derzeitigen Stand der einheimischen medizinischen Systeme zu eruieren. „Bezugnehmend auf Ihren Fragebogen ... zeigt allein schon der Wortlaut der zweiten Frage, daß der Ausschuß nicht bereit ist, das dritte Instrument rechter Erkenntnis (die Lehren der Autoritäten) zu akzeptieren ... sondern nur zwei gelten lassen will, nämlich sinnliche Wahrnehmung und logische Schlußfolgerung. Wir sind sehr betrübt über Ihre Worte: ‚Inwieweit halten Ihre Theorien der modernen wissenschaftlichen Kritik stand'; wir möchten in aller Bescheidenheit sagen dürfen, daß die Heutigen nicht einmal unsere Theorien der Verursachung und unsere Behandlungsweisen begreifen können. Sie ändern ihren Standpunkt fast Jahr für Jahr, indem sie alte Theorien widerlegen und – jeder nach seinem Gutdünken – mit bedauernswerten Geschöpfen experimentieren, ohne daß für irgend jemanden etwas Ersprießliches dabei herauskäme. Verdient dieses Treiben den Namen Wissenschaft? Unsere Idee von Wissenschaft ist, daß sie ein Schatzhaus unbestreitbaren, universellen Wissens sein sollte, das für alle Zeiten gültig ist – Vergangenheit, Gegenwart und Zukunft. Die Tatsachen, die vor Tausenden von Jahren in unseren alten Büchern als gesichert festgehalten worden sind, sind niemals bestritten worden und können niemals ihre Grundlage einbüßen, da sie nichts anderes sind als absolute und universelle Wahrheiten". Zitiert bei Charles Leslie: „Modern India's Ancient Medicine". *Trans-Action* (Juni 1969), S. 54.
5. Siehe etwa Sayta Pal Gupta: *Psychopathology in Indian Medicine*. Aligarh: Ajaya Publishers 1977, und Balkrishna Amarji Pathak: *Manas-rog Vigyan*. Calcutta: Baidnath Ayurveda Bhavan 1955. Freud scheint eine fatale Faszination auf beide Autoren auszuüben, obwohl sie seine Theorien konsequent mißverstanden haben. Der erstgenannte Autor versucht, die seelischen Bestandteile *sattva, rajas* und *tamas (ansha)* gleichzusetzen mit dem Über-Ich, Ich und Es des topographischen Modells. Das Über-Ich wird dann (S. 132) zum „höchsten Bewußtsein", zur „Erleuchtung", die „auch die anderen Teile des Vorbewußten und Unbewußten erfassen muß".

6. Lewis Thomas: *The Medusa and the Snail: More Notes of a Biology Watcher*. New York: The Viking Press 1979, S. 19–26.
7. *Caraka Samhita: op. cit.*, I. XII. 39–43.
8. *Ebd.*, I. XII. 49.
9. Debiprasad Chattopadhyaya: *Science and Society in Ancient India*. Calcutta: Research India Publications 1977.
10. *Caraka Samhita*, I. I. 15–17.
11. *Ebd.*, I. I. 43.
12. *Ebd.*, I. XI. 3.
13. *Ebd.*, I. XI. 4.
14. *Ebd.*, XI. 5.
15. *Ebd.*, XI. 6.
16. Chattopadhyaya: *op. cit.*, S. 175–188.
17. *Caraka Samhita*, I. IX.
18. *Ebd.*, I. IX. 5.
19. *Ebd.*, I. XXVII. 79.
20. Gautama, Apastamba, Vasistha, Manu, Vishnu und andere erklären den Genuß von Alkohol zu einer schweren Sünde *(mahapataka)*. Siehe Chattopadhyaya: *op. cit.*, S. 392.
21. *Caraka Samhita*, VI. XXIV. 134. Übersetzung aus Chattopadhyaya: *op. cit.*, S. 394.
22. *Caraka Samhita*, I. XXVI. 194.
23. *Caraka Samhita*, I. I. 47.
24. Siehe Chattopadhyaha: *op. cit.*, S. 98. Mit der Auffassung, daß der ganze Mensch Gegenstand der Heilwissenschaften zu sein habe, steht Ayurveda nicht allein da. Die mesopotamische Medizin war zumindest psychosomatisch, ebenso die griechische Medizin. Hippokrates verkündete: „Um den menschlichen Körper zu heilen, ist es notwendig, Kenntnis vom Ganzen der Dinge zu haben"; Sokrates stellte fest: „So, wie es sich nicht schickt, die Augen zu heilen, ohne den Kopf zu heilen, noch den Kopf ohne den Leib, so ist es auch nicht schicklich, den Leib zu heilen, ohne die Seele zu heilen." Einzigartig an Ayurveda ist die Entfaltung dieser Auffassung zu einer praktischen Therapeutik, die so zum eigentlichen Wesen der indischen Medizin wird.

    Die ganzheitliche Perspektive in der Medizin erscheint dem westlichen Bewußtsein nur wegen des Aufkommens des Leib-Seele-Dualismus, vor allem in der Zeit der Renaissance, und der Laboratoriumsmedizin eines Pasteur und Virchow im 19. Jahrhundert als befremdlich, wo sich die Definition von Krankheit auf eine Veränderung der Zellstruktur verengte. Krankheit war jetzt lediglich die Krankheit der Zelle, was das Leib-Seele-Schisma zu seinem äußersten Extrem trieb. Einen kurzen historischen Abriß dieser Problematik in der westlichen Medizin bietet „History of Psychophysiologic Medicine". In: Alfred M. Freedman, H. I. Kaplan und B. J. Sadock (Hrsg.): *Modern Synopsis of Comprehensive Textbook of Psychiatry II.* Baltimore: Williams and Wilkins 1976, S. 792–796. Die Zitate von Hippokrates und Sokrates *ebd.*, S. 793.

25. *Caraka Samhita,* III. VIII. 103. Meine Übersetzung.
26. Das *Caraka Samhita* formuliert das unmißverständlich: „Der Mensch ist dem Kosmos vergleichbar. So sagte Herr Punarvasu Atreya. Das bedeutet: der Mensch ist ein winziges Abbild des großen Kosmos. Alle Eigenschaften *[bhava],* die im Kosmos gegenwärtig sind, sind auch im Menschen gegenwärtig. Alle, die im Menschen gegenwärtig sind, sind auch im Kosmos gegenwärtig ... Hier sind nur einige der Hauptentsprechungen. Höre sie aufmerksam:
Der Kosmos ist aus sechs Elementen gebildet. Diese sechs Elemente sind Erde, Wasser, Feuer, Wind, Äther und der gestaltlose Brahman. Diese Elemente bilden auch den Menschen ... Wie der Kosmos durchdrungen ist von der erschaffenden Kraft *[vibhuti]* Brahmas, so ist der einwohnende *atman* das *vibhuti* des Menschen. Wie Prajapati [der Herr der Geschöpfe] das *vibhuti* Brahmas im Kosmos ist, so ist die Seele des *vibhuti* der *atman* des Menschen. Was Indra (König der Götter) für den Kosmos ist, ist *ahankara* [,Ichheit'] für den Menschen. Wie die Sonne im Kosmos, so ist *adana* [die Absorptionskraft] im Menschen. Was Rudra [die vedische Form für Shiva] im Kosmos ist, ist Zorn im Menschen. Der Mond im Kosmos ist das Glück im Menschen. Vasu im Kosmos ist die Zufriedenheit im Menschen. Ashwins [göttliche Ärzte] im Kosmos sind das Strahlen des Körpers. Die Marut-Schar [Gefährten Indras] im Kosmos ist die Begeisterung im Menschen. Die Götter *[deva]* am Firmament sind die Sinnesorgane und Sinnesfähigkeiten. Dunkelheit im Kosmos ist Verblendung beim Menschen. Licht im Kosmos ist Erkenntnis beim Menschen. Der Beginn der Schöpfung ist die Empfängnis des Menschen. Sat-yuga [das erste, ,goldene' Zeitalter] ist die Kindheit: *treta-yuga* die Jugend, *dvapara-yuga* das Alter. Wie das Ende eines Schöpfungszyklus ist der Tod." Vgl. *Caraka Samhita:* IV. 2–5.
27. *Ebd.,* I. XXVII. 349–350.
28. *Ebd.,* IV. I. 45–46.
29. Zitiert bei Ashis Nandy: *Alternative Sciences.* New Delhi: Allied Publishers 1980, S. 47.
30. Zur Erläuterung: 1. *Die Gegenstände der Sinne:* Das Blicken auf überhelle Gegenstände wäre der übertriebene Gebrauch des Sehens. Überhaupt nichts anzusehen wäre der Nichtgebrauch des Gesichtssinnes, während das Betrachten von Dingen aus zu großer oder zu geringer Entfernung oder von beunruhigenden oder erschreckenden Dingen der falsche Gebrauch der Objekte des Sehvermögens wäre. Entsprechend ist das Riechen von übertrieben scharfen und stechen-

den Gerüchen ein übertriebener Gebrauch des Geruchssinnes, nichts zu riechen wäre Nichtgebrauch des Geruchssinnes, während das Riechen von fauligen, unangenehmen und schmutzigen Dingen Mißbrauch wäre. Analoges gilt für die anderen Sinne.

2. *Handeln:* Damit ist seelisches, körperliches und „stimmliches" Handeln gemeint. Die übertriebene seelische, körperliche oder rednerische Betätigung sowie die völlige Enthaltung von diesen Betätigungen kann Krankheiten verursachen. Ein Beispiel für den Mißbrauch des Körpers ist das gewaltsame Unterdrücken natürlicher Bedürfnisse in bezug auf Urin, Kot, Samen, Darmwinde, Erbrechen, Niesen, Gähnen, Hunger, Durst, Tränen, Schlaf und Atmen, sofern es durch Überanstrengung verursacht ist. Beispiele für den Mißbrauch des Redens sind Lügen, Widerworte und unfreundliche, harte Äußerungen. Beispiele für den Mißbrauch der Seele wären das Überwältigtwerden von Furcht, Angst, Wut, Gier, Eitelkeit, Neid und Wahn. Der ganze Komplex des unziemlichen Gebrauchs der Leib-Seele-Rede-Einheit heißt auch „geistige Blasphemie" *(prajnapradha)* und spielt eine wesentliche Rolle bei der Verursachung von Krankheiten.

3. *Zeit:* Krankheiten werden auch verursacht, wenn die typischen Merkmale einer bestimmten Jahreszeit sich in übertriebener Weise äußern oder wenn die Jahreszeit sich durch das Ausbleiben der sie kennzeichnenden Merkmale auszeichnet oder wenn sie von Merkmalen geprägt ist, die ihrer eigentlichen Natur entgegengesetzt sind.

31. Eine psychoanalytische Diskussion des Körperbildes bietet Paul Schilder: *The Image and Appearance of the Human Body*. New York: International Universities Press 1950; siehe ferner Phyllis Greenacre: *Emotional Growth*. Band I. New York: International Universities Press 1971, S. 22–25 und S. 113–127; W. Hoffer: „The Development of the Body Ego". *The Psychoanalytic Study of the Child* 5 (1950), S. 18–24; G. J. Rose: „Body Ego and Reality". *International Journal of Psychoanalysis* 47 (1966), S. 502–509.

32. Phyllis Greenacre: *Emotional Growth*. Band I. New York: International Universities Press 1971, S. 118.

33. Krsna-dhan Cattopadyaya: *The Doctrine of the Body* (1878). Übers. von Adati Nath Sarkar, hrsg. von Ralph Nicholas. Department of Anthropology, University of Chicago. Unveröffentlichtes Manuskript, S. 31.

34. Francis Zimmermann: „Remarks on the Conception of the Body in Ayurvedic Medicine". Arbeitspapier für das ACLS-SSRC-Seminar über „Person and Interpersonal Relations in South Asia". University of Chicago, 1979, S. 7.

35. Wendy O'Flaherty: *Women, Androgynes and Other Mystical Beasts, op. cit.*, Kapitel 2.

36. *Caraka Samhita.* I. V. 15–19.
37. *Ebd.*, I. V. 57–62.
38. *Ebd.*, I. V. 78.
39. *Ebd.*, I. V. 68–89.
40. *Ebd.*, I. V. 96–97.
41. *Ebd.*, I. VI. 17 und 32.
42. Lawrence Kubie: „The Fantasy of Dirt". *Psychoanalytic Quarterly.* 6 (1937), S. 391.
43. Zur methodischen Nützlichkeit des Interaktionismus vgl. neuerdings Karl R. Popper und John C. Eccles: *The Self and Its Brain.* New York: Springer International 1979. (Deutsch unter dem Titel *Das Ich und sein Gehirn.* München: Piper-Verlag 1982.)
44. Eine kurzgefaßte Erörterung der Identitätsthese im gegenwärtigen philosophischen Denken des Westens bietet Robert C. Solomon: „Freud's Neurological Theory of Mind". In: R. Wolheim (Hrsg.): *Philosophers on Freud.* New York: Jason Aronson 1977. S. 25–52. Es sei hervorgehoben, daß für die Identitätsthese nicht mehr und nicht weniger spricht als für den psychophysischen Parallelismus oder den Interaktionismus; der Unterschied zwischen den drei Hypothesen liegt lediglich in ihrer ontologischen Attraktivität und heuristischen Ergiebigkeit.
45. Siehe hierzu auch C. G. Jung: Über Grundlagen der analytischen Psychologie. Zürich und Stuttgart: Rascher 1969, S. 18f.
46. Joyce McDougall: „The Psyche-soma and the Psychoanalytic Process". *The International Review of Psychoanalysis* 1:4 (1974), S. 441.
47. Franz Alexander: *Psychosomatic Medicine: Its Principles and Application.* New York: W. W. Norton 1950.
48. Zitiert bei Jyotimitra Acharya: „Mano Nirupan". *Indraprastha Ayurveda Sammelan Patrika: Manasroga Samarika.* Delhi: Shri Indraprastha Vaid Sabha 1979, S. 17–24.
49. Zur ayurvedischen Typologie der Träume vgl. *Caraka Samhita, op. cit.*, V. V. 42.
50. Kaviraj Nanakchandra Sharma: „Manasrog aur Abhichar". *Indraprastha Ayurveda Sammelan Patrika, op. cit.*, S. 94.
51. Kailashnath Jaitley Vaid: „Trigunamatak mana aur nadi". *Indraprastha Ayurveda Sammelan Patrika, op. cit.*, S. 73.
52. Mahavir Prasad Pandey: „Manas rogon ki Pristhbhumi". *Indraprastha, op. cit.*, S. 39.
53. *Caraka Samhita.* I. VIII. 17–35.
54. *Ebd.*, I. VIII. 25–28.
55. Ausführlicher hierzu Sudhir Kakar: „Relative Realities: Images of Adulthood in Psychoanalysis and the Yogas". In: S. Kakar (Hrsg.): *Identity and Adulthood.* Delhi und New York: Oxford University Press 1979, S. 118–130.

56. *Caraka Samhita.* I. XI. 54.
57. Siehe Zimmermann: *op. cit.*, S. 20.
58. Eine kurze Auflistung und Beschreibung ayurvedischer Arzneien, die bei seelischen Störungen Verwendung finden, enthält der Beitrag von Jageram Gupta: „Manasikrogon par vishesh prahbavkari aushadion ka sankshipt vargikaran tatha sangraha". *Indraprastha, op. cit.*, S. 102–106.

9. Der gute Doktor von Jharsetli

1. Siehe Thomas Szasz: *The Ethics of Psychoanalysis.* London: Routledge, Kegan and Paul 1974, S. 25.
2. *Ebd.*, S. 35–37.
3. Siehe Paul Watzlawick et al.: *Lösungen: Zur Theorie und Praxis menschlichen Wandels.* Bern: Hans Huber 1975.
4. *Ebd.*, S. 129.
5. R. H. Prince: „The Use of Rauwolfia for the Treatment of Psychoses by Nigerian Native Doctors". *American Journal of Psychiatry* 118 (1960), S. 147–149.
6. Zur Beschreibung dieser Systeme vgl. R. D. Walter: *Weir Mitchell, M. D. – Neurologist.* Springfield, Ill.: Thomas 1970, und T. Kora: „Morita Therapy". *International Journal of Psychiatry* 1 (1965), S. 611–640.
7. Indradev Tripathi (Hrsg.): *Nadi-Vijana of Maharsi Kanada.* Varanasi: Chowkhambha Orientalia 1976.
8. *Nadi-Vijana, op. cit.*, S. 12–17.
9. Siehe Eugene Anderson: „Folk Dietetics in Two Chinese Communities and Their Implications for the Study of Chinese Medicine" sowie A. Harwood: „The Hot-Cold Theory of Disease: Implications for Treatment of Puerto-Rican Patients", zitiert bei A. Kleinman: „The Symbolic Context of Chinese Medicine: A Comparative Approach to the Study of Traditional Medical and Psychiatric Forms of Care in Chinese Culture". *American Journal of Chinese Medicine* 3:2 (1975), S. 114.
10. Margaret T. Egnor: *The Sacred Spell and Other Conceptions of Life in Tamil Culture.* Unveröffentlichte Ph.-D.-Arbeit. Department of Anthropology, University of Chicago 1978, S. 52.
11. D. W. Winnicott: „Appetite and Emotional Disorder". In: *Collected Papers.* London: Tavistock Publications 1958, S. 34.

10. Epilog: Heilkunst und Kultur

1. Heinz Kohut: „The Two Analyses of Mr. Z.". *International Journal of Psychoanalysis* 60 (1979), S. 12.

2. Siehe Sudhir Kakar: *The Inner World: A Psychoanalytic Study of Childhood and Society in India.* New York und Delhi: Oxford University Press 1978, S. 124.
3. Eine Beschreibung und Analyse dieser Mythen findet sich bei Kakar: *The Inner World, op. cit.*, S. 100–102.
4. Stephen A. Mitchell: „The Psychoanalytic Treatment of Homosexuality: Some Technical Considerations". *The International Review of Psychoanalysis* 8:1 (1981), S. 78.
5. Eine repräsentative Formulierung seiner Auffassung bietet McKim Marriott in „The Open Hindu Person and Interpersonal Fluidity". Unveröffentlichtes Arbeitspapier für den Arbeitskreis „The Indian Self" anläßlich der Tagungen der Association for Asian Studies in Washington, D. C., im März 1980.
6. Persönliche Mitteilung McKim Marriotts.
7. Sigmund Freud: „Über Psychotherapie" (1905). In: Sigmund Freud: *Studienausgabe.* Ergänzungsband. Frankfurt/M.: S. Fischer-Verlag 1975, S. 107–119.
8. Siehe beispielsweise Franz Alexander: „Psychoanalysis and Psychotherapy". *Journal of the American Psychoanalytic Association* 2 (1954), S. 722–733. Natürlich ist ein Teil der Psychiater überzeugt, daß die therapeutische Kraft hinter allen Psychotherapien, auch der „aufdeckenden" Psychoanalyse, grundsätzlich dieselbe ist, nämlich Suggestion. Repräsentative Formulierungen dieses Standpunktes bieten z. B. Jerome D. Frank: *Persuasion and Healing.* Baltimore: Johns Hopkins Press 1953; K. M. Calestro: „Psychotherapy, Faith Healing and Suggestions". *International Journal of Psychiatry* 10 (1972), S. 83–113; E. F. Torrey: *The Mind Game.* New York: Emerson Hall 1972.
9. Jerome D. Oremland: „Transference Cure and Flight into Health". *International Journal of Psychoanalytic Psychotherapy* 1:1 (1972), S. 61–75.
10. Siehe Sudhir Kakar: *The Inner World, op. cit.*, S. 34–36 und S. 85–87.
11. Siehe J. S. Neki: „Guru-Chela Relationship: The Possibility of a Psychotherapeutic Paradigm". *American Journal of Orthopsychiatry* (1973), S. 755–766; siehe auch G. M. Carstairs: „Cultural Elements in Response to Treatment". *CIBA Symposium on Transcultural Psychiatry.* Hrsg. von A. V. S. de Rueck und P. Porter. London: J. & A. Churchill 1965.

Register

Verzeichnis der Abbildungen